CHEMISCHE TECHNOLOGIE
IN EINZELDARSTELLUNGEN
HERAUSGEBER: PROF. DR. A. BINZ, BERLIN
ALLGEMEINE CHEMISCHE TECHNOLOGIE

MESSEN UND WÄGEN

EIN LEHR- UND HANDBUCH
INSBESONDERE FÜR CHEMIKER

VON

DR. WALTER BLOCK
EICHUNGSDIREKTOR DER PROVINZ OSTPREUSSEN

MIT EINER EINLEITUNG
DIE HISTORISCHE ENTWICKLUNG
DER MESSKUNDE UND DES MASS-
UND GEWICHTSWESENS

VON

DR. FRITZ PLATO
DIREKTOR A. D. DER REICHSANSTALT FÜR MASS UND GEWICHT

MIT 109 ABBILDUNGEN IM TEXT

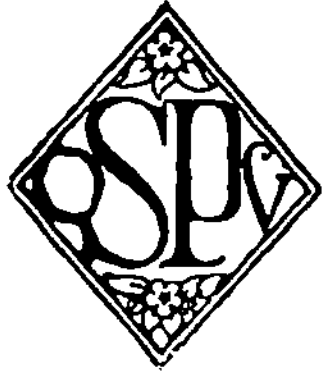

Springer-Verlag Berlin Heidelberg GmbH
1928

ISBN 978-3-662-34252-7   ISBN 978-3-662-34523-8 (eBook)
DOI 10.1007/978-3-662-34523-8

Vorbemerkungen.

Die Fertigstellung der vorliegenden Schrift hat bedauerlicherweise recht lange Zeit in Anspruch genommen. Ursprünglich hatte ihre Abfassung der derzeitige Direktor der Reichsanstalt für Maß und Gewicht, Herr Geh. Regierungsrat Dr. *Plato*, übernommen. Seine starke dienstliche Inanspruchnahme in der Nachkriegszeit, sowie die reichliche Arbeit, die ihm die Eingliederung der Reichsanstalt für Maß und Gewicht in die jüngere Schwesteranstalt der Physikalisch-Technischen Reichsanstalt verursachte, ließen ihm nur sehr wenig Zeit, die Arbeit zu fördern. Als er dann in den Ruhestand trat, entschloß er sich, die Arbeit an diesem Werk völlig einzustellen, und im Einverständnis mit dem Herrn Herausgeber der Sammlung und der Verlagsbuchhandlung wurde die Fortführung dem Verfasser übertragen. Auch er konnte infolge starker dienstlicher Inanspruchnahme das Manuskript ganz erheblich später abschließen, als ursprünglich geplant war.

Herr Geh. Regierungsrat Dr. *Plato* übergab mir seinerzeit den von ihm druckfertig hergestellten Teil. Es lag keinerlei Veranlassung vor, diesen Teil nicht zu verwenden, und er wurde daher ohne nennenswerte Änderungen in das Werk aufgenommen und bildet in ihm das erste Kapitel. Seine Aufnahme in das Werk ist um so mehr begründet, als er Gegenstände behandelt, die im allgemeinen in der Literatur in dieser Weise nicht zu finden sind.

Der übrige Teil des Buches ist vollständig von mir bearbeitet.

An Lehr- und Handbüchern über Meßtechnik ist in der Literatur kaum Mangel. Im Gegenteil, man findet von ihnen viele gute und weniger gute der verschiedensten Art, insbesondere sei an das weltbekannte Handbuch von *Kohlrausch* erinnert, das jeder, der meßtechnisch ernst arbeitet, wohl zur Genüge kennen und schätzen gelernt hat. Es gewinnt allerdings den Eindruck, daß dieses Lehrbuch für solche, die nicht dauernd meßtechnisch arbeiten, immerhin etwas schwierig ist, so daß für sie die volle Ausnutzung der in ihm niedergelegten Erfahrungen viel zu mühsam und kaum möglich ist. Ein experimentell arbeitender Physiker wird in ihm keine Schwierigkeiten finden, vielleicht aber der Chemiker, Mediziner und andere Naturwissenschaftler, die nur gelegentlich schwierigere Messungen ausführen müssen. Der kleine Leitfaden von *Kohlrausch* dürfte wohl für diese Kreise günstiger sein, er scheint aber im allgemeinen nicht voll zu befriedigen.

Alle diese Lehrbücher der Meßtechnik haben gewöhnlich das eine Gemeinsame, daß sie zu stark Nachschlagebücher bzw. Rezeptsammlungen sind, was ja nicht ohne weiteres als ein Fehler bezeichnet werden kann, aber für einen, der meßtechnisch noch nicht durchgebildet ist, immerhin eine gewisse Erschwerung des Arbeitens bedeutet. Ich bin deswegen in vollster Absicht in der vorliegenden Schrift so vorgegangen, daß ich ihr mehr den Charakter eines Lehrbuches geben wollte.

Aus diesem Grunde macht das Buch keinen Anspruch auf Vollständigkeit. Ich habe vielmehr mit vollstem Bewußtsein viele Dinge ausgelassen, die in ein durchschnittliches Handbuch der Meßtechnik zweifellos hereingehören, und mit besonderer Ausführlichkeit diejenigen Dinge berücksichtigt, die ein Chemiker häufiger braucht. Es sind deswegen gerade die Abschnitte über die Messung von Raumgrößen, über Wägungen, Dichtebestimmungen, über Längenmessungen, über Temperaturmessungen mit dem Quecksilberthermometer ganz besonders ausführlich behandelt worden, während andere Kapitel demgegenüber erheblich kürzer ausgeführt sind, zum Teil ganz fortfielen. Man wird vergeblich etwas über Farbenmessungen suchen oder über die Messung von Potentialen mit Normalelektroden. Ich ging dabei von der wohl nicht unberechtigten Voraussetzung aus, daß jemand, der in den maßgebenden Messungen eines Chemikers eine gewisse Übung besitzt und Erfahrung gesammelt hat, wie man überhaupt Messungen einwandfrei ausführen kann, wohl dann auch in der Lage sein wird, sich über diese unter Verwendung der ausführlichen Handbücher ausreichend zu unterrichten. Diese Schrift will vielmehr nur eine einfache und ausführliche Einleitung geben, wie man die Grundmessungen, die für einen Chemiker von Bedeutung sind, ausführt, und wie man überhaupt Messungen vornimmt, die auf einen etwas höheren Grad von Zuverlässigkeit Anspruch erheben.

Wieweit diese Erwägungen sich als praktisch brauchbar erweisen, und ob das Buch von einem gewissen Nutzen sein wird, kann erst die Erfahrung lehren.

Königsberg, den 1. Januar 1928.   Block.

Inhaltsverzeichnis.

I. Die historische Entwicklung der Meßkunde und des Maß- und Gewichtswesens.

Von *F. Plato*.

1. Einleitung.

Maß und Gewicht, Messen und Wägen bilden nicht nur die unumgänglichste Vorbedingung jeglichen Warenumsatzes, vom einfachsten Tauschverkehr der Negerstämme bis zum weltumspannenden Handel des königlichen Kaufmannes, sie ergeben auch die notwendige Grundlage alles naturwissenschaftlichen Forschens und technischen Könnens. Physik und Chemie verdanken ihre gewaltigen Fortschritte im Erkennen der Naturvorgänge nicht zum wenigsten der stetigen Verfeinerung der Maße und der Meßverfahren, und die hochentwickelte Technik der Neuzeit wäre ohne die feinsten Meßmittel und Messungen überhaupt nicht denkbar. Von jeher ist deswegen auch der Entwicklung der Maße und des Meßwesens die größte Aufmerksamkeit zugewendet worden.

Messen im allgemeinsten Sinne des Wortes heißt Mengen bestimmen. Die Messung einer vorliegenden Größe erfolgt durch Vergleichung mit einer anderen Größe. Unter Wägen versteht man die Bestimmung von Massengrößen, es fällt also unter den umfassenderen Begriff des Messens.

Die Größe, mit welcher die Vergleichung ausgeführt wird, bezeichnet man als Maß. Man spricht sie als Maßeinheit an, wenn die gemessene Größe zu dem Maße in zahlenmäßige Beziehungen gebracht und als ein Vielfaches oder ein Bruchteil von ihr ausgedrückt wird. Haupteinheiten sind solche Einheiten, zu deren Begriffsbestimmung andere Einheiten nicht herangezogen zu werden brauchen. Neben- oder abgeleitete Einheiten haben nur Bedeutung im Hinblick auf die Haupteinheiten. Untereinheiten wendet man an, wenn bei dem Ausdruck des Verhältniswertes einer Größe zu einer Haupt- oder Nebeneinheit sich zu große oder zu kleine Zahlen ergeben. Das Meter ist z. B. eine Haupteinheit, denn zu seiner Erläuterung bedarf es keiner anderen Einheiten, es steht für sich allein da. Quadratmeter und Kubikmeter sind Neben- oder abgeleitete Einheiten; sie haben nur Sinn und Wert durch ihren Zusammenhang mit dem Meter. Kilometer, Millimeter, Mikron sind Untereinheiten; sie sind an sich überflüssig, da sich jede Länge in Metern ausdrücken läßt, sie erweisen sich aber als recht zweckmäßig bei der ziffernmäßigen Darstellung sehr bedeutender oder sehr geringer Längen.

Jede Größe kann nur mit einer Größe gleicher Art verglichen und gemessen werden, z. B. Längen, Massen, Kräfte, Widerstände nur wieder mit Längen, Massen, Kräften und Widerständen. Für jede Größenart müßte demgemäß auch eine besondere Einheit festgesetzt werden. Tatsächlich läßt sich aber die ganze unendliche Fülle der Sondereinheiten auf drei Grundeinheiten zurückführen. Alle physikalischen Erscheinungen bestehen in letzter Linie in Bewegungen. Jede Bewegung aber setzt das Vorhandensein von drei Größen voraus, die als die grundlegenden anzusehen sind, einer Masse, die sich bewegt, eines Raumes, in dem die Bewegung vor sich geht und einer Zeit, innerhalb deren sie sich abspielt. Hiernach bedarf die Physik nur dreier Grundeinheiten, je einer für die Masse, für den Raum und für die Zeit. Für die Chemie gilt das gleiche. In der Technik, allerdings nur soweit sie nicht reine und angewandte Physik und Chemie ist, kommt man vielfach sogar mit den zwei Einheiten der Masse und des Raumes aus. Auch im Handel spielt die Zeit wohl nur bei den Lohnfestsetzungen eine gewisse Rolle, jedenfalls aber kaum die Rolle einer Maßgröße. Man könnte selbst noch einen Schritt weitergehen und sich hier mit einer Grundeinheit, der für den Raum, begnügen, denn Raum- und Massenmaße sind in der Regel nicht unabhängig voneinander, da das Massenmaß sich in vielen Maßsystemen auf die Masse eines mit einem gewissen Stoffe, meist Wasser bestimmter Dichte, angefüllten Raumes zurückführen läßt. Dann wäre nur das Raummaß ein Grundmaß, das Massenmaß aber ein abgeleitetes. Indessen kommt auch der umgekehrte Fall vor, daß die Masseneinheit die zuerst gegebene und die Raumeinheit die abgeleitete Größe darstellt. Auch das Zeitmaß kann zum Ausgangspunkt aller anderen Maße genommen werden[1].

Die Zahl der Grundeinheiten ist somit eine eng begrenzte, drei nicht überschreitende. Gleichwohl ist die Zahl der Haupteinheiten unbeschränkt, denn jede Größe kann als Maß für jede andere Größe gleicher Art dienen, wenn nur zwei Personen oder eine Gemeinschaft von Menschen dahin übereinkommt, sie als Einheit anzuerkennen. Daher die unendliche Fülle von Einheiten und auf ihnen aufgebauten Maßsystemen im Altertum, wo fast jede Familie eine für sich abgeschlossene Gesellschaft bildete. Erst als solche kleinen Gemeinden mit anderen in Verbindung traten oder größeren Genossenschaften sich angliederten, trat ein Bedürfnis nach gemeinsamen Maßen und Maßsystemen hervor und machte sich um so dringender geltend, je mehr der Handel von Staat zu Staat sich zum Weltverkehr entwickelte. Sieht man von einigen orientalischen Maßsystemen mehr örtlicher Bedeutung ab, so kommen jetzt nur noch zwei Systeme in Betracht, das metrische und das englische. Aber jenes ist auf dem besten Wege, auch dieses völlig zu verdrängen und sich die Alleinherrschaft auf dem ganzen bewohnten Erdenrund zu erringen.

Bei der Wahl der Einheiten drängten sich die in der Natur gegebenen Größen gleichsam von selbst auf. In der Tat sind auch fast alle Maße ursprüng-

---

[1] Vgl. über alle diese Fragen z. B. die Arbeit von *Wallot* in Handbuch der Physik, Bd. II. Berlin 1926.

lich Naturmaße gewesen, und jedesmal, wenn es sich darum handelte, ein neues Maßsystem zu schaffen oder einzuführen, war man sich von vornherein darüber einig, daß dessen Haupteinheit nur der Natur entnommen werden dürfe. Der Vorzug der Naturmaße soll darin bestehen, daß sie, auch wenn alle ihre Verkörperungen einmal gleichzeitig verlorengehen sollten, allein auf Grund ihrer Begriffsbestimmung aus der ursprünglichen Naturgröße wieder hergeleitet werden können. Man übersah aber dabei bis in die neueste Zeit hinein, daß alle Dinge in der Natur steten Veränderungen unterworfen sind, und daß außer Kraft und Stoff nichts in der Welt dauernden Bestand hat. Selbst die Erde ändert ihre Gestalt und Form und ist wie alle Weltkörper der Vernichtung preisgegeben. Man beachtete ferner nicht, daß die Naturgrößen im allgemeinen nicht unmittelbar zum Messen verwendet werden können. Es bedarf immer erst der Verkörperungen oder Nachbildungen, um sie dem praktischen Gebrauche zugänglich zu machen. Da aber alle Messungen mit Fehlern behaftet sind, können die Verkörperungen weder mit den ursprünglichen Naturgrößen, noch auch untereinander mit so vollkommener Genauigkeit übereinstimmen, daß man sie als völlig gleichwertig hätte ansehen können. Eine von ihnen mußte daher aus der Reihe der anderen herausgehoben und als alleiniges Urmaß festgesetzt werden, auf das alle übrigen Maße zu beziehen waren.

Die Urmaße wurden meist in dem Haupttempel der Staatsgottheit aufbewahrt und als heiliges Maß bezeichnet. Damit hatte aber die Naturgröße als Maß ihre Bedeutung verloren, und an ihre Stelle war ihre Verkörperung, das Urmaß, getreten. Schließlich gab man das Zurückgreifen auf die Naturgröße ganz auf, auch wenn diese nicht etwa ohnehin durch irgendein Ereignis zugrunde ging, und der Zusammenhang zwischen ihr und dem ursprünglich nur als Nachbildung gedachten Urmaß blieb nur noch in dessen Bezeichnung erhalten; aus dem Naturmaß war ein konventionelles Maß geworden. Auch bei dem jüngsten Maßsystem, dem metrischen, ist die Entwicklung in gleicher Weise vor sich gegangen.

Welche Naturgrößen als Einheiten bevorzugt wurden, davon geben deren Bezeichnungen Zeugnis, die fast durchweg auf den menschlichen Körper und seine Glieder oder auf die menschlichen Beschäftigungen, auch wohl auf Dinge und Geschöpfe hinweisen, die zur menschlichen Umgebung gehören. Namentlich rühren die Bezeichnungen der Längenmaße meist von Teilen des menschlichen Körpers selbst, oder von mit ihnen zu umspannenden oder abzugreifenden Längen her. Bei allen Völkern fast kehren Namen wieder wie Klafter (Länge zwischen den Spitzen der Mittelfinger der beiden in gerader Linie ausgestreckten Mannesarme), Elle (Länge des Unterarmes vom Ellenbogen bis zur Spitze des Mittelfingers), Handbreite, Spanne (Abstand zwischen den Spitzen des ausgespannten Daumens und kleinen Fingers), Faust, Daumen, Daumenbreite, Fuß, Schritt (Abstand der Füße beim Gehen) usw. Bei manchen Völkern finden sich daneben noch die bei den Arabern und Persern und auch sonst im Orient noch heute gebräuchlichen Gerstenkornbreiten, Pferdehaar- oder Maultierhaarbreiten und ähnliche. Für größere Längen, namentlich als Entfernungs- oder Wegemaße, gelten unter anderen der Steinwurf, die Tagereise, 1000 Schritt. Größe und Bezeichnung der Flächenmaße, soweit sie nicht einfach die Quadrate der Längenmaße bildeten, wurden namentlich bei den Feldmaßen gern der Arbeitsleistung von Mensch und Tier entlehnt, so Morgen (Ackerstück, das ein Mann mit einem Gespann von Morgen bis Abend umpflügen kann), Joch, Juchert (Tagewerk für ein Joch Ochsen), Scheffelsaat, Lastsaat (Feld, für das ein Scheffel, eine Last Getreide zur Aussaat erforderlich ist), Mannsmahd, Tagewerk usw. Auch bei den Körper-, Raum- und Massenmaßen findet sich Ähnliches. Erinnert sei bei letzteren nur an Bezeichnungen wie Last (Masse, die ein Mann noch zu tragen vermag), Korn, Gran (granum, Korn), Karat (Kuara, Gewicht des Schotenkernes vom Johannisbrot, der in Afrika zum Abwägen des Goldes, in Ostindien zum Abwägen der Diamanten benutzt wurde). Man könnte die Beispiele beliebig häufen, doch bieten die angeführten bereits ein hinreichendes Bild von der Fülle der Naturmaße und ihrer Mannigfaltigkeit, aber auch ihrer Zusammenhanglosigkeit untereinander.

Durch die wahl- und kritiklose Nebeneinanderstellung von Maßen, die Sonderbedürfnissen ihr Entstehen verdanken und innerlich nichts miteinander gemein haben, ist noch kein Maßsystem gegeben, auch wenn sich die Einheiten sonst für bestimmte Verwendungen vorzüglich eignen. Von einem Maßsystem ist vielmehr zu verlangen, daß seine Haupteinheiten der Zahl nach sich auf ein Mindestmaß beschränken und untereinander und mit den Nebeneinheiten in deutlich erkennbaren Beziehungen stehen. Das Maßsystem ist als das beste anzuerkennen, in dem diese Beziehungen am klarsten hervortreten und so einfach sind, daß aus einer Einheit alle übrigen sich ohne Schwierigkeit ableiten lassen. Ferner sollen die Untereinheiten zu den Haupt- oder Nebeneinheiten in möglichst zweckmäßigen Zahlenverhältnissen stehen.

Für den Aufbau der Maßsysteme bildet in der Regel die Einheit des Längenmaßes die Grundlage und Haupteinheit. Aus der Längeneinheit wird die Einheit des Flächenmaßes und die Einheit des Körpermaßes gebildet. Jenes stellt ein Quadrat dar mit der Längeneinheit als Seite, dieses einen Würfel mit der Längeneinheit als Kante. Die Masse eines gewissen Stoffes — in der Regel nimmt man hierzu reines Wasser im Zustande seiner größten Dichte — die in der Einheit des Körpermaßes oder einer Untereinheit von ihr enthalten ist, gilt als die Einheit der Masse. Vielfach wird aber auch die Einheit der Masse als Grundlage und Haupteinheit genommen. Sie wird gleichgesetzt der Masse eines der Natur entnommenen Körpers oder einer bestimmten Menge von Körpern, z. B. Gerstenkörnern. Der mit Stoff, z. B. Wasser, gefüllte Würfel, der der Masseneinheit das Gleichgewicht hält, bildet dann die Einheit des Körpermaßes, die Fläche dieses Würfels die Einheit des Flächenmaßes und die Seite dieser Fläche oder die Kante des Würfels die Einheit des Längenmaßes. In diesen Maßsystemen ist für die dritte Grundeinheit, die der Zeit, kein Raum, es gibt aber auch Maßsysteme, die von der Zeiteinheit ausgehen oder sie wenigstens mit einbeziehen.

Unter den Zahlenverhältnissen der Untereinheiten zu den Haupt- oder Nebeneinheiten, also den Maßabstufungen, sind drei von besonderer Bedeutung: die Zweiteilung, die Zehnerteilung und die Zwölferteilung. Die einfachste und natürlichste Teilung ist die Zweierteilung, oder, wie man sie auch bezeichnet, die fortgesetzte Halbierung. Schon das Kind zerlegt eine Menge in zwei gleiche Haufen, diese wieder in zwei gleiche usw. Gerade weil die Zweiteilung so selbstverständlich ist, wird sie sich im Volke bei allen Maßsystemen erhalten, gleichviel welches Zahlensystem bei ihnen tatsächlich durchgeführt ist. Diesem Bedürfnis nach fortgesetzter Halbierung war in Deutschland noch durch die Maß- und Gewichtsordnung vom 17. August 1868 Rechnung getragen, wenn auch nur bei den Hohlmaßen durch die Zulassung der $^1/_4$, $^1/_8$, $^1/_{16}$, $^1/_{32}$ und $^1/_{64}$ l. Selbst die Maß- und Gewichtsordnung vom 30. Mai 1908 kommt ihm, wenn auch nur in versteckter Weise, entgegen, denn die $^1/_4$ und $^1/_8$ kg, deren Anwendung sie gestattet,' durchbrechen auch dann das metrische System, wenn man, wie es jetzt geschieht, für die entsprechenden Gewichtsstücke die Bezeichnung nach Grammen — 250 und 125 g — vorschreibt. Auch das unausrottbare $^1/_4$ l ist hier ebenfalls noch zu erwähnen. Im englischen Maßsystem findet sich die Zweierteilung noch heute vor. Die Zwölferteilung (Duodezimalteilung) hat den großen Vorzug, daß ihre Grundzahl durch 5 Faktoren, 2, 3, 4, 6, 12, teilbar ist, so daß Untereinheiten im Betrage von $^1/_2$, $^1/_3$, $^1/_4$, $^1/_6$ und $^1/_{12}$ der Haupteinheit gebildet werden können, was in vielen Fällen erwünscht ist. Verwendet wurde sie beispielsweise bei der Teilung des Fußes in 12 Zoll zu 12 Linien oder bei der Teilung des Groschens in 12 Pfennige. Die Zehnerteilung (Dezimalteilung, dekadisches System) beruht auf der gleichen Grundzahl wie unser arabisches Zahlensystem, das bekanntlich von der Zehnzahl der Finger an den beiden Händen herrührt. Diese Übereinstimmung bedingt eine ganz außerordentliche Vereinfachung beim Rechnen und somit eine große Ersparnis an Zeit. Die Vorteile des dekadischen Systems sind indessen so bekannt, daß sie keiner weiteren Erläuterung bedürfen. Der Nachteil der Zehnerteilung besteht in der geringen Teilbarkeit der Grundzahl 10, die nur durch 2, 5 und 10 zerlegbar ist, so daß also nur die drei Brüche $^1/_2$, $^1/_5$ und $^1/_{10}$ gebildet werden können. Und da das große Publikum im allgemeinen nicht mit Fünfteln und Zehnteln rechnet, läuft bei allen auf der Zehn als Grundzahl aufgebauten Maßsystemen immer die Zweierteilung nebenher und ist nicht zu verdrängen.

2. Die früheren Maßsysteme.

Von den Maß- und Gewichtssystemen des Altertums mag nur eines Erwähnung finden, das babylonische, weil es aller Wahrscheinlichkeit nach den Ausgangspunkt für alle übrigen Systeme gebildet hat und wenigstens in einer seiner Einheiten vielleicht bis in kurz verflossener Zeit in Geltung war. In Altbabylon ging man von der Masseneinheit aus und benutzte bei den Unterteilungen die Sechzigerteilung (Sexagesimalsystem). Masseneinheit war das Gewicht einer bestimmten Menge Wassers, das Talent. Die Kante eines Würfels, der diese Wassermenge einschließt, ist der babylonische Fuß. Das

Talent war in 60 Minen geteilt. Die Hälfte der babylonischen oder äginetischen Mine soll sich in der Einheit des Medizinalgewichtes, dem Nürnberger Apothekerpfund, bis in die neuere Zeit erhalten haben[1].

Bei den jüngeren Maßsystemen gehen die Längenmaße voran; die Einheit bildet in der Regel der Fuß. Ein bestimmter, aber in den verschiedenen Ländern wechselnder Bruchteil der Masse, die durch ein Kubikfuß Wasser dargestellt wird, ist als Einheit der Masse festgesetzt. Daneben gab es noch eine große Menge von Maßen für besondere Zwecke, deren Zusammenhang mit den Haupteinheiten sich nur schwer oder gar nicht nachweisen läßt.

Das preußische Maßsystem.

Eines der hinsichtlich der Verkörperung seiner Einheiten bestbegründeten Systeme war wohl das preußische. Einheit der Längenmaße war der preußische oder rheinländische Fuß. Nach der Maß- und Gewichtsordnung vom 16. Mai 1816 sollte der preußische Fuß 139,13 Linien des Pariser Fußes enthalten. Damit aber die Größe des preußischen Fußmaßes unabhängig von jedem Maße auf einem Urmaße beruhe, welches zu allen Zeiten bei entstehenden Zweifeln wiedererlangt werden könne, sollte nach Beendigung der Beobachtungen über die Länge des Sekundenpendels von Berlin, diese und ihr Verhältnis zum preußischen Fuße öffentlich bekanntgemacht werden. Ferner sollte ein Normalmaß verfertigt und bei dem Ministerium der Finanzen und des Handels aufbewahrt werden, als einzig autorisiertes Maß in den preußischen Staaten. Drei genaue Nachbildungen des Urmaßes unter gleicher Aufsicht sollten bei der Kgl. Ober-Baudeputation, bei der mathematischen Klasse der Akademie der Wissenschaften und bei dem Kgl. Kammergericht niedergelegt werden. Die vier Stäbe wurden von *Pistor* aus Eisen verfertigt und hatten bei einer Länge von 3 Fuß 7 Linien (956,81 mm) eine Breite von 14,6''' (31,8 mm) und eine Dicke von 4,9''' (10,7 mm). Sie gaben die Länge von 3', deren Einteilung in 36'' und die Einteilung des letzten Zolls in 12''' durch Striche an, die zwei, auf einer der breiten Seiten jedes Stabes, seiner ganzen Länge nach in etwa 0,4''' Entfernung voneinander gezogene Linien senkrecht durchschneiden. Die Striche sind auf Silber gezogen, und zwar für die Zolle auf Stiften dieses Metalles, die man durch ganz durch das Eisen gehende Bohrlöcher getrieben hat, für die Linien auf einer eingelegten Platte aus Silber. Alle 10 Jahre sollten die Stäbe untereinander verglichen werden. Die Arbeiten für den Anschluß des Urmaßes an das französische Fußmaß und an die Berliner Pendellänge, sowie deren Bestimmung und die Vergleichung der vier Stäbe miteinander wurden von *Bessel*[2] durchgeführt. Aus theoretischen und praktischen Erwägungen kam der Gelehrte aber dann dazu, für das preußische Urmaß an Stelle des Strichmaßes ein Endmaß vorzuschlagen und in dem „Gesetz über das Urmaß des preußischen Staates in Verfolg des Ge-

---

[1] Über ältere Maßsysteme s. *Karsten:* „Maß und Messen" und die dort angegebene Literatur.

[2] *Bessel:* Darstellung der Untersuchungen und Maßregeln, welche in den Jahren 1835 bis 1838 durch die Einheit des preußischen Längenmaßes veranlaßt worden sind.

setzes vom 16. Mai 1816" vom 10. März 1839 wurde bestimmt: Als Urmaß
des preußischen Fußes ist dasjenige Exemplar anzusehen, welches im Jahre
1837 aufs neue aus dem französischen Fuße hergeleitet worden, indem er nach
der gesetzlichen Vorschrift gleich 139,13 Linien desselben angenommen ist.
„Die Länge des preußischen Fußes wird durch dieses Urmaß allein bestimmt,
nämlich die Entfernung seiner Endflächen von Saphir in seiner Achse und
in der Wärme von 16,25 Graden des hundertteiligen Thermometers gemessen,
welcher unter diesen Umständen 0,00063 Linien kürzer ist als drei preußische
Fuß. Diese Erklärung des preußischen Fußes ist die einzig authentische."
Dieses Urmaß wurde bei dem Kgl. Preußischen Ministerium des Handels
niedergelegt und befindet sich jetzt im Besitze der Physikalisch-Technischen
Reichsanstalt, Abt. I für Maß und Gewicht. Die Länge des Sekundenpendels
in Berlin wurde, ausgedrückt durch das Urmaß, zu 456,1626 Linien festgesetzt.
Durch diese Messung wurde die Länge des preußischen Fußes von den französischen Maßen unabhängig gemacht. Alle zur Festlegung des neuen Urmaßes
erforderlichen Arbeiten sind gleichfalls von *Bessel* ausgeführt worden. Eine
Beschreibung des Stabes folgt an anderer Stelle. Im Seewesen galt der Faden
zu 6 Fuß und im Bergbau der Lachter zu 80 Zoll, beim Verkauf von Lang-
waren (Schnittwaren) wurde die Elle zu 25,5 Zoll benutzt. Der Fuß wurde
eingeteilt in 12 Zoll zu 12 Linien = 0,31385 m. Als Wegemaß diente die Meile
zu 2000 Ruten zu 12 Fuß = 7,5325 km. Einheit des Flächenmaßes war der
preußische oder Magdeburger Morgen zu 180 Quadratruten Fläche = 25,532 a.
Im übrigen galten die Quadrate der Längenmaße. Die Einheit des Hohlmaßes
bildete für Flüssigkeiten das Berliner Quart von 64 Kubikzoll = 1,1450 l, für
trockene Gegenstände der Scheffel zu 3072 Kubikzoll = 54,961 l. 30 Quart =
1 Anker, 2 Anker = 1 Eimer, 2 Eimer = 1 Ohm, 3 Eimer = 1 Oxhoft, 4 Oxhoft
= 1 Fuder. 100 Quart = 1 Biertonne. 24 Scheffel = 1 Wispel. 1 Scheffel
= 16 Metzen. 1 Tonne Leinsaat = $37^2/_3$ Metzen. 1 Klafter Holz = 108 Kubikfuß, 1 Tonne (Salz, Kohlen usw.) = 4 Scheffel. 1 Schachtrute = 144 Kubikfuß, 1 Kummt Torf = 138,36 Kubikfuß.

Einheit der Masse war das Pfund = 467,711 g. Es war der 66. Teil der Masse
von 1 Kubikfuß Wasser von 15° R Wärme, gewogen im luftleeren Raum.
1 Kubikfuß Wasser wog also 66 Pfund. Als Normalpfund diente ein von
Schaffrinsky verfertigtes vergoldetes Messinggewicht, das im Jahre 1817 in
Paris von *Humboldt* und *Arago* mit einer Platinnachbildung des Archivkilo-
grammes verglichen war. Das Pfund war eingeteilt in 32 Lot zu 3 Quentchen.
100 Pfund = 1 Zentner. Durch Gesetz vom 17. Mai 1856 wurde dann in
Preußen im allgemeinen Handelsverkehr das Zollpfund von 500 g eingeführt und
damit die Beziehung der Wassereinheit zur Längeneinheit aufgegeben. Das Zollpfund war eingeteilt in 30 Lot zu 10 Quentchen zu 10 Cent zu 10 Korn. 100 Pfund
= 1 Zentner, 40 Zentner = 1 Schiffslast. Außer dem Handelsgewicht gab es noch
ein besonderes Gold- und Silbergewicht, die preußische Mark, die der Hälfte des
alten preußischen Pfundes entsprach oder 233,8555 g. Sie wurde eingeteilt für
Gold in 24 Karat zu 12 Grän, für Silber in 16 Lot zu 18 Grän, hatte also für
beide Metalle 288 Grän. Als Münzgewicht diente gleichfalls die preußische Mark

zu 288 Grän. Juwelengewicht war das preußische Karat, das nach dem Zweiersystem bis zu $^1/_{64}$ Karat unterteilt wurde. Sein Wert war = 205,537 mg, so daß also 160 preußische Juwelen-Karat gleich 9 alten preußischen Quentchen Handelsgewicht waren. Das preußische Medizinalpfund (Apothekerpfund) hatte 12 Unzen zu 8 Drachmen zu 3 Skrupeln zu 20 Gran, also 5760 Gran. Es war gleich 24 Lot, gleich $^3/_4$ altes Handelsgewicht oder gleich 350,783 Gramm. Die Unze enthielt 2 Lot, die Drachme 1 altes Quentchen. An Buntscheckigkeit läßt die Aufzählung nichts zu wünschen übrig, und doch sind hier nur die Maße und Gewichte der alten Provinzen erwähnt, in denen die preußische Maß- und Gewichtsordnung vom 16. Mai 1816 Gültigkeit hatte. Wollte man auch die 1864 und 1866 neu hinzugekommenen Landesteile mit berücksichtigen, so erhielte man leicht die doppelte Menge, namentlich auf dem Gebiete der Körpermaße.

Wie in Preußen, so war auch in der Mehrzahl der übrigen deutschen Staaten als Einheit des Längenmaßes der in 12 Zoll zu 12 Linien eingeteilte Fuß eingeführt, nur in einigen Staaten, so in Württemberg, Baden und dem Großherzogtum Hessen war man bereits im Anfang des 19. Jahrhunderts zu der Zehnerteilung übergegangen. Die Länge des Fußes wechselte aber von Land zu Land und in einzelnen Ländern, namentlich in den Thüringer Staaten sogar von Ort zu Ort. Der längste Fuß war der rheinbayerische mit 0,33333 m, es folgen: rheinischer Fuß 0,31385, Nürnberger 0,303, Baden, Nassau 0,30000, Augsburger 0,29617, Oldenburger 0,29588, Hannover 0,29209, München (altbayerischer Fuß) 0,29186, Bremen 0,28935, Kurfürstentum Hessen 0,28770, Lübeck 0,28762, Mecklenburg-Schwerin, Schleswig-Holstein, Hamburg, Hohenzollern, Württemberg rund 0,286.., Frankfurt am Main, Hessen-Homburg 0,28461, Kgr. Sachsen 0,28319, Großherzogtum Hessen 0,25000 m. Auf Vollständigkeit macht das Verzeichnis keinen Anspruch.

Bei den Flächenmaßen traten neben dem Morgen meist nur die Quadrate der Längenmaße in Erscheinung. Die Körpermaße zeigen vielfach eine Zweierteilung, die aber selten so rein durchgeführt ist wie in Hessen, wo der Malter gesetzt war gleich 4 Simmer zu 4 Kumpf zu 4 Gescheid zu 4 Mäßchen und die Maß gleich 2 Flaschen zu 2 Schoppen, vielmehr überwiegen Zufallsverhältnisse, die örtlichen Sondergewohnheiten entsprechen.

Bei den Massenmaßen führte die Einheit zwar allenthalben die Bezeichnung Pfund, aber dieses Pfund wog z. B. in Preußen 467,71 Gramm, in Bayern (Münchner Pfund) 560 g, in Baden 500, in Hannover 489,57, in Hamburg 484,12, im Königreich Sachsen 467,14, in Württemberg 467,75 g usw. Ebenso verschieden waren die Unterteilungen des Pfundes, hier in 30 Lot zu 10 Quent zu 10 Cent zu 10 Korn, dort in 32 Lot zu 4 Quentchen oder auch in 4 Vierlinge zu 8 Lot, in 100 Quent zu 10 Örtchen, in 10 Lot zu 10 Quint usw. Angewendet sind hier die Zweier-, die Zehner- und die Zwölfer-, auch die alte Sechzigerteilung, doch ist keine in voller Reinheit durchgeführt, wie es bei den Längenmaßen und auch bei den Körpermaßen überwiegend der Fall ist.

Neben den alten deutschen Maßen haben für Wissenschaft und Technik, abgesehen von dem metrischen System, nur noch das altfranzösische und das englische Maßsystem Bedeutung.

Das altfranzösische System.

Im altfranzösischen System bildete der Fuß (pied du roi) die Einheit des Längenmaßes und zugleich die Grundeinheit. Der Fuß zu 0,324839 Meter war eingeteilt in 12 Zoll (pouce) zu 12 Linien (ligne) zu 12 Punkten (point). Wegemaß war die Meile (lieue), die in Dutzenden von Abarten vorkam. Die bekannteste Meile war die gewöhnliche Meile (lieue de 25 au degré), von der 25 auf den Äquatorgrad gehen sollten.

Als Einheit der Masse diente im altfranzösischen System das Markgewicht (poids de marc). Das Pfund (livre) hatte 2 Marcs zu 8 Unzen (onces) zu 8 Gros oder Drachmen (dragmes) zu 3 Pfennigen (deniers) oder Skrupel (scrupules) zu 24 Grän (grains), also 9216 Grän oder 489,5058 Gramm.

Bei dem Juwelengewicht, das sich noch bis vor wenigen Jahren selbständig neben dem metrischen System erhielt, galt als Einheit das Karat von 4 Gräns $= 205,5$ Milligramm, das in reiner Halbierung, wie in Deutschland, bis zu $^1\!/_{64}$ untergeteilt wurde.

Daß neben den genannten Maßen und Gewichten noch eine Unzahl für besondere Verwendungszwecke oder von rein örtlicher Bedeutung im Umlauf waren, bedarf kaum der Erwähnung.

Das englische System.

Das englische Maß- und Gewichtssystem, und mit ihm das russische, beruht auf zwei Grundeinheiten, der Längen- und der Masseneinheit, während in dem preußischen System allein von der Längeneinheit alle anderen Einheiten abgeleitet sind. Es ist das älteste und reicht in seinen Anfängen bis in das 12. Jahrhundert zurück. Inzwischen sind aber mehrmals Neuordnungen vorgenommen worden, namentlich sind die Verkörperungen der Einheiten mehrmals ersetzt.

Die jetzt geltende Begriffsbestimmung der Längeneinheit des Yard ist durch das Maß- und Gewichtsgesetz von 1878 gegeben worden. Hiernach ist das Yard die geradlinige Entfernung zwischen den Mitten zweier Goldstifte in dem Bronzestab, der nach dem Gesetz das Imperial-Standard-Yard darstellen soll, wenn der Stab eine Temperatur von 62° Fahrenheit hat. Der Bronzestab ist 38 Zoll lang und hat einen quadratischen Querschnitt von 1 Zoll Seite. Nahe den Enden, in einer gegenseitigen Entfernung von 36 Zoll zwischen den Mitten, ist je ein zylindrisches Loch von $^3\!/_8$ Zoll Durchmesser bis zur Tiefe von 0,5 Zoll eingebohrt. Auf den Grund jedes Loches ist ein dünnerer zylindrischer Zapfen oder Stift aus Gold eingesetzt von etwa 0,1 Zoll Durchmesser, und auf der Oberfläche des Zapfens sind drei feine Linien in einem Abstande von etwa 0,01 Zoll rechtwinklig zur Achse des Stabes eingerissen und zwei Linien gleichgerichtet zur Achse des Stabes mit etwa dem gleichen Abstande. Die Länge des Imperial-Standard-Yard wird dargestellt durch den Abstand zwischen der mittelsten rechtwinkligen Linie an dem einen und der mittelsten rechtwinkligen Linie an dem anderen Ende.

Die Untereinheiten sind folgende: 1 Yard gleich 3 Fuß (foot) zu 12 Zoll (inch) zu 12 Linien (line). 2 Yards gleich 1 Fathom (Faden), 5,5 Yards gleich

1 Pole oder Rod (Rute), 4 Poles oder 100 Links oder 22 Yards gleich 1 Chain (Kette). 40 Poles oder 220 Yards gleich 1 Furlong, 8 Furlongs oder 1760 Yards gleich 1 Mile (Meile). Der Fuß wird aber auch eingeteilt in Viertel, Achtel, Sechzehntel oder in Zehntel, Hundertstel, Tausendstel.

Als Wegemaße werden neben der gesetzlichen Meile (statute mile) von 1760 Yards noch benutzt die Londoner Meile (british oder london mile) von 5000 Fuß, oder $1666^2/_3$ Yards, endlich die Seemeile oder englische geographische Meile — im Gegensatz zu der deutschen geographischen Meile — auch Knoten genannt (knot, britisch geographical oder nautical mile), zugleich die Seemeile aller seefahrenden Völker, die zu $^1/_{60}$ Äquatorgrad oder 2028,633 Yards gerechnet wird. Von jeder dieser Meilen gehen 3 auf ein League (Lieue, Wegstunden), so daß es auch drei verschieden lange Leagues gibt.

Einheit des Flächenmaßes ist das Quadrat Yard (square yard) zu 9 Quadratfuß zu 144 Quadratzoll. $30^1/_4$ Quadrat Yard oder $272^1/_4$ Quadratfuß geben die Quadratrute (square Rod, Pole oder Perch), 40 Quadratruten gleich 1 Rood, 4 Rood oder 4840 Quadrat Yards gleich 1 Acker oder Morgen (acre oder acre of land), 640 Acker gleich 1 Quadratmeile (square mile oder mile of land).

Einheit der Körpermaße ist das Kubik Yard. Es hat 27 Kubikfuß zu 1728 Kubikzoll. Das Register Ton bei der Schiffsvermessung hat 100 Kubikfuß.

Die Einheit der Hohlmaße (Raummaße) ist von der Einheit der Masse abgeleitet. Nach dem Maß- und Gewichtsgesetz von 1878 gilt als Einheit der Masse das Gewicht im luftleeren Raum desjenigen Gewichtsstückes aus Platin, das durch dieses Gesetz als Imperial-Standard-Pfund anerkannt ist. Es wird dargestellt durch einen Zylinder von 1,35 Zoll Höhe und 1,15 Zoll Durchmesser.

Das Gesetz von 1878 bestimmt weiter: $^1/_{16}$ des Imperial-Standard-Pfund soll eine Unze sein, $^1/_{16}$ von solcher Unze soll ein Dram sein, und $^1/_{7000}$ des Imperial-Standard-Pfund soll ein Grän sein. Ein Stein (stone) soll 14 Imperial-Standard-Pfund haben, ein Zentner (hundredweight) soll 8 solcher Steine haben, und eine Tonne (ton) soll 20 solcher Zentner ausmachen.

Das Apothekergewicht ist durch eine Order in Council vom 14. August 1879 geregelt. 1 Pfund gleich 16 Unzen zu $437^1/_2$ Grän, doch sind nach der Britischen Pharmakopöa von 1898 noch wahlweise zulässig die Unze zu 8 Drachmen zu 3 Skrupeln zu 20 Gran.

Die beiden Urnormale sind in der Maß- und Gewichtsabteilung des Handelsministeriums (Board of trade) niedergelegt. Um das System zu sichern, sind für den Fall einer Beschädigung oder Zerstörung der Urnormale 4 gesetzliche Nachbildungen von ihnen (Parliamentary Copies) von gleicher Form und Ausführung gleichzeitig hergestellt, von denen je ein Yard und Pfund in der Königlichen Münze, in der Royal Society of London, im Königlichen Observatorium zu Greenwich und im neuen Westminsterschloß aufbewahrt werden. Erleiden die Urnormale einen Unfall, der ihre weitere Benutzung in Frage stellt, so soll eine der Nachbildungen, die noch dazu geeignet erscheint, an seine Stelle treten, oder das Urnormal kann wieder hergestellt und mit den Nachbildungen in Beziehung gesetzt werden.

Eine außerhalb des Systems liegende Kontrolle wurde dadurch geschaffen, daß im Jahre 1895 im Internationalen Maß- und Gewichtsbureau zwei Nachbildungen des Imperial-Standard-Yard mit zwei Nachbildungen des Internationalen Meterprototyps, je einem Stabe aus Bronze und aus Platiniridium, verglichen wurden. Auch wurde im Jahre 1902 ein Yardstab hergestellt von gleichem X-förmigen Querschnitt und aus gleichem Material (Platiniridium), wie die metrischen Urmaße, und 1904 sowohl an das Internationale Meterprototyp wie an das Imperial-Standard-Yard angeschlossen. Dieser Stab, auf dem sowohl die Länge des Yards wie die des Meters aufgetragen ist und von dem Imperial-Standard-Yard bei $16^2/_3°$ der hundertteiligen internationalen Wasserstoffskala nur um $+ 0,000226$ englische Zoll abweicht, ist jetzt die eigentliche Verkörperung des Yards.

„Die Einheit der Raummaße, von der alle übrigen Raummaße, sowohl die für die trockenen Gegenstände, wie die für Flüssigkeiten, abgeleitet werden, ist die Gallone (gallon). Sie enthält 10 Imperial-Standard-Pfund reinen Wassers, abgewogen in der Luft mit Messinggewichten, bei einer Wasser- und Luftwärme von 62° Fahrenheit und einem Luftdruck von 30 englischen Zoll.‟

Das Quart soll der vierte und das Pint der achte Teil der Gallone sein. Zwei Gallonen sollen ein Peck, 8 Gallonen ein Scheffel (bushel) sein, und 8 solcher Bushel sollen ein Quarter und 36 Bushel ein Chaldron sein. Bei der Benutzung sollen die Maße strichvoll, nicht gehäuft voll sein. Andere als die vorgenannten Maße sind im öffentlichen Verkehr nicht mehr zulässig.

Für Apotheker- und Medizinalzwecke sind besondere Flüssigkeitsmaße vorgesehen, deren Einheit die Fluidunze bildet. Sie enthält 437,49999 Grän reinen Wassers bei einer Temperatur von 62° Fahrenheit und einem Barometerstand von 30 englischen Zoll. Die Fluidunze hat 8 Fluiddrachmen zu 60 Minim. 20 Fluidunzen machen 1 Pint, 8 Pint oder 160 Fluidunzen machen 1 Gallone aus.

Neben den britischen Landesmaßen und Gewichten ist durch das Maß- und Gewichtsgesetz von 1897 das metrische System wahlweise zugelassen. In der Wissenschaft und für pharmazeutische Zwecke wird es fast ausschließlich benutzt, sonst hat es aber in England wenig Verbreitung gefunden.

In seiner ihm durch das Maß- und Gewichtsgesetz von 1878 gegebenen, wesentlich vereinfachten Form macht das englische Maß -und Gewichtssystem, wenn auch keinen streng folgerichtigen, so doch einen klaren und übersichtlichen Eindruck. Es ist aber nicht zu übersehen, daß neben den gesetzlichen Maßen und Gewichten noch heute eine Unmenge von Provinz- und Sondermaßen im Gebrauch sind, die zu verdrängen bisher unmöglich war. Vielfach hat man der Benutzung derartiger Maße das Ungesetzliche dadurch zu nehmen gesucht, daß man sie in ein einfaches Verhältnis zu den Imperial-Standard-Maßen brachte.

Das nordamerikanische System.

Die Vereinigten Staaten von Nordamerika bedienen sich gleichfalls des englischen Maß- und Gewichtssystems, sie haben aber nach verschiedenen

Richtungen hin den Fortschritt nicht mitgemacht, den England durch das Gesetz von 1878 und späterhin erzielte. Während England im Jahre 1898 auf Grund seiner im Jahre 1895 durchgeführten Vergleichungen zwischen Yard und Meter zwischen beiden Maßen gesetzlich die Beziehung festsetzte:

$$1 \text{ englisches Yard} = 914{,}399 \text{ Millimeter}$$

wurde 1893 in den Vereinigten Staaten die durch Gesetz vom 28. Juli 1866 eingeführte Gleichung: $1 \text{ amerikanisches Yard} = \dfrac{3600}{3937} \text{ Meter}$ mit Genehmigung des Schatzamtssekretärs vom 5. April 1893 nochmals als die allein gesetzliche Beziehung zwischen amerikanischem und metrischem Maße anerkannt. Dementsprechend gibt das Bureau of Standards in Washington in seinen 1903 veröffentlichten Umrechnungszahlen an:

$$1 \text{ amerikanisches Yard} = 914{,}4018 \text{ Millimeter.}$$

Auch bei den Raummaßen haben die Vereinigten Staaten den Übergang zu den Imperial-Standard-Maßen unterlassen, sondern benutzen noch die alten englischen Maße, nämlich als Hohlmaße für trockene Gegenstände das alte Winchester-Bushel zu 2150,42 englischen Kubikzoll. Von diesem gehen 131 auf 127 Imperial-Standard-Bushels, doch rechnet man das amerikanische Bushel meist zu $^{33}/_{32}$ Imperial-Standard-Bushels. Für Flüssigkeiten hat man das alte Weingallon beibehalten. Es hat 231 englische Kubikzoll, und man rechnet 6 amerikanische Gallonen gleich 5 Imperial-Standard-Gallonen. Bei den Gewichten hat umgekehrt England sich nach Amerika gerichtet, das von Anfang anstelle des Hundredweight das Cental zu 100 englischen Pfund und entsprechend die Tonne zu 2000 Pfund benutzte. Auch in Amerika besteht eine starke Bewegung für Einführung des metrischen Systems.

3. Das metrische System und der internationale Metervertrag.

Das metrische System hat seinen Ursprung von Frankreich genommen. Dort herrschte bis zum Ende des 18. Jahrhunderts auf dem Gebiete des Maß- und Gewichtswesens eine unglaubliche Verwirrung. In anderen Ländern war es nicht besser; so waren z. B. in Deutschland allein 132 verschiedene Ellen in Gebrauch. Aber hier machte sich bei der Kleinstaaterei dieser Übelstand weniger bemerkbar, als in dem einheitlich geordneten und regierten Frankreich. Schon früh wurde daher dort im Volke das Verlangen nach gleichem Maß und Gewicht im ganzen Lande rege, und bereits im Jahre 1789 wandte sich eine Anzahl bedeutender französischer Städte an die konstituierende Versammlung mit der Eingabe, es möge auf gesetzlichem Wege der Vielheit ein Ende gemacht werden. Die Versammlung erkannte die Berechtigung des Wunsches an und beschloß auf den Antrag des Berichterstatters *Talleyrand-Perigord* am 8. Mai 1790, den König zu ersuchen, daß er die Regierung Großbritanniens veranlasse, eine Kommission von Mitgliedern der Royal Society zu ernennen, die gemeinsam mit einer Kommission von Mitgliedern der französischen Akademie unter irgendeinem Breitengrade die Länge des Sekundenpendels bestimmen und aus dieser eine unveränderliche Verkörperung (modèle) für alle Maß- und Gewichtsbestimmungen herleiten sollte. Nachdem der König den Beschluß am 22. August gutgeheißen, wurden zu Mitgliedern der Kommission der Akademie *Borda, Condorce, Lagrange, Laplace* und *Monge* gewählt. England gab der Aufforderung keine Folge.

Die französische Kommission begnügte sich nicht damit, den Vorschlag von *Talleyrand-Perigord* einfach anzunehmen, sondern zog auch andere Anregungen in den Kreis ihrer Betrachtungen. An Vorarbeiten fehlte es ihr nicht, denn lange vor Handel und Industrie hatte bereits die Wissenschaft die Wichtigkeit eines Einheitsmaßes von möglichst allgemeiner Geltung erkannt. Bei den Arbeiten ging man davon aus, das neue Maß müsse der Natur entnommen, aber zugleich so gewählt werden, daß es bei etwaigem Verluste des Urmaßes jederzeit leicht in seiner vollen Ursprünglichkeit und Reinheit wieder hergestellt werden könne. Damit waren die oben erwähnten Naturmaße, die vom menschlichen Körper ausgingen, von vornherein ausgeschlossen, denn wie sollte man z. B. den weitverbreiteten „Fuß Karls des Großen" auch nur mit einiger Sicherheit wieder herstellen? Man fand auch bald, daß überhaupt der belebten Natur kein eindeutiges Maß entnommen werden könne, und daß auch die unbelebte Natur ein solches nur in dem Erdkörper selbst darbiete; daß sogar dieser nicht unveränderlich ist, wurde erst in späterer Zeit erkannt. Auf physikalische Größen griff man nicht zurück.

Zahlreich sind die Vorschläge, die sich auf die Erde als Urmaß stützen, aber nur zwei von ihnen haben allgemeine Bedeutung erlangt. An die Erdschwere knüpfte *Christian Huyghens* an, als er erstmalig 1664 und nochmals in seinem 1673 erschienenen Horologium oscillatorium den dritten Teil der Länge des einfachen Sekundenpendels als pes horarius zur Annahme empfahl. Von dem Erdumfang ging *Gabriel Mouton*, ein Lyoner Astronom, aus, der 1670 anregte, eine Bogenminute des Erdmeridians als Längeneinheit zu wählen und sie nach dem Zehnersystem zu unterteilen. Beide Vorschläge haben noch mancherlei Abänderungen erfahren. Die Nationalversammlung machte sich den ersten zu eigen, der Ausschuß stellte sich aber aus nationalen und taktischen Gründen auf den Boden des zweiten. Er gab dem Franzosen *Mouton* den Vorzug und schaltete auch die Beihilfe Englands aus, „damit man in Zukunft wisse, welchem Volke man den Gedanken und die Bestimmung eines natürlichen Urmaßes verdanke". Gegen das Pendel, das unter dem 45. Breitengrade in Meereshöhe bei der Temperatur des schmelzenden Eises im luftleeren Raum genau eine Sekunde schlägt (auf dieses ganz eindeutig erläuterte Pendel hatten sich die Gelehrten geeinigt), machte man noch geltend, daß der 45. Breitengrad durch Frankreich gehe; ein Umstand, der vielleicht der späteren Verbreitung des Pendelmaßes hinderlich sein könne. Von *Mouton* wich man insofern ab, als an Stelle einer Bogenminute der zehnmillionste Teil eines Viertels eines Meridians gesetzt wurde. Die Einheit der Masse sollte gewonnen werden, indem im luftleeren Raume die Menge reinen Wassers von der Temperatur des schmelzenden Eises abgewogen würde, die in einem Würfel enthalten ist, dessen Kante einen bestimmten Bruchteil der Längeneinheit ausmachte. Für die Wahl der Temperatur war der Gedanke ausschlaggebend, daß man sich auf diese Weise von den verschiedenen Temperaturskalen frei machen könne. Man ist später nicht ganz bei diesen Beschlüssen stehen geblieben, veränderte sie vielmehr dahin, daß bei der Ableitung der Masseneinheit nicht Wasser von der Temperatur des schmelzenden Eises, sondern solches im Zustande seiner größten Dichte benutzt werden sollte, weil dieses besser bestimmt sei. Auch setzte man noch fest, daß der die Längeneinheit verkörpernde Maßstab seine wahre Länge bei der Temperatur des schmelzenden Eises haben solle.

Um die neue Längeneinheit zu erhalten, mußte man zunächst die Länge eines Meridians ermitteln. (Fig. 1.) Wäre die Erde eine Kugel, so würde es für diesen Zweck genügen, ein beliebig langes Bogenstück abzumessen und den Winkelwert festzustellen, dem es entspricht. Unser Planet ist aber ein Körper von sehr verwickelter Form, immerhin kann er aber mit sehr weitgehender Annä-

herung als ein abgeplattetes Rotationellipsoid angesehen werden, so daß der Meridian durch zwei Durchmesser bestimmt ist. Entsprechend mußten zwei Bogenstücke auf demselben oder auch auf verschiedenen Meridianen ihrem Winkelwert und ihrer Länge nach festgestellt werden. Man erhielt dann zwei Gleichungen, aus denen man die beiden Durchmesser oder auch die Länge eines Meridians, gleichzeitig aber auch die Abplattung der Erde berechnen konnte.

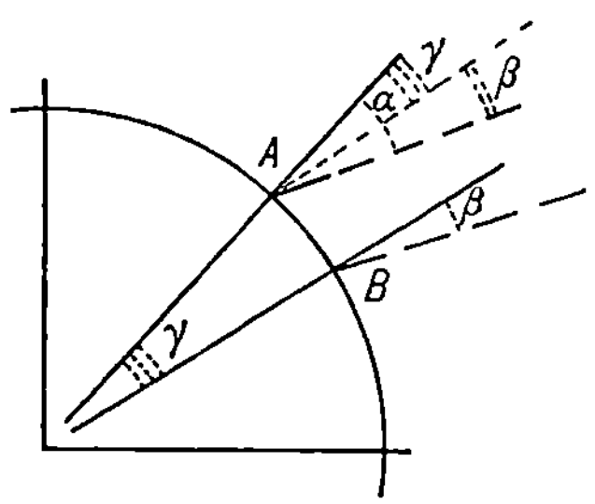

Fig. 1. Zur Messung des Erdumfanges.

Der Bogen $A\,B$ wird durch eine Längenmessung gemessen; durch astronomische Winkelmessung in A und B (Messung des Zenitabstandes eines Fixsternes) werden die beiden Winkel α und β gefunden. Ihre Differenz ist gleich dem Winkelabstand γ der beiden Stationen, dessen Wert in Länge ja bekannt ist. Das genügt dann zur Berechnung des Erdumfangs.

Zwei solcher Messungen waren bereits ein halbes Jahrhundert vorher zur Lösung der Frage über die wahre Gestalt der Erde ausgeführt worden, die eine von *Bouguer* und *Lacondamine* in Peru, die zweite gleichzeitig von *Clairaut* und *Maupertuis* in Lappland. Zu den Messungen dienten zwei stählerne Endmaße von Toisenlänge, die nachmals als Toise von Peru und als Toise des Nordens bezeichnet wurden. Die letztere wurde bei einem Schiffbruch stark beschädigt, während jene wohlbehalten nach Frankreich zurückgebracht wurde. Der Ausschuß schlug daher vor, nur die Messungen in Peru zur Ableitung der neuen Längeneinheit zu benutzen und sie durch eine weitere Messung zwischen Dünkirchen und Barcelona, also auf einem Bogenstück, das zum größten Teile in Frankreich liegt, zu ergänzen.

Der Bericht des Ausschusses wurde am 19. März 1791 erstattet und am 26. März 1791 von der Nationalversammlung gutgeheißen. Schon am 30. März erfolgte die königliche Bestätigung, worauf die Akademie der Wissenschaften mit der Benennung der mit den Arbeiten zu betrauenden Gelehrten beauftragt wurde. Den wichtigeren Teil der Aufgabe, die geodätischen Messungen, übernahmen *Méchain* und *Delambre* und führten ihn unter den allergrößten Schwierigkeiten, in den Wirren der Revolution oft von Todesgefahr bedroht, mit zäher Ausdauer und unerschütterlichem Mute durch. Die Ermittelung der Pendellänge erledigten *Borda* und *Cassini*.

Die Tätigkeit der Gelehrten, zu deren Schutz der König eine besondere Verordnung erließ, fand bereits nach zwei Jahren ein unerwartetes Ende, als am 8. August 1793 die Akademie der Wissenschaften aufgelöst wurde, weil man keine Parasiten im Staate dulden wollte. Der Ausschuß zur Feststellung der Maßeinheiten blieb allerdings bestehen, aber man entfernte aus ihm *Borda, Brisson, Coulomb, Delambre, Laplace* und *Lavoisier*, weil ihre republikanische Gesinnung nicht über jeden Zweifel erhaben erschien. Die Gewalthaber der Republik ließen sich aber schließlich von der Unzweckmäßigkeit ihres Vorgehens überzeugen, und durch Erlaß vom 9. November 1795 wurde angeordnet, daß von dem Auschuß für Volksaufklärung (comité d'instruction publique) ein neuer Ausschuß von Gelehrten zur Beendigung der angefangenen Arbeiten gewählt werden solle. Diesem wichtigen Ausschuß, dem es vergönnt war, das große Werk glücklich zu vollenden, gehörten an: *Berthollet, Borda, Brisson, Coulomb, Delambre, Hauy, Lagrange, Laplace, Méchain, Monge, Prony, Vandermonde*, denen später noch *Darcet, Legendre* und *Lefèvre-Gineau* beitraten. Aus Zweckmäßigkeitsgründen wurde außerdem eine Reihe von Gelehrten fremder Staaten hinzugewählt, und zwar: *Ännä* und *van Swinden* für die batavische Republik, *Balbo* für Sardinien, für den nachher *Vassalli Eandi* eintrat, *Bugge* für Dänemark, *Cisyar* und *Pédracês* für Spanien, *Fabbroni* für Toskana, *Franchini* für die römische Republik, *Mascheroni* für die cisalpinische Republik, *Multedo* für die ligurische und *Tralles* für die helvetische Republik. Eine stattliche Reihe von Fachleuten, unter denen namentlich *Tralles* und *van Swinden* in den Vordergrund traten.

Den geodätischen Messungen wurde die Toise von Peru zugrunde gelegt. Um sie indessen vor einem ähnlichen Schicksal zu bewahren, wie es die Nordtoise erfahren hatte, wurden von *Lenoir*, dem auch die Lieferung der Repetitionskreise oblag, vier Endmaßstäbe aus Platin hergestellt, jeder von etwa 2 Toisen Länge. Fest verbunden mit dem Platinstab war an einem Ende ein Messingstab, der als Metallthermometer diente. Einer der Stäbe, der sogenannte Modulus, wurde mit aller Genauigkeit an die Toise von Peru angeschlossen und diente als Normal für die Bestimmung der übrigen Stäbe. In Teilen des Modulus wurden auch zunächst alle Messungsergebnisse ausgedrückt; erst nachher erfolgte ihre Umrechnung in Einheiten der Toise von Peru. Nach *van Swinden* hatte der halbe Modulus bei 12,5° der hundertteiligen Skala die gleiche Länge wie die Toise von Peru bei 13° R.

Unter den ungünstigen Zeitverhältnissen währte es sieben Jahre, bis *Méchain* und *Delambre* ihre Aufgabe gelöst hatten. Nach Beendigung der Beobachtungen wurden *Tralles, van Swinden, Laplace* und *Legendre* mit der Prüfung der astronomischen und geodätischen Arbeiten betraut. Die Rechnungen wurden von *Tralles, van Swinden, Legendre* und *Delambre* ausgeführt, doch so, daß jeder von ihnen nach eigenen Formeln unabhängig von den anderen drei vorgehen mußte. Der Sonderausschuß für den Viertelkreis des Meridians bestand außer den vier Rechnern und *Laplace* noch aus *Ciscar* und *Méchain*. Den Bericht stellte *van Swinden* zusammen und erstattete ihn am 23. April 1799. Zwei Wochen später, am 7. Mai 1799, legte auch der mit der

Prüfung der Maßstäbe und der Feststellung ihrer Verhältnisse zu der Toise von Peru, der Nordtoise und der Toise von Mairon beauftragte, aus *Coulomb, Mascheroni, Méchain, Multedo* und *Vassalli* bestehende Ausschuß seinen Bericht vor.

Die Vergleichung des Meridianbogens Dünkirchen-Barcelona mit dem in Peru gemessenen ergab als Abplattung der Erde $^1/_{334}$, woraus die Länge eines Viertelkreises des Meridians sich zu 5130740 Toisen und die Länge eines Meters zu 443,295836 Pariser Linien berechnet. Dieser Wert ist zweifellos zu klein. Bei seiner Ableitung waren von den Beobachtungen in Peru nur die von *Bouguer* verwertet worden. Als *Delambre* auch *Lacondamines* Messungen mit heranzog, fand er die Abplattung der Erde zu $^1/_{309}$. Neuere Gradmessungen lassen darauf schließen, daß der Wert sich von $^1/_{300}$ nur wenig unterscheiden kann. Die Längeneinheit des metrischen Systems war daher von vornherein nicht ihrer Begriffsbestimmung entsprechend gleich dem 10000000. Teile eines Viertels des Erdmeridians, sondern gleich der Länge des Stabes, der diese Einheit zu verkörpern bestimmt war. Das Meter ist also kein Naturmaß im strengen Sinne des Wortes, sondern ein konventionelles Maß wie alle anderen angeblichen Naturmaße, sobald sie durch eine Verkörperung dargestellt werden. Immerhin weicht die Verkörperung — das Archivmeter — von der bestimmungsmäßigen Größe des Meters um nicht mehr als etwa $^1/_{11000}$ dieses Wertes ab.

Die Arbeiten zur Ableitung der Masseneinheit hatte *Lefèvre-Gineau* übernommen. Man hatte sich dahin geeinigt, daß als Masseneinheit diejenige Menge reinen Wassers bei seiner größten Dichte, d. h. bei 4° C, angesehen werden solle, die in einem Würfel von 0,1 Meter Seitenlänge enthalten ist. Aus dieser Begriffsbestimmung ergab sich von selbst die Notwendigkeit, die neue Einheit des Kilogramms durch ein besonderes Gewichtsstück zu verkörpern, denn man konnte sich nicht jederzeit und an jedem Orte die verlangte Menge Wasser von der vorgeschriebenen Beschaffenheit herstellen. Das Kilogramm war also von Anfang an ein konventionelles Maß. Gewichtstück und Wassermenge sollten sich im luftleeren Raume das Gleichgewicht halten.

Dem Forscher standen zwei Wege zur Durchführung seiner Aufgabe offen. Er konnte ein Gefäß von bekannten Abmessungen leer und mit Wasser gefüllt abwägen — der Unterschied ergab dann die Masse des Wassers. Er konnte aber auch einen Körper erst im luftleeren Raume und dann in Wasser abwägen, dann erhielt er die Masse der von dem Körper verdrängten Wassermenge. *Lefèvre-Gineau* wählte das zweite Verfahren. Er benutzte einen allseitig geschlossenen Messingzylinder, dessen Höhe gleich seinem Durchmesser war und etwa 0,2435 Meter betrug. Der Raumgehalt des Zylinders mußte durch unmittelbare Ausmessung ermittelt werden. Um eine möglichst große Genauigkeit zu erzielen, maß der Gelehrte den Durchmesser des Zylinders an 48 und die Höhe an 37 Stellen. Die Durchmesser lagen auf 8 gleichmäßig in der Höhe voneinander abstehenden Querschnitten und in jedem Querschnitt auf 6 gleichmäßig um den Umfang verteilten Punkten. Die Höhen waren auf der ganzen Grundfläche gleichmäßig und in gleichmäßigen Abständen von der

Mittelachse verteilt. Im Mittel ergab sich die Höhe zu 0,2437672 Meter und der Durchmesser zu 0,2428368 Meter, woraus sich der Raumgehalt des Zylinders zu 0,112900054 Kubikmeter berechnet. Die Angaben galten für eine Wärme von 17,6° C. Da ein Metallkörper von 11 Kubikdezimeter zu schwer gewesen wäre, um mit hinreichender Genauigkeit ausgewogen werden zu können, benutzte *Lefèvre-Gineau* einen Hohlkörper, dessen Innenraum er durch ein enges Rohr mit der Außenluft in Verbindung brachte, um von deren Verhältnissen unabhängiger zu werden. Das Röhrchen ragte bei den Wägungen in Wasser über dessen Oberfläche heraus. Bei diesen Wägungen hatte das Wasser im Mittel eine Wärme von 0,3 Grad. Um die Beobachtungen auf Wasser größter Dichte umrechnen zu können, untersuchte *Lefèvre-Gineau* die Ausdehnung des Wassers und die Änderung seiner Dichte mit der Temperatur. Die Wägungen wurden mit einem in sich ausgeglichenen Gewichtssatz aus Messing durchgeführt. Zunächst erhielt man also die neue Masseneinheit in Gewichtsstücken dieses Satzes, sie wurde dann aber sofort durch ein Gewichtsstück aus Platin verkörpert, das Kilogramm der Archive.

Der mit der Prüfung dieser Versuche betraute Ausschuß bestand aus *Coulomb, Mascheroni, van Swinden, Tralles* und *Vassalli*. Den ersten Bericht erstattete *Tralles, van Swinden* verband die beiden Berichte über Meter und Kilogramm zu einem Gesamtbericht, der im Mai 1798 dem Institut national abgestattet wurde. Am 22. Juni 1798 übergab der Ausschuß dem Staatsarchiv zu Paris einen Platinstab, der bei der Temperatur des schmelzenden Eises das Meter, und einen Platinzylinder, der entsprechend der erwähnten Begriffsbestimmung das Kilogramm darstellen sollte. Beide Urmaße sind von *Fortin* in Paris angefertigt und werden als Archivmeter und als Archivkilogramm, gemäß ihrem Aufbewahrungsort, bezeichnet. Durch Gesetz vom 16. Dezember 1799 wurde der Meterstab als mètre vrai et définitif anerkannt und bildet seitdem die Grundlage des metrischen Systems.

In seiner ursprünglichen Form kennt das metrische System nur eine Haupteinheit, die Längeneinheit. Als Einheit der Flächenmaße gilt ein Quadrat, dessen Seite gleich der Längeneinheit ist, das Quadratmeter. Folgerichtig wird als Einheit der Körpermaße der Würfel zu gelten haben, dessen Kante gleich der Längeneinheit ist, das Kubikmeter. Als Einheit der Raummaße ist aber festgesetzt der von einem Kilogramm reinen Wassers bei seiner größten Dichte unter dem Druck einer Atmosphäre eingenommene Raum. Beide Größen, die Einheiten Kubikdezimeter und Liter, würden einander genau gleich sein, wenn das Kilogramm seiner Begriffsbestimmung vollkommen entspräche. Tatsächlich ist dies nicht der Fall, es zeugt aber von einer geradezu bewunderungswürdigen Sorgfalt bei den Arbeiten *Lefèvre-Gineaus*, daß der Unterschied nur etwa $^1/_{30000}$ beträgt. Nach den Messungen von *Macé de Lepinay, René Benoît* und *Henri Buisson* einerseits und *Chappuis* andrerseits, die an fünf Quarzwürfeln angestellt wurden, ergab sich der Wert des Liters:

1 Liter = 1,000027 Kubikdezimeter.

Für alle praktischen und auch für die meisten wissenschaftlichen Bedürfnisse werden also Liter und Kubikdezimeter gleichgeachtet werden können, und nur bei den feinsten chemischen und physikalischen Messungen wird der Unterschied zu berücksichtigen sein.

Was die Namengebung im metrischen System anbelangt, so bestand anfänglich Einigkeit nur darüber, daß die Längeneinheit als Meter (mètre, $\mu\acute{\epsilon}\tau\varrho o\nu$) zu bezeichnen sei. Im übrigen behielt man die alten französischen Bezeichnungen bei, so Palme für 0,1 Meter, Doigt für 0,01 m und Trait für 0,001 m, Perche für 10, Stade für 100, Mille für 1000 und Lieue für 10 000 m, ferner Livre, auch Grave, für die Masseneinheit, Ounce für ihren zehnten Teil usw. Die jetzt allgemein angenommene Bezeichnungsweise, bei der die griechischen Worte für 10, 100, 1000 (Deka, Hekto, Kilo) der Haupteinheit bei den dezimalen Vielfachen, die entsprechenden lateinischen Worte (Dezi, Zenti, Milli) ihr bei den dezimalen Unterteilen vorgesetzt werden, soll von *van Swinden* herrühren, findet sich aber jedenfalls bereits in dem Gesetz vom 7. April 1795 vor.

Dieses Gesetz stellt den ersten Versuch dar, das metrische System in Frankreich einzuführen. In dem Wunsche, die Ordnung des Maß- und Gewichtswesens möglichst zu beschleunigen, glaubten die Machthaber der Republik die Beendigung der Arbeiten des Ausschusses für Maß und Gewicht nicht abwarten zu sollen, sie ließen daher aus den früheren Messungen einen vorläufigen Wert für das Meter ableiten. Dieses vorläufige gesetzliche Meter (mètre provisoire et legal), dessen Länge auf 443,443 Pariser Linien berechnet war, sollte bis zur Gewinnung der endgültigen Ergebnisse die neue Einheit der Längenmaße bilden. Die Anwendung sollte aber keine zwangsweise sein, man begnügte sich in dem Gesetz damit, die Bürger einzuladen, einen Beweis ihrer Zuneigung zur Einheit und Unteilbarkeit der Republik dadurch zu geben, daß sie sich von jetzt ab der neuen Maße bei ihren Berechnungen und kaufmännischen Umsätzen bedienten. Als der gehoffte Erfolg ausblieb und sich auch nach der Annahme des endgültigen Meters nicht einstellte, gab man erst die fremdländischen Bezeichnungen preis und ersetzte sie wieder durch die altgewohnten französischen Ausdrücke. Dann ließ man sogar die dezimale Teilung fallen, und schließlich blieb von dem metrischen System nichts mehr übrig, als daß man die alten Maße zum Teil auf metrische Werte abrundete, so die Elle auf 60 cm, das Pfund auf 500 g usw. Erst mit dem 1. Januar 1840 wurde durch das Gesetz vom 4. Juli 1837 das metrische System in seiner vollen Reinheit ein- und durchgeführt.

Jm Jahre 1799 hatten seine Begründer eine Denkmünze prägen lassen mit der stolzen Aufschrift „A tous les temps, à tous les peuples". Vorerst aber sollte sich ihre hierin ausgedrückte Hoffnung nicht erfüllen, denn der anfängliche Mißerfolg im Heimatland diente den neuen Maßen nicht gerade zur Empfehlung. Eine Wendung trat eigentlich erst ein, als der norddeutsche Bund und dann das inzwischen gegründete Deutsche Reich durch die Maß- und Gewichtsordnung vom 17. August 1868 das metrische System mit Geltung vom 1. Januar 1872 in seinen Landesgrenzen einbürgerte.

In Deutschland hatten einzelne Staaten bereits am Anfang des 19. Jahrhunderts damit begonnen, auf dem Gebiete des Maß- und Gewichtswesens

Ordnung zu schaffen, so Württemberg 1806, Bayern 1809, Baden 1810, Preußen 1816, aber doch nur in Anlehnung an die bestehenden Landesmaße und ohne Rücksicht auf die Nachbarn. Einen Schritt vorwärts zur Vereinheitlichung tat man 1833 bei der Begründung des deutschen Zollvereins, der 1837 für die Erhebung der Zölle ein einheitliches Zollpfund von 500 Gramm und einen Zollzentner von 100 Pfund vorschrieb. Wenige Jahre später führten alle deutschen Staaten mit Ausnahme von Österreich und Bayern dieses Pfund auch im öffentlichen Verkehr ein. Leider wurden die Unterteilungen des Pfundes wieder fast in jedem Lande anders festgesetzt. Die Einheitsbestrebungen wurden damit nicht zum Schweigen gebracht, und im Jahre 1860 ernannte die Bundesversammlung in Frankfurt am Main einen Ausschuß von Sachverständigen, der Vorschläge für ein einheitliches Maß und Gewicht ausarbeiten sollte. In einem ausführlichen Gutachten machte der Ausschuß sich dahin schlüssig, es sei aus politischen Gründen keines der in Deutschland bestehenden Maß- und Gewichtssysteme als Einheitssystem zu wählen, vielmehr käme nur ein ausländisches, und zwar seiner vielen Vorzüge wegen nur das metrische System in Betracht. Preußen stand damals beiseite; bei einer erneuten Anregung im Jahre 1865 gab es aber seinen Widerstand auf. Der nunmehr gewählte zweite Ausschuß stellte sich völlig auf den Boden seines Vorgängers und legte auch gleich den Entwurf einer Maß- und Gewichtsordnung vor. Die politischen Ereignisse des Jahres 1866 ließen es zunächst nicht zu einer Beratung kommen, aber am 13. Mai 1868 nahm der Bundestag des norddeutschen Bundes den Entwurf an, der bei der Begründung des Deutschen Reiches zum Reichsgesetz erhoben wurde.

Das anfängliche Zurückhalten Preußens war wohlüberlegt und hatte seinen guten Grund darin, daß Preußen durchaus eindeutige und mit aller erdenklichen Genauigkeit bestimmte, auch sorgfältig an die Toise von Peru angeschlossene Normale besaß. Die Urmaße des metrischen Systems dagegen waren keineswegs einwandfrei, namentlich hatte man bei der Verkörperung des Meters keine glückliche Hand gehabt. Schon der benützte Stoff, ein unreiner Platinschwamm, erwies sich als wenig geeignet, weil man ihn damals technisch noch nicht meistern konnte, und weil er zu weich war. Dann war der Querschnitt zu schwach, namentlich die Dicke zu gering, endlich mußte auch die Wahl eines Endmaßes als Urnormal bei dem damaligen Stande der Messungstechnik, die einen bis auf geringe Bruchteile des Millimeters sicheren Übergang auf die für die praktische Verwendung in erster Linie wichtigen Strichmaße noch nicht gestattete, als verfehlt bezeichnet werden. Hierzu kam, daß das Archivmeter wenig sorgfältig behandelt war; die für seine Länge maßgebenden Endflächen zeigten deutliche Eindrücke, die von den Kontaktstücken des benützten Komparators herrührten. Solange das metrische System die Grenzen Frankreichs nicht überschritt, machten sich diese Übelstände wenig bemerkbar, sie traten aber um so mehr in Erscheinung, je größer der Kreis der Staaten wurde, die sich der neuen Maße bedienten, denn die zu verschiedenen Zeiten mit dem Archivmeter verglichenen Urmaße stimmten bei dessen dauernder Verschlechterung untereinander nicht überein. Die hieraus

2*

entstehenden Unsicherheiten bewogen zuerst den damaligen Direktor des Kgl. Preußischen geodätischen Instituts, Generalleutnant Dr. *Bayer*, bei der preußischen Akademie der Wissenschaften den Antrag zu stellen, sie möge dahin wirken, daß eine europäische Behörde eingesetzt werde, die gemeinsame Urmaße herstellen, Nachbildungen von ihnen verabfolgen und innerhalb bestimmter wiederkehrender Fristen vergleichen soll. Dem Vorgehen *Bayers* schlossen sich Gelehrte anderer Länder an, dann traten ihm erst die wissenschaftlichen Körperschaften und endlich auch die Regierungen bei. In Frankreich verhielt man sich zunächst vollkommen ablehnend, als aber auch bei der Tagung der Europäischen (nachmals Internationalen) Gradmessung 1867, namentlich auf Betreiben des schweizerischen Vertreters, des Direktors der Sternwarte zu Neuenburg, Dr. *Hirsch*, ein Beschluß im Sinne der *Bayer*schen Anregung gefaßt wurde, lud endlich die französische Regierung die fremden Regierungen zu einer Besprechung ein, und am 8. August 1870 trat dann in Paris zum ersten Male die internationale Meterkommission zusammen.

Bei diesen Besprechungen und auch bei den späteren zeigte es sich deutlich, daß die französischen Gelehrten, abgesehen von wenigen Ausnahmen, keineswegs gewillt waren, von der Vormachtstellung, die Frankreich im metrischen System besaß, auch nur die geringsten Rechte abzugeben. Allenfalls wollte man Nachbildungen des Archivmeters und des Archivkilogramms herstellen lassen und auf deren Verfertigung dem Auslande auch einen gewissen Einfluß gewähren, zu weiteren Zugeständnissen erklärte man sich aber nicht bereit. England stellte sich auf Frankreichs Seite, weil es aus einem metrischen System unter alleiniger französischer Aufsicht weniger Gefahren für sein eigenes System befürchtete. Auch der holländische Vertreter stimmte Frankreich aus wissenschaftlichen Gründen zu. Erst als die andere Partei unter deutscher Führung — Vertreter Deutschlands war der Direktor der Sternwarte zu Berlin und der späteren Kaiserlichen Normal-Eichungskommission Dr. *Förster* — unbeugsam auf ihrem Willen beharrte und damit drohte, ohne Frankreichs Mitwirkung das verlangte Institut in Bern zu begründen, gab man nach, und so kam denn am 20. Mai 1875 endlich der i n t e r n a t i o n a l e M e t e r v e r t r a g zustande. Der Vertrag bestimmte, daß ein „Internationales Maß- und Gewichtsbureau in Paris errichtet werden soll, das unter ausschließlicher Leitung und Aufsicht eines internationalen Komitees für Maß und Gewicht stehen wird, das seinerseits unter die Autorität einer aus Delegierten aller vertragschließenden Regierungen zusammengesetzten Generalkonferenz für Maß und Gewicht gestellt ist“. Diesem Bureau liegen neben anderen Verpflichtungen hauptsächlich ob: sämtliche Vergleichungen und Beglaubigungen der neuen Prototype des Meters und des Kilogramms, die Aufbewahrung der internationalen Prototype, die periodisch wiederkehrenden Vergleichungen der nationalen Prototype mit den internationalen Prototypen und mit den zu deren Kontrolle dienenden sogenannten Témoins, sowie die periodischen Prüfungen der bei diesen Vergleichungen benutzten Normalthermometer.

Das Internationale Bureau begann nach Fertigstellung der erforderlichen Baulichkeiten (Pavillon de Breteuil im Park von St. Cloud bei Sèvres) im Jahre

1878 sofort seine Arbeiten, und im Jahre 1889 hatte es seine wichtigste Aufgabe, die Herstellung und Vergleichung neuer internationaler und nationaler Urmaße, vollendet. Am 24. September 1889 trat in Paris die internationale Meterkonferenz zusammen und setzte endgültig fest, daß an Stelle des Archivmeters und des Archivkilogramms in Zukunft die internationalen Prototype die alleinige Grundlage des metrischen Systems bilden sollten. Diese Prototype wurden aus 30 gleichzeitig hergestellten Maßstäben und Gewichten ausgewählt, während die anderen Maßstäbe und Gewichte durch das Los unter die Vertragsstaaten verteilt wurden. Hierbei erhielt Deutschland das Meter Nr. 18 und das Kilogramm Nr. 22.

Nach dem Beschlusse der gleichen Konferenz gilt jetzt als Meter der bei der Temperatur des unter dem Drucke einer Atmosphäre schmelzenden Eises vorhandene Abstand zwischen den Endstrichen eines im Pavillon von Breteuil niedergelegten Maßstabes (des internationalen Prototyps). Der Stab ist aus einer sehr reinen Legierung von 90 Proz. Platin mit 10 Proz. Iridium hergestellt, einer Mischung, die neben ihrer fast stahlgleichen Festigkeit auch durch ihre sonstigen physikalischen und chemischen Eigenschaften für die Unveränderlichkeit der Längeneinheit eine besonders große Sicherheit zu bieten scheint. Der Stab hat eine Länge von 102 cm. Sein Querschnitt hat eine sog. X-Form und ist einem Quadrat von 20 mm Seite eingeschrieben. Fig. 2 zeigt den Querschnitt in natürlicher Größe. Die obere Fläche der Mittelrippe, auf der die Striche gezogen sind, fällt mit der neutralen Ebene zusammen. Das Metall hat eine Stärke von etwa 3 mm. Durch eine geringe Schwächung der unteren Schenkel ist die neutrale Ebene in die Mitte der Höhe des Querschnittes gebracht worden. In der Nähe der beiden Enden sind ellipsenförmige Flächenstücke eben und hochglanz anpoliert und mit den Begrenzungsstrichen versehen. Die Teilung besteht an jedem Ende aus je drei

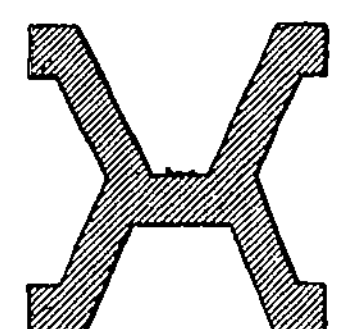

Fig. 2. Querschnitt durch das Prototypmeter, natürliche Größe.

6 bis 8 μ (1 μ — Mikron — gleich 0,001 mm) breiten, durch Zwischenräume von 0,5 mm voneinander getrennten Strichen, deren mittelste als Hauptstriche des Stabes dienen, während die übrigen nur als Hilfsstriche zu betrachten sind. Die Lage der Mittelachse wird durch je zwei stärkere Längsstriche bestimmt, die auf den beiden Flächenstücken in einem gegenseitigen Abstand von 0,2 mm gezogen sind.

Um bei einer etwaigen Vernichtung oder Beschädigung des Internationalen Prototyps die Längeneinheit doch vor dem Untergang zu bewahren, sind die 30 nationalen Urmaße untereinander in 11 ineinandergreifenden Gruppen, nämlich 5 Gruppen von je 6 Stäben und 6 Gruppen von je 5 Stäben, verglichen; außerdem wurde jedes von ihnen mit dem vorläufigen Urmaß (genannt $J\,2$) des Internationalen Bureaus und andererseits mit dem neuen Internationalen Prototyp M verglichen. Endlich sind diese beiden letzteren Stäbe $J\,2$ und M auch untereinander verglichen worden. Jede vollständige Vergleichung umfaßte 4 besondere Vergleichungen in den vier Lagen, welche die Stäbe zu den beiden Mikroskopen und zu den Beobachtern einnehmen können.

Die vereinigten Ergebnisse dieser 196 vollständigen oder 784 besonderen Vergleichungen haben bei 0° für das deutsche Urmeter Nr. 18 ergeben:

$$\text{Urmaß Nr. } 18 = 1 \text{ m} - 1{,}0 \; \mu \pm 0{,}1 \; \mu.$$

Im Jahre 1911 erlitt das Urmaß einen ganz geringfügigen Unfall, der eine angebliche Verkürzung um etwa $1/4 \; \mu$ bewirkte. Der Stab wurde nochmals im internationalen Bureau mit zwei Urmaßen des Bureaus Nr. 26 und $T3$ verglichen. Die Nachmessungen wurden in acht verschiedenen Lagen zum Beobachter und zu den Mikroskopen des Komparators ausgeführt und ergaben als neue Länge bei 0°:

$$\text{Urmaß Nr. } 18 = 1 \text{ m} - 1{,}72 \; \mu \pm 0{,}1 \; \mu .$$

Ob diese Verkürzung wirklich vorhanden, oder nur in Unsicherheiten der Pariser Messungen begründet ist, erscheint nach neueren Untersuchungen zweifelhaft. Die ganze Frage muß dahingestellt bleiben, bis in Gang befindliche Untersuchungen abgeschlossen sind. Es hat den Anschein, als ob die die Meterlänge definierenden Maßstäbe doch nicht so vollkommen sind, als man annahm, einschließlich des internationalen Prototyps selbst. Eine klare Entscheidung über die ganze Sachlage, die rein praktisch keine große Bedeutung hat, so notwendig wie sie tatsächlich ist, ist zur Zeit jedenfalls nicht möglich.

Die Ausdehnung wurde an besonderen Stücken bestimmt, die von den beiden Enden des ursprünglich 120 cm langen Stabes abgeschnitten sind. Sie ergab sich zu:

$$\alpha = 10^{-9} (8591 + 1{,}70 \; t),$$

wo t die in Graden ausgedrückte Temperatur des Quecksilberthermometers Tonnelot aus verre dur bezeichnet. Für die internationale Wasserstoffskala ist der Ausdehnungskoeffizient zwischen 0 und T-Grad ausgedrückt durch die Formel:

$$\alpha = 10^{-9} (8642 + 1{,}00 \; T).$$

Hieraus ergibt sich die Gleichung des deutschen Urmaßes zu:

$$\text{Urmaß Nr. } 18 = 1 \text{ m} - 1{,}72 \; \mu + 8{,}642 \; T + 0{,}00100 \; T^2 \pm 0{,}2 \; \mu.$$

Bei den Messungen sind die Stäbe auf eine wagerechte Unterlage zu lagern. Das Internationale Prototyp ist ohne Längenverbesserung zu benutzen. Der Abstand seiner Endstriche gilt als fehlerfreie Darstellung des Meters, und eine Beziehung zum Archivmeter ist nicht gegeben. Die alten französischen Urmaße gelten nur noch als historische Erinnerungsstücke. Lediglich aus Gründen der Pietät für die Grundlagen und die Begründer des metrischen Systems und zur Verhütung der Übelstände, die bei einer merklichen Verschiedenheit der bisherigen und der neuen Einheiten etwa hätten eintreten können, ist ausdrücklich bestimmt worden, daß die in den neuen Prototypen verkörperten Größen mit den alten französischen genau übereinstimmen sollen. In der Tat ist es auch gelungen, die Übereinstimmung so weit zu treiben, daß selbst für die feinsten Maßbestimmungen der Wissenschaft und Technik kein Unterschied in der Länge des Archivmeters und des Internationalen Meterprototyps erkennbar ist. Wenn man aber von dieser an sich überflüssigen Forderung absieht, kann jedes der nationalen Urmaße oder jeder der im Internationalen Bureau zurückgebliebenen Maßstäbe von den 30 gleichzeitig hergestellten Stäben das Internationale Prototyp ohne weiteres ersetzen.

Auf der Generalkonferenz für Maß und Gewicht des Jahres 1889 hatte man die Beziehung des Meters zu den Abmessungen des Erdkörpers bereits aufgegeben, aber den Zusammenhang zwischen der Längeneinheit und der Masseneinheit noch beibehalten. Bei der Konferenz des Jahres 1901 wurde auch dieses Band gelöst und folgende Begriffsbestimmung angenommen:

1. Das Kilogramm ist die Einheit der Masse, es ist gleich der Masse des internationalen Kilogrammprototyps.

2. Der Ausdruck Gewicht bezeichnet eine Größe gleicher Art, wie eine Kraft; das Gewicht eines Körpers ist das Produkt der Masse dieses Körpers mit der Beschleunigung der Schwere; insbesondere das normale Gewicht eines Körpers ist das Produkt der Masse dieses Körpers mit der normalen Beschleunigung der Schwere.

3. Der im internationalen Maß- und Gewichtsdienst für den Wert der normalen Beschleunigung der Schwere angenommene Wert ist $980{,}6\,\mathrm{cm/sek^2}$.

Die Urgewichte wurden in einer Anzahl von 42 Stück aus dem gleichen Stoffe hergestellt wie die Urmaße. Das Kilogramm hat die Form eines geraden Zylinders von 39 mm Höhe und 39 mm Durchmesser, mit abgerundeten Kanten. Das dem Deutschen Reiche durch das Los zugefallene Kilogramm Nr. 22 hat bei $0°$ einen Raumgehalt von 46,403 ml (Milliliter $= 0{,}001$ l), eine Dichte von 21,5504 und eine räumliche Ausdehnung von

$$k = 10^{-9}\ (25\,707 + 8{,}6\ t)\ \text{oder}$$
$$= 10^{-9}\ (25\,859 + 6{,}5\ T),$$

worin t wie oben die in Graden ausgedrückte Temperatur des Tonnelot-, T die des internationalen Wasserstoffthermometers bezeichnet.

Um auch bei einer etwaigen Zerstörung oder Beschädigung des Internationalen Kilogrammprototyps sofort einen Ersatz zu haben, wurden die 42 Kilogramm untereinander in 6 Gruppen, jede aus 7 Kilogrammen gebildet, und in 7 Gruppen von je 6 Kilogrammen verglichen, endlich wurde auch jedes Kilogramm mit dem neuen Urgewicht des Kilogramms K verglichen. Dieses letztere, i. J. 1880 mit dem Archivkilogramm verglichen, war ihm in den Grenzen der Beobachtungsfehler gleich befunden worden. In jeder Gruppe wurden die Vergleichungen in allen möglichen Kombinationen ausgeführt. Jede vollständige Wägung bestand aus 4 Wägungen, zwischen denen die Belastung der Waage geändert wurde, teils durch Zufügung von Hilfsgewichten, teils durch Vertauschung der Schalen aus Bergkrystall, auf denen die Gewichte während der Wägung ruhten.

Die Ausgleichung des ganzen Systems dieser 273 Vergleichungen oder 1092 Einzelwägungen hat für das deutsche Urgewicht die folgende Gleichung ergeben:

Urgewicht Nr. 22 $= 1$ kg $+ 0{,}053$ mg $\pm 0{,}002$ mg.

Auch das deutsche Urgewicht ist bereits einer Nachprüfung unterzogen worden, entsprechend einem Beschlusse der Generalkonferenz für Maß und Gewicht vom Jahre 1895, der eine erneute Untersuchung der gesamten nationalen Urgewichte für das Jahr 1899 in Aussicht nahm. Infolge seiner häufigen Inanspruchnahme hat das deutsche Kilogramm angeblich 0,047 mg an Masse verloren. Es hat demnach jetzt die folgende Gleichung:

Urgewicht Nr. 22 $= 1$ kg $+ 0{,}006$ mg $\pm 0{,}002$ mg.

Nach den Beobachtungen der Kaiserlichen Normal-Eichungskommission ist auch diese Angabe nicht als zweifelsfrei zu betrachten.

Auch nach den internationalen Abmachungen bildet das Quadratmeter die Einheit der Flächenmaße und das Kubikmeter die Einheit der Körpermaße. Hinsichtlich des Liters setzte die Generalkonferenz für Maß und Gewicht am 16. Oktober 1901 die folgende Begriffsbestimmung fest:

1. Die Einheit des Raummaßes für Bestimmungen großer Genauigkeit ist der Raum, der durch die Masse von 1 kg reinen Wassers bei seiner größten Dichte und unter dem normalen Druck einer Atmosphäre eingenommen wird. Dieses Raummaß wird Liter genannt.

2. Bei Raumgehaltsbestimmungen, die keinen hohen Grad von Genauigkeit erfordern, kann das Kubikdezimeter dem Liter gleichgesetzt werden; und, bei diesen Bestimmungen, können die auf den Würfel der Längeneinheit begründeten Raumgehaltsangaben durch solche ersetzt werden, die auf das Liter bezogen sind, wie es oben erläutert ist.

Für die vielen Untereinheiten und ihre Abkürzungen hat das Internationale Komitee für Maß und Gewicht bereits in seiner Sitzung vom 2. Oktober 1879 die nachfolgenden Bestimmungen getroffen:

Längenmaße		Flächenmaße		Körpermaße	
Myriamètre	μm	Kilomètre carré	km²	Mètre cube	m³
Kilomètre	km	Hektare	ha	Stère	s
Mètre	m	Are	a	Decimètre cube	dm³
Dezimètre	dm	Mètre carré	m²	Centimètre cube	cm³
Centimètre	cm	Decimètre carré	dm²	Millimètre cube	mm³
Millimètre	mm	Centimètre carré	cm²		
Mikron	μ	Millimètre carré	mm²		

Raummaße		Gewichte	
Hektolitre	hl	Tonne	t
Dekalitre	dcl	Quintal métrique	q
Litre	l	Kilogramme	kg
Dezilitre	dl	Gramme	g
Centilitre	cl	Dezigramme	dg
Millilitre	ml	Centigramme	cg
Mikrolitre	λ	Milligramme	mg

Bei den Vorbesprechungen über den internationalen Metervertrag waren 14 europäische und 8 amerikanische Staaten vertreten, an seinem Abschluß beteiligten sich 13 europäische und 5 amerikanische Staaten, nämlich: Deutschland, Österreich, Ungarn, Belgien, Brasilien, Argentinien, Dänemark, Spanien, Vereinigte Staaten von Nordamerika, Frankreich, Italien, Portugal, Rußland, Schweden, Norwegen, Schweiz, Türkei, Venezuela. Diesen Vertragsstaaten traten später noch bei 1879 Serbien, 1882 Rumänien, 1884 Großbritannien, 1885 Japan, 1890 Mexiko, 1907 Kanada, Chile, Uruguay, Bulgarien, 1912 Siam. Brasilien und die Türkei sind nachträglich wieder zurückgetreten. Inzwischen sind weitere Namen hinzugekommen. Der internationale Metervertrag ist einer der wenigen Verträge, die den Weltkrieg praktisch ungefährdet überstanden haben.

Aus den oben erörterten Gründen blieb das metrische System natürlich lange Zeit auf Frankreich und die ihm unmittelbar benachbarten Staaten beschränkt. Erst die Einführung der neuen Maße und Gewichte in Deutschland ebnete ihnen auch die Annahme in anderen Ländern. Auch der internationale Metervertrag hat zu ihrer Verbreitung wesentlich beigetragen. Jetzt werden die metrischen Maße und Gewichte in Europa in allen Staaten außer Großbritannien und Rußland benutzt. In diesem letzteren ist es in der Einführung begriffen. Eine Ausnahmestellung nehmen Griechenland und die Türkei ein, denn obwohl das metrische System hier 1874 und dort sogar schon 1836 gesetzlich eingeführt wurde, hat es doch bisher die alten Maße nicht verdrängen können. In Amerika halten sich die Vereinigten Staaten von Nordamerika noch zurück, dagegen bedienen sich der metrischen Maße Brasilien, Peru, Argentinien, Costarica, Mexiko, Portorico, Columbia, die Vereinigten Staaten von Zentralamerika und endlich Kanada. In Asien haben sich neben den französischen Kolonien Siam und neuerdings China für das metrische System entschlossen, während Japan nach dem Vorgange von England und Nordamerika sich bisher nur für die wahlweise Benutzung der metrischen Maße neben den einheimischen entschieden hat. In Afrika herrscht, soweit der englische Einfluß reicht, auch das englische System. Ägypten hat das metrische System wahlweise zugelassen, die südafrikanische Union ihm eine Vorzugsstellung eingeräumt. In Frankreichs Machtbereich hat sich das metrische System bereits eingebürgert. In Australien ist die Stimmung für das metrische System durchaus günstig, so daß die volle Einheitlichkeit der Maße und Gewichte auf dem gesamten bewohnten Erdenrund voraussichtlich nicht mehr lange wird auf sich warten lassen.

Für Deutschland ist hinsichtlich der Begriffsbestimmungen und der Einheiten die Maß- und Gewichtsordnung vom 30. Mai 1908 maßgebend. In Betracht kommen die folgenden Paragraphen:

§ 1. Die Grundlagen des Maßes und des Gewichtes sind das Meter und das Kilogramm.

Das Meter ist der Abstand zwischen den Endstrichen des Internationalen Meterprototyps bei der Temperatur des schmelzenden Eises.

Das Kilogramm ist die Masse des Internationalen Kilogrammprototyps.

§ 2. Als deutsches Urmaß gilt derjenige, mit dem Prototyp für das Meter verglichene Maßstab aus Platin-Iridium, welcher durch die internationale Generalkonferenz für Maß und Gewicht dem Deutschen Reich als nationales Prototyp überwiesen worden ist. Er wird von der Kaiserlichen Normal-Eichungskommission aufbewahrt.

§ 3. Aus dem Meter wird die Einheit des Flächenmaßes — das Quadratmeter — und die Einheit des Körpermaßes — das Kubikmeter — gebildet.

Für die Teile und Vielfachen der Maßeinheiten gelten folgende Bezeichnungen:

A. Längenmaße.

Der zehnte Teil des Meters heißt das Dezimeter. Der hundertste Teil des Meters heißt das Zentimeter. Der tausendste Teil des Meters heißt das Millimeter. Tausend Meter heißen das Kilometer.

B. Flächenmaße.

Der hundertste Teil des Quadratmeters heißt das Quadratdezimeter. Der hundertste Teil des Quadratdezimeters heißt das Quadratzentimeter. Der hundertste Teil des Quadratzentimeters heißt das Quadratmillimeter. Hundert Quadratmeter heißen das Ar. Hundert Ar heißen das Hektar. Hundert Hektar heißen das Quadratkilometer.

C. Körpermaße.

Der tausendste Teil des Kubikmeters heißt das Kubikdezimeter. Der tausendste Teil des Kubikdezimeters heißt das Kubikzentimeter. Der tausendste Teil des Kubikzentimeters heißt das Kubikmillimeter.

Dem Kubikdezimeter wird im Verkehr der von einem Kilogramm reinen Wassers bei seiner größten Dichte unter dem Druck einer Atmosphäre eingenommenen Raum gleichgeachtet. Diese Raumgröße heißt das Liter. Der tausendste Teil des Liters heißt das Milliliter. Hundert Liter heißen das Hektoliter.

§ 4. Als deutsches Urgewicht gilt dasjenige mit dem Prototyp des Kilogramms verglichene Gewichtsstück aus Platin-Iridium, welches durch die internationale Generalkonferenz für Maß und Gewicht dem Deutschen Reiche als nationales Prototyp überwiesen worden ist. Es wird von der Kaiserlichen Normal-Eichungskommission aufbewahrt.

§ 5. Für die Teile und Vielfachen des Kilogramms gelten folgende Bezeichnungen: Der tausendste Teil des Kilogramms heißt das Gramm. Der tausendste Teil des Gramms heißt das Milligramm. Hundert Gramm heißen das Hektogramm. Hundert Kilogramm heißen der Doppelzentner. Tausend Kilogramm heißen die Tonne.

Die Abkürzungen der Maß- und Gewichtsbezeichnungen sind geordnet durch die Bekanntmachung des Bundesrates vom 17. Januar 1912 (Zentralblatt für das Deutsche Reich 1912 S. 17).

Längenmaße		Flächenmaße		
Kilometer	km	Quadratkilometer	qkm	oder km²
Meter	m	Hektar	ha	
Dezimeter	dm	Ar	a	
Zentimeter	cm	Quadratdezimeter	qdm	oder dm²
Millimeter	mm	Quadratzentimeter	qcm	oder cm²
		Quadratmillimeter	qmm	oder mm²

Körpermaße			Gewichte	
Kubikmeter	cbm	oder m³	Tonne	t
Kubikdezimeter	cdm	oder dm³	Doppelzentner	dz
Kubikzentimeter	ccm	oder cm³	Kilogramm	kg
Kubikmillimeter	cmm	oder mm³	Hektogramm	hg
Hektoliter	hl		Gramm	g
Liter	l		Milligramm	mg
Milliliter	ml			

Zum Schlusse dieses Abschnittes mögen noch einige in der Technik häufig vorkommende Maßvergleichungen Platz finden:

1. Rheinländisches (preußisches) Maß und metrisches Maß.

	Fuß in Meter	Zoll in Zentimeter	Linien in Millimeter		Meter in Fuß	Zentimeter in Zoll	Millimeter in Linien
1	0,31385	2,615	2,18	1	3,1862	0,3823	0,459
2	0,62770	5,230	4,36	2	6,3724	0,7646	0,918
3	0,94155	7,845	6,54	3	9,5586	1,1469	1,377
4	1,25540	10,460	8,72	4	12,7448	1,5292	1,836
5	1,56925	13,075	10,90	5	15,9310	1,9115	2,295
6	1,88310	15,690	13,08	6	19,1172	2,2938	2,754
7	2,19695	18,305	15,26	7	22,3034	2,6761	3,213
8	2,51080	20,920	17,44	8	25,4896	3,0584	3,672
9	2,82465	23,535	19,62	9	28,6758	3,4407	4,131

2. Altfranzösisches Maß und metrisches Maß.

	Fuß in Meter	Zoll in Zentimeter	Linien in Millimeter		Meter in Fuß	Zentimeter in Zoll	Millimeter in Linien
1	0,324839	2,7070	2,256	1	3,07844	0,36941	0,4433
2	0,649979	5,4140	4,512	2	6,15689	0,73883	0,8866
3	0,974518	8,1210	6,767	3	9,23533	1,11082	1,3299
4	1,299357	10,8280	9,023	4	12,31378	1,47765	1,7732
5	1,624197	13,5350	11,279	5	15,39222	1,84707	2,2165
6	1,949036	16,2420	13,537	6	18,47067	2,21648	2,6598
7	2,273876	18,9490	15,791	7	21,54911	2,58589	3,1031
8	2,598715	21,6560	18,047	8	24,62756	2,95531	3,5464
9	2,923554	24,3630	20,303	9	27,70600	3,32472	3,9897

3. Englisches Imperial Standard -Maß und metrisches Maß.

	Yard in Meter	Fuß in Meter	Zoll in Millimeter		Meter in Yard	Meter in Fuß	Millimeter in Zoll
1	0,914399	0,304800	25,4000	1	1,093614	3,280843	0,039370
2	1,828798	0,609599	50,7999	2	2,187229	6,561686	0,078740
3	2,743197	0,914399	76,1999	3	3,280843	9,842529	0,118110
4	3,657596	1,219199	101,5999	4	4,374457	13,123372	0,157480
5	4,571995	1,523998	126,9999	5	5,468071	16,404215	0,196851
6	5,486394	1,828798	152,3998	6	6,561686	19,685057	0,236221
7	6,400793	2,133598	177,7998	7	7,655300	22,965900	0,275591
8	7,315192	2,438397	203,1998	8	8,748914	26,246743	0,314961
9	8,229591	2,743197	228,5998	9	9,842529	29,527586	0,354331

4. Amerikanisches (U. S.) Maß und metrisches Maß.

	Yard in Meter	Fuß in Meter	Zoll in Millimeter		Meter in Yard	Meter in Fuß	Millimeter in Zoll
1	0,914402	0,304801	25,4001	1	1,093611	3,28083	0,03937
2	1,828804	0,609601	50,8001	2	2,187222	6,56167	0,07874
3	2,743205	0,914402	76,2002	3	3,280833	9,84250	0,11811
4	3,657607	1,219202	101,6002	4	4,374444	13,12333	0,15748
5	4 572009	1,524003	127,0003	5	5,468056	16,40417	0,19685
6	5,486411	1,828804	152,4003	6	6,561667	19,68500	0,23622
7	6,400813	2,133604	177,8004	7	7,655278	22,96483	0,27559
8	7,315215	2,438405	203,2004	8	8,748889	26,24667	0,31496
9	8,229616	2,743205	228,6005	9	9,842500	29,52750	0,35433

5. Englisches Gewicht und metrisches Gewicht.

	Pfund in Kilogramm	A.D.P. Unzen in Gramm	Troyunzen in Gramm		Kilogramm in Pfund	Gramm in A.D.P. Unzen	Gramm in Troyunzen
1	0,4535924	28,3495	31,1035	1	2,204622	0,0305239	0,0321507
2	0,9071849	56,6991	62,2070	2	4,409245	0,0610477	0,0643014
3	1,3607773	85,0486	93,3105	3	6,613867	0,0915716	0,0964522
4	1,8143697	113,3981	124,4140	4	8,818489	0,1220955	0,1286029
5	2,2679622	141,7476	155,5175	5	11,023111	0,1526194	0,1607537
6	2,7215546	170,0972	186,6210	6	13,227734	0,1831433	0,1929044
7	3,1751470	198,4467	217,7245	7	15,432356	0,2136672	0,2250551
8	3,6287394	226,7962	246,8280	8	17,636978	0,2441910	0,2572059
9	4,0823319	255,1458	279,9315	9	19,841601	0,2747149	0,2893566

4. Die Form der Maße.

a) Form der Längenmaße, Endmaße und Strichmaße.

Als Endmaße bezeichnet man diejenigen Längenmaße, bei denen die Gesamtlänge durch den Abstand der beiden Endflächen (Grenzflächen) dargestellt wird, als Strichmaße diejenigen, bei denen für die Gesamtlänge der Abstand der beiden Endstriche (Grenzstriche, Grenzmarken) maßgebend ist. Bei den Endmaßen haben Maßkörper und Maß die gleiche Länge, bei den Strichmaßen ist die Teilung in der Regel nicht bis zum Ende des Maßkörpers geführt, der vielmehr auf beiden Seiten über die Maßlänge hinausragt. Im Handelsverkehr, z. B. bei den Langwarenmaßstäben, im Handwerk z. B. bei den zusammenlegbaren Maßen, auch bei den Werkmaßstäben der Technik, findet man aber auch häufig Maße, bei denen eine Kante der Grenzfläche zugleich als Grenzmarke für eine auf der Oberfläche angebrachte Teilung dient. Man bezeichnet solche Maße als Strichendmaße. Bei den feineren Maßstäben vermeidet man meist Vereinigungen dieser Art und bevorzugt reine Endmaße und reine Strichmaße, weil den Einstellungen auf Flächen, Kanten und Striche verschiedene Genauigkeit innewohnt. Die erste Verkörperung des Meters, das französische Archivmeter, ist ein Endmaß, die zweite Verkörperung, das internationale Meterprototyp, ein Strichmaß. Umgekehrt war in Preußen das erste auf Grund der Maß- und Gewichtsordnung vom 16. Mai 1816 hergestellte Urmaß von 3 Fuß Länge ein Strichmaß, das zweite 1835 verfertigte ein Endmaß. Das Urmaß des Yard ist ein Strichmaß. Man ersieht hieraus, daß man die Zweckmäßigkeit der beiden Formen, wenigstens für Maßstäbe höchster Genauigkeit, in verschiedenen Ländern und zu verschiedenen Zeiten nicht immer in gleicher Weise bewertet hat. Augenblicklich bevorzugt die metronomische Wissenschaft die Strichmaße, die Geodäten, Landmesser, Markscheider usw. können aber jedenfalls die Endmaße nicht entbehren, und auch die Technik wendet sie namentlich neuerdings neben Strichmaßen mit steigender Häufigkeit an, insbesondere, sobald höhere Genauigkeit verlangt wird.

In seiner einfachsten Form stellt sich das Endmaß als eine Stange beliebigen Querschnitts dar, die an beiden Enden in der gewünschten Länge rechtwinklig zu ihrer Achse abgeschnitten ist. Den Abschluß der Gesamtlänge bilden die Endflächen in ihrer ganzen Ausdehnung. Als Beispiel eines Maßstabes dieser Art sei das Archivmeter angeführt. Das deutsche Urmaß des Meters, das bis zum Jahre 1884 gesetzlich die Metereinheit verkörperte, ist ihm nachgebildet. Es wurde im Jahre 1817 durch Vermittlung *Alexander von Humboldts* in Paris von *Fortin* bezogen und hat, wie Fig. 3 zeigt, einen rechteckigen Querschnitt von 25,8 zu 5,65 mm Seitenlänge. Der Stab wurde im Jahre 1817 erstmalig von *Arago* und *Humboldt* und 1863 nochmals von *Brix*, *Morin* und *Regnault* mit dem Archivmeter verglichen und bei der Temperatur des schmelzenden Eises um 0,00301 mm länger als dieses gefunden. Der Unterschied der beiden Stäbe ist bis auf ein Hunderttausendstel des Millimeters (0,01 μ) angegeben, tatsächlich wird man aber Maße dieser Form im allgemeinen nur da mit Vorteil verwenden können, wo es sich um Genauigkeiten von etwa einem Zehntel des Millimeters handelt.

Die Längenmaße dienen zur Ermittelung der geradlinigen Entfernung von Punkten. Es läge daher nahe, sie auch als materielle Linien darzustellen oder, da dies nicht ausführbar ist, sie wenigstens im Querschnitt möglichst schwach zu halten, damit auch die Erstreckung der Endfläche eine möglichst geringe wird. Allein allzuweit kann man hierin nicht gehen, weil sonst die Durchbiegungen der Maße zu stark und zu unregelmäßig werden, um überhaupt noch zuverlässige Messungen zu gestatten. Man muß sich also damit abfinden, daß die Endflächen eine gewisse Ausdehnung besitzen. Das kann unter Umständen sogar von Vorteil sein, denn man kann sie dann an beliebigen Stellen benutzen und tut es auch, wie sich z. B. aus dem Zustand der Endflächen des Archivmeters erweist, die über einen bedeutenden Teil

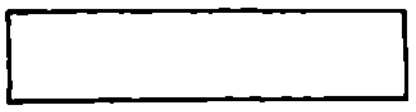

Fig. 3. Querschnitt des alten preußischen Meters.

dieser Flächen verteilte Einbeulungen zeigen. Man kann sich die Sachlage so darstellen, als ob derartige Maße aus einer großen Anzahl gleichgerichteter Elementarstäbe beständen, die zu einem Maßkörper vereinigt sind. Jeder Elementarstab hat seine eigene Gesamtlänge. Sollen alle Gesamtlängen völlig miteinander übereinstimmen, so müssen ihre Grenzpunkte auf beiden Seiten in einer Ebene liegen oder, was dasselbe ist, die Endflächen des Maßstabes müssen 1. genau eben, 2. genau gleichgerichtet, 3. genau rechtwinklig zu seiner Achse gerichtet sein. Aus obiger Vorstellung ergibt sich noch weiterhin, daß bei Ausführung einer Messung diese Achse in Richtung der zu messenden geraden Linie gelagert sein muß, so daß die in Frage kommenden Punkte der Endflächen einander genau gegenüberliegen, also demselben Elementarstab angehören. Bildet die Achse des Maßes einen Winkel mit der genannten Linie, so erhält man die Entfernung zu groß.

Drei Anforderungen also sind es, die an ein Endmaß gestellt werden müssen: 1. Der Maßkörper darf sich nicht durchbiegen, 2. die Endflächen müssen planparallel und rechtwinklig zur Stabachse verlaufen, 3. eine Schräglagerung soll ausgeschlossen sein.

Der ersten Bedingung läßt sich scheinbar leicht genügen, denn wenn man nur den Querschnitt des Maßkörpers hinreichend groß nimmt, muß endlich jede Durchbiegung überhaupt aufhören. Leider ist hier schnell eine Grenze gesetzt, da die Stäbe mit wachsender Dicke bald zu schwer und zu unhandlich werden. Dagegen ist man auf Grund der folgenden Überlegung dazu gelangt, den Einfluß der Durchbiegung wenigstens auf ein Mindestmaß herabzudrücken. Wenn ein Stab, wie er in der Fig. 4 dargestellt ist, sich nach unten durchbiegt, wird die Entfernung zweier, auf seiner Oberseite gelegenen Punkte sich verkürzen, die Entfernung zweier Punkte auf der Unterseite sich verlängern. Biegt sich der Stab nach oben durch, so liegen die Verhältnisse umgekehrt. In beiden Fällen aber erleidet der Stab, wie die Figur zeigt, in der durch die punktierte Linie gekennzeichneten Mittelschicht, in der die Achse des Meßkörpers liegt, nur eine ganz geringfügige Verkürzung, niemals eine Verlängerung. Man bezeichnet diese Schicht als die neutrale Schicht oder die neutrale Ebene. So einfach verläuft allerdings in der Regel die Durchbiegung nicht, vielmehr nimmt der Stab, je nachdem er auf einer Unterlage in seiner ganzen Erstrekkung ruht oder nur in einzelnen Punkten unterstützt ist, recht verschiedene Formen an; immer aber ist seine Längenänderung in der neutralen Schicht

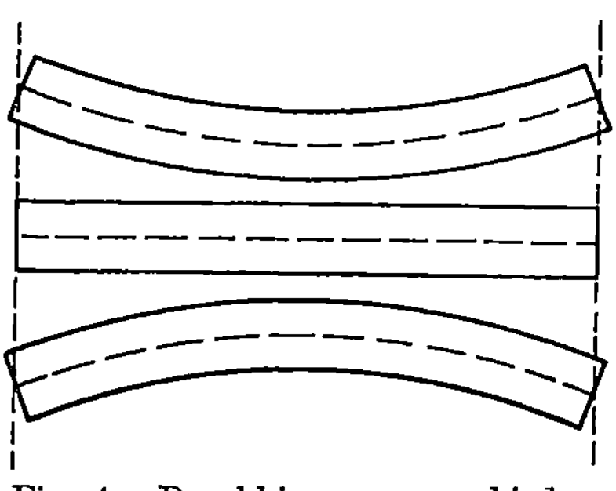

Fig. 4. Durchbiegung verschiedenartig aufgelagerter Maßstäbe (oben Auflagerung auf den Enden, Mitte auf ebener Fläche, unten Unterstützung in der Mitte.)

am geringsten. Um von den Einflüssen der Durchbiegung, soweit es sich überhaupt erreichen läßt, frei zu werden, wird man daher bei den Endmaßen einerseits den Querschnitt des Maßkörpers möglichst kräftig halten oder ihm eine zweckentsprechende Form geben, andrerseits die Endfläche oder auch den ganzen Maßkörper so gestalten, daß eine Benutzung nur in der neutralen Schicht selbst oder wenigstens nur in ihrer unmittelbaren Nähe stattfinden kann. Endlich wird man noch zur Herstellung der Maße einen Stoff von hinreichender Festigkeit wählen, was auch sonst erforderlich ist, um die Endflächen gegen äußere Eindrücke, namentlich gegen Stöße, zu schützen. Hierauf und auf die Hilfsmittel, die bei der Anwendung und Vergleichung der Maßstäbe die Folgen der Durchbiegung einzuschränken bestimmt sind, wird an anderer Stelle eingegangen werden.

In der Regel wählt man für Endmaße als Form des Querschnitts ein Viereck (Quadrat oder Rechteck) oder einen Kreis. Das Hauptendmaß des Meters hat jedoch den gleichen X-förmigen Querschnitt wie das Urmaß (Strichmaß) des Meters. Diese Form bietet ohne weiteres auch noch die Gewähr dafür, daß Messungen nur in der Nähe der neutralen Schicht ausgeführt werden können. Bei den anderen Querschnittsformen kann von *einer* neutralen Schicht nicht gesprochen werden, da deren Lage mit der Lage des Stabes wechselt. Man erläutert daher meist die Länge des Stabes als den Abstand der Endpunkte seiner Achse, in der die neutralen Ebenen sich schneiden, und trifft Vorkehrungen, damit auch tatsächlich nur in der Achse gemessen wird. Je nachdem größerer Wert auf möglichsten Schutz gegen Stöße oder gegen Schräglage der Stäbe bei Vergleichungen gelegt wird, geschieht dies, indem man die Achse

in der Endfläche besonders kennzeichnet oder sie aus der Endfläche hervortreten läßt.

Will man den ersteren Weg beschreiten, so genügt es, auf der ebenen
Endfläche um die Achse als Mittelpunkt einen Kreis zu schlagen. Im Grunde
genommen hat auch *Bessel* bei der Herstellung des preußischen Urmaßes zu
3 Fuß und seinen Nachbildungen nichts anderes getan. Das nach seinen Angaben von dem Mechaniker *Th. Baumann* im Jahre 1835 angefertigte Urmaß
ist ein Stab von quadratischem Querschnitt aus Gußstahl von 9 Linien
(19,62 mm) Seitenlänge. In die Enden sind nach innen sich erweiternde kegel-
förmige Löcher eingebohrt, in die abgekürzte Kegel auf Kreisbasis aus Saphir in
Goldfassung eingesetzt sind. Die Endflächen sind dann mit den Steinkegeln
abgeschliffen und poliert, so daß die Saphire als kleine Kreise in den Flächen
erscheinen, die die Achse zum Mittelpunkt haben. Über die Einzelheiten der
Ausführung gibt *Bessels* Abhandlung[1] Auskunft. Bei den Nachbildungen des
Urmaßes sind an Stelle der Saphirkegel solche aus gehärtetem Stahl verwendet.
Der Schutz gegen seitliche Stöße ist hier ein vollkommener, der Schutz gegen
Stöße von vorn liegt in der Härte des Stoffes (Stein, gehärteter Stahl), dagegen
ist eine Schräglage des Stabes nicht ausgeschlossen, denn allein die Kenn-
zeichnung der Stabachse bietet keine unbedingte Gewähr gegen falsche Be-
nutzung.

Eine der *Baumann*schen Nachbildungen wurde von dem Mechaniker *C. Reichel* in folgender Weise weiter bearbeitet. Der Meßkörper von quadratischem
Querschnitt wurde an beiden Enden abgedreht, so daß zwei Zylinder von je
28 mm Länge und 18$^1/_2$ mm Durchmesser entstanden. Der Zylinder ist dann
nochmals abgedreht, so daß nur ein kleiner Zylinder von etwa 6,8 mm Durchmesser und 1,2 mm Höhe stehenblieb. In die Mitten der Endflächen sind
3 mm lange Saphirkegel von geringer Verjüngung und starker Abstumpfung
eingesetzt, die an beiden Enden durch ebene Flächen und ringförmige
Zonen von sphärischer Gestalt begrenzt sind. Die äußeren Endflächen haben
einen Durchmesser von 3 mm. Jedes Ende der Maßkörpers bildet eine dem
Steine genau angepaßte Höhlung, deren Bodenfläche mit einer achsialen Ver-
tiefung versehen ist, die die Steinfläche nur mit einem Ringe berührt, der
einen innigen Anschluß sichert. Wie Fig. 5 zeigt, ist die ursprünglich zylindrische Hervorragung des Meßkörpers über die sphärische Zone des Steines
so übergedrückt, daß der Saphirkegel mit großem Nachdruck im Stahlkörper
festgehalten wird. Zuletzt sind die Endflächen nach einem besonderen Verfahren genau planparallel nachgeschliffen. Wegen der Einzelheiten sei auf
die Beschreibung von *Löwenherz*[2] verwiesen. Bei dieser Art der Formgebung
ist die Gefahr einer Schräglage der Maße fast vollständig vermieden, dagegen
ist der Schutz gegen seitliche Stöße weniger berücksichtigt.

---

[1] Darstellung der Untersuchungen und Maßregeln, welche in den Jahren 1835 bis
1838 durch die Einheit des preußischen Längenmaßes veranlaßt worden sind von *F. W.
Bessel*. Berlin 1839.

[2] *Löwenherz*: Bericht über die wissenschaftlichen Instrumente auf der Berliner
Gewerbeausstellung 1879.

Bei dem Archivmeter und dem internationalen Hauptmaß, wie bei den *Bessel-Baumann*schen Stäben und denen *Reichel*scher Ausführung ist natürlich der Bearbeitung der Endflächen in Richtung der Erfüllung der zweiten Bedingung die größte Sorgfalt gewidmet, doch verdienen hier die *Bessel*schen, namentlich aber die *Reichel*schen Stäbe den Vorzug, denn je kleiner die benutzbare Erstreckung der Endfläche ist, um so weniger können Mängel in der Planparallelität der Endflächen und ihrer Stellung zur Stabachse die Messungen beeinflussen.

Bei gewissen Maßstäben der Landmesser und Markscheider hat der Meßkörper einen rechteckigen Querschnitt, die Enden sind aber schneidenförmig derart zugeschärft, daß die Schneide in die neutrale Ebene fällt. Die Mitte der Schneiden ist in der Regel durch eine Marke noch besonders gekennzeichnet. Läßt man die beiden Endschneiden einen rechten Winkel gegeneinander bilden, so schneiden sich ihre Linien in den Endpunkten der Achse. Die Stäbe bestehen aus Stahl, ihre Enden sind gehärtet. An sich erscheint diese Lösung als die beste, weil hier die Maßlänge durch eine Linie gegeben erscheint. Tatsächlich werden Stäbe mit schneidenförmigen Enden nur zu solchen Messungen benutzt, bei denen die Genauigkeitsanforderungen einige Hundertstel des Millimeters nicht überschreiten. Sollen höhere Genauigkeiten erzielt werden, so müssen Schneiden und Stabachse in derselben wagerechten oder senkrechten Ebene liegen. Die Schneiden müssen aber auch ferner in Ebenen liegen, die zueinander gleichgerichtet sind und senkrecht auf den erstgenannten Ebenen stehen. Diese Bedingungen sind, namentlich bei stärkerem Querschnitt des Maßkörpers, technisch schwierig zu erfüllen, man begnügt sich daher damit, ihnen annähernd gerecht zu werden, da für Maßstäbe ersten Ranges die schon erwähnten Formen sich durchaus bewährt haben. (Fig. 6.)

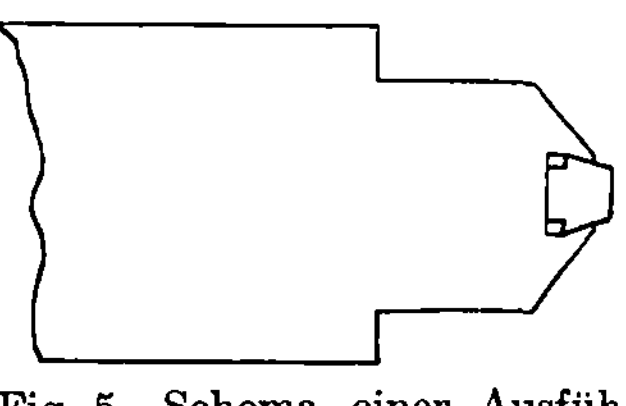

Fig. 5. Schema einer Ausführungsform eines Endmeters ersten Ranges mit eingesetztem Stein als Endfläche. (Natürl. Größe.)

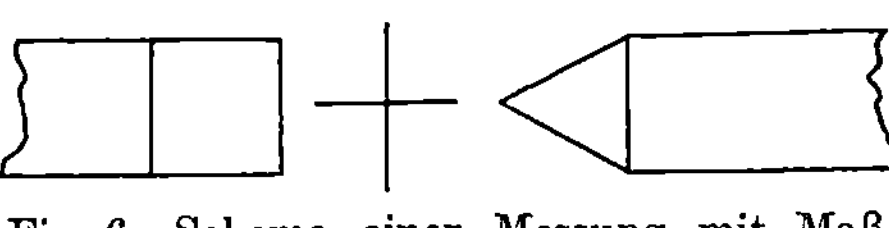

Fig. 6. Schema einer Messung mit Maßstäben mit schneidenförmigen Enden.

Den Endmaßen zuzurechnen sind neben den eben behandelten Maßstäben auch gewisse Gattungen von L e h r e n. Die Bezeichungsweise schwankt hier. Der Unterschied zwischen den Maßstäben und den Lehren besteht aber darin, daß die Maßstäbe hinsichtlich ihrer Länge sich einem bestimmten Maßsystem einordnen müssen, während die durch die Lehren dargestellte Länge eine beliebige sein kann und sich nur nach ihrem Verwendungszweck richtet. *Guillaume*[1], der derzeitige Direktor des internationalen Bureaus für Maß und Gewicht, bezeichnet als Endmaße (étalons à bouts) auch noch solche Lehren, die nicht allein zur Messung von Entfernungen zweier Punkte, sondern gleichzeitig

---

[1] *Ch. Ed. Guillaume:* L'état actuel de la question des étalons à bouts. Anhang zum Sitzungsbericht des Internationalen Comitees für Maß und Gewicht von 1909.

zur Kontrolle des Verlaufes von Flächen (zylindrischen Bohrungen, Nuten usw.) dienen. Er unterscheidet drei Grundformen, den Zylinder, bei dem der Längenwert durch den Durchmesser gegeben ist, den Stab mit Endflächen in Form von Kugelkalotten und die Scheibe mit planparallelen Endflächen. Die erste Gattung wird durch die Kaliberbolzen gebildet. Aber auch die Meßscheiben gehören hierher, nicht minder die Lochlehren. Ob man auf diese Lehren den Begriff des Endmaßes noch anwenden darf, muß zweifelhaft erscheinen. Mit gleichem Rechte können auch alle Paßlehren von beliebigen Querschnittsformen als Endmaße bezeichnet werden, denn sie haben durchweg den gleichen Zweck, festzustellen, ob die Entfernung von Flächen richtig eingehalten ist und ob der Verlauf der Flächen sich innerhalb verlangter Genauigkeiten hält. Auch als Maßstäbe brauchbar sind dagegen die Endmaße mit Kugelflächen, die bei Werkstücken mit großem Durchmesser an die Stelle der Kaliberbolzen und Lochlehren treten, aber auch sonst zum Messen von Entfernungen benutzt werden. Sie haben meist kreisförmigen Querschnitt und sind an den Enden zugeschärft. Da der Mittelpunkt der Kugel mit der Mitte der Längsachse zusammenfällt, findet die Messung stets in einem ihrer Durchmesser statt; eine Schräglage des Stabes ist also ohne Einfluß auf das Messungsergebnis, was für die Art der Benutzung, wobei die Stäbe in freier Hand gehalten werden, ein wesentlicher Vorteil ist. Die Durchbiegung kann sich allerdings recht unangenehm bemerkbar machen, zumal der Stab beim Gebrauch nur in der Mitte unterstützt ist.

Die Scheiben mit planparallelen Endflächen, auch Meßklötze genannt, sind rechteckige Scheiben mit rechteckigem Querschnitt und verschiedener Dicke. Bei den kleinsten Maßen bilden die Oberflächen, bei den mittelgroßen die größeren, bei den größten Klötzen die kleineren Seitenflächen die Grenzflächen. Der Maßkörper besteht aus Kohlenstoffstahl. Die Grenzflächen sind glashart und hochglanz poliert. Die Gleichrichtung der beiden maßgebenden Flächen ist nach einem besonderen Schleifverfahren soweit durchgeführt, daß die Messungen der Dicke von den verschiedenen Stellen der Flächen sich nur um wenige Zehntausendstel des Millimeters (Zehntelmikron) voneinander unterscheiden. Auch die Sollwerte sind bis auf einige Zehntelmikron eingehalten. Ebenheit und Schliff der Grenzflächen sind so vollkommen, daß die mit gelindem Druck aufeinandergeschobenen (nicht gelegten) Maße ohne Zwang aneinander haften (Fig. 7). Sie werden in Größen von 0,5 bis 100 mm in Abstufungen bis herab zu 0,001 mm geliefert. Die ersten derartigen Sätze von Meßklötzen wurden von *Johansson* (Eskilstuna, Schweden) hergestellt, werden aber jetzt von sehr vielen Firmen in gleicher Güte verfertigt. Durch Aneinanderschieben verschiedener Meßklötze lassen sich alle Meßgrößen bis 200 mm zusammensetzen. Für eine Reihe technischer Zwecke, z. B. zum Prüfen von Rachen-, Paß- und anderen Lehren, oder von Nuten, als Hilfsmittel beim Anreißen sind derartige Meßscheiben hervorragend brauchbar, als eigentliche Maßstäbe sind sie nicht gedacht und auch schon wegen ihrer Formen und ihrer geringen Länge im allgemeinen nicht anwendbar. Sie werden neuerdings aber auch in wesentlich größeren Längen hergestellt.

Die Endmaße haben nur eine Maßlänge, sie werden also nur da mit Vorteil verwendet werden können, wo es sich darum handelt, festzustellen, ob eine bestimmte Länge, z. B. der Abstand zweier Ebenen, die Breite oder Höhe von Werkstücken eingehalten ist. Ihr Anwendungskreis ist daher das große Gebiet der Lehren, überhaupt die Technik. Kommt es darauf an, Strecken abzumessen, so treten die Strichmaße in ihr Recht. Man kann sie sich gleichsam aus so vielen Endmaßen zusammengesetzt denken, als sie Teilabschnitte enthalten,

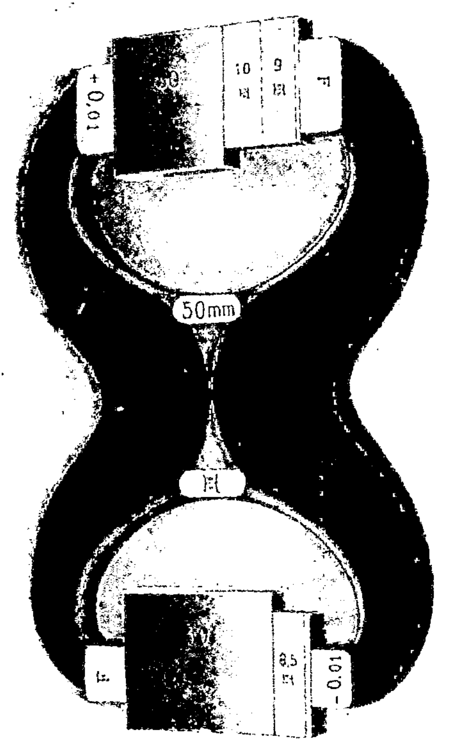

Fig. 7. Parallelendmaße, aneinandergesprengt, bei der Prüfung einer Grenz-Rachenlehre verwendet.

(30 mm + 10 mm + 9 mm + 1.01 mm = 50,01 mm
40 mm + 8,5 mm + 1,49 mm   = 49,99 mm.)

und hierin liegt ihr besonderer Vorzug. *Bessel*, der ein besonderer Anhänger der Endmaße war, macht gegen die Strichmaße geltend, die Erklärung des Maßes durch die Entfernung der Endflächen des Stabes sei im Vorteil vor seiner Erklärung durch die Entfernung zweier Punkte auf der Oberfläche, denn die erstere wird durch eine Krümmung nur um eine Größe von der Ordnung ihres Quadrates geändert, während die letztere eine Änderung von der Ordnung des Produktes der Krümmung und der Entfernung der Punkte von der Achse des Stabes erfährt. Das ist zwar zutreffend, man benutzt aber auch

Maßstäbe mit einer Teilung auf oder in der Oberfläche nur dann, wenn die Krümmung (Durchbiegung) mit Rücksicht auf die verlangte geringe Genauigkeit der Messung vernachlässigt werden darf oder die Art der Auflagerung des Stabes derart ist, daß die Durchbiegung nahezu aufgehoben wird. Bei Maßstäben ersten Ranges verlegt man bei den Strichmaßen wie bei den Endmaßen die Linie, die die Maßlänge darstellt, in die neutrale Schicht des Maßkörpers.

Man hat auf verschiedene Weise versucht, dieser Forderung gerecht zu werden. *Kater* schneidet an beiden Enden des Maßkörpers das Metall bis auf die Stabachse ab (Fig. 8) und erhält so Flächen, die in der neutralen Schicht liegen und zur Aufnahme der Endstriche des Maßes dienen können. Eine Teilung läßt sich bei diesen Maßen nicht anbringen. *Troughton* und *Simms* behielten 1845 bei der Herstellung des Urmaßes des Yard gleichfalls den vollen Maßkörper bei, sie durchbohrten ihn nur mit einem zylindrischen Loch bis zur Stabachse an den zwei Stellen, wo sie die Endstriche des Maßstabes anbringen wollten. Die Striche stehen auf dem Grunde

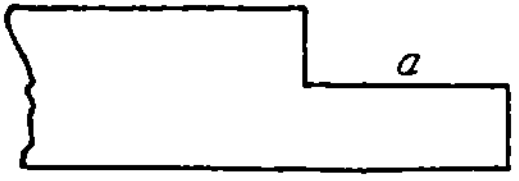

Fig. 8. Längsschnitt durch ein Strichmeter nach *Kater*. Der begrenzende Strich befindet sich bei *a*.

dieses Loches (s. Beschreibung S. 9). Schon mit Rücksicht auf die Beleuchtungsverhältnisse für die Striche kann man diese Lösung nicht als eine besonders glückliche bezeichnen. Zweckmäßiger ist es jedenfalls, den ganzen Maßkörper bis zur Mittelebene hinab auszusparen und so die neutrale Schicht in ihrer ganzen Ausdehnung freizulegen. Dieses Verfahren hat noch den Vorteil, daß der Maßkörper leichter und der Stab handlicher wird, ohne daß die Starrheit darunter leidet. Seine Anwendung hat hauptsächlich zu zwei Querschnittsformen geführt, der X-förmigen und der sogenannten trogförmigen oder H-förmigen. Die X-förmige ist von *Tresca* vorgeschlagen und bei dem Urmaß des Meter (Figur und Beschreibung S. 21) angewendet, sie war namentlich durch die Rücksicht auf die Kostbarkeit und die Dichte des Stoffes geboten. Die trogförmige Gestalt (Fig. 9) ist z. B. bei zwei Maßstäben der Physikalisch-Technischen Reichsanstalt benützt, von denen der eine

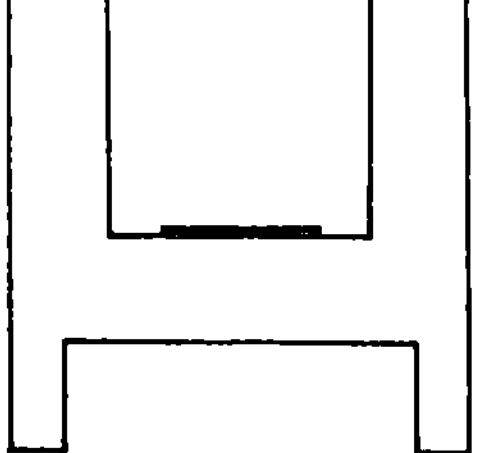

Fig. 9. Querschnitt durch einen modernen Strichmaßstab ersten Ranges.

1878 von *J. A. Repsold Söhne* in Hamburg, der zweite 1888 von *C. Reichel* in Berlin hergestellt ist. Maßstäbe dieser Art sind theoretisch durchaus einwandfrei und gestatten auch die Aufbringung einer durchgehenden Teilung. Technik und Verkehr bevorzugen aber die Teilung auf der Oberfläche des Maßkörpers, die zwar nicht den höchsten Anforderungen an Genauigkeit genügt, aber für den allgemeinen Gebrauch vorteilhafter ist, weil die Länge der zu messenden Strecke meist durch Anlegen oder Auflegen des Maßstabes festzustellen ist. Je nach ihrem Verwendungszwecke haben diese Maßstäbe viereckigen (quadratischen, rechteckigen oder rautenförmigen), runden (kreis- oder ellipsenförmigen) Querschnitt. Bei den Stäben mit rautenförmigem Querschnitt (mit abgeschrägten Kanten), den Kantmaßstäben, befindet sich die Teilung in der Regel auf den Seitenflächen.

Eine besondere Art der Maßstäbe bilden die M e ß b ä n d e r , M e ß d r ä h t e und B a n d m a ß e , weil bei ihnen die aus der Durchbiegung für die Sicherheit der Messungen entstehenden Nachteile nicht durch eine besondere Formgebung für den Querschnitt aufgehoben oder ausgeglichen werden, sondern durch einen durch die Erfahrung festgestellten Zug. Meßbänder und Meßdrähte werden in Längen bis zu 100 m namentlich in der Landesvermessung verwendet und haben sich dort gut bewährt.

Bessel macht weiter gegen die Strichmaße geltend, daß die Striche bei Vergrößerung von verschiedenen Beobachtern verschieden gesehen werden. Der Einwand gilt, wie auch der erstgenannte, nur bei feinsten Maßstäben und kommt für Gebrauchsmaße wegen ihrer geringeren Genauigkeit nicht in Betracht. *Bessel* hätte noch hinzufügen können, daß die Striche bei verschiedener Betrachtung auch durch denselben Beobachter verschieden aufgefaßt werden. Der Grund liegt darin, daß der Strich nichts Körperliches ist, vielmehr nur eine Unterbrechung der Oberfläche, ein Loch oder ein Graben. Als Strich erscheint die Linie des tiefsten Schattens, die aber nach der Art der Augen bei verschiedenen Beobachtern, dann ferner auch bei demselben Beobachter nach dem jeweiligen Zustande seiner Augen, z. B. nach dem Grade der Ermüdung oder der Nervenerregung, endlich unabhängig vom Beobachter nach der Helligkeit, der Natur und dem Ort der Lichtquelle ihre Lage scheinbar oder tatsächlich ändert. Diese Veränderung ist um so größer, je breiter und tiefer der Strich selbst ist, und je stärker die oberen Kanten abgerundet sind. Man hat diesem Übelstande dadurch zu begegnen versucht, daß man die Rinne des Striches mit einer schwarzen Masse ausfüllte, sie erscheint dann körperlich als dunkle Linie in der Ebene des helleren Maßkörpers. *Göpel*[1] hat eine Nickelstahlskala erst verkupfert, dann das Kupfer von dem hochglanzpolierten Maßkörper wieder abpoliert, so daß es nur in den Strichrinnen stehenblieb, und endlich das Kupfer schwarz gebeizt. Auch hier hat man sehr saubere schwarze Striche auf hellem Grunde. Ein sehr interessanter Vorschlag rührt von *Pensky* her. Er zieht sehr feine Spinnenfäden über einen Metallrahmen, den er unten durch eine mattierte Glasplatte abschließt. Beleuchtet er diese Platte von unten her, so erscheinen die körperlichen Striche schwarz auf dem weißgelben Hintergrunde. Eine Lagenänderung der Lichtquelle bleibt hier ohne Einfluß. Neuerdings benutzt man zu feinsten Maßstäben härtere Metalle, reißt die Striche nicht tief ein und gibt ihnen eine möglichst geringe Breite. So haben die Urmaße des Meters nur eine Strichdicke von 6 bis 8 μ, doch geht man bis zu 2 μ in der Strichbreite herunter und läßt dadurch verschiedener Auffassung der Striche und ihrer Lage kaum noch Spielraum. Gewöhnlich läßt man die Striche durch zwei Längsstriche von geringer gegenseitiger Entfernung rechtwinklig schneiden. Die Einstellung findet dann an denjenigen Stellen der Querstriche statt, die in der Mitte zwischen den Längsstrichen liegen, wodurch die Länge des Maßes ganz eindeutig bestimmt ist. So sind auch in dieser Beziehung die Strichmaße den Endmaßen ganz gleichwertig, sie

---

[1] *Göpel:* Erfahrungen bei der Herstellung einer Nickelstahl-Skala. Deutsche Mechaniker-Zeitung 1898.

übertreffen sie aber hinsichtlich der Unveränderlichkeit bedeutend. Überall, wo mit Meßstiften (Kontakten) gearbeitet werden muß, läßt es sich selbst bei größter Vorsicht kaum ganz vermeiden, daß die berührten Flächen beschädigt werden, die Endmaße zeigen daher bei häufigerer Benutzung fast alle kleine Verbeulungen auf den Endflächen. Bei den Strichmaßen finden die Vergleichungen mit Lupe oder Mikroskop, Ablesefernrohr statt, so daß eine Beschädigung der Striche, da sie überhaupt nicht berührt werden, fast ausgeschlossen erscheint. Es zieht daher die metronomische Wissenschaft da, wo es auf die höchste Genauigkeit ankommt, die Strichmaße seit langem den Endmaßen vor und hat sich ihrer Vervollkommnung besonders angenommen. Erst in jüngster Zeit wendet man den Endmaßen wieder erhöhte Aufmerksamkeit zu. Seitdem die Technik die Forderung aufgestellt hat, daß bei Maschinen aller Art jeder einzelne Teil durch einen entsprechenden soll ersetzt werden können, also ohne Betriebsstörung auswechselbar ist, hat sich ein Präzisions-Maschinenbau herausgebildet, bei dem das Hundertstel des Millimeters bereits eine Rolle spielt. Müssen demnach schon die Feinmeßlehren vielfach eine Fehlergrenze von 0,01 mm einhalten, so müssen die zu ihrer Prüfung dienenden Kontrollehren noch höheren Ansprüchen an Genauigkeit entsprechen. Die zu deren dauernder Richtighaltung erforderlichen Maße aber dürfen von ihrem Sollwert nur noch höchstens einige Tausendteile des Millimeters abweichen. Daß die Technik diesen hohen Anforderungen, namentlich bei den Meßklötzen, zu genügen imstande ist, gibt ein deutliches Bild ihrer hohen Leistungsfähigkeit und entscheidet gleichzeitig den langdauernden Wettbewerb zwischen Endmaßen und Strichmaßen in der Weise, daß beide völlig gleichwertig in ihren Anwendungsgebieten sind.

b) Form der Massenmaße und Raummaße.

Für die Gewichtsstücke (Massenmaße) ist an sich diejenige Form die zweckmäßigste, die die geringste Oberfläche aufweist, da sie der Abnutzung die kleinste Angriffsfläche bietet; das wäre also die Kugelform. In früheren Zeiten wurden auch vielfach Steinkugeln mit Handgriff als Gewichte benützt, meist aber nur bei ungleicharmigen Balkenwaagen (Schnellwaagen), bei denen sie angehängt wurden. Das Aufsetzen auf Wagschalen verbietet sich bei ihnen von selbst, oder man müßte zum mindesten gegenüber dem Griffe ein Kugelsegment abschneiden, um ein Feststehen zu ermöglichen. Diese sogenannte Bombenform (Fig. 10) findet man noch heute bei den Gewichten in Rußland. In Deutschland war sie bis zum Jahre 1884 bei den Gewichten zu 50 kg gebräuchlich, damit man diese schweren Stücke nicht von Ort zu Ort zu heben brauchte, sondern sie rollen konnte. Neben der Bombenform war früher auch die Glockenform (Fig. 11) mit angesetztem Ring viel verbreitet. Beide Formen hatten den Nachteil, daß die Griffe leicht abgeschlagen werden konnten. Um diesen Übelstand zu vermeiden, führte man dann die Gewichte mit Knopf ein (Fig. 12). Der Gewichtskörper hat die Form eines Zylinders auf Kreisgrundfläche, er verjüngt sich nach oben in einen schmaleren Hals, der sich dann wieder zu einem dickern Kopfe oder Knopfe verbreitert. Gewichte dieser Art sind leicht anzufassen, stehen fest und gewähren gegen Abnutzung im Gebrauch, gegen Verletzungen, Beschädigungen (Schmutzansammlungen) noch einen hinreichenden Schutz. Nur bei den Gewichten höchster Genauigkeit wird von Hals und Kopf abgesehen, weil alle Einschnürungen Anlaß zu Schmutzansammlungen geben. Derartige Gewichtsstücke müssen mit Zangen gehoben werden, deren Backen auf der Innenseite mit weichem Leder oder Samt gefüttert sind. Wenn aber das englische Urpfund mit einer umlaufenden Rille zum Einsetzen der Greifzange versehen ist, so muß diese Einrichtung aus dem obigen Grunde als verfehlt angesehen werden.

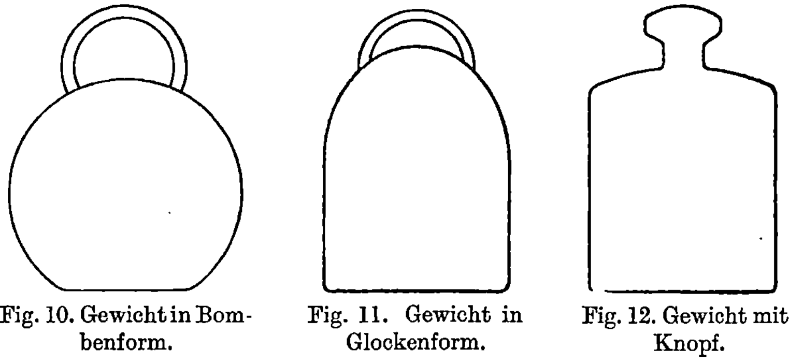

Fig. 10. Gewicht in Bombenform.

Fig. 11. Gewicht in Glockenform.

Fig. 12. Gewicht mit Knopf.

Bei den Urgewichten ist die Höhe des Zylinders gleich seinem Durchmesser. Bei den minder genauen Gewichten wählt man gern eine höhere Form aus dem rein praktischen Grunde, daß von schmaleren Gewichten sich auf dem gleichen Raum, z. B. auf einer Waagenbrücke, mehr unterbringen lassen als von breiten. Ebenfalls die Rücksichten auf die Erfordernisse des Verkehrs führten bei den Gewichten von 200 g abwärts zu breiten Formen — Durchmesser größer als die Höhe —, weil Stücke mit zu geringer Grundfläche leicht umkippen. In einigen Staaten (Österreich, Ungarn, Frankreich usw.) gibt man wenigstens den eisernen Handelsgewichten, wie es auch früher im westlichen Deutschland üblich war, die Form einer abgestumpften sechsseitigen Pyramide

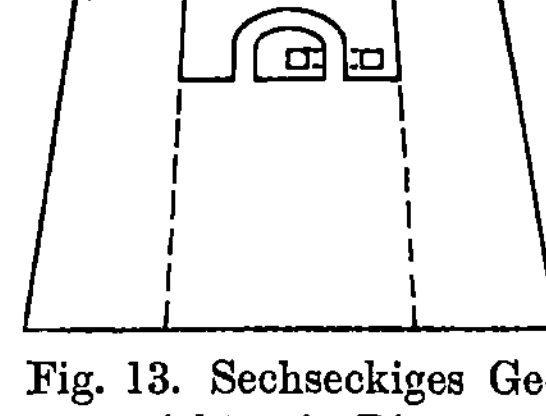

Fig. 13. Sechseckiges Gewicht mit Ring.

mit umlegbarem Ring zum Anheben (Fig. 13), weil diese Gewichte sich aufeinandersetzen lassen, was bei den Gewichten mit Knopf nicht möglich ist. Diese Gewichte nutzen sich aber durch Abstoßen der Kanten rasch ab. Die Gewichte unter 1 g werden als Plättchen hergestellt, und zwar in Deutschland der besseren Unterscheidbarkeit wegen die Fünferstücke (500, 50, 5 mg) als Sechsecke, die Zweier (200, 20, 2 mg) als Vierecke und die Einer (100, 10, 1 mg) als Dreiecke mit einer aufgebogenen Seite. Für analytische Waagen, zum Aufsetzen auf den dann meist geteilten Balken, sowie bei feineren Waagen als Zulage- und Empfindlichkeitsgewichte, benutzt man gebogene Drähte (Reiter).

Die Raummaße erhalten gewöhnlich die Form eines geraden Zylinders mit Kreisquerschnitt. Bei den Flüssigkeitsmaßen pflegt die Höhe wesentlich größer zu sein als der Durchmesser, weil mit wachsender Enge des Gefäßes die Genauigkeit der Messung, namentlich auch in bezug auf die bei den Handelsmaßen wichtige Fehlergrenze, zunimmt — die Einstellungsfehler werden geringer. Bei den Flüssigkeitsmaßen und Meßwerkzeugen für Flüssigkeiten unterscheidet man Randmaße und Strichmaße, je nachdem der Flüssigkeitsspiegel der Füllung durch den oberen Rand des Gefäßes oder durch einen an dem Maßkörper angebrachten, vielfach ganz um ihn herumlaufenden Strich begrenzt wird. Im letzteren Falle ist der Maßkörper meist nach oben verjüngt und flaschenförmig.

Bei den Maßen für trockene Gegenstände (schüttbare Körper) liegen die Verhältnisse umgekehrt wie bei den Flüssigkeitsmaßen. Zahl und Größe der Zwischenräume werden um so geringer, die Lagerung der Körper wird um so gleichmäßiger und dichter, je weiter das Gefäß ist. Diesen Raummaßen gibt man daher die Form eines flachen Zylinders, bei dem der Durchmesser größer als die Höhe ist. Große Maße erhalten auch Kastenform, weil sie dann unmittelbar auf Räder gesetzt werden können (Kastenmaße, Kumtmaße, Förderwagen usw.).

5. Der Stoff der Maße.

a) Maßstäbe.

Für die Herstellung von Maßstäben werden in erster Linie Holz und Metall verwendet. Daneben kommen noch vor Elfenbein, Knochen, Hartgummi, Celluloid mit allen seinen Abarten, auch gepreßtes Papier u. dgl. mehr. Bei Stäben geringerer Genauigkeit verdient Holz vor allen anderen Stoffen den Vorzug, nicht nur seiner Billigkeit wegen, die schließlich auch eine gewisse Rolle spielt, sondern in erster Linie wegen seiner großen Unempfindlichkeit gegen Wärmeeinflüsse, die es nicht nur für die im öffentlichen Verkehr gebrauchten Maße, wie Langwarenmaße, zusammenlegbare oder Klappmaße usw., besonders eignen, sondern auch beispielsweise für Zeichenmaßstäbe oder Pendelstäbe und die großen Temperaturschwankungen ausgesetzten Meßlatten der Landmesser oder die Meßkluppen der Förster. Diesem Vorzug steht der Nachteil gegenüber, daß Holz unter dem Einflusse der Luftfeuchtigkeit Veränderungen erleidet, über deren Gang und Größe sichere Angaben bisher noch nicht vorliegen. Sicher ist nur, daß Holzstäbe mit zunehmender Feuchtigkeit sich verlängern. *Nach Hildebrand*[1], *Goulier*[2] und *Stadthagen*[3] hängt die Größe der Verlängerung von der relativen Feuchtigkeit der Luft ab. *Stadthagen* kommt auf Grund seiner Versuche zu dem Schlusse,

---

[1] *Hildebrand,* Untersuchungen über den Einfluß der Feuchtigkeit auf den Längenzustand von Hölzern und Elfenbein. Ann. d. Phys. u. Chem. N. F. Bd. 34. 1888.

[2] *Lallemand,* Etude sur les variations de longeur des mires de nivellement, d'après les expériences du colonel *Goulier.*

[3] *Stadthagen,* Untersuchungen über die Abhängigkeit der Längenänderung von Holzstäben von Feuchtigkeit und Temperatur. Ann. d. Phys. u. Chem. N. F. Bd. 61. 1897.

daß bei mittleren Verhältnissen die Längenänderung eines Meters 0,01 mm für 1 Proz. Änderung der relativen Luftfeuchtigkeit beträgt. Die Ergebnisse, die allerdings auf verschiedenen Wegen erhalten sind, stimmen nicht besonders überein, eine Fortsetzung der Untersuchungen dürfte indessen kaum Zweck haben, da anscheinend ganz unbestimmbare und der Beobachtung nicht zugängliche Einflüsse, wie die Bodenbeschaffenheit, Wachstumsverhältnisse, Schlagzeit der Bäume usw. auf Größe und Art der Abhängigkeit der Längenänderung des Holzes von der Feuchtigkeit, eine gewisse Rolle spielen. Man hat versucht, die Einwirkung der Feuchtigkeit durch eine Tränkung des Holzes mit Stoffen aufzuheben, die Wasser weder aufnehmen noch durchlassen, wie Leinöl, Paraffinöl, Schellackfirnis usw. Ein nennenswerter Erfolg ist dabei nicht erzielt worden. Für bessere Maßstäbe läßt sich daher Holz nicht verwenden. Dagegen wird es bei Meßlatten schwer durch einen anderen Stoff zu ersetzen sein. Für Stäbe dieser Art sichert ihm auch sein geringes Gewicht schon eine Überlegenheit gegenüber dem Metall. Über die Veränderlichkeit von fertigen, getränkten und mit Ölanstrich versehenen Latten hat *Lüdemann*[1] eine umfangreiche, namentlich auch mit zahlreichen Literaturangaben versehene Arbeit geschrieben, auf die hier besonders hingewiesen sei.

Andere Stoffe, außer Holz und Metall, kommen zu selten vor, als daß sie besonderer Erwähnung bedürften. Von den Metallen findet Stahl die häufigste Anwendung, da es große Festigkeit mit genügender Härte vereinigt, beides Eigenschaften, die einen Stoff für die Herstellung von Maßstäben besonders eignen, denn die Festigkeit gewährt einen gewissen Schutz gegen Durchbiegungen, die Härte ist Voraussetzung für eine gute und gleichmäßige Ausbildung der Teilstriche. Noch eine dritte Forderung ist an die Stoffe für Maßstäbe zu stellen, nämlich daß sie gegen den Einfluß der Luftbeimengungen genügend unempfindlich sind. Das ist allerdings bei Stahl nicht der Fall, da er sowohl von Wasser wie von Säuren angegriffen wird, rostet. Feinere Stahlstäbe müssen daher dauernd mit einer Fettschicht, z. B. säurefreier Vaseline, überzogen sein, auch dürfen sie nicht mit ungeschützten Händen angefaßt werden. Bei Endmaßen versieht man gern den Maßkörper mit einem geeigneten Schutzlack und läßt nur die Endflächen frei. Diese werden hochglanzpoliert. Bei Strichmaßen wird wenigstens die Teilfläche in gleicher Weise bearbeitet. Kleinere Maßstäbe werden auch galvanisch vernickelt und dann mit Hochglanzpolitur versehen. Der Nickelniederschlag ist besonders hart und erlaubt das Ziehen sehr feiner Teilstriche, auch bietet er den weitestgehenden Schutz gegen Rost.

Bei gehärteten Stahlkörpern kommt zu der Rostgefahr noch hinzu, daß sie nach dem Härten monate-, selbst jahrelang ihre Länge ändern, in der Regel sich zusammenziehen, aber auch ausdehnen. Der Grund liegt offenbar in Spannungen, die beim Härten entstehen. Zuerst hat wohl die Normal-Eichungs-

---

[1] *K. Lüdemann,* Längenänderungen hölzerner Meß- und Nivellierlatten. Zeitschr. f. Vermessungswesen Bd. 41. 1912.

kommission auf diese Verhältnisse hingewiesen[1]. Sehr eingehende Untersuchungen hat die Physikalisch-Technische Reichsanstalt ausgeführt[2], aus denen hervorgeht, daß die durch Härtespannungen verursachte Veränderlichkeit stählerner Maßkörper sich durch etwa zehnstündige Temperung im Ölbade bei etwa 150° C ziemlich sicher beseitigen läßt. In der Werkstatt begnügt man sich bei Endmaßen und Lehren meist damit, daß man nur die der Abnutzung ausgesetzten Lehren, bei Endmaßen z. B. nur die Enden härtet, im übrigen aber den Maßkörper ungehärtet läßt. Eine Sicherheit, daß die Stäbe sich nicht verändern, erhält man aber durch diese Behandlung nicht. Gerade über diesen Punkt haben die Meßwerkzeugfabriken viel gearbeitet, geben aber aus naheliegenden Gründen nichts darüber bekannt.

Große Hoffnungen hatte man auf die Verwendung von Nickelstahl gesetzt. Über diese Legierung hat *Guillaume*, der derzeitige Direktor des internationalen Bureaus für Maß und Gewicht, viel gearbeitet. Einen zusammenfassenden Bericht[3] hat er im Jahre 1898 veröffentlicht, worüber in der Deutschen Mechaniker-Zeitung von 1898 ausführlich berichtet ist. *Guillaumes* spätere Mitteilungen bringen nichts wesentlich Neues. Es geht aus ihnen hervor, daß eine Legierung von 36 Teilen Nickel mit 64 Teilen Stahl eine so geringe Ausdehnung — rund $1\,\mu$ für 1 m und 1° C. — besitzt, daß sie fast als ausdehnungsfrei bezeichnet werden kann. Diese Eigenschaft verleiht ihr einen hohen Wert für Zwecke der Landesvermessung. In der Tat haben sich Meßdrähte und Meßbänder von 40 bis 50 m vorzüglich bewährt und werden an Stelle der Meßlatten und Meßstangen namentlich in den Tropen gern benutzt. Auch für Uhrfedern und Uhrpendel eignet sich das Invar, wie diese Legierung bezeichnet wird, ganz vorzüglich. Dem gehärteten Stahl kommt das Invar an Festigkeit und Härte gleich, dennoch ist es für feinere Maßstäbe nicht zu benutzen, da es bisher noch nicht gelungen ist, selbst durch lange Zeit fortgesetztes Tempern seine inneren Spannungen ganz zum Verschwinden oder wenigstens zu einem gleichmäßigen Verlauf zu bringen.

Neben Stahl kommt hauptsächlich Messing für die Herstellung von Maßstäben in Betracht. Es besitzt nicht die gleiche Festigkeit wie jener, ist aber frei von Spannungen und Rostbildungen. Für Endmaße ist Messing, auch Bronze, im allgemeinen zu weich. Feinere Strichmaße versieht man gern mit einem eingelegten Streifen oder mit eingesetzten Kegeln aus Silber, das in noch geringerem Grade als Messing von der Luft und ihren Beimengungen angegriffen wird. Das Silber wird hochglanzpoliert und trägt die Teilung, die sich von dem hellen Grunde besonders gut abhebt. Wenn der Streifen in eine schwalbenschwanzförmige Nut gut eingehämmert ist, sind derartige Stäbe einwandfrei, da das Silber selbst bei Erwärmungen bis zu 100° C keine Ver-

---

[1] Thermische Nachwirkung bei Metallen. Mitteil. d. Kais. Normal-Eichungskomm. I. Reihe. S. 13. 1886. — Elastische und thermische Nachwirkungen bei Metallen. Ebenda S. 116. 1889.

[2] *Leman* und *Werner*, Längenänderungen an gehärtetem Stahl. Werkstattstechnik 1911.

[3] *Guillaume*, Bulletin de la société d'encouragement pour l'industrie national 1897.

schiebungen gegen den Maßkörper erleidet, dagegen muß von einer Verbindung von Metallen mit stark verschiedenen Ausdehnungen, wie Bronze mit Platin, Stahl mit Silber usw. entschieden abgeraten werden.

Reines Silber und Platin sind wegen ihrer Weichheit zu Endmaßen gar nicht, zu Strichmaßen nur da zu verwenden, wo es sich um kürzere Skalen oder um solche handelt, die in eine feste Unterlage, z. B. einen Maßkörper, den Tisch einer Meßmaschine, eingesetzt sind. Dagegen scheint in der für die Urmaße des metrischen Systems gewählten Legierung aus 90 Teilen Platin mit 10 Teilen Iridium ein Stoff gefunden zu sein, der bei seiner stahlgleichen Festigkeit sich zu Maßen aller Art vorzüglich eignet. Der allgemeineren Benutzung steht allerdings der hohe Preis im Wege.

b) Gewichte.

Bei den Gewichten spielt neben der Härte und der Festigkeit namentlich die Beständigkeit gegen die Einwirkungen der Stoffe eine Rolle, mit denen sie beim Gebrauche in Berührung kommen, also bei den feineren Gewichtsstücken die Unempfindlichkeit gegen die Einflüsse der Luft und ihrer Beimengungen, bei den gewöhnlichen Gewichten die Widerstandsfähigkeit gegen die Waren, zu deren Abwägung sie dienen sollen. Für die im öffentlichen Verkehr zulässigen Handelsgewichte stellen die Eichvorschriften außerdem noch die Bedingung, daß Stücke gleicher Masse auch gleiche Größe besitzen, damit der Käufer ohne Mühe feststellen kann, ob er richtiges Gewicht erhält. Für sie kommen daher nur Eisen und Messing in Betracht. Beide Metalle haben ihre Vorzüge und Nachteile. Eisen empfiehlt sich wegen seiner Billigkeit. Es wird hauptsächlich in der Form des Gußeisens benutzt, läßt sich aber als solches nicht weiter bearbeiten, auch splittert es wegen seiner Sprödigkeit bei Stößen, z. B. beim Herabfallen auf steinigen Boden, leicht ab. Endlich ist es außerordentlich empfindlich gegen Feuchtigkeit, Salze und Säuren. Da sich gußeiserne Gewichte weder durch Abdrehen noch durch Abfeilen berichtigen lassen, läßt man beim Gießen im Innern des Gewichtskörpers einen Hohlraum stehen (die Justierhöhlung a Fig. 14), der mit der Außenluft durch einen engern Kanal (die Justieröffnung b) in Verbindung steht. Das Gewicht wird um einen vorgeschriebenen Betrag zu leicht gehalten. Dann wird die Justierhöhlung soweit mit feinem Bleischrot gefüllt, bis die dem Sollwerte des Stückes entsprechende Masse erreicht ist, endlich wird die Justieröffnung durch einen eingetriebenen Bleipfropf luftdicht verschlossen. Die Rostbildung hat man versucht, durch äußere Anstriche mit Lack, Ölfarbe usw., durch Überzüge mit edleren Metallen, wie Zink, Zinn, Messing u. dgl., durch Tränken mit Öl, Firnis usw., durch Emaillieren, Brünieren, Inoxydation usw. einzuschränken. Ein gewisser Oberflächenschutz wird hiermit allerdings erreicht, in-

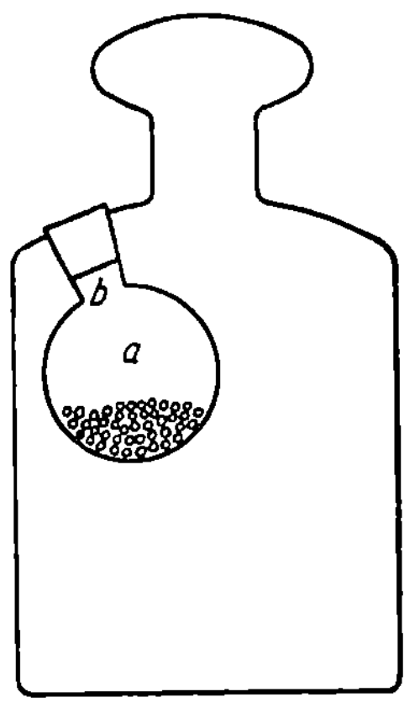

Fig. 14. Gewicht mit Justierhöhlung a und Eichpfropfen b.

dessen ist es bisher noch nicht gelungen, ihn so vollkommen herzustellen, daß nicht kleine, dem bloßen Auge nicht sichtbare Stellen freiblieben, die den Ausgangspunkt zum Rosten bilden. Außerdem aber findet unter dem Einflusse der beim Gießen im Innern der Gewichtsstücke zurückbleibenden größeren oder kleineren Hohlräume, die auch bei den bestgeschützten Oberflächen immer noch durch feine Poren mit der Außenluft in Verbindung stehen, ein Rosten von Innen heraus statt, das sich wegen der Sauerstoffaufnahme in einem beständigen Schwererwerden (einer Massenzunahme) äußert. Die Größe der Zunahme ist abhängig von der Dichtheit des Gusses und von der Zeit, sie ist am stärksten unmittelbar nach der Fertigstellung und bei Masseguß. So zeigten z. B. zwei 20 kg-Stücke, die in der Hitze mit Asphaltlack überzogen waren, folgende Zunahmen: nach 7 Monaten 1380 mg, nach weiteren 7 Monaten 890 mg, nach 6 Monaten 600 mg, nach 5 Monaten 480 mg, nach weiteren 22 Monaten 1690 mg, also in 47 Monaten mehr als 5 g. Nach 4 Jahren ist die durchschnittliche Zunahme erst auf etwa die Hälfte gesunken, so daß weitere Zunahmen zu erwarten waren. Besser hielten sich Normalgewichte aus feinstem Sandguß (von *Borsig*, Berlin), von denen z. B. ein 50 kg-Stück in der Zeit von 1879 bis 1914 nur um 972 mg zunahm, die besten Ergebnisse zeigte Hartguß (*Gruson*, Magdeburg), aber auch bei diesen Stücken ist noch jetzt, 20 Jahre nach ihrer Herstellung, ein weiteres Schwererwerden deutlich ausgeprägt. Für Handelsgewichte ist dieser Umstand ohne Belang, da bei ihnen die Abnutzung bei weitem überwiegt.

Kupfer und seine Legierungen, von denen hauptsächlich Messing, Bronze, Neusilber und Yellow für Gewichte verwendet werden, sind nicht, wie Eisen, durch und durch porös, sondern zeigen nur vereinzelte Blasen im Innern, auch oxydieren sie in geringerem Maße. Im allgemeinen Verkehr haben Gewichte aus diesen Stoffen den Nachteil gegenüber eisernen Gewichten, daß sie bei ihrer größeren Weichheit sich schneller abnutzen, namentlich durch Abreiben auf den beliebten marmornen Ladentischplatten und durch Abscheuern beim Putzen, das gerade in sauberen Geschäften am meisten geübt wird. Feinere Gewichte, wie sie in physikalischen und chemischen Laboratorien erforderlich sind, werden galvanisch vergoldet oder vernickelt, um sie widerstandsfähiger gegen Säuren und Salze zu machen und um die Poren zu verstopfen, die die Blasen im Innern mit der Außenluft verbinden. Diese Behandlung kann allerdings die Gefahr der inneren Oxydation noch vermehren, indem die in die Blasen eingedrungene Flüssigkeit des galvanischen Bades nun noch ihrerseits Verbindungen mit den Bestandteilen der Luft eingeht. Am besten ist es, solche Gewichte mehrmals mit reinem Wasser auszukochen. Im übrigen haben galvanische Überzüge, namentlich solche mit Hochglanzpolitur, sich bei Gewichten höchster Genauigkeit sehr gut bewährt. So zeigte ein vernickeltes Kilostück (*Stückrath*, Berlin-Friedenau) in 12 Jahren nur eine Gewichtsverminderung von 0,05 mg; die etwas weicheren Goldüberzüge nutzen sich stärker ab, wiesen aber nur Änderungen unter 0,1 mg auf. Obwohl noch an späterer Stelle darauf eingegangen wird, mag doch schon hier dringend vor den Gewichten mit eingeschraubtem Kopf gewarnt werden, wenigstens wo es sich um feinere Wägungen handelt, da ihre Masse, mit Rücksicht auf die große mit der Außenluft in Verbindung stehende Höhlung, in hohem Grade von den Schwankungen des Luftdruckes abhängig ist.

Platin und Platiniridium werden nur zu Gewichtsstücken allerersten Ranges verwendet. Nach den bisherigen Erfahrungen eignet sich namentlich die genannte Legierung vortrefflich für diese Zwecke. Allerdings müssen diese Gewichte sehr vorsichtig behandelt werden, da der Stoff verhältnismäßig weich ist und sich auf harten Unterlagen daher abscheuert. Die Luft mit ihren Beimengungen übt auf Platin und seine Legierungen keinen Einfluß. An älteren Untersuchungen über die Veränderlichkeit von Platingewichtsstücken sind die Arbeiten von *Löwenherz*[1] und *Stadthagen*[2] zu erwähnen. Sehr umfangreiche Beobachtungen und Zusammenstellungen sind von *Kramer* in einer nicht veröffentlichen Abhandlung gemacht worden. Hiernach hat das alte preußische Urgewicht, ein 1860 aus Platin hergestelltes Kilogrammstück, in der Zeit von 1890 bis 1914 in regelmäßiger Abnahme durch Abnutzung nur 0,04 mg an Masse verloren.

Neben den größeren Messinggewichten werden auch in einfacheren Gewichtssätzen häufig die Bruchgramme von 500 bis 50 mg aus Platin in Plättchenform hergestellt. Sie haben sich nach jeder Richtung hin bewährt.

Für die kleinsten Gewichte von 20 mg abwärts bedient man sich kleiner Plättchen oder Drähte (Reiter) aus Aluminium.

Gewichte aus Bergkrystall werden viel in physikalischen und chemischen Laboratorien verwendet, da sie sich nicht abnutzen, auch nicht oxydieren. Sie sind indessen mit großer Vorsicht zu behandeln, weil sie leicht elektrisch werden und dann durch Anziehungswirkungen auf die Metallteile der Waagen die Wägungen leicht verfälschen können. Schwierigkeiten bietet auch eine genauere Berichtigung. Endlich scheint auch die Flüssigkeitshaut (Adsorptionsschicht), die sich in der Luft auf jeder Oberfläche bildet, bei Bergkrystall gewissen Schwankungen zu unterliegen, deren Verlauf nicht vollkommen übersehen werden kann.

6. Aufbewahrung und Behandlung der Maße.

Für die Maße und Gewichte des Verkehrs bedarf es keiner besonderen Anweisungen. Hier sorgt der Staat für ihre dauernde Richtighaltung innerhalb bestimmter, gesetzlich vorgeschriebener Fehlergrenzen, einmal durch die Neueichung und Nacheichung, dann durch zeitweilig in den Läden ausgeführte polizeiliche Kontrollen. Bei den feineren Maßstäben genügt die Aufbewahrung in einem mit Samt, Seide, Leder od. dergl. ausgefütterten Holzkasten. Es ist nur darauf zu achten, daß die Klebemittel, mit denen diese Stoffe an das Holz befestigt sind, keine Säure enthalten, und daß die Stäbe in den Kästen genügenden Spielraum besitzen, daß sie sich frei ausdehnen können und sich

---

[1] *Löwenherz*, Untersuchungen über die Veränderlichkeit von Platin-Gewichtsstücken. Metronomische Beiträge der Kais. Normal-Eichungskomm. Nr. 2.

[2] *Stadthagen*, Über die Veränderlichkeit von Gewichtsstücken. Wissenschaftliche Abhandlungen der Kais. Normal-Eichungskomm. 4. Heft. 1903.

auch bei den höchsten am Aufbewahrungsorte vorkommenden Wärmegraden nicht klemmen.

Größere Sorgfalt muß der Aufbewahrung der Gewichte zugewendet werden. In der Regel geschieht sie, wie bei den Maßstäben, in mit Zeug ausgeschlagenen Holzkästen, was auch bei den Gewichten ausreicht, deren Genauigkeit 0,1 mg nicht zu überschreiten braucht. Bedingung ist auch hier die Benutzung eines durchaus säurefreien Klebemittels. Nur Bergkrystallgewichte, auch solche geringerer Genauigkeit, sollten nie in gefütterten Kästen ruhen, weil sie dort beim Herausheben durch Reibung an dem Stoff eine elektrische Ladung erhalten. Am zweckmäßigsten stellt man sie aber auf drei Ausschnitte eines Elfenbeinringes, die auf eine mattgeschliffene Glasplatte aufgekittet sind, und überdeckt sie zum Schutz gegen Staub mit einer aufgeschliffenen Glasglocke. In gleicher Weise sollten überhaupt alle feineren Gewichte aufbewahrt werden. Wenn ein Massenverlust auch bei den Metallgewichten durch Abreiben an dem Stoff der Kästen kaum zu befürchten, wenn auch nicht ganz von der Hand zu weisen ist, so ist doch der Einfluß der Staubes nicht zu unterschätzen. Staub wiegt nichts, das ist ein vielgehörter Grundsatz, der aber nur teilweise richtig ist. Neuere Beobachtungen haben dargetan, daß der Staub mit der Flüssigkeitshaut auf den Oberflächen der Gewichte sich zu einer Schmutzschicht verbindet, deren Masse bei feineren Gewichten keineswegs zu vernachlässigen ist. Ein bloßes Abpinseln vermag die Schicht nicht zu entfernen, auch ein vorsichtiges Abreiben mit Leder hat wenig Erfolg, zumal das Leder selten fettfrei ist und daher oft genug dem Gewicht einen unwillkommenen Fettüberzug verleiht. Aus diesem Grunde ist auch das Aufbewahren auf einer Unterlage aus Leder zu vermeiden. Nicht unzweckmäßig ist ein Abwischen der Gewichtsoberfläche mit säurefreiem Seidenpapier, am besten aber hat sich ein Abwaschen mit reinem Benzin bewährt, das den Gewichten keinesfalls schadet und auch in dem internationalen Bureau für Maß und Gewicht als das beste Verfahren erkannt ist. Um welche Massenbeträge es sich bei der Schmutzschicht handelt, läßt sich daraus ersehen, daß z. B. ein Kilogrammstück aus Kupfer, das Jahre hindurch dauernd an Masse zunahm, durch das Abwaschen mit Benzin um 0,4 mg leichter wurde. Selbstverständlich muß nach der Reinigung mit der Nachwägung des Stückes so lange gewartet werden, bis die durch das Abwaschen zerstörte Flüssigkeitshaut sich auf der Oberfläche wieder neu gebildet hat. Bei den in der oben angegebenen Weise gegen Staub und Schmutz gesicherten Gewichten sind derartige Ansammlungen auf der Oberfläche nicht zu befürchten. Daß feinere Gewichte nicht mit den Fingern, sondern mit der Pinzette, größere mit einer Gabel oder Zange, ganz große mit einer lederüberzogenen Klaue anzufassen sind, sei nur der Vollständigkeit halber erwähnt.

7. Normaltemperatur und Gebrauchstemperatur.

Jeder Körper ändert unter dem Einflusse der Wärme seinen Raumgehalt, und zwar im allgemeinen in der Weise, daß er mit zunehmender Wärme sich ausdehnt, also seinen Raumgehalt vergrößert, mit abnehmender Wärme sich zusammenzieht, seinen Raumgehalt verkleinert. Die bekannteste Ausnahme von dieser Regel ist das Wasser, das seine größte Dichte und damit seinen geringsten Raumgehalt bei $+ 4°$ C besitzt und von diesem Festpunkt aus sich sowohl bei steigender wie bei sinkender Temperatur ausdehnt, bis es einerseits in die Dampfform übergeht, andererseits zu Eis erstarrt und fest wird. Was für den Raumgehalt Gesetz ist, gilt auch für die einzelnen Abmessungen, Länge, Breite (Dicke), Höhe (Tiefe). Man kann daher nicht von dem Raumgehalt, äußeren oder inneren, oder von der Länge, Breite, Höhe eines Körpers schlechthin reden, muß vielmehr, um eine eindeutige Bestimmung zu haben, jedesmal noch hinzufügen, bei welchem Wärmegrad der Raumgehalt oder die angegebene Abmessung gelten soll. Da hierbei leicht Irrtümer unterlaufen können, auch die Vergleichbarkeit der Körper untereinander verlorengeht, wenn jeder einzelne bei einem anderen Wärmegrade die vorgeschriebenen Abmessungen haben soll, zumal die verschiedenen Stoffe auch ganz verschiedene Ausdehnungen aufweisen, so hat man sich für die Maße und Gewichte darüber geeinigt, sei es in dem Ursprungslande eines Maßsystems, sei es international, daß sie bei einer ein für allemal festgesetzten Temperatur ihrem Sollwerte entsprechen sollen. Diese Temperatur bezeichnet man als die Normaltemperatur oder Ausgangstemperatur eines Maßsystems. An sich ist es ganz gleichgültig, von welcher Temperatur man ausgeht. In der Tat kommen bei den verschiedenen Maßsystemen auch die verschiedensten Normaltemperaturen vor. Im metrischen System ist die Längeneinheit erläutert als der bei der Temperatur des schmelzenden Eises stattfindende Abstand zwischen den Endstrichen des internationalen Meterprototyps. Die Normaltemperatur des metrischen Systems ist also $0°$. Für das alte preußische Maßsystem war die Normaltemperatur auf $13°$ R ($16,25°$ C) festgesetzt, während als Normaltemperatur des englischen Systems $62°$ F ($16,67°$ C) gilt. In der früheren Begriffsbestimmung des Meters, als des zehnmillionsten Teiles des Viertels eines Erdmeridians, spielte die Temperatur überhaupt keine Rolle, sie ist in die Erläuterung erst dadurch hineingekommen, daß man die Längeneinheit stofflich darstellte und verkörperte. Gleichwohl ist, um einem weitverbreiteten Irrtum entgegenzutreten, die Längeneinheit selbst in jedem System unabhängig von der Temperatur, man kann also nicht von einem Meter bei $18°$ C oder einem Yard bei $100°$ F reden, vielmehr ist immer und unter allen Umständen ein Meter der bei $0°$, ein Yard bei $62°$ F vorhandene Abstand zwischen den maßgebenden Marken auf dem Prototyp. Dagegen muß man sich stets vor Augen halten, daß ein Maßstab aus Stahl, aus Messing usw., der ein Meter darstellen soll (Stahlmeter, Messingmeter), die vorgeschriebene Länge von einem Meter bei der Normaltemperatur des Systems, also bei $0°$ haben muß. Nimmt man an, wie üblich, daß die Ausdehnung für $1°$ C und 1 m für Messing 0,0185 mm und für Stahl 0,011 mm beträgt, so müßte also bei $20°$ C ein richtiges Messingmeter eine Länge von 1,000 370 m, ein richtiges Stahlmeter eine solche von 1,000 220 m haben. Beide Meterstäbe müssen sich also bei $20°$ C um 0,15 mm unterscheiden.

Nicht zu verwechseln mit der Ausgangs- oder Normaltemperatur ist die

Gebrauchs-, auch Werkstättentemperatur. Bei Instrumenten, Maschinen usw. müssen aus technischen Gründen vielfach verschiedene Metalle neben- und miteinander verwendet werden, z. B. Achsen aus Rotguß und Lager aus Stahl, bei Waagen Balken aus Messing und Schneiden aus Stahl und dergl. Diese Teile müssen nun unter den Wärmeverhältnissen ineinander passen, wie sie beim Gebrauche üblich sind, also in Werkstätten, Maschinenräumen usw. herrschen, d. h. etwa bei Temperaturen zwischen 10° und 20° C. Diese Temperatur bezeichnet man folgerichtig als Gebrauchstemperatur. Da nun die Werkmaßstäbe und Lehren und die dazugehörigen Gegenlehren und Kontrollmaße überwiegend aus Stahl hergestellt werden, muß bei der Abmessung von Werkstücken aus anderen Metallen wegen des Unterschiedes der Ausdehnung die jeweilige Temperatur besücksichtigt werden, was nicht ohne Rechnungen abgeht, die man dem einfachen Arbeiter nicht gern zumutet. Aus technischen Kreisen ist daher vorgeschlagen, allgemein eine Normaltemperatur von 18° C festzusetzen. Hierbei bedenkt man aber nicht, daß mit gleichem Rechte für die Tropengegenden eine Ausgangstemperatur von 25° oder 30° C, in den nordischen Gegenden eine solche von 5° oder 10° C beansprucht werden könnte. Man übersieht aber auch vollständig, daß die Normaltemperatur gänzlich unabhängig von der Gebrauchstemperatur ist. Ob die Ausgangstemperatur 0° gerade sehr zweckmäßig für die praktischen Bedürfnisse ist, erscheint zweifelhaft, denn je mehr beide Temperaturen übereinstimmen, um so geringer ist der Einfluß des Ausdehnungsunterschiedes zwischen den verschiedenen Stoffen. Bei einer Ausgangstemperatur von 15° C und einer Gebrauchstemperatur von 20° C würde für Maßstäbe aus Messing und Stahl sich nur ein Längenunterschied von noch nicht 0,04 mm ergeben. Die Ausgangstemperatur von 0° hat aber den großen Vorzug, daß sie unabhängig von den Temperaturskalen ist und als Wärme des schmelzenden Eises leicht und mit unbedingter Genauigkeit jederzeit herstellbar ist. Diesen Vorteil durch die Wahl einer anderen Ausgangstemperatur aufzugeben, empfiehlt sich jedenfalls nicht. Dagegen bleibt es den Technikern unbenommen, ihre Maßstäbe, Lehren usw. so abzugleichen, daß sie bei der Gebrauchstemperatur den gewünschten metrischen Wert haben. So müßte z. B. ein Maßstab aus Stahl, der bei 20° C die genaue Länge eines Meters haben soll, bei 0° um 0,22 mm, ein Maßstab aus Messing um 0,37 mm zu kurz sein. Auch darf nicht unterlassen werden, auf ihnen an offensichtlicher Stelle unzweideutig anzugeben, bei welcher Wärme sie ihre Solllänge besitzen sollen, da sonst leicht Irrtümer entstehen können, weil zunächst als selbstverständlich angenommen werden muß, daß eine in metrischem Maße ausgedrückte Längenbezeichnung sich auch nur auf die Ausgangstemperatur des metrischen Systems beziehen kann. Zahlenmäßige Angaben über die Ausdehnung der verschiedenen Stoffe finden sich in jedem chemisch-physikalischen und technischen Tafelwerk, es muß aber ausdrücklich darauf hingewiesen werden, daß bei Anforderungen an die Genauigkeit von Stäben, Lehren usw., die 0,1 mm übersteigen, also z. B. bei Kontrollehren, Endmaßen zu deren Richtigstellung usw., die Ausdehnung in jedem Einzelfalle besonders bestimmt werden muß, da z. B. die verschiedenen Sorten von Stahl, die verschiedenen Kupferlegierungen usw. sich in der Ausdehnung je nach der Art ihrer Erzeugung und Zusammensetzung nicht unwesentlich voneinander unterscheiden können.

Die Masse eines Körpers wird durch seine Wärme nicht beeinflußt, bei Massenmaßen spielt also die Normaltemperatur keine Rolle. Bei den Raummaßen ist die Sachlage die gleiche wie bei den Längenmaßen. Die Einheit des Raummaßes, das Liter oder das Kubikdezimeter (über den Unterschied zwischen beiden siehe S. 17) enthält in ihrer Begriffsbestimmung die Temperatur nicht, der Raum, der durch die Masse von 1 kg reinen Wassers usw. eingenommen wird, hat mit der Wärme nichts zu tun. Stellt man diesen Raum aber durch ein Gefäß, ein Raummaß dar, so muß zugleich angegeben werden, bei welcher Temperatur es ein Liter darstellen oder fassen soll. Da die Temperatur des schmelzenden Eises, wie schon erwähnt, als Normaltemperatur des metrischen Systems vereinbart ist, so muß auch ein Litermaß, wie überhaupt jedes Raummaß, seinem Sollwert entsprechen, wenn es selbst eine Temperatur von 0° besitzt. Wird es bei einer anderen Temperatur benutzt, so muß die hierdurch bedingte Änderung seines Raumgehaltes bei den Raummessungen und Maßvergleichungen in Rechnung gezogen werden. Im Handel kann sie allerdings vernachlässigt werden, denn sie beträgt z. B. für ein emailliertes Eisenmaß von der Größe eines Liters auf 20° C nur 0,7 ccm und für ein Aluminiummaß 1,1 ccm, bei den Meßgefäßen für wissenschaftliche und technische Untersuchungen kann man aber nicht darüber hinwegsehen. Um die sich hieraus ergebenden Berechnungen zu ersparen, stellen vielfach die Chemiker ihre, meist gläsernen, Meßgeräte so her, daß sie bei der Gebrauchstemperatur ihrem metrischen Sollwerte entsprechen. Als Gebrauchstemperaturen kommen vor 15°, 17,5°, 18°, 20° C usw. In solchen Fällen wird, wie bei den Längenmaßen zu verlangen, auf den Gefäßen — Pyknometern, Meßgläsern, Büretten, Pipetten usw. — die Temperatur anzugeben sein, bei der sie ihre Sollgröße besitzen sollen. Litermaße sind dann solche Gefäße nicht, und es wäre besser, man ließe diese Gepflogenheit fallen, da sie die Vergleichbarkeit der von verschiedenen Beobachtern und zu verschiedenen Zeiten ausgeführten Untersuchungen ungemein erschwert, namentlich wenn nicht ganz genaue Temperaturangaben gemacht sind. So hat die Benutzung des sogenannten *Mohr*schen Liters, d. h. eines Gefäßes, das bei 15° mit Messinggewichten in normaler Luft ausgewogen gerade 1 kg Wasser faßt, viele ältere Beobachtungen völlig wertlos gemacht.

II. Allgemeines über Messungen und ihre Ausführung.

1. Genauigkeit, Meßfehler und Zuverlässigkeit von Messungen.

Eine Messung ausführen, bedeutet nichts anderes, als eine Größe mit einer ihr gleichartigen vergleichen. Wenn man z. B. eine Länge mißt, so vergleicht man sie mit einer gegebenen Normallänge, die ja im allgemeinen durch einen Maßstab dargestellt wird. Wenn man den Raumgehalt eines Gefäßes bestimmt, vergleicht man ihn mit dem Raumgehalt, wie er durch die Einteilung eines Meßzylinders gegeben ist oder durch Auswägen mit Wasser, wobei man von der bekannten Beziehung zwischen Raum und Masse von Wasser Gebrauch macht. Ebenso, wenn man eine Temperatur bestimmen will, vergleicht man sie mit den Normaltemperaturen, die ein Thermometer anzeigt, und endlich z. B., wenn man Heizwerte ermittelt, tut man dieses auch, indem man die Substanz unbekannten Heizwertes mit einer Substanz bekannten Heizwertes im Calorimeter vergleicht, oder ausführlicher, indem man diese Substanz nach Menge und erzeugter Wärmemenge untersucht und wiederum die Wärmemenge, die von ihr geliefert wird, durch eine Temperaturmessung wie oben und eine Mengenbestimmung der Calorimetersubstanz feststellt. Hierzu braucht man endlich noch die Kenntnis der spezifischen Wärme der Calorimetersubstanz, die entweder von vornherein bekannt ist oder durch einen besonderen Versuch mit Hilfe einer Mengenermittelung und einer Temperaturmessung sich endgültig bestimmen läßt. Man kann also zwei Arten von Messungen unterscheiden, unmittelbare und mittelbare. Als Beispiele seien hierfür die obengenannte Längenermittelung bzw. die Heizwertbestimmung angeführt.

Es ist bei allen Messungen also notwendig, daß man Normal-Maßgrößen zur Verfügung hat. Welcher Art diese sind, ist durch die Art der Messung bestimmt, und das Ergebnis der Messung hängt in seiner Genauigkeit von der Zuverlässigkeit der Normalmaße ab. Es ist z. B. bei Längenmessungen ohne weiteres klar, auch wenn es sich um ganz einfache Messungen handelt, daß jeder Fehler des Normalstabes in voller Größe in das Ergebnis eingeht. Es ist ja bekanntlich üblich, und auch bei besseren Messungen selbstverständlich, daß man jede Messung, auf deren Zuverlässigkeit man größeren Wert legt, mehrfach wiederholt. Wenn man aber die gleiche Länge mehrfach mit dem gleichen falschen Maßstab auswertet, ist es selbstverständlich, daß alle Messungen in gleicher Weise verfälscht werden. Eines Beweises bedarf diese Behauptung überhaupt nicht. Das Gleiche gilt natürlich für jede Wägung. Etwas schwieriger wird der Fall, sowie es sich um eine mittelbare Messung handelt, oder einfacher gesagt, sowie zur Durchführung der Messung mehrere Einzelmessungen oder mehrere Maßgrößen verbunden in Erscheinung treten. Es bedarf dann jede Messung im einzelnen einer sorgfältigen Prüfung, wie weit das Ergebnis durch Fehler der Normalgrößen beeinflußt wird. Es wird später noch genauer darauf eingegangen werden.

Wie schon angedeutet, ist jede Messung eine Vergleichung mit anderen Größen, die experimentell ausgeführt wird, und die dadurch in keinem Falle absolut fehlerfrei sein kann. Jede Messung wird durch Beobachtungsunsicherheiten beeinflußt. Es ist klar, daß man keine Länge genauer bestimmen kann, als der Maßstab es gestattet, und bekannt ist ebenso, daß auch bei feineren Wägungen Fehler durch Waage und Gewichte entstehen. Wenn man eine Substanz mehrfach wägt, unter verschiedenen äußeren Bedingungen, wie z. B. verschiedener Temperatur, verschiedenem Luftdruck usw., so erhält man auch bei Umrechnung verschiedene Ergebnisse, da man auch die äußeren Bedingungen nicht völlig genau rechnerisch berücksichtigen kann. Allgemein gesprochen wird man also, wenn man dieselbe Größe und dieselbe Substanzmenge mehrfach wägt, stets verschiedene Ergebnisse bekommen, je nach den zufälligen Umständen, und zwar werden mit mehr oder weniger großer Zuverlässigkeit alle Werte sich um einen mittleren Wert herumgruppieren. Die Abweichungen von diesem Mittelwert werden in diesem besonderen Fall also bedingt sein durch die Anwendung verschiedener Gewichtssätze, die vielleicht nicht ganz richtig sind, durch Fehler der Waage und durch die äußeren Umstände, die die Messung verfälschen können, und man wird vermutlich, falls nicht besondere Gründe vorliegen, sagen können, daß alle Einzelmessungen an sich gleichen Anspruch auf Richtigkeit haben. Man verfährt daher praktisch so, daß man die Einzelwerte mittelt und diesen Mittelwert als das endgültige Ergebnis der Messungen ansieht. Die Abweichung der Einzelwerte von diesem Mittelwert geben dann zugleich ein Urteil ab über den Grad der Zuverlässigkeit der Messung.

Es ist eine allgemeine Regel, die auch durchaus richtig erscheint, daß man jede Messung, die ja bekanntlich durch eine Zahlenangabe ausgedrückt wird, zahlenmäßig soweit angibt, daß die letzte Ziffer noch einigermaßen richtig ist. Dabei ist sorgfältig darauf zu achten, daß alle Ziffern gleichwertig sind, und daß eine Null genau die gleiche Bedeutung hat, wie jede andere Zahl, daß es also absolut unzulässig ist, etwa eine oder mehrere Nullen am Schluß einer Zahl ohne weiteres wegzulassen. Wenn man das Ergebnis einer Messung z. B. einfach mit der Zahl 3 angibt, sagen wir, daß ein Körper 3 g wiegt, so bedeutet das etwas ganz anderes, als wenn man diese Zahl mit 3,000 angibt. Denn im ersten Falle würde die Angabe bedeuten, daß der Körper etwa 3 g wiegt, tatsächlich vielleicht auch nur 2 oder 4 g, im andern Falle würde man durch jene Angabe andeuten wollen, daß der Körper wohl nur um wenige Milligramm schwerer oder leichter als 3 g ist, falls man keine der üblichen Genauigkeitsangaben, die vielfach gefordert werden müssen, macht. Es muß also als unbedingte Regel für alle Messungen gelten, daß man zahlenmäßig die gemessene Größe soweit angibt, daß die letzte Ziffer des Resultats noch einigermaßen gesichert erscheint.

Wenn bei den üblichen chemischen Analysen mehr wie 5 Stellen angegeben sind, z. B. bei der Analyse eines Quellwassers, so kann man von vornherein sagen, daß eine derartige Messung einen Genauigkeitsgrad in Anspruch nimmt, der durch nichts gewährleistet wird, und wenn man z. B., wie nachstehend mitgeteilt, die vollständige Analyse einer Mineralquelle angegeben findet, die die einzelnen Substanzen in sehr erheblich verschiedenartigen Mengen enthält, und wenn die Fehlstellen der Analyse hinsichtlich der einzelnen Substanzen einfach durch ein sinnloses Hinzufügen von Nullen ausgefüllt werden, so kann ein derartiges Verfahren von Fachleuten nicht anerkannt werden.

Beispiel einer irreführenden Analyse eines Quellwassers.

In 1000 Bestandteilen sind enthalten:	Temp. 9,6° C	Verbessert vgl. unten
[1]) Schwefelsaures Kali	0,007 402	0,007 402
[2]) „ Natron	022 830	022 83
[3]) Chlornatrium	005 030	005 030
[4]) Doppelkohlensaures Natron	023 047	023 05
[5]) „ Lithiion	000 626	000 626
[6]) „ Kalk	740 450	740 4
[7]) „ Magnesia.	526 240	526 2
[8]) „ Manganoxydul . .	002 923	002 923
[9]) „ Eisenoxydul . . .	013 800	013 80
[10]) Phosphorsaurer Kalk	000 560	000 560
[11]) Phosphorsaure Tonerde	000 240	000 240
[12]) Kieselerde	006 350	006 350
Zusammen	1,349 498	1,349
[13]) Kohlensäure völlig frei	2,593 000	2,593
Summe aller Bestandteile	3,942 498	3,942

Es kann, auch ohne Kenntnis im einzelnen der Art der Durchführung der Analyse als sicher angenommen werden, daß die Zahlen unter [1]), [3]), [5]), [8]), [10]), [11]), [12]) mit Rücksicht auf ihre tatsächliche Größe einigermaßen zutreffend angegeben sind. [2]) ist wohl durch Hinzufügen einer Null verändert, damit scheinbar genauer gemacht, als es begründet ist. [4]) Ist wohl zu genau berechnet. Für [6]), [7]) und [9]) gilt das gleiche in verstärktem Maße, weil wohl die Analysenrechnung mit zu viel Ziffern durchgeführt ist. Bei [13]) sind die Schlußnullen offensichtlich durch nichts begründet.

Sachlich vertretbar dürfte die Angabe in der Form sein, wie sie in der letzten Spalte aufgenommen ist, auch wenn vermutlich die letzten Ziffern reichlich unverbürgt sein dürften. Man kann wohl ohne Schaden bei allen Zahlen die letzten Ziffern ruhig fortstreichen.

Derartige Analysen findet man dauernd.

Wenn man sich nun eine Gewähr verschaffen will, wie genau eine Messung ist, so muß man mit Notwendigkeit die betreffende Größe mehrfach gemessen haben. Aus den einzelnen Zahlen bildet man den Mittelwert und berechnet die Abweichung der einzelnen Ergebnisse von diesem Mittelwert. Die theoretische Behandlung der Fehlereinflüsse stammt von dem Mathematiker *Gauss,* und es soll hier nur das Notwendigste kurz zusammengefaßt werden, ohne weitere Beweise.

Wenn in dem nachstehenden Beispiel

Beispiel einer 10mal unter den gleichen Bedingungen wiederholten Messung einer Länge in mm

	Abweichungen vom Mittel	Quadrat
13142	0	0
45	$+3$	9
37	-5	25
39	-3	9
44	$+2$	4
41	-1	1
43	$+1$	1
44	$+2$	4
38	-4	16
45	$+3$	3
13142		$S = 72$

dieselbe Größe zehnmal unter gleichen Bedingungen ermittelt und aus diesen 10 Messungen der Mittelwert 13142 mm berechnet ist, so bildet man die Abweichung von diesem Mittelwert mit dem Vorzeichen und bekommt dadurch die Unterschiede der Einzelwerte gegen den Mittelwert. Nach dem *Gauss*-Verfahren werden dann diese Abweichungen ins Quadrat erhoben, wobei dann die Einflüsse der Vorzeichen wegfallen. Die Summe dieser Fehlerquadrate, mit $S = 72$ bezeichnet, ist dann die maßgebende Größe für die Weiterberechnung. Der sogen. mittlere Fehler einer Einzelmessung wird nach *Gauss* durch die Formel

$$\varepsilon = \pm \sqrt{\frac{S}{n-1}}$$

angegeben und der mittlere Fehler des Ergebnisses durch die ähnliche Formel

$$E = \pm \sqrt{\frac{S}{n\,(n-1)}} = \frac{\varepsilon}{\sqrt{n}}.$$

Im vorliegenden Falle ergibt sich demnach, da die Zahl der Einzelmessungen mit 10 angenommen ist, der mittlere Fehler der Einzelmessung zu

$$\varepsilon = \pm \sqrt{\frac{72}{9}} = \pm \sqrt{8} = \pm 2{,}8\ \text{mm}$$

und der mittlere Fehler des Ergebnisses zu

$$E = \pm \sqrt{\frac{72}{10\cdot 9}} = \pm \sqrt{\frac{72}{90}} = \pm \sqrt{0{,}8} = \pm 0{,}9\ \text{mm}.$$

Es ist selbstverständlich, wenn man die gleiche Größe mehrfach mißt, oder besser sehr häufig, daß die Einzelwerte in größerer Zahl nahe an dem Mittelwert liegen, und daß diese nur in sehr seltenen Fällen sich stärker von dem Mittelwert entfernen werden, d. h. die Wahrscheinlichkeit, größere Abweichungen von dem Mittelwert zu erhalten, d. h. also größere Fehler zu begehen, ist verhältnismäßig kleiner, als kleinere Messungsfehler zu erhalten. Aus den oben angegebenen Formeln folgt sofort, daß es nur mit Schwierigkeiten möglich ist, durch die Häufung von Messungen den Fehler herabzudrücken. Wenn man eine Meßgenauigkeit erhalten will, die man auch bei einer einzelnen Messung garantieren könnte, so muß man tatsächlich 100 Messungen machen, um die zehnfache Meßgenauigkeit zu erlangen.

Der oben angegebene Fehlerwert ist als mittlerer Fehler bezeichnet. Vielfach wird statt dessen der sog. w a h r s c h e i n l i c h e F e h l e r angegeben, der so definiert ist, daß man mit gleicher Wahrscheinlichkeit einen tatsächlichen Fehler begehen wird, der größer oder kleiner ist als der angegebene Wert. Dementsprechend sind die wahrscheinlichen Fehler der Einzelmessung bzw. des Ergebnisses etwa

$$\varepsilon' = \pm \frac{2}{3} \sqrt{\frac{S}{n-1}}, \qquad \text{bzw.} \qquad E' = \pm \frac{2}{3} \sqrt{\frac{S}{n\,(n-1)}} = \pm \frac{2}{3} \frac{\varepsilon'}{\sqrt{n}}.$$

Denn nach der *Gauss*-Fehlertheorie ist der wahrscheinliche Fehler rund $^2/_3$ des mittleren Fehlers.

In dem vorstehenden ist nur davon gesprochen worden, welchen Einfluß die sog. zufälligen Beobachtungsfehler haben. Es ist keine Rücksicht darauf genommen worden, welchen Einfluß s y s t e m a t i s c h e F e h l e r verursachen. Dieses bedarf in jedem Falle besonderer Überlegung, die in vielen Fällen natürlich sehr einfach ist. Nimmt man wieder den Fall einer einfachen Wägung, so ist der systematische Fehler vollkommen bestimmt durch die Abweichungen der Gewichte von der Richtigkeit. Wenn man weiß, mit welcher Zuverlässigkeit die einzelnen Gewichte justiert sind, kann man den systematischen Fehler sofort abschätzen, oder wenn durch eine amtliche Prüfung die wahren Gewichtswerte der einzelnen Stücke bestimmt sind, sind systematische Fehler praktisch außerhalb der garantierten Fehlergrenze nicht möglich, liegen jedenfalls unterhalb der Grenze der Fehlerbestimmung der Gewichte. Wenn man aber z. B. schon eine verhältnismäßig einfache zusammengesetzte Messung macht, also z. B. eine Dichtebestimmung, so sind schon zwei systematische Fehler möglich, der eine rührt von den Fehlern der Gewichte her, der andere von dem Verfahren zur Raumermittelung des Körpers, also, wenn diese durch Längenmessung ausgeführt wird, von den Fehlern der Meßgeräte, oder, wenn es sich um Flüssigkeiten handelt, von den Fehlern im Raumgehalt der Gläser und z. B. auch von den Temperatureinflüssen bei diesem Raumgehalt. Hier muß man in einzelnen Fällen rein mathematisch vorgehen, um zu ermitteln, wie man arbeiten muß, und welche Genauigkeit man erzielen kann.

Die Ökonomie in wissenschaftlichen und technischen Arbeiten macht es erforderlich, daß man keine Größe genauer ermitteln wird, als unbedingt notwendig ist, denn man muß berücksichtigen, daß eine genauere Ermittelung in der überwiegenden Zahl der Fälle erheblich mehr Arbeit und Zeit kostet. Wie wollen hierbei von den Fällen absehen, wo dieses nicht der Fall ist. Im nachfolgenden soll das an einer Reihe von Beispielen erläutert werden.

Der übliche Vorgang ist dabei der, daß die zu messende Größe mathematisch in ihrer Abhängigkeit von einer Reihe von Größen durch eine Formel dargestellt wird. Und man verfährt dann ganz allgemein so, daß man diese Formel differenziert, und zwar partiell nach den einzelnen Unbekannten, und die Summe dieser partiellen Differentiale gibt dann ohne weiteres den zu erwartenden Fehler der gesuchten Größe. Betont sei, daß man diese partiellen Differentiale stets mit positivem Vorzeichen in die Rechnung einführt, da man ja bekanntlich niemals weiß, in welcher Richtung man tatsächlich den Fehler begangen hat, und man selbstverständlich den ungünstigsten Fall berücksichtigen muß, daß ein Fehler regelmäßig in der Weise eintritt, daß die Einzelfehler alle in die gleiche Richtung fallen. Also z. B. bei einer Dichteermittelung ist ja die Dichte bestimmt durch den Quotienten aus Masse und Raum. Ermittelt man die Masse zufällig ein wenig zu groß, würde die Dichte zu groß ausfallen. Ist bei der Raumbestimmung ein Fehler derart begangen, daß man den Raum zu groß ermittelt, wird das Ergebnis in der Dichte zu klein sein. Nun besteht selbstverständlich die Möglichkeit, daß man sowohl die Masse zu groß, als den Raum zu klein findet, also der Fall, der das Ergebnis am meisten verfälschen würde, und diesen Fall muß man bei der Fehlerermittelung natürlich berücksichtigen.

Eine Gasdichte wird durch Messung der Ausströmungszeit ermittelt. Der Zusammenhang zwischen Dichte d und Ausströmungszeit x ist durch die Formel

$$d = C\,x^2$$

bestimmt, wo C eine Apparatkonstante ist. Es ist dann

$$\partial d = 2\,C\,x\,\mathrm{d}\,x,$$

d. h. der mögliche Fehler ist proportional dem Doppelten des bei der Messung der Ausströmungszeit möglichen Fehlers.

Eine Dichte eines festen Körpers wird durch Luft- und Wasserwägung ermittelt. Es ist dann

$$s = \frac{M}{M - m},$$

worin M das Gewicht in Luft, m das gleiche für Wasser bedeutet. Es ist dann also:

$$\partial s = \frac{(M - m)\,d\,M - M\,d\,M}{(M - m)^2},$$

$$= -\frac{m\,d\,M}{(M - m)^2},$$

und weiter entsprechend $\quad \partial s = \dfrac{M\,d\,m}{(M - m)^2}.$

Der Gesamtfehler würde also im ungünstigsten Fall, der natürlich berücksichtigt werden muß, sich zu folgendem Wert bestimmen:

$$\sum \partial s = \frac{M\,d\,m + m\,d\,M}{(M - m)^2}.$$

Nehmen wir an, was wohl im allgemeinen zutreffen wird, daß die Wägungen beide mit der gleichen Genauigkeit ausgeführt werden können ($d\,m = d\,M$), so wird

$$\sum \partial s = \frac{(M + m)\,d\,m}{(M - m)^2},$$

Zwei Zahlenbeispiele: $M = 21{,}502 \pm 0{,}002\ \text{g}$ $\quad m = 20{,}315 \pm 0{,}002\ \text{g}$

$$s = \text{rd} \cdot \frac{21,5}{1,2} = 18 \qquad \sum \partial s = \frac{41,8 \cdot 0,002}{1,44} = 29 \cdot 0,002 = \pm\, 0,058 = \text{rd}\, 0,06\,,$$

$$M = 2,502 \pm 0,002\ \text{g}, \qquad m = 1,315 \pm 0,002\ \text{g},$$

$$s = \text{rd} \cdot \frac{2,5}{1,2} = 2,1\,, \qquad \sum \partial s = \frac{3,8 \cdot 0,002}{1,44} = 2,7 \cdot 0,002 = +\, 0,005\,.$$

Man sieht hieraus, daß man bei stets gleicher Wiegegenauigkeit bei zwei Körpern von nur 1 ccm Raumgehalt, aber merklich verschiedenen Dichten, diese mit sehr verschiedener Genauigkeit erhält. Im ersten Fall $\pm 0,06$, im zweiten $\pm 0,005$. Man sieht aber auch gleichzeitig, daß die prozentische Genauigkeit in beiden Fällen etwa die gleiche ist, nämlich $\left(\dfrac{0,06}{18} \cdot 100 = \dfrac{1}{3}\ \% \,, \quad \dfrac{0,005}{2,1} \cdot 100 = \dfrac{1}{4}\ \% \right)$, einige zehntel Prozent. Wenn also die Meßgenauigkeit $0,1\%$ sein soll, d. h.

$$\frac{\sum \partial s}{s}\, 100 = 0,1\,,$$

$$\sum \partial s = = 0,001\, s\,,$$

so wird

$$d\, m = 0,001\, s\, \frac{(M - m)^2}{M + m}\,,$$

und da

$$s = \frac{M}{M - m}\,,$$

ist, wird daraus

$$d\, m = 0,001\, \frac{M\,(M - m)}{M + m}\,,$$

woraus man in jedem Fall die notwendige Arbeitsgenauigkeit ermitteln kann.

Endlich, es sei die Schwerkraft aus Pendelmessungen nach der Formel

$$t = \pi \sqrt{\frac{l}{g}}$$

zu ermitteln (t zu beobachtende Schwingungsdauer, l Pendellänge, durch Längenmessung zu ermitteln). Es folgt aus ihr:

$$g = \frac{\pi^2\, l}{t^2}\,,$$

$$\partial g = \frac{\pi^2}{t^2}\, \partial l\,,$$

$$\partial g = -\, \frac{2\,\pi^2\, l}{t^3}\, \partial t\,,$$

$$\sum \partial g = \frac{\pi^2}{t^2} \left(\partial l + \frac{2\, l}{t} \right)\,.$$

Haben wir z. B. ein Pendel von rund 1000 mm Länge, das also eine Schwingungsdauer von rund 1 sec. hat, so bewirkt ein Fehler in der Messung der Pendellänge von 1 mm einen Fehler in g von

$$\partial g = \frac{\pi^2}{t^2}\, 0,001\ (\text{in Meter!}) = \frac{9,9}{1}\, 0,001 = 0,0039\ \text{m/sec}^2$$

und ein Fehler von 0,01 sec in der Zeitbestimmung

$$\partial g = \frac{2 \cdot 9,9 \cdot 1}{1}\, 0,01 = 0,19\ \text{m/sec}^2.$$

Man kommt also zu dem bemerkenswerten Ergebnis, daß es im wesentlichen auf die Genauigkeit der Zeitmessung ankommt.

Wenn eine Größe in der Weise gemessen wird, daß sie von mehreren einzelnen Größen abhängt, was z. B. oben bei der Dichtebestimmung (Gewicht und Gewichtsverlust) oder der Schwerkraft (Pendellänge und Schwingungsdauer) der Fall ist, so ist oben stets der ungünstigste Fall angenommen, daß beide Fehler so liegen, daß sie sich völlig addieren. Verhältnismäßig noch ungünstiger wird es in den häufig vorkommenden Fällen, wo noch mehr mögliche Einzelfehler vorliegen.

Es ist ohne weiteres klar, daß praktisch der Fall doch anders liegt. Selbstverständlich ist der angenommene Fall möglich, aber er ist nicht wahrscheinlich. Denn es ist nicht anzunehmen, daß man in allen Einzelmessungen die größtmöglichen Fehler begehen wird, und daß sie gerade in der Richtung liegen werden, daß sie alle auf das Ergebnis in der gleichen Richtung verfälschend einwirken werden. Die Wahrscheinlichkeitsrechnung lehrt vielmehr folgendes: Es sei eine Größe u durch eine Funktion

$$u = f(x, y, z, \ldots)$$

bestimmt, so daß die Variabeln $x, y, z \ldots$ gemessen werden, und von den bei diesen Messungen möglichen Fehlern hängt dann auch der Fehler von u ab. Es ist also gemäß oben ausgeführtem:

$$\partial u = \frac{\partial f}{\partial x} d x,$$

$$\partial u = \frac{\partial f}{\partial y} \partial y$$

usw.

und

$$\sum \partial u = \frac{\partial f}{\partial x} d x + \frac{\partial f}{\partial y} d y + \cdots$$

das ist der größte überhaupt mögliche Fehler im Ergebnis, wenn man wie oben die Einzelfehler ohne Rücksicht auf das Vorzeichen summiert, aber nicht der zu erwartende Fehler. Vielmehr ist dieser, als $d u$ bezeichnet, gegeben durch

$$d u^2 = \left(\frac{\partial f}{\partial x}\right)^2 d x^2 + \left(\frac{\partial f}{\partial y}\right)^2 d y^2 + \cdots$$

Mit anderen Worten, den zu erwartenden Fehler erhält man, wenn man auch aus der Summe der Quadrate der Einzelfehler die Quadratwurzel zieht.

Gehen wir noch einmal auf das oben erwähnte Beispiel der Dichtebestimmung zurück. Es war dort

$$\partial s = \frac{M\, d\, m}{(M - m)^2},$$

$$\partial s = \frac{m\, d\, M}{(M - m)^2}$$

und nehmen wir das erste Zahlenbeispiel mit einer kleinen Änderung, nämlich daß wir die schwierigere Wasserwägung nur etwas ungenauer als die Massenbestimmung ausführen können. Es sei also

$$M = 21{,}502 \pm 0{,}002 \text{ g}, \qquad m = 20{,}315 \pm 0{,}005 \text{ g},$$

$$\partial s = \frac{21{,}5 \cdot 0{,}005}{1{,}2} = \pm 0{,}090,$$

$$\partial s = \frac{20{,}3 \cdot 0{,}002}{1{,}2} = \pm 0{,}034.$$

Der maximal mögliche Fehler ist also $\pm 0{,}124$, der zu erwartende aber

$$\sum \partial s = \sqrt{0{,}090^2 + 0{,}034^2}$$

$$= \sqrt{0{,}008100 + 0{,}001156}$$

$$= \sqrt{0{,}009256}$$
$$= \pm\, 0{,}096\,.$$

Man sieht dabei gleichzeitig, welche Wichtigkeit die Genauigkeit der Wasserwägung hat.

2. Wissenschaftliche und technische Messungen und Meßgeräte.

Es dürfte vielleicht nicht ohne Interesse sein, wenn an dieser Stelle etwas genauer auf die Bedeutung der Meßgeräte selbst eingegangen wird. Man pflegt im allgemeinen zwei Typen zu unterscheiden, wissenschaftliche Meßgeräte und technische, oder mit einem landläufigen Ausdruck: gute und schlechte. Es ist das eine Unterscheidung, die vielleicht früher berechtigt war, es aber jetzt zweifellos nicht mehr ist, denn wenn man häufiger wissenschaftliche und technische Laboratorien miteinander vergleicht, wird man leicht die Beobachtung machen, daß die Meßgeräte, welche in beiden angewendet werden, sich immer mehr einander nähern, und daß gerade die sog. technischen Meßgeräte immer mehr Einlaß in die wissenschaftlichen Laboratorien finden.

Man kann vielleicht folgenden Unterschied machen: Die Wissenschaft ist bestrebt, wenn sie experimentell arbeitet, die physikalischen und chemischen Eigenschaften der Körper und ihre Verhältnisse zahlenmäßig mit einer solchen Genauigkeit anzugeben, wie sie überhaupt nur erreichbar ist, und ebenso sollen die allgemeinen Gesetze mit einer solchen Genauigkeit nachgeprüft werden, wie sie es nur gestatten und wie die Hilfsmittel es ermöglichen. Es ist erfahrungsmäßig in unzähligen Fällen festgestellt, daß eine Erhöhung der Meßgenauigkeit keineswegs gewissermaßen sportliche Bedeutung hat, und daß es durchaus nicht gleichgültig ist, ob man die Genauigkeit einer physikalischen Konstanten um eine Zehnerpotenz höher treiben kann. Vielmehr machte jede Erhöhung der Genauigkeit neue Versuchsanordnungen nötig und zwang zur Heranziehung weitergehender Hilfsmittel und hat damit neue Kenntnisse gebracht, weil eben das ganze Gebiet auf breiterer Grundlage bearbeitet werden mußte. Mit anderen Worten kann man wohl sagen, daß jede Vergrößerung der Genauigkeit eine Vergrößerung der wissenschaftlichen Erkenntnis war. Für die Chemiker darf man vielleicht in diesem Zusammenhange nur an die von *Landolt*[1] eingeleiteten Arbeiten denken, die die Nachprüfung des Gesetzes von der Erhaltung der Masse bei chemischen Reaktionen zum Gegenstand haben, oder an die vielen Arbeiten, die sich an die Auffindung seltener Elemente knüpfen.

Man wird daher vielleicht so sagen können: Bei wissenschaftlichen Untersuchungen wird man Meßgeräte anwenden, die den höchsten Anforderungen an Genauigkeit entsprechen, die in ihren Leistungen im einzelnen untersucht werden können, und die gestatten, fremde Einflüsse auf das Ergebnis sorgfältig zu prüfen und zu bestimmen. Es wird bei ihnen weniger darauf ankommen, daß man schnell und einfach arbeitet, als sicher und absolut zuverlässig, insbesondere, daß man alle möglichen Fehlerquellen feststellen, berücksichti-

---

[1] *Landolt*, Zeitschr. f. phys. Chem. Bd. 55, S. 589. 1906; Über die Erhaltung der Masse, 1907.

gen und prüfen kann, in welcher Weise sie das Ergebnis verfälschen. Es wird auch nichts ausmachen, daß jede Verwendung derartiger Geräte eine größere Rechenarbeit zur Folge hat. Auch der konstruktive Aufbau der Instrumente wird nicht so sehr von dem Gedanken der Stabilität und Sicherheit gegen schlechte Behandlung bedingt sein, da von vornherein vorausgesetzt werden kann, daß nur weitgehend sachverständige und erfahrene Beobachter derartige Geräte benutzen.

Ganz anders sind die Ansprüche an sog. t e c h n i s c h e Meßgeräte. Zunächst einmal ist zu berücksichtigen, daß die Technik heute mehr als jemals wirtschaftlich arbeiten muß, und damit sind die Grundlagen der Konstruktion technischer Meßgeräte vollkommen gegeben. Sie sollen selbstverständlich auch genau sein, aber nicht genauer, als unbedingt notwendig ist, denn jede Erhöhung der Genauigkeit bedingt mehr Kosten und Zeitverlust. Man wird also bei jedem technischen Meßgerät mehr als bei einem wissenschaftlichen darauf zu achten haben, welche Genauigkeit es bietet. Sodann soll seine Anwendung möglichst einfach und bequem sein. Es sollen ungeübte Beobachter es anwenden und nutzbar behandeln können, ohne daß es Schaden nimmt, und ohne daß es an Genauigkeit Einbuße erleidet. Mit Rücksicht darauf muß es auch stabil gebaut sein, um auch ungeübten Beobachtern und damit billigeren Arbeitskräften den nötigen Widerstand zu leisten, und endlich soll es durch äußere Umstände in seinen Angaben nicht beeinflußt werden können. Wenn ein wissenschaftliches Meßinstrument in vielen Fällen nicht temperaturgeschützt ist und es auch nicht sein soll, um die wichtigen Temperatureinflüsse auf Konstanten studieren zu können, und wenn man sogar Wert darauf legen wird, derartige Einflüsse auf das fertige Instrument studieren zu können, so wird man bei technischen Instrumenten Wert darauf legen, den Einfluß von Temperaturveränderungen auf seine Angaben durch die Konstruktion selbst soweit wie möglich auszuschalten oder es überhaupt störungsfrei auszubilden.

Wenn so besonders darauf hingewiesen ist, daß bei der Konstruktion technischer Meßgeräte Fragen der Wirtschaftlichkeit und damit auch Fragen des Preises des Instrumentes ausschlaggebend sind, so soll damit nicht gesagt werden, daß bei den eigentlich wissenschaftlichen Instrumenten das nicht der Fall ist. Allmählich immer mehr kommen auch die wissenschaftlichen Laboratorien in die Zwangslage, bei ihren Arbeiten mehr als bisher auf Wirtschaftlichkeit sehen zu müssen und damit sich die Vorteile der technischen Meßgeräte nutzbar zu machen. Im übrigen ist es auch längst nicht mehr zutreffend, daß die Wissenschaft genauer arbeitet als die Technik. Wenn man daran denkt, daß im Werkzeugmaschinenbau, also in einem zweifellos rein technischen Betriebe, Meßgenauigkeiten in Längenmessungen verlangt werden, die man vor wenigen Jahren noch vollkommen den wissenschaftlichen Laboratorien allerersten Ranges vorbehielt, so gibt ein solcher Umstand immerhin zu denken Anlaß, und wenn man ebenso berücksichtigt, daß Messungen mit Interferenzen des Lichtes ebenfalls als wissenschaftliche Arbeiten höchsten Grades bewertet wurden, so muß man dagegen halten, daß der gleiche Werkzeugmaschinenbau diese auch ebenfalls regelmäßig fabrikmäßig ausführt, und daß sie z. B. auch in chemischen Betrieben Anwendung finden zur regelmäßigen Analyse von Gasen. Es ist selbstverständlich, daß im allgemeinen wohl die Wissenschaft an Genauigkeit höhere Anforderungen stellen wird, aber bei dem immer engeren Zusammenarbeiten zwischen Wissenschaft und Technik tritt auch ebenso häufig der Fall ein, daß durch die Technik die Wissenschaft gezwungen wird, genauer als bisher zu arbeiten, um der Technik die Erfüllung ihrer Aufgabe zu ermöglichen, so daß die Wissenschaft genauer arbeiten muß, als ihre eigenen Ziele es zunächst notwendig erscheinen lassen. Ein solcher Fall war z. B. eingetreten hinsichtlich der Längenmessungen im Werkzeugmaschinenbau. Die feinsten wissenschaftlichen Längenmessungen waren in gewissen Fällen für die Zwecke des höchstwertigen Maschinenbaues nicht mehr ausreichend. An sich waren geeignete Methoden bekannt, um solchen Ansprüchen zu genügen, aber in ihrer Anwendung waren sie viel zu umständlich, so daß sie gar nicht in Frage kamen. Andererseits mußte die Technik derart hohe Ansprüche an die Wissenschaft stellen, und dem gemeinsamen Zusammenarbeiten beider ist es da zu danken, daß es in kurzer Zeit gelang, die Meßmethoden mit Lichtwellenlängen so durchzubilden, daß sie für technische Betriebe verwendbar wurden, und diese Verfahren haben dann wohl auch weiter mit den Anstoß gegeben zur vollkommenen Durchbildung anderer Apparate, die unter Anwendung von Lichtwellen arbeiten, also z. B. der Apparat zur Gasanalyse nach den Angaben von *Löwe* (vgl. Abschn. über optische Messungen).

Es dürfte nach vorstehendem daher kaum noch möglich sein, zwischen wissenschaftlichen und technischen Apparaten zu unterscheiden. Gerade in der Chemie war im übrigen der Zusammenhang zwischen Wissenschaft und reiner Technik vielleicht stets enger als auf anderen technischen Gebieten, so daß hier größere Unterschiede in diesen beiden Apparattypen überhaupt niemals bestanden. Etwas anderes ist es in der Chemie natürlich mit industriellen Betrieben, die notwendigerweise an die Arbeitsweise des allgemeinen Maschinenbaues sich anschließen müssen, und die hier verwendeten Meßgeräte, insbesondere für den Dampf-, Wasser-, Gas- und elektrischen Betrieb, für Kesselhäuser usw., stimmen naturgemäß mit denen anderer Maschinenbaubetriebe vollkommen zusammen.

3. Rechnerische Ermittlung von Versuchsergebnissen, Rechenhilfsmittel.

Es ist im vorstehenden schon mehrfach darauf hingewiesen worden, welche Bedeutung die rechnerische Behandlung von Versuchsergebnissen hat, und zum Ausdruck gebracht, daß bei wissenschaftlichen Arbeiten gerade rechnerische Probleme nicht unwichtig sind und zum mindesten ein Meßverfahren nicht deswegen verworfen werden kann, weil es zu größeren Rechenarbeiten zwingt. Im allgemeinen wird man indessen solchen Verfahren den Vorzug geben, die Rechenarbeit möglichst vermeiden oder sie auf ein Minimum beschränken. Im übrigen ist es auch erfahrungsmäßig festgestellt, daß auch bei leichten und ganz elementaren Rechenarbeiten in besonders großem Ausmaße Rechenfehler auch bei größter Sorgfalt sich einschleichen, was praktisch völlig unvermeidlich ist, und daß es deswegen durchaus vorteilhaft ist, für jeden, der experimentell arbeitet, daß er auch rechnerisch einige Übung hat.

Wenn es angängig ist, sollte man bei wichtigeren Arbeiten nach Möglichkeit alle Rechnungen von einem zweiten Beobachter zahlenmäßig kontrollieren lassen oder, was noch vorteilhafter ist, alle Beobachtungen doppelt, z. B. mit Durchschreibebüchern notieren und von zwei Rechnern ganz unabhängig voneinander berechnen lassen, möglichst auch nach verschiedenen Methoden und mit verschiedenen Hilfsmitteln. Wenn dann diese doppelten Ergebnisse zahlenmäßig übereinstimmen, hat man eine erhebliche Sicherheit gegen Rechenfehler. Aus langjähriger Erfahrung des Verfassers mit recht umfangreichen Rechenarbeiten kann aber wieder nur betont werden, daß es erstaunlich ist, wie schwer es fällt, auch beim sorgfältigsten Arbeiten derartige Fehler, die an sich ganz unnütz sind und vermieden werden könnten, wirklich zu vermeiden; denn die Rechnung ist immer nur eine Ergänzung der eigentlichen Meßarbeit und bringt Fehler in Arbeiten herein, die tatsächlich ursprünglich nicht vorhanden sind.

Die Rechenhilfsmittel, die einem zur Verfügung stehen, sind recht vielseitig. Zunächst sei auf die rein mechanischen etwas eingegangen.

Diese sind im wesentlichen der Rechenschieber und die Rechenmaschine. Es ist eigenartig, daß der erste in Chemikerkreisen erst neuerdings allmählich Eingang gewinnt und erkennen läßt, wie vorteilhaft gerade er bei chemischen Rechnungen angewendet werden kann. Das Prinzip des Rechenschiebers ist ja recht einfach. Er geht darauf hinaus, die Multiplikation zweier Zahlen durch eine Addition zu ersetzen. Er besitzt dementsprechend zwei gegeneinander verschiebbare gleichartige Skalen, die z. B. von 0 bis 10 reichen und so unterteilt sind, daß an jeder Stelle der Teilung statt der Zahl der gewöhnliche Logarithmus der Zahl steht. Da bekanntlich z. B. der Logarithmus von 2 0,30103 ist, so steht z. B. an der Stelle, die 0,30103 der Gesamtlänge der Skala ist, die Zahl 2, und an der Stelle, die 0,4117 der Gesamtlänge ist, die Zahl 3; dementsprechend ist die gesamte Teilung des Rechenschiebers durchgeführt. Wenn man daher zwei Zahlen miteinander multiplizieren will, so hat man einfach so zu verfahren, daß man das bewegliche Lineal des Schiebers mit seinem Nullpunkt auf die eine Zahl einstellt, wie sie am Rechenschieber abzulesen ist, und man kann dann an dem sog. Läufer, dessen Marke man auf die zweite Zahl über dem Lineal einstellt, ohne weiteres das Produkt der beiden Zahlen ablesen. Es gibt eine Unzahl von Konstruktionen verschiedenartigster Rechenschieber, der selbstverständlich nicht nur diese einfache Aufgabe der Multiplikation lösen kann, sondern genau in gleichartiger Weise auch Divisionsaufgaben, Wurzelziehen, Potenzieren und zusammengesetzte Aufgaben.

Insbesondere sind die nachstehenden Formen des Schiebers gebräuchlich: Der kleine Rechenschieber mit einfachen Skalen von etwa $12^1/_2$ cm Länge, insbesondere für Taschenrechenschieber verwendbar, in Pappe oder Holz ausgeführt, als Behelfsrechenschieber recht nützlich, aber seiner Kleinheit wegen nur für Überschlagsrechnungen mäßiger Genauigkeit verwendbar. Wesentlich vorteilhafter ist der Normalrechenschieber von 25 cm Länge, ebenfalls aus Pappe oder Holz verfertigt, in der ersten Form natürlich immerhin mäßig genau und zerbrechlich, in der zweiten Form auch als Taschenrechenschieber noch gerade verwendbar, der eine lange Skala von 25 cm und zwei aneinandergesetzte kürzere gleichartige von je $12^1/_2$ cm Länge trägt. Er ist eigentlich der normale Rechenschieber, der für die weitaus meisten Zwecke vollkommen genügt[1]. Endlich gibt es eine dritte Form von gleicher Ausführungsart, aber doppelter Länge mit entsprechend erhöhter Genauigkeit, die ganz hervorragendes an Genauigkeit leistet, die indessen ihrer Länge wegen nur in Sonderfällen Verwendung finden wird. In allen diesen Formen sind Hilfsteilungen vorgesehen, z. B. für dritte Potenzen bzw. dritte Wurzeln und Logarithmen sowie Winkelfunktionen. Es gibt auch noch eine andere Form, die vielfach benutzt wird, nicht in Linealform, sondern in Kreisform, etwa wie eine Uhr von 10 cm Durchmesser, die praktisch etwa das gleiche leisten muß, wie der normale 25 cm-Rechenschieber, die ihm in gewisser Weise an Bequemlichkeit sogar überlegen ist, aber mit Rücksicht darauf, daß zur bequemen Ablesung dauernd Drehungen des Gerätes notwendig sind, vielleicht doch nicht als so bequem bezeichnet werden kann. Die Ausführung der Rechenschieber von guten Firmen ist im allgemeinen derart gut, daß die Teilungen innerhalb weniger hundertstel Millimeter richtig sind, so daß Fehler infolge mangelhafter Teilung kaum zu erwarten sind. Man muß sich allerdings praktisch vor dem Ankauf davon überzeugen, was ja sehr leicht durch einige Proberechnungen mit ganzen Zahlen geschehen kann.

Es ist selbsverständlich, daß bei Anwendung eines Rechenschiebers das mathematische Problem der Multiplikation zweier gegebener Zahlen, das mit Hilfe der elementaren Rechenmethoden mit absoluter Genauigkeit gelöst werden kann, bei seiner Anwendung auf eine Messung hinausgeführt wird und demgemäß, wenn auch nicht mit Meßfehlern, aber doch mit Einstellungs- und Ablesungsfehlern behaftet ist. Dazu kommen noch etwaige Fehler, die durch mangelhafte Teilung verursacht werden können. Wenn wir· von diesen möglichen Fehlern absehen und annehmen, daß wir jede Einstellung auf 0,1 mm genau machen, was bei einiger Übung ganz gut zu erreichen ist, so gibt eine verhältnismäßig einfache mathematische Überlegung, die hier nicht mitgeteilt werden soll, daß für eine einfache Multiplikation oder Division ein mittlerer Fehler von rund 0,3% zu erwarten ist, wenn man einen kurzen Rechenschieber benutzt bzw. bei dem normalen die kurze Skala. Bei Anwendung der langen Skalen von 25 cm kommt man also auf einen mittleren Fehler bei der üblichen Rechnung von 0,15%, ein Fehler also, den man im allgemeinen wohl bei den üblichen chemischen Rechnungen als sehr mäßig und fast immer erträglich bezeichnen kann.

---

[1] Gelegentliche Versuche haben gezeigt, daß bei guten Rechenschiebern sorgfältig arbeitender Firmen die Teilungen ganz hervorragend genau ausgeführt sind, ohne daß dadurch der Preis des Schiebers höher gewesen wäre.

Die Anwendung des Rechenschiebers zur Lösung der verschiedensten Rechenaufgaben ist recht einfach und schnell erlernbar. Seine nutzbringende Anwendung erfordert die Kenntnis einer ganz kleinen Anzahl Kunstgriffe. Insbesondere ist es sehr praktisch, wenn man sich eine gewisse Übung darin verschafft, einer Rechenaufgabe unmittelbar anzusehen, in welcher Größenordnung etwa das Ergebnis liegen muß, denn der Rechenschieber arbeitet rein logarithmisch unter Fortlassung der Kennziffer. Man erhält gewissermaßen ein Resultat, wobei man aus anderen Überlegungen erst die Stellung des Kommas bestimmen muß. Es gibt wohl auch Vorschriften, wie man diese mit Hilfe des Rechenschiebers selbst bestimmen kann, indessen ist das reichlich umständlich. Wohl aber macht es fast niemals Schwierigkeiten, daß man von vornherein gleich weiß, ob z. B. bei einer Analyse der Prozentgehalt einer Substanz 0,35, 3,5 oder 35 ist.

Das zweite wichtige rein mechanische Rechenhilfsmittel ist die R e c h e n - m a s c h i n e , die im Gegensatz zum Rechenschieber mit absoluter Genauigkeit rechnet, wenn man stets alle Ziffern mitnimmt. Wenn beim Rechenschieber zwei dreistellige Zahlen miteinander zu multiplizieren sind, so kann man auch wiederum nur eine dreistellige Zahl als Ergebnis der Rechnung ablesen. Die Rechenmaschine multipliziert zwei solche Zahlen streng, und wie schon oben gesagt, ist das bei physikalisch-chemischen Arbeiten praktisch nie notwendig.

Von den verschiedenartigen Konstruktionen der Rechenmaschine, die für Laboratoriumszwecke alle wohl als etwa gleichartig angesehen werden können, gibt es 3 grundlegende Typen, die von verschiedenen Firmen in etwa gleicher Güte hergestellt werden. Der erste Typus arbeitet mit sog. Staffelwalzen. Das Hauptkonstruktionselement dieser Maschine sind eine Reihe von Zylindern, die auf ihrer Mantelfläche parallel zu ihren Achsen aufgelegte Stücke verschiedener Länge tragen, die auf den Umfang gleichförmig verteilt sind, und zwar 10 Stück, alle von der unteren Stirnfläche anfangend und allmählich bis zur oberen reichend. Die Querschnitte des Zylinders stellen also überall Zahnräder dar, bei denen Folgen von Zähnen ausfallen, die untere Stirnfläche ist ein Zahnrad mit 10 Zähnen, bei 0,1 der Zylinderlänge ist eine Zahnlücke, in der Mitte ein ähnliches Zahnrad, wo 5 aufeinanderfolgende Zähne wegfallen, das letzte ohne alle Zähne. Durch Einstellen einer Zahl in dem Schaltwerk der Maschine und durch Bewegen einer Kurbel werden beim Arbeiten der Maschine demgemäß diese Staffelwalzen um verschiedene Beträge gedreht und damit die Rechnung ausgeführt. Es ist bei dieser Maschine notwendig, die Zahl der Kurbelumdrehungen entsprechend der einen Zahl, mit der man rechnen will, auszuführen, d. h. hat man eine Zahl eingestellt und will man diese mit 27 multiplizieren, so sind $2 + 7 = 9$ Kurbelumdrehungen erforderlich oder nach einem anderen Verfahren, in dem man statt mit 27 mit 30 — 3 multipliziert, $3 + 3 = 6$ Kurbelumdrehungen. Selbstverständlich gibt es eine Menge Möglichkeiten, die Rechnungen erheblich zu vereinfachen. Diese Art der Maschine ist z. B. durch die Maschine des Typus *Tim* oder *Spitz* in der Praxis eingeführt.

Die zweite Art von Rechenmaschinen hat als maßgebendes Element
Zahnräder, deren Zähnezahl verändert wird. Jedes dieser Zahnräder hat
10 Zähne, von denen eine bestimmte Anzahl je nach der Einstellung der Zahl
am Schaltwerk aus ihrem Umfang herausgeschoben werden kann, und damit
wird in ähnlicher Weise wie oben die Rechnung durchgeführt. Diese Maschinen
haben den Votreil, daß sie gestatten, die Antriebskurbel vorwärts und rückwärts zu drehen und damit einen leichten Übergang zwischen Multiplikation
und Division zu bilden. Diese Maschinen sind bekannt in der Form der *Bruns-
viga*maschine oder *Triumphator*maschine. Der dritte Typ endlich, dargestellt
durch die *Mercedes-Euklid*maschine, arbeitet ganz anders, indem in ihr die
Rechnung dadurch erfolgt, daß schwingende Hebel durch das Einstellen der
Zahlen in ihren Längen und Drehpunkten verändert werden. Dieser Typ der
Maschine hat den Vorteil, daß die Zahl der Umdrehungen der Kurbel für die
Rechnung auf ein Mindestmaß eingeschränkt wird, daß es sogar möglich ist,
derartige Maschinen mit elektrischem Antrieb zu versehen, so daß man daher
die ganze Ausrechnung bis auf das Einstellen der Zahlen vollkommen mechanisch
erledigen kann, durch Betätigung eines einzigen Schalters, eine Einrichtung,
die natürlich außerordentlich bequem, aber dementsprechend auch nicht ganz
billig ist. Welchen der drei Maschinentyps man auswählt, dürfte im großen
und ganzen Geschmackssache sein, insbesondere auch eine Frage der Kosten,
wobei noch betont sei, daß die meisten Firmen ihre Maschinen mit verschiedenen Stellenzahlen bauen und mit verschiedenen mehr oder minder bequemen
nützlichen Nebeneinrichtungen versehen.

Ein weiteres Hilfsmittel, das hier nur in äußerster Kürze gestreift werden
kann, das auch erst in den letzten Jahren zu erheblicher Bedeutung gelangt
ist, ist das Verfahren der Nomographie. Ganz kurz kann das Prinzip
dieses Verfahrens etwa so dargestellt werden: Zwei mathematische Funktionen
werden durch gerade Linien oder Kurven mit Teilung dargestellt, die in bestimmter Weise zueinander orientiert auf ein Zeichenblatt gezeichnet sind. In
entsprechender Weise auf einer geraden Linie oder Kurve kann man eine dritte
Funktion ebenfalls richtig orientiert zu beiden einzeichnen, und sowie zwei
Punkte in zweien dieser Funktionen gegeben sind, durch irgendwelche Beobach-
tungswerte z. B., verbindet man diese beiden Punkte in der Zeichnung durch
eine gerade Linie und kann dann ohne weiteres durch den Schnittpunkt dieser
mit der dritten Funktionsskala den zugehörigen Wert ablesen. Das ganze
Verfahren ist also gewissermaßen eine zeichnerische Lösung einer Rechenaufgabe schwierigerer Art, insbesondere natürlich in solchen Fällen, wo sich die
gleiche Aufgabe dauernd wiederholt, wobei indessen die eigentliche Zeichenarbeit bereits vorher erledigt und als gegeben zu betrachten ist. Es ist gerade in den letzten Jahren in der chemischen Literatur über die Anwendung
von Nomogrammen recht viel veröffentlicht worden, so daß betr. Beispiele
für sie auf jene Literatur verwiesen sei. Man kann selbstverständlich in vielen
Fällen keine sehr hohe Genauigkeit erwarten, indessen stellt bei mittleren Ansprüchen an Genauigkeit, wie es ja meistens nur der Fall ist, das Verfahren
ein außergewöhnlich leichtes Rechenhilfsmittel dar.

Neben diesem rein mechanischen Rechenhilfsmittel kann noch eine Reihe weiterer, gewissermaßen auch mechanischer Hilfsmittel nicht unerwähnt bleiben: Es sind das die sog. Rechentafeln, die in verschiedenartigster Form im Grunde genommen nichts weiter darstellen als vergrößerte Einmaleinstafeln, wie z. B. die sehr viel gebrauchte *Zimmermann*sche oder *Crelle*sche nichts weiter ist als eine Sammlung sämtlicher Zahlenprodukte der Zahlen von 1 bis 1000 bzw. 1 bis 10000 mit den Zahlen von 1 bis 100 in völliger Strenge. Durch zweckentsprechende Anordnung und geeignete Ausnutzung dieser Produktentafeln kann man sich größere Multiplikations- und Divisionsaufgaben sehr erleichtern und auf verhältnismäßig einfache Zahlenrechnung zurückführen.

Neben diesen allgemeinen Zahlentafeln, die selbstverständlich meistenteils noch durch besondere Zusatztafeln ergänzt werden, sei auch noch auf die Tafelsammlungen in vielen Taschenbüchern hingewiesen, die meistenteils für alle Zahlen von 1 bis 1000, die zweite und dritte Potenzen dieser Zahlen, Quadrat- und Kubikwurzeln dieser Zahlen und reziproken Werte und dergleichen enthalten, und endlich die bekannteste Tafel, die jeder Chemiker sehr häufig benutzt, die Logarithmentafeln und die meistens vollkommen entbehrliche Tafel der sog. Antilogarithmen, die weiter nichts darstellt, als eine Umkehr der ersten Tafel. Es muß erwähnt werden, daß für die Zwecke des Chemikers, von Sonderfällen abgesehen, eine vierstellige Tafel meistens genügt, fünfstellige wird man nur in besonders wichtigen Fällen bei höherer Genauigkeit verwenden. In der ersten haben wir zweifellos den Vorteil, daß man sämtliche Logarithmen auf zwei Seiten unterbringen kann. In ähnlicher Weise wie oben beim Rechenschieber kann man feststellen, daß eine vierstellige Tafel, sorgfältige Interpolation vorausgesetzt, eine Arbeitsgenauigkeit von etwa 0,05 % gibt, also merklich mehr als der Normalrechenschieber, vielleicht im Durchschnitt bei der üblichen Arbeitsgenauigkeit die fünffache Genauigkeit.

4. Korrektionsrechnungen.

Es wird wichtig sein, für die weitere Durchführung von Zahlenrechnungen noch auf einige Sonderheiten einzugehen, die im wesentlichen darauf hinauslaufen, die Arbeit des Rechnens zu erleichtern. Es ist schon vorher darauf hingewiesen worden, welche Wichtigkeit es hat, die mathematischen Grundformeln so umzuändern, daß sie für die zahlenmäßige Berechnung möglichst bequem sind. Auch noch in anderer Weise ist in vielen Fällen eine Umformung praktisch und sogar nützlich, nämlich in der Weise, daß man vielleicht nur mit wenigen größeren Zahlen zu rechnen hat, während der überwiegende Rest nur die Gestalt von Korrektionsgrößen mit ganz mäßigen Genauigkeitsansprüchen hat. Schon oben bei der Besprechung des Unterschiedes zwischen wissenschaftlichen und technischen Meßgeräten ist darauf hingewiesen worden, daß die ersten hinsichtlich Korrektionen ganz anders geartet sind, so daß bei ihnen Korrektionsrechnungen und diesbezügliche Versuche vielfach die Hauptsache werden. Bei den technischen Meßgeräten werden sie dagegen mehr oder weniger vollständig zurücktreten. Man muß nun leider einmal damit rechnen, daß kein Meßgerät vollkommen ist, insbesondere ist es z. B. nicht möglich,

Teilungen mit absoluter Genauigkeit herzustellen, ebensowenig Gewichtssätze in sich volkommen richtig zu unterteilen. Es wäre auch zwecklos, bei der Herstellung aller solcher Geräte auf die äußerste Genauigkeit hinzuarbeiten, da sie doch nicht vollkommen erreicht werden kann und auch im Laufe der Zeit verloren gehen würde. Es ist z. B. selbstverständlich, daß stark benutzte Gewichtssätze allmählich leichter werden müssen, einfach durch Abnutzung, und ebenso, wenn die Schneiden der Waage im Gebrauch allmählich leiden, wird die Gleicharmigkeit der Waage zu wünschen übriglassen. Wenn man also höhere Ansprüche stellt, wird man in jedem Falle mit Korrektionsrechnungen zu tun haben. Technische Meßgeräte sind, wie schon oben gesagt, deswegen für viele Zwecke so vorteilhaft, weil sie unter Verzicht auf höchste Genauigkeit Korrektionen möglichst entbehrlich zu machen suchen.

Weiter sei darauf hingewiesen, daß gewisse Verbesserungen gemessener Größen unvermeidlich sind, da sie durch äußere Umstände jene Größe beeinflussen. Bei Dichtebestimmungen von Flüssigkeit ist es unvermeidlich, mit ziemlicher Sorgfalt die Temperatur zu messen, weil eben die Temperatur einen erheblichen Einfluß auf die Dichte hat. Es ist selbstverständlich praktisch unmöglich, genau bei einer bestimmten Normaltemperatur zu arbeiten, vielmehr kann man nur in der Nähe dieser seine Versuche durchführen und muß daher die Ergebnisse der Versuche auf die Normaltemperatur umrechnen. Das ist also die notwendigste Korrektionsrechnung bei Dichtebestimmungen. Eine zweite bekannte Korrektion ist dabei die Temperaturausdehnung der Gefäße, in denen die Flüssigkeit aufbewahrt wird, also z. B. des Pyknometers. Über die notwendige Korrektion bei Wägungen hinsichtlich Luftauftrieb wird an anderer Stelle genauer eingegangen werden.

Bei der Durchführung von Messungen muß man sich daher von vornherein klar sein, welche Korrektionen berücksichtigt werden müssen, und welche außer Ansatz bleiben können. Man muß sich klar sein, wie groß die einzelnen ausfallen, und welchen Einfluß sie auf das Ergebnis haben. Darauf erst kann man beurteilen, welche im jeweiligen Fall bedeutungslos sind, und wie man gegebenenfalls die Messung einrichten muß, um einzelne zum verschwinden zu bringen oder sie mit genügender Genauigkeit ermitteln zu können. Es ist nun rechnerisch beinahe undurchführbar, wenn man ohne gründliche Überlegung rechnen wollte ohne Rücksicht auf Größe und Sicherheit der Korrektionen. Man wird vielmehr nach Möglichkeit die mathematische Formel, mit der man arbeitet, so zerlegen, daß ein Teil von ihr das Hauptergebnis liefert, das dann durch jene Korrektionen verbessert wird. Es muß nahezu als Regel gelten, daß man Korrektionsgrößen nach Möglichkeit durch Kopfrechnung bewältigen kann oder zum mindesten mit Hilfe des einfachsten Rechenschiebers, und dazu ist es möglich, sich einfacher Hilfsmittel zu bedienen. Die überwiegende Zahl der Korrektionen sind kleine Zahlen im Vergleich zum Hauptergebnis, und das muß man für die Rechnung ausnutzen, ebenso daß man viele in einer Form darstellen kann, daß sie eine Zahl ergeben, die nahe an dem Wert 1 liegt, also durch eine Zahl der Form $1 + \alpha$ dargestellt werden kann. Auch hiermit wird die Korrektion gewissermaßen auf eine kleine Zahl zurückgeführt, nämlich auf eine Zahl, die zur Größe 1 hinzugezählt oder von ihr abgezogen wird. Für das Rechnen mit solchen Zahlen, die also entweder klein sind oder in der Nähe von 1 liegen, gibt es eine ganze Anzahl Regeln und Formeln, die im nachstehenden ohne jeden Beweis mitgeteilt seien. Es sei nur ganz kurz darauf hingewiesen, daß alle diese Formeln so abgeleitet sind, daß man die ursprüngliche Darstellung in eine Reihe entwickelt, von der nur das erste Glied zahlenmäßig von Bedeutung ist, während das zweite und ebenso sämtliche folgenden in der Größenordnung so verschieden von den vorhergehenden sind, daß sie zahlenmäßig nicht mehr in Frage kommen. Einige Beispiele mögen außerdem die Anwendung dieser Formeln erläutern.

Die mit $\alpha, \beta, \gamma \ldots$ bezeichneten Zahlen sollen gegenüber 1 so klein sein, daß man ihr Quadrat und höhere Potenzen ganz vernachlässigen kann, ebenso die Produkte $\alpha\beta$ und ähnliche. Es gelten dann folgende Formeln:

$$(1 + \alpha)^m = 1 + m\alpha, \qquad\qquad (1 - \alpha)^m = 1 - m\alpha$$

$$(1 + \alpha)^2 = 1 + 2\alpha, \qquad\qquad (1 - \alpha)^2 = 1 - 2\alpha$$

$$\sqrt{1 + \alpha} = 1 + \frac{\alpha}{2}, \qquad\qquad \sqrt{1 - \alpha} = 1 - \frac{\alpha}{2}$$

$$\frac{1}{1 + \alpha} = 1 - \alpha, \qquad\qquad \frac{1}{1 - \alpha} = 1 + \alpha$$

$$\frac{1}{(1 + \alpha)^m} = 1 - m\alpha, \qquad\qquad \frac{1}{(1 - \alpha)^m} = 1 + m\alpha$$

$$\frac{1}{(1 + \alpha)^2} = 1 - 2\alpha, \qquad\qquad \frac{1}{(1 - \alpha)^2} = 1 + 2\alpha$$

$$\frac{1}{\sqrt{1 + \alpha}} = 1 - \frac{\alpha}{2}, \qquad\qquad \frac{1}{\sqrt{1 - \alpha}} = 1 + \frac{\alpha}{2}$$

$$\sqrt[3]{1 + \alpha} = 1 + \frac{1}{3}\alpha, \qquad\qquad \frac{1}{\sqrt[3]{1 + \alpha}} = 1 - \frac{1}{3}\alpha$$

$$(1 + \alpha)(1 + \beta) \ldots = 1 + \alpha + \beta \ldots \qquad \frac{(1 + \alpha)(1 + \beta) \ldots}{(1 + \gamma)(1 + \delta) \ldots} = 1 + \alpha + \beta \ldots - \gamma - \delta \ldots$$

Beispiel:

$$\sqrt{\frac{1,00036}{1,00257}} = \frac{1,00018}{1,00128} = 1,00018 - 1,00128 = 1 - 0,00110 = 0,99890,$$

$$\frac{1}{0,9934^3} = \frac{1}{(1 - 0,0066)^3} = 1 + 3 \cdot 0,0066 = 1,0198,$$

$$\frac{1,00034567}{0,99992765} = \frac{1 + 0,00034567}{1 - 0,00007235} = 1 + 0,00034567 + 0,00007235 = 1,00041802.$$

Sind a und b zwei beliebige Zahlen, die sich nur wenig unterscheiden, so ist

$$\sqrt{ab} = \frac{a + b}{2}.$$

Rechnen mit kleinen Winkeln:

$$\sin\alpha = \alpha, \quad \cos\alpha = 1,$$
$$\sin 1° = \sin 60' = 0,01745,$$
$$\sin 1' = \sin 60'' = 0,002908,$$

Winkel 1 in Bogenmaß 57,3°,
$$\operatorname{tg}\alpha = \alpha = \sin\alpha, \quad \operatorname{ctg}\alpha = 1 = \cos\alpha,$$
$$\sin\alpha = \alpha \sin 1°,$$

$$\text{Beispiel } \sin 53' = \frac{53}{57,3 \cdot 60} = 0,0154,$$

$$\sin 53' = 53 \sin 1' = 53 \cdot 0,002908$$
$$= 0,0154 \text{ (wie nebenstehend)}.$$

Die Winkel müssen hier selbstverständlich in Bogenmaß eingesetzt werden. Trotz der scheinbaren Widersprüche in den Formeln ist tatsächlich kein Widerspruch vorhanden.

III. Maßsysteme und allgemeine physikalische Konstanten.

1. Grundlagen des physikalischen Maßsystems.

In den nachfolgenden Zeilen sei in äußerster Kürze alles das zusammengestellt, was für die Grundlagen der physikalischen und technischen Meßtechnik von Wichtigkeit ist, nämlich das allgemeine physikalische Maßsystem, das in gleicher Weise auch für die Chemie und mit gewissen Modifikationen auch für die gesamte Technik grundlegend ist. Ein Teil von dem, was hierbei behandelt werden soll, ist bereits an früherer Stelle erwähnt worden, soll aber hier nochmals zusammengestellt werden, insbesondere sollen die genauesten Zahlenwerte hier angegeben werden, die für die einzelnen Größen bekannt sind.

Bekanntlich gibt es in der ganzen Wissenschaft und Technik eine große Anzahl verschiedenster Größen, die experimentell festgelegt und zahlenmäßig bestimmt werden müssen. Es ist ebenso bekannt, daß alle diese Größen in gewisser Abhängigkeit voneinander stehen, und daß es nur ganz wenige Größen gibt, die man als fundamentale Einheiten bezeichnen kann. Es muß also dafür Vorsorge getroffen werden, daß man die Unzahl der verschiedenartigen Größen, deren Werte zahlenmäßig von Bedeutung sind, auf eine genügend kleine Anzahl Grundeinheiten zurückführt, die als Grundlage eines physikalischen Maßsystems dienen können. Über das Gesamtsystem dieser Frage ist ja bereits in der Einleitung viel gesagt worden, und dabei wurde auseinandergesetzt, daß das heutige grundlegende Maßsystem auf drei Einheiten zurückgeht, auf eine Längeneinheit, eine Masseneinheit und eine Zeiteinheit. Es dürfte vielleicht auch bekannt sein, daß dieses durchaus nicht die drei einzigen sind, auf die sämtliche Maßeinheiten nahezu ausnahmslos sich zurückführen lassen, vielmehr arbeitet z. B. die gesamte Technik mit einem ähnlichen System, das ebenso die Längen- und die Zeiteinheit in gleicher Weise wie die Wissenschaft benutzt, aber als dritte Einheit nicht die Masseneinheit verwendet, sondern die Gewichtseinheit. Gewicht und Kraft sind ja tatsächlich übereinstimmende Größen, da wir im Grunde genommen jede Kraft nur so messen, daß wir sie mit der Kraft vergleichen, die die Erde auf einen Körper ausübt, d. h. mit der Schwerkraft. Daher ist, wenn wir mit m die Masse eines Körpers und mit g die Beschleunigung durch die Schwere bezeichnen, das Gewicht eines Körpers gleich dem Produkt $m \cdot g$, und dabei ist auch gleichzeitig die Beziehung zwischen dem sog. physikalischen und dem sog. technischen Maßsystem gegeben.

Es handelt sich nunmehr darum, die Beziehung zwischen diesen Grund-einheiten und den andern, die man als abgeleitete Einheiten bezeichnen kann, festzulegen, wodurch man den Vorteil erhält, daß man eine Defi-nition weiterer Einheiten erspart. Das schließt natürlich nicht aus, daß man für den praktischen Gebrauch als Einheiten zweiten Ranges zu be-zeichnende neue sich künstlich schafft, um damit sich die Arbeit zu erleichtern. Es ist naturgemäß notwendig, diese abgeleiteten in gewissen Zwischenräumen mit den Grundeinheiten zu vergleichen, um ihre Unveränderlichkeit nach-zuprüfen. Solche abgeleiteten Einheiten sind ja z. B. aus der Elektrizitätslehre und der Elektrotechnik her bekannt. Es sind das die elektrischen Grundein-heiten für Spannung, Stromstärke und Widerstand, allgemein als Volt, Ampere und Ohm bezeichnet, und ebenso eine Reihe anderer.

Es ist ohne weiteres klar, wenn man von einer Längeneinheit ausgeht, die in irgendeiner Weise festgelegt ist, daß sich aus ihr sofort eine Flächen-einheit ableiten läßt, die dargestellt wird durch ein Quadrat mit der Längen-einheit als Seite, und genau das gleiche gilt z. B. für die Raumeinheit in ihrer Darstellung durch einen Würfel mit der Längeneinheit als Seite. Es ist hiernach ohne weiteres zweifellos, daß für diese beiden Einheiten abge-leitete praktisch überhaupt nicht nötig sind. Trotzdem wird man sie in gewissen Fällen einführen, was ja bekanntlich z. B. auch geschehen ist für die Raumeinheit des Liter, das ja tatsächlich aus der Masseneinheit abge-leitet ist.

Weiter wird man auch für die Geschwindigkeit keine neue aufzustellen brauchen, sondern wird als Geschwindigkeitseinheit in Übereinstimmung mit dem tatsächlichen Meßvorgang diejenige Geschwindigkeit festsetzen, bei der ein Punkt in der Zeiteinheit einen Weg gleich der Längeneinheit zurücklegt. Ganz entsprechend gilt für die Beschleunigungseinheit, daß für sie die Ge-schwindigkeit sich in der Zeiteinheit um die Geschwindigkeitseinheit ändert. Ein Punkt, der momentan eine Geschwindigkeit von 5 m in der Sekunde hat, und nach 3 Sekunden eine solche von 11 m in der Sekunde, hat einen Ge-schwindigkeitszuwachs von 6 m in 3 Sekunden erfahren, also eine Beschleu-nigung von 2 m in der Sekunde. Es sei nunmehr im nachfolgenden ganz kurz zusammengestellt, wie man die einzelnen Einheiten auseinander ableitet, und wie sie zahlenmäßig festgelegt sind.

1. Die Längeneinheit ist bekanntlich dargestellt durch das Meter und seine Verkörperung durch das Internationale Prototyp in Paris. Wegen alles weiteren sei dabei auf die Einleitung verwiesen.

2. Die Masseneinheit ist festgelegt durch das Kilogramm und seine Verkörperung durch das Internationale Kilogramm-Prototyp in Paris. Auch hierbei sei auf die Einleitung verwiesen.

3. Die Zeiteinheit bedarf keiner Festlegung durch irgendwelche mecha-nische Hilfsmittel, da sie durch die Natur selbst gegeben wird und als ein periodischer Vorgang durch die Natur selbst festgelegt werden kann. Unsere zeitmessenden Normalen, die Uhren, sind nur als Messungshilfsmittel zu be-zeichnen, da sie ohne weiteres dauernd unter Kontrolle gehalten werden

können. Wie auf S. 80 gesagt, ist zwischen dem mittleren Sonnentag und dem Sterntag ein Unterschied von 235,9 Sekunden, und zwar ist der Sterntag um diesen Betrag kürzer.

Wie aus den obigen Grundeinheiten die einfachsten abgeleiteten Einheiten der Fläche, des Raumes, der Geschwindigkeit und der Beschleunigung hergestellt werden, ist bereits oben gesagt worden.

Wenn man nunmehr zu der ersten schwieriger zusammengesetzten Einheit, zu der Krafteinheit, übergeht, so ist dazu folgendes zu sagen: Es ist bereits erwähnt, daß die Krafteinheit festgelegt wird im Zusammenhang mit der Schwerkraft der Erde, es ist aber auch bekannt, daß die Schwerkraft auf der ganzen Erdoberfläche nicht ganz gleichmäßig wirkt, weil die Erde keine strenge Kugel ist und daher die einzelnen Punkte der Erdoberfläche von ihrem Mittelpunkt verschieden weit entfernt sind. Überdies ist die Größe der Zentrifugalkraft auf der Erde selbstverständlich infolge ihrer Drehung nicht gleich. Es muß daher zunächst ein sog. normaler Wert der Schwerkraft festgelegt werden oder, was auf dasselbe herauskommt, ein Punkt oder eine geographische Breite bestimmt werden, in der die Schwerkraft einen gewissen Durchschnittswert besitzt. Seit einer langen Reihe von Jahrzehnten hat man dafür einen Wert angenommen, den seinerzeit das Internationale Maß- und Gewichtsbureau besonders bestimmt und zu 980,665 cm/sec² festgelegt hat. Dieser Wert gilt als die durchschnittliche Schwerebeschleunigung an der Erdoberfläche und soll dem Wert für eine mittlere geographische Breite von 45° entsprechen. Dieser Wert ist nicht ganz zutreffend, vermutlich würde er richtiger zu 980,62 anzusetzen sein. Dieser Unterschied ist indessen vollkommen bedeutungslos, da man bei genaueren Messungen, wo es auf diesen Wert ankommt, stets mit der international festgelegten Zahl rechnet. Sie bedeutet also, daß ein Körper, der frei im luftleeren Raum fällt, im Durchschnitt an der Erdoberfläche nach einer Sekunde eine Geschwindigkeit von 980,665 cm in der Sekunde erhält oder in der ersten Sekunde seines Falles einen Weg von $1/_2 \cdot 980,665$ cm zurückgelegt hat.

Von diesem Wert hängen einige ganz außergewöhnlich wichtige Maßeinheiten ab, nämlich die Maßeinheiten für Energie und Leistung, das sog. Meterkilogramm und die Pferdestärke, abgekürzt bezeichnet mit m kg oder kg m bzw. PS. Das Meterkilogramm ist diejenige Arbeit, die geleistet wird, wenn man entgegen der normalen Schwerkraft die Masse von 1 Kilogramm um 1 Meter hoch hebt. Entsprechend ist die Pferdestärke die Leistung, die 75 Meterkilogramm in der Sekunde ausführen. Rein physikalisch arbeitet man mit anderen Maßeinheiten, nämlich mit der Maßeinheit des Dyn für die Kraft und der Maßeinheit des Erg für die Arbeit bzw. Energie. Als Krafteinheit, ein Dyn also, bezeichnet man die Kraft, welche der Masse Eins in der Zeiteinheit die Geschwindigkeit Eins mitteilt. Weiter sei darauf hingewiesen, daß man in der Physik für die gesamten Maßsysteme nicht das Meter und das Kilogramm als Grundeinheit rechnet, weil diese sich praktisch als zu groß erwiesen haben, sondern den hundertsten Teil des Meters, das Zentimeter, und den tausendsten Teil des Kilogramms, das Gramm. Infolgedessen ist also ein Dyn die Kraft, welche einem Gramm in der Sekunde die Geschwindigkeit Eins erteilt, wobei die Geschwindigkeit natürlich gemäß der obigen Definition festgelegt ist. Daraus folgt, daß ein Grammgewicht, d. h. der Druck, den die Masse ein Gramm unter dem Einfluß der normalen Erdschwere auf ihre Unterlage ausübt, 980,665 Dyn ist, woraus folgt, daß ein Dyn = 0,00101976 Gramm ·Gewicht unter normaler Erdschwere ist.

Entsprechend bezeichnet man als Arbeitseinheit, 1 Erg, diejenige Arbeit, welche die Kraft Eins verrichtet, wenn sich ihr Angriffspunkt in ihrer Richtung selbst um die Längeneinheit verschiebt. Daraus folgt entsprechend dem vorstehenden, daß ein Erg = 0,00101976 cm · Grammgewicht ist.

Aus dem vorstehenden folgt dann weiter, daß ein Meterkilogramm gleich

$$1000 \cdot 980,6 \cdot 100 = 980,6 \cdot 10^5 \text{ Erg}$$

und entsprechend eine Pferdestärke gleich

$$75 \text{ mkg} = 75 \cdot 980,6 \cdot 10^5 \text{ Erg} = 735,5 \cdot 10^7 \text{ Erg}$$

wird.

Die physikalisch und technisch wichtige Druckeinheit läßt sich allgemein festlegen durch die Annahme einer Kraft, die auf eine Flächeneinheit, also auf ein Quadratzentimeter, wirkt. Also allgemein physikalisch ist die Druckeinheit festgelegt durch die Kraft von einem Dyn, die auf ein Quadratzentimeter wirkt. ·Man bezeichnet diese Einheit als ein Bar. Praktisch arbeitet man ja meistenteils mit einer andern Einheit, nämlich mit der Höhe einer Quecksilbersäule im Anschluß an die barometrische Luftdruckmessung, und man legt hier allgemein den Druck einer Quecksilbersäule von 76 cm Höhe zugrunde mit einem Querschnitt von 1 Quadratzentimeter. Diesen Druck bezeichnet man als atmosphärischen Druck oder Atmosphäre, wobei vorausgesetzt ist, daß das Quecksilber sich auf der Temperatur 0° befindet, an einem Ort mit normaler Schwerkraft, wie oben gesagt. Befindet man sich an einem andern Ort mit einer abweichenden Schwere, so bezeichnet man als reduzierte Druckhöhe den tatsächlich beobachteten Druck, multipliziert mit der zufälligen Schwere und dividiert durch die normale Schwere. Wegen der weiteren Einzelheiten sei auf den Abschnitt über Druckmessung verwiesen.

2. Das absolute Maßsystem.

Über das grundlegende Maßsystem der Physik ist im vorstehenden bereits einiges gesagt. Hier soll in äußerster Kürze nur noch zusammenfassend das dargestellt werden, was heute als das allgemein umfassende Maßsystem der ganzen Naturwissenschaften und der Technik angesehen wird.

Wie schon gesagt, lassen sich alle Maßgrößen auf die Grundeinheiten zurückführen, für die man allgemein die Länge, die Masse und die Zeit wählt. Der Ausdruck „allgemein" muß indessen etwas eingeschränkt werden, da hierin ein gewisser Zwiespalt zwischen Wissenschaft und Technik besteht. Denn während die Wissenschaft tatsächlich die Masse als eine der Grundeinheiten ansieht, tut das die Technik zum Teil nicht, sondern sie wählt als Grundeinheit an ihrer Stelle die Kraft. Man muß dabei beachten, daß die Technik mit Massen an sich nichts zu tun hat, hier interessieren nur Massen unter dem Einfluß der Schwerkraft oder einer sonstigen Kraft, d. h. maßgebend sind für die Technik Gewichte oder richtiger gesagt Kräfte. So entsteht hier eine bedauerliche, aber anscheinend kaum vermeidbare Unstimmigkeit, die vielfach auch zu Fehlern Veranlassung gibt, da es bisher nicht gelungen ist, eine Einheitlichkeit zu erzielen. Praktisch liegt der Fall so, daß ein Körper der Masse m das Gewicht mg hat, worin g die Schwerebeschleunigung bedeutet. Eine Masse von 1 g hat also das Gewicht von 981 Gewichtseinheiten. Technisch sagt man, daß dieses Stück das Gewicht 1 hat, und daher die Masse, wenn man den Zahlenwert technisch überhaupt bringt, von $^1/_{981}$. Es dürfte indessen an dieser Stelle entbehrlich sein, genauer hierauf einzugehen.

Es gibt leider kein ideales, formell einwandfreies Maßsystem, und wenn man auch theoretisch die Möglichkeit hätte, ein solches zu schaffen, so würde doch seine Einführung an zwingenden Gründen der Praxis und der Gewohnheit sowie an den vielen Änderungen in Tafeln u. dgl. restlos scheitern[1]. Praktisch liegt die Sache heute so, wie im folgenden dargestellt wird. Nach dem Vorgang von *Gauss* benutzt man als die drei Grundeinheiten eine Längen-, eine Massen- und eine Zeiteinheit (l, m, t). Das hieraus gebildete Maßsystem bezeichnet man nach seinem Vorschlag als das absolute Maßsystem, wobei mit diesem Ausdruck nur ein Gegensatz zu dem älteren relativen Maßsystem angedeutet werden soll, während von einem wirklich absoluten System nicht die Rede sein kann. Die Physik wählt als Grundeinheiten dabei das Zentimeter (cm), das Gramm (g) und die Sekunde (s). Demgemäß wird dieses System auch als das CGS-System bezeichnet. Es hat sich der Gebrauch gebildet, Maßangaben in diesem System durch eckige Klammern, wie später vielfach gebraucht, zu bezeichnen.

Irgendeine Maßgröße beliebiger Art läßt sich, wie schon früher auseinandergesetzt, aus diesen drei Grundeinheiten ableiten, ist also eine Funktion von l, m und t, oder mathematisch:

$$x = f(l, m, t).$$

Praktisch, wie wohl ohne weiteres ersichtlich, liegt der Fall so, daß die Funktion sich stets in folgender Weise darstellen läßt:

$$x = C \cdot l^\alpha \cdot m^\beta \cdot t^\gamma,$$

also als ein Produkt der drei Grundeinheiten, jede in eine gewisse Potenz erhoben. Die Potenz der einzelnen Grundeinheiten bezeichnet man als die Dimension der Einheit und eine Formel für die betreffende Maßgröße mit Angabe jener Funktion als ihre Dimensionsformel.

Die Dimensionsformel einer Größe hängt im wesentlichen davon ab, welches Naturgesetz man zur Definition der Größe benutzt. So ist es z. B. üblich, den elektrischen Einheiten zwei verschiedene Dimensionsformeln zu geben, je nachdem man von dem *Coulomb*schen Gesetz ausgeht, das die elektrostatischen Einwirkungen zweier Elektrizitätsmengen aufeinander zum Gegen-

---

[1] Vgl. dazu ausführlich z. B. *Wallot*, Dimensionen, Einheiten, Maßsysteme, im Handbuch der Physik II, S. 1, 1926.

stand hat, oder von dem elektrodynamischen Grundgesetz, das die elektrodynamische Wirkung zweier Stromkreise aufeinander bestimmt. So erhält man zwei an sich gleichwertige, aber nicht gleichartige Definitionen der elektrischen Maßeinheiten.

Im nachstehenden seien nur die wichtigsten Maßeinheiten zusammengestellt:

Fläche: Einheit ist die Fläche des Quadrats mit der Längeneinheit als Seite.
Dimension $[l^2]$.

Raum: Einheit ist der Würfel mit der Längeneinheit als Seite.
Dimension $[l^3]$.

Winkel: Einheit ist der Winkel, dessen Bogen gleich dem Radius ist.

$$\text{Dimension } \left[\frac{l}{l}\right] = [l^0].$$

Geschwindigkeit: Ein Punkt besitzt die Geschwindigkeit 1, wenn er sich in der Zeiteinheit um die Längeneinheit fortbewegt.
Dimension $[l t^{-1}]$.

Beschleunigung: Einheit ist Beschleunigung bei welcher die Geschwindigkeit in der Zeiteinheit um Eins wächst.

$$\text{Dimension } \left[\frac{l \cdot t^{-1}}{t}\right] = [l \cdot t^{-2}].$$

Schwerebeschleunigung $g = 980{,}6$ cm sec^{-2}.

Dichte: Einheit ist die Dichte eines Körpers, dessen Masseneinheit den Raum Eins einnimmt. Dimension $[l^{-3} m]$.

Dichte von Wasser bei $4°$ $0{,}999973$ cm^{-3} g.

Kraft: Einheit ist die Kraft, die einer Masseneinheit in der Zeiteinheit die Geschwindigkeitseinheit erteilt. Dimension $[l m t^{-2}]$.

$$1 \text{ cm g sec}^{-2} = 1 \text{ Dyn}$$
$$1 \text{ g-Gewicht} = 980{,}6 \text{ Dyn}$$
$$1 \text{ Dyn} = 1{,}02 \text{ mg-Gewicht.}$$

Druck: Einheit ist der Druck, bei welchem auf die Flächeneinheit die Krafteinheit wirkt.

$$\text{Dimension } \left[\frac{l m t^{-2}}{l^2}\right] = [l^{-1} m t^{-2}].$$

1 Dyn/cm^2 = 1 Bar = $0{,}987 \cdot 10^{-6}$ Atmosphären.

Arbeit, Energie, Wärmemenge (Kalorie): Die Kraft Eins verrichtet die Arbeit Eins, wenn sich ihr Angriffspunkt in ihrer Richtung um die Längeneinheit verschiebt.

$$\text{Dimension } [l \cdot l m t^{-2}] = [l^2 m t^{-2}]$$

$1 [\text{cm}^2 \text{g sec}^{-2}] = 1$ Erg $= 1 \cdot 10^{-7}$ Wattsekunden oder Joule $= 2{,}389 \cdot 10^{-8}$ cal.
1 Meterkilogramm $= 98{,}06 \cdot 10^6$ Erg.
$426{,}9$ g-Gewicht $\cdot$ Meter $= 1$ cal.

Leistung: Die Leistungseinheit liegt vor, wenn in der Zeiteinheit die Arbeitseinheit verrichtet wird.

$$\text{Dimension } \left[\frac{l^2 m t^{-2}}{t}\right] = [l^2 m t^{-3}].$$

$1 [\text{cm}^2 \text{g sec}^{-3}] = 1 \dfrac{\text{Erg}}{\text{sec}} = 10^{-7}$ Watt $= 1{,}36 \cdot 10^{-10}$ Pferdestärke.

$1 \text{ Pferdestärke (PS)} = 75 \dfrac{\text{kg-Gewicht} \cdot \text{m}}{\text{sec}} = 735 \cdot 10^7$ CGS-Einheiten.

Elektrizitätsmenge (elektrostatisch): Einheit ist die Menge, welche eine ihr gleiche Menge im Vakuum mit der Kraft Eins abstößt.

Es ist also $k = \dfrac{e \cdot e}{l^2}$ Dyn nach dem *Coulomb*schen Gesetz. Weiter ist also $e = l \sqrt{k}$, k hat die Dimension $[l\,m\,t^{-2}]$. Es ist also die

$$\text{Dimension } [l^{\frac{3}{2}} m^{\frac{1}{2}} t^{-1}].$$

Potential (elektrostatisch): Die Einheit des Potentials hat die Elektrizitätsmenge Eins, die auf einer Kugel vom Radius 1 gleichmäßig verteilt ist.

$$\text{Dimension } [l^{\frac{1}{2}} m^{\frac{1}{2}} t^{-1}].$$

$$1\,[\mathrm{cm}^{\frac{1}{2}}\,\mathrm{g}^{\frac{1}{2}}\,\mathrm{sec}^{-1}] = 300\,\text{Volt}.$$

Kapazität (elektrostatisch): Die Einheit besitzt ein Leiter, der durch die Menge Eins zum Potential Eins geladen wird   Dimension $[l]$.

$$1\,[\mathrm{cm}] = 10^{-6}\,\text{Mikrofarad}.$$

Stromstärke (elektrostatisch): Die Einheit hat ein Strom, bei welchem in der Zeiteinheit die Elektrizitätsmenge Eins durch den Querschnitt des Leiters fließt,

$$\text{Dimension } [l^{\frac{3}{2}} m^{\frac{1}{2}} t^{-2}].$$

$$1\,[\mathrm{cm}^{\frac{3}{2}}\,g^{\frac{1}{2}}\,\mathrm{sec}^{-2}] = 3{,}33 \cdot 10^{-10}\,\text{Amp.}$$

Widerstand (elektrostatisch): Die Einheit hat ein Leiter, in dem die Potentialdifferenz Eins zwischen seinen Enden den Strom Eins hervorbringt,

$$\text{Dimension } [l^{-1} t],$$

$$1\left[\frac{\mathrm{sec}}{\mathrm{cm}}\right] = 9 \cdot 10^{11}\,\text{Ohm.}$$

Stromstärke (elektrodynamisch): Einheit ist die Stromstärke in einem Leiter, dessen Längeneinheit auf die eines gleichen Stroms die Kraft Eins ausübt.

$$\text{Dimension } [l^{\frac{1}{2}} m^{\frac{1}{2}} t^{-1}].$$

$$0{,}1\,[\mathrm{cm}^{\frac{1}{2}}\,m^{\frac{1}{2}}\,t^{-1}] \text{ ist als ein Ampere angesetzt.}$$

$$1\,\text{Amp} = 3 \cdot 10^{9}\,\text{elektrost. CGS.}$$

Elektrizitätsmenge (elektrodynamisch): Einheit ist die Menge, die die Stromstärkeneinheit in der Zeiteinheit durch den Querschnitt des Leiters befördert.

$$\text{Dimension } [l^{\frac{1}{2}} m^{\frac{1}{2}}].$$

$$0{,}1\,[\mathrm{cm}^{\frac{1}{2}}\,g^{\frac{1}{2}}] = 1\,\text{Amperesekunde, oder 1 Coulomb.}$$

Elektromotorische Kraft oder Spannung (elektrodynamisch): Einheit ist die elektromotorische Kraft, die, wenn sie den Strom Eins erzeugt, in der Zeiteinheit die Arbeitseinheit verrichtet.

Es ist also Spannung × Stromstärke × Zeit = Arbeit, wie bekannt; also

$$e \cdot [l^{\frac{1}{2}} m^{\frac{1}{2}} t^{-1}] \cdot [t] = [l^2\,m\,t^{-2}]$$

$$e = [l^{\frac{3}{2}} m^{\frac{1}{2}} t^{-2}].$$

$$\text{Dimension } [l^{\frac{3}{2}} m^{\frac{1}{2}} t^{-2}].$$

$$10^{8}\,[\mathrm{cm}^{\frac{3}{2}}\,\mathrm{g}^{\frac{1}{2}}\,\mathrm{sec}^{-2}] = 1\,\text{Volt.}$$

Widerstand (elektrodynamisch): Die Einheit besitzt der Leiter, in dem die Spannungsdifferenz Eins die Stromstärke Eins erzeugt.

$$\text{Dimension } [l\,t^{-1}]$$

$$10^{9}\,[\mathrm{cm}\,\mathrm{sec}^{-1}] = 1\,\text{Ohm.}$$

Stromleistung (elektrodynamisch): Die Einheit wird durch einen Strom Eins im Widerstand Eins hervorgerufen, oder durch den Strom Eins, der die Spannung Eins erzeugt,

$$\text{Dimension } [l^2\, m\, t^{-3}]$$
$$10^7 \,[\text{cm}^2 \,\text{g} \,\text{sec}^{-3}] = 1 \text{ Watt} = 10^7 \text{ Erg/sec}.$$

Stromarbeit (elektrodynamisch): Die Einheit ist die Arbeit des Stromes Eins im Widerstand Eins. $\text{Dimension } [l^2\, m\, t^{-2}]$.

$$10^7 \,[\text{cm}^2 \,\text{g} \,\text{sec}^{-2}] = 1 \text{ Joule} = 10^7 \text{ Erg}.$$

Zu beachten ist, was ohne weiteren Beweis mitgeteilt sei, daß das Verhältnis der elektrostatischen zu den elektromagnetischen Einheiten stets durch eine Potenz der Lichtgeschwindigkeit dargestellt wird.

3. Die wichtigsten allgemeinen physikalischen Konstanten.

Im Anschluß hieran seien zunächst einige andere Einheiten erwähnt, die man als allgemeine physikalische Konstanten auf Grund von Definitionen bezeichnen kann, und die für ihren praktischen Gebrauch nur einer internationalen Festlegung bedürfen. Unter diesen ist als wichtige zunächst das elektrochemische Äquivalent von Silber zu bezeichnen. Es wird bekannt sein, daß für die elektrischen Messungen die grundlegenden Einheiten das Ohm und das Ampere sind, die mit verhältnismäßig schwierigen Beziehungen, die experimentell ungemein schwer nachzuprüfen sind, an die Grundeinheiten angeschlossen sind. Für den praktischen Gebrauch sind diese Beziehungen tatsächlich unverwertbar und man bedarf besonders festgelegter sekundärer Einheiten.

Die eine von diesen für die Stromstärkenmessungen ist jenes oben genannte elektrochemische Äquivalent. Nach den bisherigen internationalen Vereinbarungen ist die Stromstärkeneinheit durch Verwendung des Silbervoltameters festgelegt, indem bestimmt wird, daß die praktische Stromstärkeneinheit von einem Ampere in der Sekunde, unter gewissen Nebenbedingungen für die Ausführung des Versuchs, in dem Silbervoltameter eine bestimmte Silbermenge niederschlagen soll. Durch eine Reihe von experimentellen Arbeiten ist diese Zahl festgelegt worden; da sie indessen für den praktischen Gebrauch und für die tatsächlich erreichbare Genauigkeit bei Stromstärkenmessungen nicht ganz ausreichend ist, ist in den maßgebenden Staaten die Stromstärkeneinheit dadurch definiert worden, daß sie in der Sekunde im Silbervoltameter den runden Wert von 1,11800 Milligramm Silber niederschlagen soll.

Für das Atomgewicht des Sauerstoffes ist in gleicher Weise ein besonderer Wert durch internationale Abmachung festgelegt worden, nämlich der bekannte Wert von 16,000.

Im Anschluß an diese Konstanten sei eine Reihe von anderen genauer behandelt, die auf Grund ausführlicher experimenteller Arbeiten festgelegt sind. Zunächst sei hierbei die Dichte des Wassers im Zustand seiner größten Dichte behandelt. Wie schon in der Einleitung gesagt ist, war ja Wasser größter Dichte als Normalsubstanz für die Festlegung der Masseneinheit gewählt worden, eine Entschließung, die auch vom heutigen Standpunkt aus in keiner Weise zu beanstanden ist. Es war dort gesagt, daß ein Kubikdezimeter reinen Wassers die Masseneinheit darstellen sollte, daß aber dieser ideale Zusammenhang nicht vollständig erreicht ist. Wenn man das internationale Kilogrammprototyp entsprechend jener Definition tatsächlich zurückrechnet und bestimmt, welchen Raum ein Kilogramm reinen Wassers tatsächlich einnimmt, so kommt man zu einem von einem Kubikdezimeter ein klein wenig abweichenden Wert, den man bekanntlich als Liter bezeichnet. Die bisher bekannt gewordenen Zahlen über die Beziehung zwischen Kubikdezimeter und Liter haben ergeben (vgl. S. 17), daß ein Liter gleich 1,000027 Kubikdezimeter ist. Der reziproke Wert von dieser Zahl liefert damit gleichzeitig die wahre Dichte des Wassers im Zustand seiner größten Dichte, also die Zahl 0,999973. Wenn man daher wie üblich unter dem spezifischen Gewicht diejenige Zahl versteht, welche das Verhältnis zwischen der Masse des betreffenden Körpers zu derjenigen Masse Wasser gibt, welche das gleiche Volumen hat, so erhält man die Dichte eines andern Körpers, wenn man sein so gefundenes spezifisches Gewicht mit jener Wasserdichte multipliziert. Praktisch ist dieser Unterschied reichlich bedeutungslos, da man ja im allgemeinen bei Dichtebestimmungen höherer Genauigkeit nicht mit der Einheit Kubikdezimeter, sondern von vornherein mit der Einheit Liter arbeitet, wobei der Unterschied bedeutungslos wird. Rein sprachlich gehen beide Bezeichnungen leider völlig durcheinander.

Für chemische Zwecke ist die Kenntnis der Zahl, welche das Volumen eines Mols eines Gases angibt, von erheblicher Wichtigkeit. Das normale Molvolumen ist nach dem *Avogadro*schen Gesetz von der Art des Gases unabhängig. Das geeignete Gas, an dem man diese Zahl bestimmt, ist der Sauerstoff, da für ihn das Atomgewicht definitionsmäßig feststeht, d. h. die Masse, die in einem Liter enthalten ist unter den normalen Bedingungen, einer Atmosphäre Druck und 0° Temperatur. Die bisher vorliegenden Bestimmungen dieser Größe führt nach *Henning* und *Jäger*[1] zu der Größe $1,42896 \cdot 10^{-3}$ für die Dichte des Sauerstoffs, und daraus folgt für das normale Molvolumen 22,4139 Liter.

In ähnlicher Weise wie die normale Dichte von Wasser ist auch die Dichte des Quecksilbers von erheblicher Wichtigkeit mit Rücksicht auf seine Verwendung zur Bestimmung von Raumgehalten und Drucken. Es zeigt sich aus dem hierbei vorliegenden Beobachtungsmaterial, daß Quecksilber offensichtlich, wie es auch mit Rücksicht auf seine chemische Struktur zu erwarten ist, nicht so weit als einheitlich anzusehen ist, wie es bei Wasser anscheinend der Fall ist. Nach den Versuchen von *Scheel* und *Blankenstein*[2] kann man als besten Wert für die Dichte von Quecksilber bei 0° die Zahl 13,59546 annehmen.

Als normale Druckeinheit für die überwiegende Zahl der physikalischen Messungen wird die sog. Atmosphäre angenommen, d. h. der Druck einer

---

[1] *Henning* u. *Jäger*, Handbuch der Physik Bd. II, S. 488 ff. Berlin 1926. Auf diese Arbeit sei überhaupt besonders verwiesen. Es wird ihr im wesentlichen gefolgt.

[2] *Scheel* u. *Blankenstein*, Zeitschr. f. Phys. Bd. 31, S. 202. 1925.

Quecksilbersäule von 760 mm Höhe unter normaler Schwerkraft bei einer Temperatur von 0°. Diese sog. physikalische Atmosphäre ist durch die obenstehenden Bedingungen vollkommen festgelegt. Aus den bekannten Zahlen ergibt sich dann der Druck der Atmosphäre zu $1{,}013253 \cdot 10^6$ Dyn auf 1 qcm. Die technische Atmosphäre unterscheidet sich von der physikalischen um etwa 3 Proz. Sie ist definiert durch den Druck von 1 kg auf die Flächeneinheit unter der Einwirkung der normalen Schwere und ergibt sich demgemäß zu $0{,}980665 \cdot 10^6$ Dyn auf das qcm. Eng zusammen mit dem atmosphärischen Druck steht das Energiemaß der Literatmosphäre. Es ist das diejenige Arbeitsleistung, die vollbracht werden muß, wenn ein beliebiges Volumen eines Gases gegen den Druck einer physikalischen Atmosphäre um 1 l vergrößert werden soll. Sie ergibt sich demgemäß zu $1{,}013280 \cdot 10^9$ Erg .

Für die Umrechnung der Gaskonstanten und Gaszustände ist eine Kenntnis des sog. absoluten Nullpunktes der Temperatur notwendig. Diese Kenntnis folgt aus der Beobachtung der Ausdehnungs- und Spannungskoeffizienten von Gasen und durch Extrapolation der beobachteten Zahlen auf die absolute Temperatur 0 und den idealen Gaszustand, von dem ja alle Gase in ihrem Verhalten mehr oder weniger stark abweichen. Die bisherigen Ergebnisse liefern für diese Zahl den Wert $-273{,}2°$ C.

Nach den allgemeinen Gasgesetzen besteht ja zwischen dem Druck, dem Volumen und der absoluten Temperatur eines Gases ein einfacher Zusammenhang, der durch die Formel

$$p \cdot v = R \cdot T$$

dargestellt wird. In dieser Formel bezieht sich die Konstante R auf die in dem Volumen v enthaltene Gasmenge. R hat ja bekanntlich für alle Gase den gleichen Wert, wenn die Massen der betreffenden Gase im Verhältnis ihrer Molekulargewichte stehen. Allgemein versteht man unter den Gaskonstanten den Wert von R, der sich auf ein Mol des Gases bezieht. Aus den oben angegebenen Zahlen folgt für die Größe der Gaskonstanten die Zahl von

$$0{,}83132 \cdot 10^8 \ \frac{\text{Erg}}{\text{Grad}} \ \text{oder} = 82{,}045 \ \frac{\text{cm}^3 \cdot \text{atm}}{\text{Grad}} .$$

Aus diesen Zahlen folgt weiter der Übergang in andere Energieeinheiten bzw. Wärmeeinheiten.

Eine weitere wichtige Größe, auch insbesondere für Umrechnungszwecke des Chemikers, ist das sog. mechanische Wärmeäquivalent, d. h. diejenige Energie, die notwendig ist, um 1 kg Wasser in seiner Temperatur um 1° C zu erhöhen. Das Wasser soll sich dabei auf einer Temperatur von 15° C befinden. Auch diese Zahl muß vollkommen experimentell bestimmt werden. Die beste Versuchsreihe für diesen Wert ist wohl die in der Physikalisch-technischen Reichsanstalt von *Jäger* und *v. Steinwehr*[1] ausgeführte, die für seine Größe 4,1842 internationale Einheiten bzw. $4{,}1863 \cdot 10^7$ Erg ergab.

Für das ganze Gebiet der Elektrotechnik und für alle elektrischen Messungen sind die internationalen elektrischen Einheiten und die sog. absoluten elektrischen Einheiten maßgebend. Diese letzteren sind

---

[1] *Jäger* u. *v. Steinwehr*, Berl. Ber. 1915, S. 424. Ann. Phys. Bd. 64, S. 305. 1921.

ja durch die Beziehungen der elektrischen Maßgrößen zu den Grundmaßen des
absoluten Maßsystems definiert, eine Definition, auf die hier nicht weiter
eingegangen sei, und sind für den praktischen Gebrauch kaum verwendbar, so
grundlegende wissenschaftliche Bedeutung sie auch haben.

Es war demgemäß unbedingt notwendig, für den Gebrauch im wissenschaftlichen und technischen Laboratorium besondere praktische Einheiten
durchzubilden, deren Zusammenhang mit den absoluten Einheiten dann durch
besondere Versuchsreihen festgelegt werden mußte. Daneben war es noch
notwendig, die Größe der Einheiten so zu wählen, daß sie für den praktischen
Gebrauch geeignet groß waren, was bei den absoluten Einheiten ebenfalls
nicht ohne weiteres der Fall war. Die internationalen Einheiten, die auf Grund
derartiger Überlegungen geschaffen wurden, sind also gewissermaßen empirische
Normale, die gesetzlich definiert sind, und zwar so, daß sie mit möglichster
Genauigkeit dem Wert der absoluten Maße gleichkommen. Nach dem deutschen
Gesetz über die elektrischen Maßeinheiten vom 1. Juli 1898 sind zwei Einheiten,
das Ohm und das Ampere, gesetzlich definiert. Aus diesen beiden Definitionen
ist die dritte Größe, das Volt, ohne weiteres ableitbar und in gleicher Weise auch
die zusammengesetzten Einheiten. Das Gesetz sagt aus: das Ohm ist die Einheit des elektrischen Widerstandes, es wird dargestellt durch den Widerstand
einer Quecksilbersäule von der Temperatur des schmelzenden Eises, deren Länge
bei durchweg gleichem, einem Quadratmillimeter gleich zu achtenden Querschnitt 106,3 cm und deren Masse 14,4521 g beträgt; das Ampere ist die Einheit
der elektrischen Stromstärke, es wird dargestellt durch den unveränderlichen
elektrischen Strom, welcher bei dem Durchgang durch eine wässerige Lösung
von Silbernitrat in einer Sekunde 0,001118 g Silber niederschlägt.

Diese Definitionen sind mit ganz belanglosen Änderungen international
angenommen worden. Die einzig wesentliche Änderung ist die Definition des
Ampere, wobei die obige Zahl schärfer zu 0,00111800 g Silber festgesetzt
wurde. Auf die Ausführungsbestimmungen des Gesetzes, insbesondere auf
die Herstellung und Kontrolle der Einheit und ihre Überwachung durch die
Physikalisch-Technische Reichsanstalt, sei hier nicht weiter eingegangen, da
zu weit führend. Bei diesen beiden Einheiten ist indessen zu berücksichtigen,
daß die Einheit des Ampere sozusagen keine greifbare Einheit darstellt, sondern in jedem Fall durch sehr schwierige Untersuchungen unter sehr unbequemen äußeren Bedingungen dargestellt werden muß. In der Praxis verwendet man demgemäß tatsächlich als grundlegende elektrische Einheit nicht
das Ampere, sondern statt dessen das Volt, das sich leicht, wenn auch nicht
gerade die Größe 1 Volt, so doch eine sehr ähnliche, durch ein geeignetes
Normalelement darstellen läßt. Dieses Normalelement ist das sog. *Weston*-
Element, dessen Spannung bei 20° C zu 1,01830 internationalen Volt festgelegt
ist. Dieses ist der Wert und das Messungshilfsmittel, das praktisch für alle
besseren elektrischen Messungen tatsächlich benutzt wird. Diese Zahl ist
naturgemäß auf Grund der internationalen Vorschriften über das Ohm und
Ampere abgeleitet, so daß das *Weston*-Element als Spannungsnormal tatsächlich nur eine sekundäre Einheit darstellt.

Umrechnungstabelle für verschiedene Maßeinheiten für Energie.

	erg	int. joule	cal	mkg	ccm-atm	l-atm	k-watt-st	PS. sec
1 erg		$0,99950 \cdot 10^{-7}$	$3,3887 \cdot 10^{-8}$	$1,019716 \cdot 10^{-8}$	$0,98692 \cdot 10^{-6}$	$0,98689 \cdot 10^{-9}$	$2,77639 \cdot 10^{-14}$	$1,35962 \cdot 10^{-10}$
1 int joule	$1,00050 \cdot 10^{7}$		$2,3899 \cdot 10^{-1}$	$1,01023 \cdot 10^{-1}$	$0,9874 \cdot 10^{1}$	$0,98739 \cdot 10^{-2}$	$2,77778 \cdot 10^{-7}$	$1,36030 \cdot 10^{-3}$
1 cal	$4,1863 \cdot 10^{7}$	$4,1842$		$4,1688 \cdot 10^{-1}$	$4,1315 \cdot 10^{1}$	$4,1314 \cdot 10^{-2}$	$1,16228 \cdot 10^{-6}$	$0,56918 \cdot 10^{-2}$
1 mkg	$0,980665 \cdot 10^{8}$	$0,980175 \cdot 10^{1}$	$2,3426$		$0,967838 \cdot 10^{2}$	$0,967812 \cdot 10^{-1}$	$2,72271 \cdot 10^{-6}$	$1,333333 \cdot 10^{-2}$
1 ccm-atm	$1,013253 \cdot 10^{6}$	$1,012746 \cdot 10^{-1}$	$2,4204 \cdot 10^{-2}$	$1,033230 \cdot 10^{-2}$		$0,999973 \cdot 10^{-3}$	$2,813185 \cdot 10^{-8}$	$1,377641 \cdot 10^{-4}$
1 l-atm	$1,013280 \cdot 10^{9}$	$1,012773 \cdot 10^{2}$	$2,4205 \cdot 10^{1}$	$1,033258 \cdot 10^{1}$	$1,000027 \cdot 10^{3}$		$2,813161 \cdot 10^{-5}$	$1,377678 \cdot 10^{-1}$
1 int k-watt-st	$3,60180 \cdot 10^{13}$	$3,60000 \cdot 10^{6}$	$0,86038 \cdot 10^{6}$	$3,67281 \cdot 10^{5}$	$3,55469 \cdot 10^{7}$	$3,55459 \cdot 10^{4}$		$4,89709 \cdot 10^{3}$
1 PS sec [1]	$0,735499 \cdot 10^{10}$	$0,735131 \cdot 10^{3}$	$1,7569 \cdot 10^{2}$	$0,750000 \cdot 10^{2}$	$0,725879 \cdot 10^{4}$	$0,725859 \cdot 10^{1}$	$2,042031 \cdot 10^{-4}$	
R.grad [1]	$0,83132 \cdot 10^{8}$	$0,83090 \cdot 10^{1}$	$1,9858$	$0,84771$	$0,80245 \cdot 10^{2}$	$0,82042 \cdot 10^{-1}$	$2,30807 \cdot 10^{-6}$	$1,13028 \cdot 10^{-2}$

[1] Die Größen: PS = Pferdestärke, R = Gaskonstante stellen keine Energie dar, sondern werden zu solchen erst nach Multiplikation mit den in Spalte 1 angegebenen Faktoren.

Für die Beziehung zwischen dem internationalen und absoluten Ohm liegen eine Reihe von Arbeiten vor, die zusammenfassend ergeben haben, daß ein internationales Ohm mit ziemlicher Genauigkeit 1,0005 absolute Ohm ist.

Die Beziehung des internationalen zum absoluten Ampere läßt sich nur mit äußerster Schwierigkeit feststellen, da die Versuchsergebnisse nach den verschiedensten Methoden mit Rücksicht auf die Schwierigkeit ihrer Durchführung nicht ganz gleichartige Zahlen ergeben haben. Man kann mit einiger Sicherheit annehmen, daß die gesetzliche Definition des Ampere sehr genau mit dem absoluten Ampere übereinstimmt. Die Diskussion über die Beziehung des internationalen Ampere zum absoluten Ampere ist im übrigen noch nicht vollständig abgeschlossen, so daß darauf verzichtet werde, darauf weiter einzugehen.

Das elektrische Elementar-Quantum, d. h. die Ladung eines Elektrons, ist im wesentlichen durch die Arbeiten von *Millikan* berechnet. Man nimmt dafür im allgemeinen die Zahl von $4,774 \cdot 10^{-10}$ elektrostatischer Einheit an.

Unter der Loschmidtschen Zahl versteht man bekanntlich die Molekülzahl im Mol. Für sie gilt nach den vorliegenden Versuchsergebnissen die Zahl $6,061 \cdot 10^{23}$ oder für die Masse eines hypothetischen Atoms vom Atomgewicht 1 oder für den 16. Teil der Masse eines Sauerstoffatoms die Zahl $1,650 \cdot 10^{-21}$ g.

Die Lichtgeschwindigkeit, eine insbesondere für die elektrischen Maßgrößen ungemein wichtige Zahl, wird nach den verschiedensten Methoden bestimmt, die grundsätzlich vollkommen verschieden sind, einmal nach rein optischen durch tatsächliche Beobachtung von Geschwindigkeiten, oder nach rein elektrischen Methoden im Anschluß an die Theorie von *Maxwell* aus der Beziehung elektrischer Größen untereinander, die in dem absoluten Maßsystem nach ihren elektrostatischen und elektrodynamischen Werten festgelegt sind. Nach jener Theorie müssen diese beiden Maßwerte, wobei die gleiche elektrische Einheit einmal nach dem einen System, ein anderes Mal nach dem andern System gemessen wird, im Verhältnis der Lichtgeschwindigkeit zueinander stehen. Aus den vorliegenden Beobachtungen ergibt sich als Mittelwert für die Lichtgeschwindigkeit der Wert von 299 868 km in der Sekunde, giltig für die Lichtfortpflanzung im Vakuum. Diese Zahl ist der Wert, wie er aus den rein optischen Messungen sich ergibt. Aus den rein elektrischen Messungen ergibt sich ein Wert, der ein wenig davon abweicht, so daß es etwa der heutigen Meßgenauigkeit entspricht, wenn man nach beiden Verfahren im Mittel den Wert von 299 850 km in der Sekunde ansetzt.

IV. Messung von Zeiten.

Die Festlegung der Zeiteinheit wird von der Astronomie übernommen. Man unterscheidet astronomisch zwei Zeiteinheiten, die Sternzeit und die Sonnenzeit. Als Sterntag wird die Zeit bezeichnet, die vergeht, bis ein bestimmter Fixstern zweimal hintereinander durch den Meridian des Beobachtungsortes gegangen ist, d. h. die Zeit zwischen den beiden Augenblicken, in denen er an zwei einander folgenden Tagen genau im Süden gestanden hat. Dieser Zeitunterschied ist der Sterntag, der wie üblich in 24 Stunden zu 60 Minuten und 60 Sekunden unterteilt wird. Es ist dieses die astronomische Zeiteinheit, während die des bürgerlichen Lebens der sog. Sonnentag ist, der genau in gleicher Weise bestimmt wird, nur daß man statt eines Fixsternes die Sonne benutzt. Mit Rücksicht auf den Umlauf der Erde um die Sonne ist es ohne weiteres ersichtlich, daß beide Tageslängen nicht gleich sind. Eine einfache Überlegung zeigt ja, daß im Laufe eines Jahres, also in 365 Tagen rund, die Sonnenzeit der Sternzeit wegen des vollständigen Umkreisens der Sonne um einen ganzen Tag voraus sein muß. Genauere Beobachtungen lehren, daß ein Sonnentag 3 Minuten 55,9 Sekunden länger ist als ein Sterntag. Mit Rücksicht darauf, daß die Umlaufsgeschwindigkeit der Erde um die Sonne im Laufe des Jahres nicht ganz gleichförmig ist, ist die Länge des Sonnentages im Laufe des Jahres ebenfalls nicht völlig gleichförmig. Die durchschnittliche Länge eines Sonnentages im Lauf eines Jahres gemäß vorstehendem ist der mittlere Sonnentag, die altbekannte Zeiteinheit des bürgerlichen Lebens.

Die astronomisch erfolgte Festlegung der Zeit auszunutzen, bereitet heute keinerlei Schwierigkeiten mehr. Es sei z. B. darauf hingewiesen, daß die große deutsche drahtlose Station in Nauen alltäglich um 13 Uhr ein drahtloses Zeitzeichen gibt, daß von der deutschen Seewarte in Hamburg bzw. der Sternwarte in Bergedorf bei Hamburg geliefert wird. Die Zuverlässigkeit dieses Zeitzeichens ist auf mehr als 0,1 Sekunden zu schätzen, und es ist üblich, daß sämtliche Rundfunkstationen, selbstverständlich mit der gleichen Genauigkeit, dieses Zeichen weitergeben. Man kann also mit leichter Mühe nahezu überall und mit recht einfachen Apparaturen dieses Zeichen aufnehmen und seine Uhr darnach vergleichen. Nebenbei geben auch noch eine große Anzahl ausländischer Stationen gleichartige Zeitzeichen, wovon für Deutschland insbesondere die Zeichen der Station Eiffelturm in Frage kommen, die auch verhältnismäßig leicht abgehört werden können.

Die bekannten Zeitmeßgeräte sind ja die Uhren, in zwei Formen als Pendeluhr und als Unruheuhr, letztere in der Form der Taschenuhr bekannt.

Das Zeitmeßgerät der ersten Form ist das Uhrpendel. Ein Pendel, das ohne jede Reibung dauernd frei schwingen kann, wäre das beste Zeitmeßgerät. Leider wird es von mehreren Umständen merklich beeinflußt, einmal durch die Reibung des Pendels an der umgebenden Luft, sodann von der unvermeidlichen Temperaturausdehnung der Pendelstange, die die Pendellänge und damit die Schwingungsdauer verändert, und endlich durch den unvermeidlichen Kraftverbrauch bei der Schwingung. Für ganz hochwertige Uhren verwendet man Nickelstahl sehr geringer Ausdehnung für die Pendelstange und kann durch Kompensationseinrichtungen an ihr den Temperatureinfluß mit astronomischer Genauigkeit ausschalten (Fig. 15). Die sogenannten Kompensationseinrichtungen bei Zimmeruhren sind meistenteils Betrug. Sehr günstig und für ungemein viele Zwecke mehr als ausreichend ist eine geeignete Holzstange als Pendelstange, deren Länge im allgemeinen so gewählt wird, daß die Uhr Sekunden schlägt. Eine weitere Hinderung in der freien Pendelbewegung ist die Übertragung der Pendelschwingung auf das Uhrwerk. Das Uhrwerk selbst ist eine rein mechanische Einrichtung, dessen Bau keine nennenswerten Schwierigkeiten macht, wenn er einigermaßen sorgfältig durchgeführt ist, wohl aber bereitet es erhebliche Mühe, die Übertragung der Schwingungen auf das Uhrwerk so auszugestalten, daß das Pendel möglichst wenig behindert wird, und daß gleichzeitig von dem Gewichtsantrieb, der zur Aufrechterhaltung der Pendelschwingung notwendig ist, eine gleichmäßige einwandfreie Kraftübertragung auf das Pendel gewährleistet ist. Ein Federantrieb für das Pendel ist erheblich geringwertiger als ein Gewichtsantrieb.

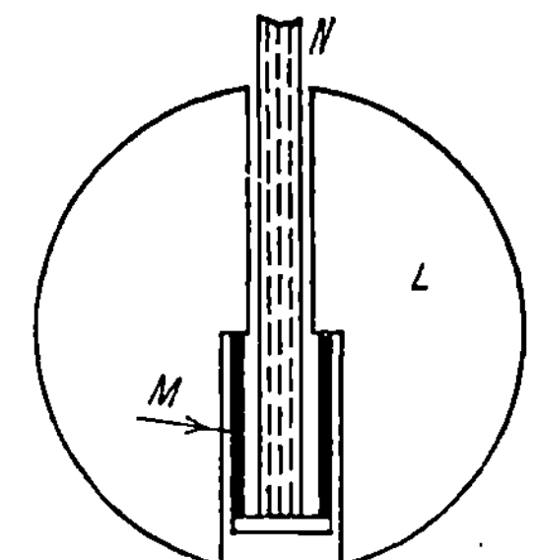

Fig. 15. Schema eines Kompensationspendels.

L Pendellinse, ruht auf einem Messingrohr M, das an der Nickelstahlstange N unten befestigt ist. Eine Verlängerung von N nach unten wird durch Verlängerung von M nach oben kompensiert, sodaß der Schwerpunkt von L unverändert bleibt. N hat kleine, M große Temperaturausdehnung.

Die Einrichtung, welche diese beiden Aufgaben, die Übertragung und damit die Zählung der Schwingungen und die Lieferung der Antriebskraft für das Pendel, übernimmt, ist die sogenannte Hemmung, in sehr vielen verschiedenen Formen gebräuchlich, als beste wohl die freie *Riefler*-Hemmung oder die etwa gleichwertige *Strasser*-Hemmung und endlich die sehr gebräuchliche, recht gute und für die meisten Zwecke völlig ausreichende *Graham*-Hemmung, die entsprechend billiger ist. Statt des Ausdrucks „Hemmung" ist auch der Ausdruck „Gang" gebräuchlich. Einzelheiten von diesen Konstruktionen seien als zu weitgehend nicht mitgeteilt.

Die Pendeluhr hat praktisch vor jeder andern den bedeutenden Vorteil, daß sie es ohne besondere Mühe gestattet, den Uhrgang auf andere Stellen elektrisch zu übertragen. Es macht keine nennenswerten Schwierigkeiten, das Pendel mit elektrischen Kontakten zu versehen, die bei jeder Schwingung einen Stromstoß in eine Leitung senden und damit andere Apparate betätigen. Derartige Apparate sind z. B. Nebenuhren ohne eigentliches Uhrwerk, deren

Zeiger vollkommen genau von Sekunde zu Sekunde der Zeigerstellung der Hauptuhr folgen oder auch sog. Chronographen, d. h. Einrichtungen, die auf ablaufende Papierstreifen z. B. von Sekunden zu Sekunden Marken zeichnen oder schreiben.

Um bequem irgendwelche Vorgänge in ihrem zeitlichen Verlauf mit den Zeitangaben einer Uhr vergleichen zu können, bedient man sich ihrer, die gleich hier erwähnt sein sollen, weil sie gewissermaßen als normales Zubehör einer Pendeluhr im Laboratorium anzusehen sind. Es ist oben schon gesagt, daß nur eine Pendeluhr gestattet, auf einfache Weise elektrische

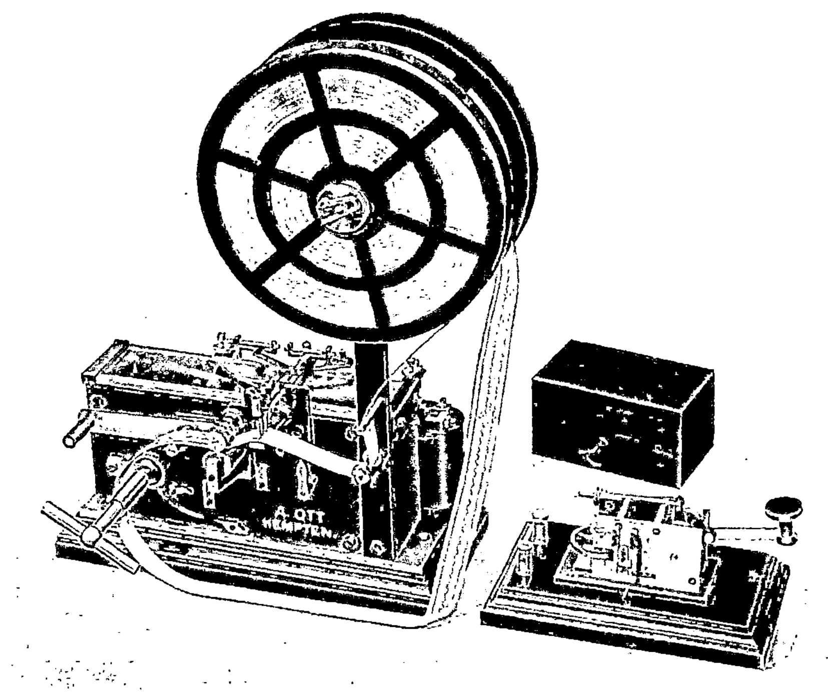

Fig. 16. Chronograph mit Morse-Taster.

Kontakte zu geben durch entsprechende Ausrüstung ihres Pendels. Das geschieht so, daß entweder die untere Pendelspitze jedesmal bei ihrem Durchgang durch die Ruhelage durch ein Quecksilbergefäß streicht und damit einen elektrischen Stromkreis schließt, oder daß an der Pendelstange selbst ein geeigneter Kontakt angebracht ist. Schwierigkeiten entstehen dabei niemals, wenn man nur darauf achtet, daß die Quecksilberoberfläche genügend metallisch rein bleibt, was verhältnismäßig leicht zu erreichen ist, wenn man sie durch darüber geschichtetes Öl oder Petroleum schützt. Der normale Chronograph (Fig. 16) ist aus dem üblichen Morseschreiber der Telegraphie entstanden. Es läuft ein schmaler Papierstreifen durch ein Uhrwerk mit ungefähr gleichförmiger Geschwindigkeit angetrieben, auf dem zwei Schreibhebel mit Schreibstiften oder

Federn schreiben können. Die beiden Schreibhebel zeichnen entweder gerade Linien oder schweben dicht über dem Papierstreifen. An ihrem andern Ende sind sie mit Ankern über Elektromagneten versehen. Schließt die Uhr z. B. den Stromkreis, so wird der Anker angezogen, der Schreibstift dieses Ankers zeichnet in der Linie eine Zacke oder markiert einen Punkt auf dem Papier. Das gleiche geschieht beim andern Hebel, sobald der Stromkreis in seinem Elektromagneten ebenfalls geschlossen wird. Das muß von Hand in dem bestimmten Augenblick erfolgen oder durch die Apparatur, die beobachtet werden soll. Entsprechende Vorkehrungen sind auch an vielen Registrierapparaten angebracht, wobei ein Schreibstift auf dem ablaufenden Papier Sekunden markiert.

Die zweite Art der Uhren, die von Wichtigkeit sind, sind die U n r u h e u h r e n oder Chronometer, insbesondere geeignet für transportable Uhren, denn es ist selbstverständlich, daß eine Pendeluhr nur mit erheblichen Schwierigkeiten und schweren Gangstörungen für einen Transport in Frage kommt. Eine besondere Form der Chronometer sind die sog. Marinechronometer, ebenfalls Unruheuhren in größerer Form, die für die Sonderzwecke der Schiffahrt mit ganz besonderer Sorgfalt durchgebildet sind und erhebliches an Ganggenauigkeit leisten, so daß sie hinter durchschnittlichen Pendeluhren kaum zurückbleiben.

Die Antriebskraft bei diesen Uhren liefert bekanntlich eine Spiralfeder, deren Drehkraft indessen von der Größe ihrer Abwicklung merklich abhängt und daher, um einen gleichmäßigen Gang hervorzurufen, nur zu einem geringen Teil wirklich ausgenutzt wird.

Das Gegenstück des Pendels ist in dieser Uhr die Unruhe. Bei billigen Uhren ist die Unruhe ein einfacher Messingring, der um seine Mittelachse schwingt. Zur Erzeugung dieser Schwingung ist in ihm die Spirale angebracht, die man in jeder Taschenuhr sehen kann, deren eines Ende an dem Achslager der Unruhe befestigt ist, das andere an der Achse der Unruhe selbst. Die Spirale ist aus Stahl, bisweilen aus Gold oder Palladium. Es ist selbstverständlich und bedarf weiter keines Beweises, daß die Wirkung der Unruhe mit Spirale stark von der Temperatur abhängt, indem nicht nur bei Temperaturänderungen ihre Abmessungen sich ändern, sondern auch ihre elastischen Konstanten. Neuerdings nimmt man bei hochwertigen Uhren als Spirale vielfach den *Guillaume*schen Elinvar, eine Nickelstahllegierung besonderer Art, die nicht nur einen ganz geringen Temperaturausdehnungskoeffizienten hat, sondern auch elastisch von der Temperatur praktisch unabhängig ist. Die Form der Unruhespirale ist bei den üblichen Uhren die ebene, bei Marineuhren vielfach eine zylindrische Spirale. Bei den Schwingungen ändert sie ihre Form, womit eine Verlagerung des Schwerpunktes eintritt, die für einen guten Gang nicht vorteilhaft ist. Es wird das durch eine für die Uhrmacherkunst wichtige Erfindung beseitigt, die geeignete Ausbildung der Endkurve der Spirale.

Der Unruhekranz in der einfachsten Form ist ein Ring, aber nur für Uhren sehr mäßiger Genauigkeit brauchbar, da Temperaturänderungen auf ihn einen sehr erheblichen Einfluß haben. Es sei erwähnt, daß eine massive Mes-

singunruhe mit Stahlspirale, die vollkommen richtig läuft, bei 1° Temperaturerhöhung am Tage 10 Sekunden Fehler haben würde. Um die Temperaturfehler auszugleichen, verwendet man meistenteils eine Unruhe mit sog. bi-
metallischem Kranz (Fig. 17). Dieser ist an zwei Stellen auf einem Durchmesser
aufgeschnitten und die beiden so entstehenden halbkreisförmigen Arme sind aus
zwei verschiedenen Metallen zusammengesetzte Bimetallstreifen, so daß sich
ihre freien Enden mehr oder weniger stark bei Temperaturänderungen krümmen
und der Achse nähern bzw. sich von ihr entfernen. Dadurch ändert sich das Träg-
heitsmoment der Unruhe und man kann ihren Gang besser von Temperatureinflüssen befreien. Zur Justierung sind in dem Umfang der Unruhe noch
kleine Schräubchen vorgesehen. In vielen Taschenuhren mittlerer Güte ist
die bimetallische Unruhe nur angedeutet, aber tatsächlich nicht durchgeführt.
Der wichtigste Teil für den Uhrgang ist die sog. Hemmung oder der Gang in
gleicher Weise wie bei der Pendeluhr. Auch hier sind eine große Anzahl Ausführungen im Gebrauch, auf die nicht eingegangen sei. Genannt sei nur der
alte Zylindergang, der für hochwertige Uhren kaum noch benutzt wird, und

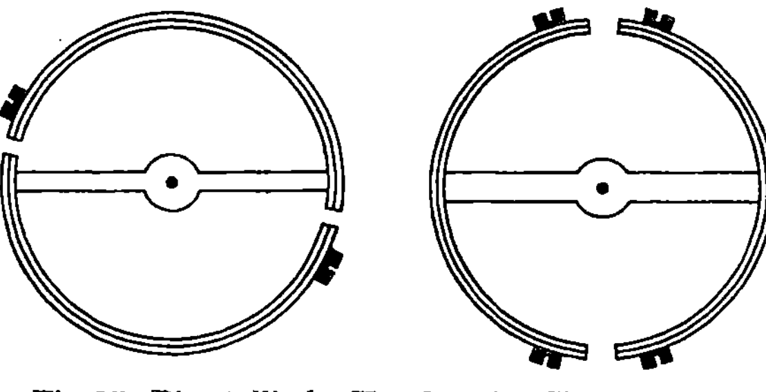

Fig. 17. Bimetallische Unruhen für Chronometer.

der ganz moderne Anker-
gang in unzähligen verschiedenen Ausführungsformen.
Es ist üblich, die gewöhnlichen Taschenuhren so einzuregulieren, daß die Un-
ruhe 5 Schwingungen in der
Sekunde macht. Bei Marine-
chronometern sind zwei
Schwingungen in der Se-
kunde gebräuchlich. Man
kann daher eine Taschenuhr recht gut zum Zehntel-Sekunden-Schätzen benutzen, was nicht allgemein bekannt ist.

Die Fehler im Gang einer Uhr, die man zu Meßzwecken benutzen will,
müssen natürlich bekannt sein. Es ist üblich, diese Fehler so zu bezeichnen,
daß man sie mit ihren Vorzeichen zur Uhrstellung hinzufügen muß, um richtige Zeit zu erhalten. Hat eine Uhr einen Fehler von z. B. + 5 Sekunden, so
bedeutet das, daß die Uhr 5 Sekunden nachgeht, einen Uhrfehler von — 5 Sekunden, daß sie 5 Sekunden vorgeht, daß man 5 Sekunden von ihrem Stand
abziehen muß, um richtige Zeit zu erhalten. Als Uhrgang bezeichnet man die
Änderung im Stand einer Uhr innerhalb einer bestimmten Zeit. Hat eine Uhr
einen Gang von — 1 Minute im Laufe eines Tages, so bedeutet das, daß sie,
wenn sie ursprünglich genau richtig ging, nach 24 Stunden einen Stand von
— 1 Minute hat, also im Laufe eines Tages um eine Minute vorgeeilt ist. Ne-
gativer Gang bedeutet voreilen, positiver zurückbleiben. Bei einer guten Uhr
soll der Gang konstant bleiben. Es ist das eine Tatsache, die bei Pendeluhren
je nach ihrer Güte mit ganz erheblicher Genauigkeit erfüllt wird. Unruhenuhren
leisten in der Beziehung erheblich weniger, da sie in der Konstruktion eigentlich umständlicher sind und viel mehr äußeren Einflüssen unterliegen, insbe-

sondere die Unruhespirale wird sich allmählich in ihren elastischen Eigenschaften infolge der dauernden Beanspruchung ändern, auch Rost wird sie möglicherweise beeinflussen und die Reibungsverhältnisse ihres Gangwerkes in den Lagern; insbesondere der Einfluß des Öls ist selbstverständlich erheblichen Schwankungen unterworfen. Indessen gibt es heute Taschenuhren, die bei guter Behandlung so einreguliert werden können, daß sie nur Gänge von wenigen Sekunden in der Woche aufweisen.

Eine Sonderform der Taschenuhr ist noch die sogenannte S t o p p u h r , deren Anwendung wohl bekannt ist. Es ist ein gewöhnliches Taschenuhrwerk, meistens nur sehr mäßiger Güte, das in der Hauptsache so umgebildet ist, daß der Hauptzeiger der Uhr der Sekundenzeiger ist, der in einer Minute einmal umläuft. Das Werk kann durch eine Druckeinrichtung angehalten und in Gang gesetzt werden. Außerdem ist noch eine Rückstelleinrichtung für den Zeiger vorhanden. Man kann naturgemäß wegen der ruckweisen Fortschaltung des Zeigerwerkes durch die Unruheschwingungen nur etwa $^1/_5$ Sekunden messen, was man auch am Zifferblatt feststellen kann. Neuerdings werden ähnliche Uhren auf den Markt gebracht, die mehr leisten sollen. Ihre Anwendung dürfte ziemlich zwecklos sein, da rein physiologisch Zeitmarkierungen mit größerer Genauigkeit kaum vorgenommen werden können.

V. Messung von Winkeln.

1. Allgemeines.

Einleitend sei bemerkt, daß Winkel eine von denjenigen Maßeinheiten sind, die zu ihrer Verkörperung im Grunde genommen keiner Normale bedürfen, denn die Winkeleinheit wird durch die Einteilung eines Vollkreises dargestellt, der in eine bestimmte Anzahl Teile zerlegt ist, wobei heute nach jahrhundertelangem Übereinkommen die Einteilung in 360° gewählt wird, d. h. der rechte Winkel enthält 90° und jeder Grad 60 Minuten zu 60 Sekunden. Neuerdings wird statt dessen vielfach der leichteren Rechnung wegen eine Teilung des Vollkreises in 400° gewählt, so daß der rechte Winkel 100° umfaßt. Eine weitere Unterteilung in besondere Einzelteile findet nicht statt, so daß man bei kleineren Winkeln nur mit Dezimalbruchteilen des Grades rechnet. Für das Rechnen mit dieser neuen Teilung liegen bereits eine Anzahl Tafeln über die Winkelfunktionen vor. Auch Meßgeräte mit derartigen Kreisteilungen sind bereits im Handel zu haben, haben allerdings überwiegend nur Interesse für Astronomen und Geodäten. Jedenfalls ist die Einteilung des Vollkreises in eine bestimmte Anzahl Grade nur eine rein mechanische Angelegenheit, und die Richtigkeit einer Winkelteilung kann, eine genügende Einrichtung vorausgesetzt, ohne amtliche Inanspruchnahme erfolgen, was ja für Längen und Massen unmöglich ist. Im übrigen sei bemerkt, daß es feinmechanisch geringere Schwierigkeiten macht, Winkelteilungen sehr genau herzustellen, als Längenteilungen.

Für die Chemiker wird, abgesehen von Fällen, in denen Zeichnungen zu machen sind, eine Winkelmessung nur in dem Fall in Frage kommen, wenn es sich darum handelt, Kristallwinkel zu messen, weil diese kristallographisch und damit auch chemisch zur Bestimmung von Mineralien von Wichtigkeit sein können.

Das Meßgerät, das man dann braucht, ist das sog. Reflexions-G o n i o m e t e r, das in mehr oder weniger genauer Ausführung von mehreren Firmen gebaut wird (Fig 18). Es besteht im wesentlichen aus einem Kristallhalter, an dem der zu untersuchende Kristall befestigt wird, so, daß er in allen Richtungen justiert werden kann. Diese Justierung muß so erfolgen, daß die Schnittlinie der beiden Kristallflächen, deren Winkel bestimmt werden soll, möglichst genau in die Drehachse der Haltevorrichtung fällt bzw. zu ihr parallel in ihrer nächsten Nachbarschaft verläuft. Um diese Drehachse ist gleichzeitig ein Teilkreis in der Weise drehbar, daß der Teilkreis sich gleichzeitig mit dem Kristallhalter

dreht oder der Kristallhalter unabhängig von ihm. Die Drehung des Teilkreises wird an festen Marken an zwei gegenüberliegenden Stellen abgelesen.
Der Meßvorgang ist nun folgender: Auf die eine Kristallfläche wird ein fest-
stehendes Fernrohr gerichtet, so daß sich in der Kristallfläche selbst, die
notwendigerweise eben und spiegelnd sein muß, eine ferne Marke spiegelt.
Man benutzt dazu entweder irgendeine zufällige Marke im Freien oder sonst
ein geeignetes Objekt, z. B. eine Marke am Fensterkreuz oder dergleichen.
Bedingung ist, daß sie genügend weit entfernt ist. Das Licht fällt also von
dieser Marke auf die Kristallfläche und wird bei geeigneter Stellung von ihr
in das Fernrohr reflektiert und in ihm sichtbar gemacht. Dann hat also die
Kristallfläche eine ganz bestimmte Lage zur Richtung der Fernrohrachse,
die durch das Fadenkreuz und die Achse des Fernrohrs vollkommen festgelegt
ist. Der Kristall mit dem Teilkreis ist fest verbunden und diese Stellung wird
abgelesen. Jetzt dreht man beide gemeinsam so weit, bis das Licht von der
zweiten Kristallfläche in genau gleicher Weise re-
flektiert wird, bis wiederum die Marke an derselben
Stelle des Gesichtsfeldes im Fernrohr erscheint.
Auch diese Stellung wird abgelesen. Der Unterschied
beider Stellungen ergibt ohne weiteres den Drehwinkel unter Berücksichtigung einer etwaigen Null-
punktsüberschreitung bei der Kreisteilung. Wie aus
der nebenstehenden Zeichnung ersichtlich ist, besteht ein ganz einfacher Zusammenhang zwischen
diesem Drehwinkel und dem Winkel der beiden
Flächen. Beide müssen sich mit Notwendigkeit zu
180° ergänzen. Man kann also aus dem abgelesenen
Drehwinkel ohne weiteres den Kristallwinkel berechnen.

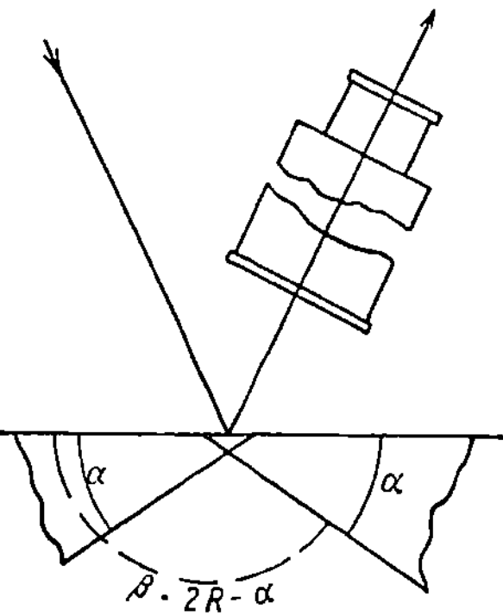

Fig. 18. Schema des Re-
flexions-Goniometers.

Praktisch verfährt man meistens anders. Man
führt die Messung in der angegebenen Weise aus, indem man die Anfangs-
stellung einstellt und abliest, ebenso die Endstellung einstellt, diese aber bereits nicht mehr oder nur ganz angenähert abliest. Dann dreht man den
Kristall ohne den Teilkreis in seine Ausgangsstellung zurück und stellt wieder
scharf ein ohne Ablesung, dreht dann den·Kristall gemeinsam mit Teilkreis
wieder um bis zur zweiten Flächeneinstellung und liest dann erst wieder scharf
ab. Es ist ohne weiteres ersichtlich, daß man damit den doppelten Drehwinkel
gemessen hat, und zwar mit der gleichen Genauigkeit wie den einfachen
Winkel. Die Differenz der Ablesung hat man also durch zwei zu dividieren
und erreicht dann, abgesehen von den möglichen Einstellungsfehlern, etwa
das Doppelte der Meßgenauigkeit. Das gleiche Verfahren kann man noch
mehrfach wiederholen und damit die Meßgenauigkeit noch weiter steigern.
Man bezeichnet dieses Verfahren, das in der gleichen Form auch bei anderen
Winkelmessungen eine Rolle spielt, als Repetitionsverfahren.

Es ist oben erwähnt worden, daß das Goniometer zur Ablesung des Teilkreises zwei Ablesemarken trägt. Auf diesen Punkt, der für viele andere

Meßgeräte von Bedeutung ist, sei noch genauer eingegangen. Wenn eine Kreisteilung hergestellt wird, die vollkommen richtig ist, so gilt diese ganze Teilung nur für einen ganz bestimmt festgelegten Mittelpunkt des Kreises. Wenn man zwei gegenüberliegende Teilstriche miteinander verbindet, müssen alle diese Verbindungslinien scharf durch den gleichen Punkt laufen. Dieses ist der Mittelpunkt des Kreises und der Teilung. Nun muß man beachten, daß für die Winkelmeßinstrumente derartige Kreisteilungen immer auf Achsen drehbar befestigt werden, oder daß fremde Achsen, die die eigentlichen Meßinstrumente tragen, in der Achse des Teilkreises liegen sollen. Diese Bedingung ist feinmechanisch bei höherer Genauigkeit selbstverständlich unmöglich in voller Strenge zu erfüllen, und wenn also der an sich richtige fertige Teilkreis in ein Goniometer oder z. B. in einen Spektralapparat eingebaut wird, so wird seine neue Drehachse nicht in allen Fällen mit seiner Teilungsachse übereinstimmen, d. h., wenn man von einem Strich eine Verbindungslinie durch die neue Achse bis zur Gegenseite zieht, so wird diese Verbindungslinie nicht in aller Schärfe den entsprechenden Strich treffen und es leuchtet ein, daß daher die Teilung scheinbar falsch sein wird, denn dieser Strich entspricht tatsächlich einer genauen Drehung der Teilung um 180°, während der Strich der Teilung, der diesen Drehwinkel bedeutet, mehr oder weniger abseits liegt. Man bezeichnet diese Fehler als Exzentritätsfehler und man kann diese verhältnismäßig leicht, wie eine einfache Überlegung zeigt, dadurch vermeiden, daß man alle Kreisteilungen stets an zwei Punkten abliest, die um möglichst angenähert 180° entfernt liegen. Praktisch verfährt man dabei so, daß man von diesen beiden Ablesemarken die eine als Hauptmarke vollständig, und bei der anderen, als Nebenmarke betrachtet, nur noch die Minuten abliest, die sich bei einigermaßen sorgfältiger Herstellung des Gerätes natürlich von der ersten Minutenablesung nur verhältnismäßig wenig unterscheiden werden, und aus diesen beiden Minutenablesungen allein das Mittel nimmt.

2. Ablesungsverfahren mit Spiegel und Skala.

An dieser Stelle sei noch auf ein besonderes Meßverfahren hingewiesen, das ebenfalls zur Winkelmessung dient, insbesondere zur Messung kleinerer Winkel, das aber auch sonst für andere Meßzwecke ganz besondere Bedeutung hat. Es ist das die Ablesung und Messung von Drehwinkeln von Instrumenten der verschiedensten Art, hauptsächlich Galvanometern, mit Hilfe von Spiegel und Skala, im allgemeinen auch als Spiegelablesung nach *Gauss* und *Poggendorff* bezeichnet (Fig. 19). In den Grundzügen besteht das Verfahren darin, daß der Körper, also z. B. die Magnetnadel des Galvanometers, mit einem Spiegel versehen wird, der ihre Bewegungen vollständig mitmacht. In einiger Entfernung wird eine Skala aufgestellt, so daß Skalenebene und Spiegelebene bei der Ruhelage des Spiegels parallel sind, und dicht über oder unter der Skala wird ein Fernrohr auf den Spiegel in der Weise gerichtet, daß man im Spiegel das Bild der Skala sieht. Im Fernrohr selbst ist ein Fadenkreuz eingebaut, so daß man bei der Ruhelage des Spiegels einen bestimmten Strich der Skala im Spiegel sieht und ablesen kann. Wenn sich nun der Spiegel um einen

kleinen Betrag dreht, sieht man die Striche der Skala im Fernrohr vorüber-
wandern und kann einen zweiten Strich ablesen, wenn der Spiegel wieder ruhig
steht, so daß die Drehung des Spiegels in einfachen Zusammenhang mit der
Skalenablesung gebracht werden kann. Wie aus der Zeichnung Fig. 19 ersichtlich ist, besteht zwischen dem Drehwinkel des Spiegels und der Differenz der
Skalenablesungen ein ganz einfacher mathematischer Zusammenhang:

$$\operatorname{tg} 2\,\alpha = \frac{b}{l}\,.$$

Diese Ablesemethode ist insbesondere bei elektrischen Messungen so wichtig, daß sie hier eine etwas genauere Behandlung verdient. Zunächst sei über
ihre Praxis noch einiges gesagt. Als Abstand zwischen Spiegel und Skala
wählt man im allgemeinen 1 bis etwa 5 m. Das Fernrohr weiter als die Skala
aufzustellen, ist zwecklos, da sein Abstand bedeutungslos ist. Maßgebend ist
vielmehr nur der Abstand Spiegel
— Skala. Die Größe und Leistungsfähigkeit des Fernrohrs ist insofern wichtig, als es gestatten muß,
die Teilung der Skala ausreichend
scharf und klar zu erkennen. Fernrohre geringerer optischer Leistungsfähigkeit sind vielfach dazu
nicht imstande. Man stellt die
Skala so auf, daß ihre Mittelsenk-
rechte durch den Drehspiegel geht,
und daß man etwa die Mitte der
Skala im Fernrohr sieht, wenn
der Spiegel sich in Ruhelage

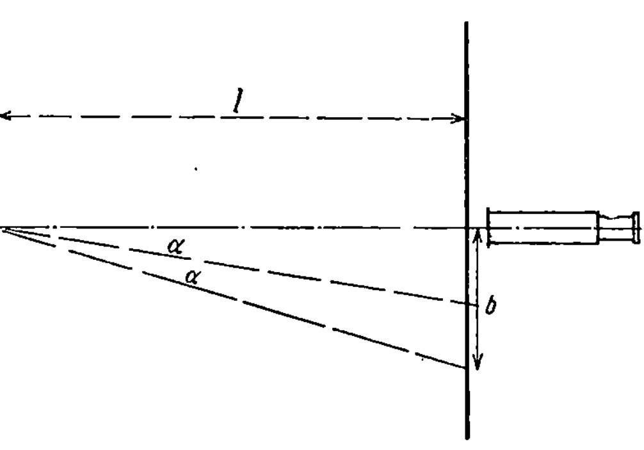

Fig. 19.
Schema der Ablesung mit Spiegel und Skala.

befindet. Man beachte, daß man die Skala im Fernrohr nicht sehen kann,
wenn man auf den Spiegel selbst einstellt, vielmehr muß das Fernrohr auf eine
Sehweite eingestellt werden, die der gesamten Entfernung Fernrohr—Spiegel—
Skala gleichkommt.

Wie eine Betrachtung der obigen Figur ergibt, entspricht der an der Skala
abgelesene Ausschlag dem doppelten Drehwinkel. In der ganz überwiegenden
Zahl der Messungen, wie sie z. B. bei den elektrischen Messungen gebraucht
werden, ist die tatsächliche Winkelgröße des Ausschlages vollkommen gleichgültig, und nur in besonderen Fällen ist man in die Lage versetzt, von dem
Ausschlag selbst auf die Winkel überzugehen. Im allgemeinen wird man sich
damit begnügen, zu rechnen, daß der Ausschlag proportional dem Drehwinkel
ist, und daß irgendwelche Korrektionen hierbei nicht erforderlich werden.

Für die praktische Ausführung der Methode sei noch auf einige Sonderheiten hingewiesen. Es ist bei längeren Messungsreihen immerhin anstrengend
und nicht gerade bequem, zur Ablesung durch das Fernrohr hindurchzublicken.
Infolgedessen sind Ausführungen im Handel zu haben, die eine objektive Ablesung erlauben; wenn man z. B. das Galvanometer statt mit einem ebenen

Spiegel mit einem geeigneten gekrümmten Hohlspiegel versieht und als Marke eine helle Linie benutzt, also z. B. den geraden Faden einer Spezialglühlampe, so kann man ohne weiteres mit Hilfe des Hohlspiegels ein Bild des Fadens auf die Skala werfen und damit ohne weiteres, ohne das Auge an einer festen Stelle zu halten, die Ausschläge beobachten. Genau das gleiche erreicht man, wenn man in den Strahlengang am besten in nächster Nähe des Drehspiegels eine geeignete Linse einschaltet, wobei dann die Anwendung eines Hohlspiegels entbehrlich ist. Derartige Ausführungsformen, insbesondere für Galvanometerablesungen, werden von vielen Firmen fabrikmäßig hergestellt. Sie haben noch den Vorteil, daß man bei ihrer Anwendung nicht den verhältnismäßig großen Platz braucht, die die ursprüngliche Anordnung verlangt. Man geht vielmehr dabei so vor, daß man durch eingeschaltete Prismen den Lichtweg knickt und das Galvanometer auf einem Sockel hoch an der Wand unter der Decke aufstellt, während die Beleuchtungslampe und Skala unterhalb des Galvanometers an der Wand befestigt sind. Man hat damit gleichzeitig den Vorteil, daß man die Skalenaufstellung so wählen kann, daß sie einigermaßen im Dunkeln liegt, womit die Ablesung natürlich erleichtert wird, und man kann sie unmittelbar über seinem Arbeitstisch montieren, auf dem man andere Meßapparate aufgestellt hat, so daß man Skala und Meßinstrumente gleichzeitig beobachten kann. Die Ablesegenauigkeit bei objektiver Ablesung ist vielleicht nicht ganz so hoch, wie die bei der Ablesung durch ein Fernrohr, indessen auch nur dann beim Fernrohr genauer, wenn dessen optische Leistungen recht gut sind. Praktisch können jedenfalls durchschnittlich beide Verfahren als gleichartig angesehen werden. Das objektive Verfahren ist für den Beobachter zweifellos angenehmer, insbesondere bei längeren Messungsreihen, und ist, wenn man nicht mit Hohlspiegeln, sondern mit ebenen Spiegeln und Linsen arbeitet, auch recht vielseitig, da man durch einfaches Auswechseln der Linsen eine Möglichkeit der Abstandsänderung hat. Eine Vergrößerung der Empfindlichkeit der Methode ist noch auf dem Wege möglich, daß man gegenüber dem Drehspiegel einen festen Spiegel aufstellt und die Lichtstrahlen mehrfach zwischen beiden reflektieren läßt. Zu strengen Winkelmessungen kann das Verfahren dann kaum noch verwendet werden, sondern nur noch zur Erhöhung der Empfindlichkeit der Methode bei Nullbeobachtung, also wenn man nur mit höherer Genauigkeit prüfen will, ob der Drehspiegel sich tatsächlich in der Ruhelage befindet oder nicht. Das Verfahren ist aber recht schwierig.

3. Libellen.

Ein allgemeines Winkelmeßgerät sei noch etwas genauer behandelt wegen seiner vielfachen Verwendung in Verbindung mit anderen Meßgeräten. Es ist das die Libelle, ein Winkelmeßgerät oder besser ein Gerät zur Einstellung von Linien oder Flächen in vorgeschriebenen Richtungen gegen die Horizontalebene. Grundsätzlich sind die Libellen Gefäße geeigneter Formen, die bis auf eine Luftblase mit Flüssigkeit gefüllt sind, und bei denen eine bestimmte Stellung der Blase die Normalstellung der Libelle angibt. Wenn diese also auf irgendeinem Gerät befestigt ist, das selbst transportabel ist, so gibt die Aufstellung und Einrichtung des Geräts in der Weise, daß die Luftblase der Libelle eine bestimmte Stellung einnimmt, die Sicherheit dafür, daß das Gerät stets in der gleichen Lage zur Horinzontalen steht.

Man unterscheidet zwei Arten von Libellen, D o s e n l i b e l l e n und Röhren-libellen. Die erste Art ist ein kreisförmiges Glasgefäß mit gläsernem Deckel, der im Innern kugelig mit verhältnismäßig langem Radius ausgeschliffen und dessen Raum durch eine geeignete Flüssigkeit ausgefüllt ist. Man nimmt dafür im allgemeinen Alkohol, Äther oder leicht bewegliche und gut benetzende Flüssigkeiten, die auch bisweilen schwach gefärbt werden. Bei Libellen minderer Qualität ist der Glaskasten auf ein Metallgehäuse auf- oder ein-gekittet, bessere bestehen vollkommen aus Glas, das nach der Füllung ver-schmolzen ist und sich in einer geeigneten Metallfassung befindet. Je nach der Krümmung der Innenseite des Deckels ist die Empfindlichkeit der Libellen verschieden. Dosenlibellen sind stets nur solche geringerer Genauigkeit.

Wesentlich günstiger sind die R ö h r e n l i b e l l e n , die aus einem zylindrischen Glasrohr bestehen, das innen an einer Stelle ähnlich wie bei den Dosenlibellen kreisförmig ausgeschliffen ist. Dieser Schliff läßt sich wesentlich besser und genauer ausführen mit recht großen Radien und dementsprechend höherer Empfindlichkeit der Libellen. Das Glasrohr ist im allgemeinen mit einer Teilung versehen, um auch kleine Winkeländerungen messen zu können. Im allgemeinen ist die Teilung so bemessen, daß sie einem runden Winkelwert entspricht, z. B. 1 Sekunde, was einem Krümmungsradius des Innenschliffs von rund 630 m entspricht bei 3 mm Intervallänge. Allgemein gilt folgende genäherte mathematische Beziehung, wenn p die Länge eines Intervalls der Teilung der Libelle mit dem Bogenwert α und R ihr Krümmungsradius ist:

$$p = R\,\alpha, \quad \alpha \text{ (in Sekunden)} = 0{,}21 \cdot 10^6 \cdot \frac{p}{R}, \quad \alpha \text{ (in Minuten)} = 0{,}34 \cdot 10^4 \frac{p}{R}.$$

Die guten Röhrenlibellen sind ebenso wie gute Dosenlibellen vollkommen verschlossen. Wichtig ist ihre Justierung in der Fassung, die bei allen besseren Instrumenten vorgesehen ist. Das geschieht folgendermaßen: Man setzt die Libelle auf eine geeignete Platte auf, die etwa horizontal ist und durch Stell-schrauben verstellt werden kann, und zwar so, daß sie in der Richtung von zwei Stellschrauben steht, bringt zunächst durch Betätigung dieser die Libelle zum Einspielen, dreht dann die Libelle um 180° herum, wobei dann die Blase nicht mehr einspielen wird. Dieses erzielt man jetzt, indem man die Hälfte der Abweichung an den Fußschrauben, die Hälfte an den Justierschrauben der Libelle korrigiert. Nach erneutem Umsetzen um 180° wiederholt man, falls notwendig, das gleiche nochmals usw., bis man die gleiche Blasenstellung beim Umsetzen der Libelle erreicht; dann liegt sowohl die Grundfläche in der Ver-bindungslinie durch die beiden Schrauben horizontal und damit auch die Grundfläche der Libelle, die ja für die Einstellung von ihr maßgebend ist. Setzt man also die Libelle auf eine andere Fläche herauf und die Blase spielt ein, so weiß man, daß diese Fläche horizontal steht. Man muß das natürlicher-weise in zwei um 90° verschiedenen Lagen versuchen, um völlige Horizontalität zu erzielen. Die Länge der Luftblase der Libelle, die übrigens grundsätzlich stets an beiden Seiten abgelesen wird (Fig. 20), ist recht stark von der Außentemperatur abhängig, weswegen besondere Libellentypen, die sogenannten Kammerlibellen, gebaut werden, die einen kleinen besonderen Raum am Ende der Röhre enthalten, in die man einen Teil der Luftblase eintreten lassen kann, um diese auf eine geeignete Länge zu bringen. Besondere Bedeutung für unsere Zwecke haben diese Libellenformen nicht.

Es ist vielfach notwendig, einen wenigstens ungefähren Anhalt über die Empfindlichkeit der Libellen zu bekommen. Man kann, da man im allgemeinen besondere Libellenprüfer nicht zur Hand hat, eine geeignete Vorrichtung leicht improvisieren. Man verfährt praktisch so, daß man eine genügend starke Eisenstange angenähert horizontal so auflegt, daß die Libellenblase an einem Ende der Röhre etwa einsteht, dann hebt man das eine Ende der Stange durch Unterlegen von geeignetem Material so hoch an, bis die Libelle am andern Ende etwa einsteht. Die Mittel der Verschiebung des rechten und des linken Blasenendes wird bei der Teilung der Libelle abgelesen, ebenso mißt man die Länge der Stange von dem einen Ende bis zum Unterstützungspunkt und die Dicke der untergelegten Stücke. Ein Beispiel soll das verdeutlichen: Die Libelle wird auf ein Eisenlineal von 1 m Länge aufgelegt. Blaseneinstellung links 0,2—4,8, Mittel 2,5. Am rechten Ende des Lineals wird dieses durch Unterlegen von 0,5 mm starkem Blech gehoben, neue Blaseneinstellung rechts 18,3—23,1, Mittel 20,7. Bewegung der Blase also $20,7-2,5 = 18,2$ Teile.

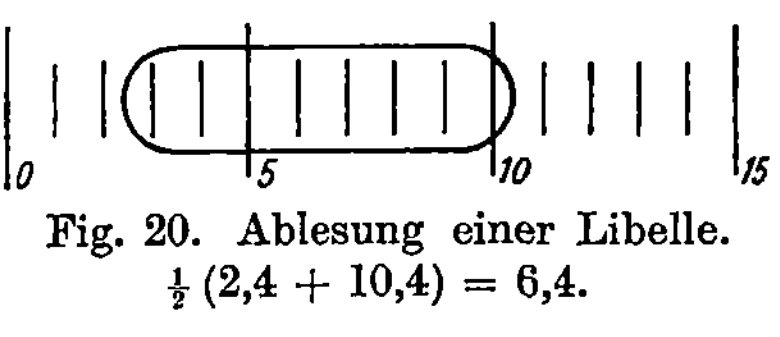

Fig. 20. Ablesung einer Libelle.
$\frac{1}{2}(2,4 + 10,4) = 6,4.$

Diese entsprechen einem Winkel von $\dfrac{0,5}{1000}$ im Bogenmaß, also 0,0005. Der Winkel 1 ist bekanntlich 57,296°, demgemäß $1° = \dfrac{1}{57,296} = 0,01746$, $1' = 0,000291$. Der Teilwert der Libelle ist also $\dfrac{0,0005}{0,000291}$ Minuten, also 1,7'.

VI. Messung von Längen.

1. Allgemeines und Normale.

Die Längenmessungen gehören wohl, neben Wägungen, zu den allerwichtigsten für den Physiker und Chemiker, und diese sollen daher auch ihrer allgemeinen Bedeutung entsprechend etwas ausführlicher behandelt sein[1]. Längen können durch den Abstand zweier Punkte oder zweier Striche dargestellt sein, oder, wie es praktisch viel häufiger vorkommt, durch den Abstand zweier Flächen. Wenn auf einem Werkstück zwei Körnerpunkte eingeschlagen oder zwei Stellen durch Ritzmarken markiert sind, so haben wir den ersten Fall, dagegen ist die Länge einer Eisenbahnschiene durch den Abstand ihrer beiden Endflächen charakterisiert. Ebenso ist der Durchmesser einer Kugel durch den Abstand von zwei Flächen, die in diesem Falle tatsächlich durch eine dargestellt werden, gegeben, und zwar durch diejenigen Punkte dieser Fläche, die auf einem Durchmesser liegen. Wenn man nun eine Länge messen will, so wird es im allgemeinen günstiger sein, von diesem Unterschied in der Darstellung der Länge auszugehen. Man unterscheidet demgemäß technisch zwei Arten von Längenmaßen, nämlich Strichmaße und Endmaße. Die Strichmaße sind im täglichen Leben die bekannteren und werden durch die üblichen Maßstäbe der verschiedensten Art dargestellt. Bei ihnen gibt also der Abstand zweier Striche der Maßstabteilung eine bestimmte Länge an. Sie haben überdies den Vorteil, daß ein Maßstab viele Einzellängen darstellen kann, wie es bei einem Strichmaß ohne weiteres selbstverständlich ist.

Die reinen Endmaße haben dagegen den Nachteil, daß sie im allgemeinen nur eine einzige bestimmte Länge darstellen können. Wenn man also z. B. einen zylindrischen Stahlkörper so bearbeitet, daß seine beiden Stirnflächen genau einander parallel sind, in einem Abstand von genau 100 mm, so stellt ein solcher Meßkörper ein Endmaß für die Länge 100 mm dar und kann, wie man sieht, ohne weiteres dazu dienen, um die Entfernung zweier Flächen mit großer Genauigkeit zu ermitteln. Derartige Endmaße sind in industriellen Betrieben unzählige im Gebrauch. Ein Beispiel endlich eines kombinierten Strich- und Endmaßes ist die bekannte Schublehre. Sie hat bekanntlich eine Strichteilung und an einem Ende einen festen Meßschenkel, während auf der Teilung selbst leicht verschiebbar ein zweiter Meßschenkel läuft. Beide sind so justiert, daß sie mit ihren Meßflächen genau zusammenfallen, wenn eine Ablesemarke auf dem verschiebbaren Schenkel mit dem Nullstrich der Teilung zusammenfällt. Wenn man die beiden Meßschenkel voneinander entfernt, ist

---

[1] Zur Ergänzung des nachfolgenden sei auf die Einleitung verwiesen, wo insbesondere feinste Maßstäbe behandelt sind, während hier ganz überwiegend laboratoriumsmäßige Maße und Messungen besprochen werden sollen.

der Abstand der beiden Meßflächen genau gleich der Ablesung auf der Teilung. Das Endmaß ist hierbei dargestellt durch den Abstand der beiden Flächen, nämlich der Flächen der beiden Meßschenkel, und man hat in diesem Fall ein veränderliches Endmaß, das man auf beliebige Abstände einstellen kann.

Für den Laboratoriumsbetrieb, insbesondere für die überwiegend chemischen Zwecke, kommen zunächst einmal für übliche Längenmessungen als Maßstäbe Strichmaße in Frage. Diese werden industriell in den verschiedensten Formen, Teilungsgenauigkeiten und Längen hergestellt, so daß man keine Mühe hat, geeignete Maßstäbe für alle Zwecke zu finden. Ganz allgemein sei darauf hingewiesen, daß es heute technisch noch nicht möglich ist, längere Maßstäbe so genau herzustellen, daß alle Striche mit großer Genauigkeit richtig liegen. Auch bei den besten Maßstäben wird man immer damit rechnen müssen, daß die Zuverlässigkeit jedes Striches höchstens einige tausendstel mm erreicht. Längere Maßstäbe, an die man keine höheren Ansprüche als einige hundertstel mm stellt, kann man praktisch fehlerfrei bekommen. Anders ist es mit kleinen Skalen bis rund 100 mm Länge. Von ihnen erhält man bei den besten Fabriken auch solche, bei denen die Fehler der Strichteilung $^1/_{1000}$ mm sehr selten überschreiten.

Man muß indessen bei allen Maßstäben berücksichtigen, daß ihre L ä n g e n durch die T e m p e r a t u r verhältnismäßig stark beeinflußt werden, sowie man mit größeren Längen arbeitet und etwas höhere Genauigkeit beansprucht. Man muß beachten, daß der Temperatur-Ausdehnungskoeffizient bei den üblichen Materialien für Maßstäbe zwischen 1—2 Hunderttausendstel liegt, d. h. jede Maßstablänge ändert bei einer Temperaturerhöhung um 1° ihre Länge um 1 bis 2 Hunderttausendstel. Insbesondere muß man beachten, daß die beiden hauptsächlichsten Werkstoffe für Maßstäbe, Eisen bzw. Stahl und Messing, Ausdehnungskoeffizienten im Durchschnittswert von 11,5 bzw. $19 \cdot 10^{-6}$ haben, d. h. z. B., daß ein Messingmaßstab von 1 m Länge, der bei 0° genau 1 m lang ist, bei 20° um 0,38 mm länger als 1 m ist, während ein gleichartiger Eisenmaßstab um 0,23 mm länger ist, also sich um einen bereits merkbaren Betrag von dem Messingmaßstab unterscheidet. Bei allen genaueren Längenmessungen wird man daher auf diesen Temperaturfehler Rücksicht nehmen müssen. Der Fall liegt indessen in mancher Beziehung etwas einfacher. Zunächst einmal, wenn man nur bei den üblichen Laboratoriumstemperaturen mißt, kann man es vermeiden, diese dauernde Umrechnung auf 0° vorzunehmen, weil der moderne Maschinenbau neuerdings alle seine Meßwerkzeuge auf eine Normaltemperatur von 20° einstellt[1], so daß man, wenn man in der Nähe dieser Temperatur arbeitet, in vielen Fällen keine praktisch merkbaren Fehler begeht. Daneben muß man noch etwas berücksichtigen. Wenn man bei 0° z. B. auf einer Eisenplatte mit Hilfe eines richtigen Maßstabes, der ebenfalls aus Eisen oder Stahl ist, zwei Punkte markiert, die um genau 1 m voneinander entfernt sind, und wenn dann Maßstab und Eisenstück

---

[1] Zur Frage der Normaltemperatur im Maschinenbau sind unzählige Arbeiten geschrieben. Es sei daher nur auf die Jahrgänge seit 1918 der Zeitschrift: Zs. d. Vereins deutscher Ingenieure, Maschinenbau, Werkstatttechnik usw. verwiesen, insbesondere aber auf die Veröffentlichungen des Normenausschusses der deutschen Industrie (NDI).

anderen Temperaturen ausgesetzt werden und nur dafür Vorsorge getroffen ist,
daß die beiden Temperaturen übereinstimmen, so ist es von vornherein klar,
daß damit jener Abstand der Punkte, mit dem Eisenmaßstab gemessen, immer
wieder das gleiche Ergebnis liefern muß, denn da Werkstoff und Maßstab aus
gleichen Materialien bestehen, dehnen sie sich bei Temperaturveränderungen
gleichmäßig aus, verändern also ihre Längen gleichförmig, d. h. Temperaturfehler
sind ausgeschlossen, allerdings unter der Voraussetzung, daß die Ausdehnungskoeffizienten beider Stücke wirklich gleich sind. Zusammenfassend kann man
also sagen: bei Längenmessungen, bei denen Normalmaßstab und zu messen-
des Stück aus gleichen Werkstoffen bestehen, und die dauernd auf gleicher Temperatur gehalten werden, ist man von Temperaturfehlern vollkommen frei, man
erhält ohne Umrechnung Längenwerte für die Normaltemperatur des Maßstabes.

In der nachstehenden Tabelle seien zunächst einmal die hauptsächlichsten
Werkstoffe für Maßstäbe besserer Art mit ihren Ausdehnungskoeffizienten
zusammengestellt.

Temperatur-Ausdehnungskoeffizienten wichtiger Stoffe für Meßzwecke.
Angaben in 0,001 mm für 1 m Länge und 1° C Temperaturerhöhung.
Alle Werte sind nur als Durchschnittswerte anzusehen.

Aluminium	24	Kupfer	17
Blei	29	Magnalium	24
Bronze	17,5	Messing	18,5
Eisen	12	Neusilber	18
Glas	8	Nickel	13
Jenaer 16^{III}	8,1	Platin	9
Jenaer 59^{III}	5,9	Platiniridium	8,8
Invar (Nickelstahl mit 36 Proz.		Quarzglas	0,5
Nickel)	1	Quarz $\perp$ zur Achse	14,4
Indilatans (Krupp)	1,6	Quarz $=$ zur Achse	8,0
Nickelstahl (58 Proz. Ni)	12	Silber	19
Iridium	6,5	Zink	30
Konstantan	15	Zinn	30

(Eisen und Stahl haben praktisch den gleichen Ausdehnungskoeffizienten, im Durchschnitt wohl etwas genauer als oben $11,5 \cdot 10^{-6}$. Harter Stahlguß geht bis $14 \cdot 10^{-6}$
herauf, Gußeisen bis zu $9 \cdot 10^{-6}$ herunter).

Dazu sei folgendes bemerkt: Holz, Celluloid und ähnliche Stoffe, wie Elfenbein und Knochen, kommen nur für Maßstäbe geringerer Genauigkeit in
Frage, da sie unbeständig sind und durch äußere Einflüsse leicht verändert
werden, indessen leisten sie doch bei guter Behandlung ziemlich viel, wie man
z. B. an den bekannten Teilungen der Rechenschieber sehen kann, die, wie
aus vielfachen Versuchen bekannt ist, bei sorgfältiger Herstellung Meßgenauigkeiten von etwa 0,05 mm ohne weiteres geben. Für feinere Teilungen nimmt
man im allgemeinen Messing mit Silbereinlage, weil sich gerade auf Silber
hervorragend gut Striche ziehen lassen. Leider wird es durch die übliche
Laboratoriumsluft sehr stark angegriffen. Nahezu ebenso günstig ist geeignet
behandelter Stahl. Bei beiden sind auch Längenänderungen im Laufe der
Jahre, die in keinem Fall ganz ausgeschlossen sind, immerhin nur in kleinem
Ausmaß zu erwarten. Platin ist ein sehr hochwertiges Material für Maßstäbe,

indessen vielfach seines Preises wegen unmöglich und nur für kleine Skalen oder als Einlage für andere Materialien verwendet, da es ebenfalls recht gute Striche zu ziehen gestattet. Ein sehr hochwertiges Material ist der 36 proz. Nickelstahl[1], Invar in seiner französischen Bezeichnung. Ein etwa gleichwertiges Material wird auch in Deutschland von *Krupp* unter dem Namen Indilatans hergestellt. Es ist insofern besonders auffällig, als sein Ausdehnungskoeffizient ganz verschwindend klein ist, je nach der Art seiner Zusammensetzung und etwa ganz rund in der Gegend von $1 \cdot 10^{-6}$ liegt, während der Ausdehnungskoeffizient seiner beiden Hauptkomponenten über zehnmal größer ist. Dieser Ausdehnungskoeffizient kann im übrigen durch geeignete mechanische und Wärmebehandlung recht stark verändert werden, so daß man Stücke erhalten kann, die praktisch ausdehnungsfrei sind oder sogar gelegentlich negative Ausdehnungskoeffizienten haben. Der meßtechnische Nachteil von diesen Legierungen ist, daß ihre zeitliche Veränderlichkeit nicht ganz unbeträchtlich ist und scheinbar um so größer, je kleiner der Ausdehnungskoeffizient ist. Auch dieser selbst scheint nicht unveränderlich zu sein. In gewissen Fällen, insbesondere für kürzere Skalen, sind sie ein ganz vorzügliches Material. Seine Bearbeitung ist nicht ganz einfach, es ist aber sehr gut zu polieren.

Der Ausdehnungskoeffizient von Glas ist in der Tabelle mit einem gewissen Durchschnittswert eingesetzt. Praktisch wird ja Glas wohl auch nur zu kleinen Skalen verwendet, wobei seine Temperaturausdehnung ziemlich gleichgültig ist. Quarzglas mit seinem verschwindend geringen Ausdehnungskoeffizienten ist versuchsweise auch gelegentlich zu hochwertigen normalen Maßstäben verwendet worden, indessen bereitet das Aufbringen der Striche auf ihm erhebliche Schwierigkeiten. Kristallinischer Quarz ist für Meßzwecke bei höchsten Ansprüchen unentbehrlich.

Noch einige Worte über Eisen bzw. Stahl als Werkstoff für Längenmaße. Es ist dasjenige Material, das industriell für Meßzwecke am meisten verwendet wird, hat aber insbesondere in seiner Verwendung für Endmaße, und zwar solche höchster Genauigkeit, gewisse Nachteile. Einmal ist es sehr schwer, Stahlsorten zu erhalten, die einen bestimmten Ausdehnungskoeffizienten haben, und gerade dieser schwankt bei Stahl leider in recht erheblichen Grenzen. So sind Fälle bekannt, wo er bis $9 \cdot 10^{-6}$ herunterging und auch bis $14 \cdot 10^{-6}$ heraufging. Auch noch weiter auseinanderliegende Werte kommen gelegentlich vor. Überdies muß der Stahl zur Verarbeitung für Endmaße härtbar sein; das hat den Nachteil, daß sich dabei in ihm Spannungen ausbilden, die sich allmählich auslösen und damit Längenänderungen zur Folge haben; infolgedessen neigen Stahlkörper aus gehärtetem Stahl zu Längenänderungen, wenn auch nicht hohen Ausmaßes, aber doch so großen, daß sie für industrielle Endmaße für Fabriklaboratorien bereits von bedeutender Wichtigkeit sind. Gehärteter Stahl läßt sich durch geeignete Temperungsverfahren altern und damit volumenbeständiger machen. Eine meßtechnisch genügende Beständig-

---

[1] In der Legierung ist im wesentlichen Nickel und Eisen enthalten. Daneben in geringen Mengen, je nach dem beabsichtigten Zweck, Mangan, Chrom, Spuren von Schwefel und Silicium.

keit ist aber in allen Fällen nicht mit einiger Sicherheit zu erzielen. Weicher ungehärteter Stahl für Maßstäbe ist viel günstiger. Gerade die Frage des volumenbeständigen Stahls für Meßzwecke, wobei es sich nach den bisherigen Erfahrungen nur um einen reinen Kohlenstoffstahl handeln kann, ist bisher noch nicht gelöst. Die Meßwerkzeugfabriken müssen eine ganz besondere Sorgfalt in der Behandlung des Stahls walten lassen, um gute Meßwerkzeuge zu erhalten.

Was die F o r m d e r M a ß s t ä b e anlangt, so richtet diese sich vollständig nach dem Verwendungszweck. Mancherlei über die Form hochwertigster Maßstäbe mit X- bzw. U-Querschnitt ist bereits in der Einleitung gesagt worden. Im allgemeinen wird man für die üblichen Zwecke diese Form nicht anwenden, sondern sich mit Maßstäben rechteckigen Querschnitts begnügen, die für viele Fälle ausreichend genau sind. Wenn ein chemisches Laboratorium einen Maßstab rechteckigen Querschnitts von 1 m Länge zur Verfügung hat, der hochwertig ausgeführt ist, so daß man seine Teilung auf 0,01 mm als richtig ansehen kann, wird es damit wohl für alle Fälle ausreichend ausgerüstet sein.

Die Frage der Auflagerung von Maßstäben ist bereits auf S. 30 besprochen. Ergänzend sei hier nur mitgeteilt, ohne Beweis, daß sich bei jedem Maßstab zwei Punkte finden lassen müssen, in denen man ihn unterstützen kann, so daß seine Länge sich nicht ändert. Diese Punkte, deren Lage sich rechnerisch ermitteln läßt, bezeichnet man als *Bessel*sche Punkte. Sie liegen um je $^2/_9$ der Stablänge von den Enden entfernt. Eine Unterstützung in ihnen hat zur Folge, daß der Stab in seiner Teilfläche sich zwischen ihnen scheinbar verkürzt und in den frei überhängenden Enden verlängert. Beides hebt sich gerade auf.

Weiter beachte man, daß ein Maßstab seine Länge ändern kann, wenn man ihn v e r t i k a l aufstellt, d. h. also, wenn man einen solchen Maßstab vielleicht zusammen mit einem Kathetometer verwendet. Wenn man also einen richtigen Maßstab auf seiner Stirnfläche in vertikaler Richtung aufstellt, so wird er sich seiner Elastizität wegen verkürzen, ebenso, wenn man ihn an seinem oberen Ende aufhängt, verlängern. Wenn man zu Längenmessungen in der Vertikale nur die Gesamtlänge des Maßstabes braucht, kann man diese beiden Veränderungen kompensieren, wenn man ihn in der Mitte festklemmt.

Ein vertikal hängender Stab der Länge l und des Gewichts P und aus einem Stoff des Elastizitätsmoduls E dehne sich unter seinem Eigengewicht. Die Längeneinheit des Stabes dicht am Aufhängungspunkte wird durch die Last P gedehnt, in der Mitte des Stabes durch $\dfrac{P}{2}$ und an seinem Ende durch die Last Null. Im Mittel wird die Längeneinheit also durch $\dfrac{P}{2}$ gedehnt. Die Stablänge l erleidet also eine Dehnung von (q ist der Querschnitt) $\dfrac{lP}{2Eq}$.

Eisen hat den Elastizitätsmodul $20\,000\ \dfrac{\text{kg}}{\text{mm}^2}$, Messing einen von $9000\ \dfrac{\text{kg}}{\text{mm}^2}$. Ein Maßstab aus Eisen der Abmessungen $1000 \times 5 \times 20$ mm wiegt rund 780 g, ein gleicher aus Messing rund 860 g. Bei vertikaler Aufhängung dehnen sie sich also unter ihrem Eigengewicht um

$$\frac{1000 \cdot 0,780}{40\,000 \cdot 100} \quad \text{bzw.} \quad \frac{1000 \cdot 0,860}{18\,000}$$

also um 0,0002 mm bzw. 0,0005 mm. In ähnlicher Weise ein stählernes Bandmaß von 20 m Länge um 10 × 0,5 mm Querschnitt, also 780 g Gewicht um

$$\frac{20\,000 \cdot 0,78}{40\,000 \cdot 5} \text{ mm} = 0,08 \text{ mm.}$$

Eine angehängte Belastung von 20 kg zum Strecken des Bandes verlängert es um

$$\frac{20\,000}{20\,000 \cdot 5} \cdot 20 = 4 \text{ mm.}$$

Die Formen der Maßstäbe sind nach ihrem praktischen Verwendungszweck recht verschieden. Wenn wir von den längsten Maßstäben ausgehend beginnen, so seien für besondere Zwecke zunächst die sogen. Bandmaße genannt. Sie sind im allgemeinen aus dünnen Stahlbändern hergestellt, auf die die Teilung aufgraviert oder aufgeätzt ist. Bisweilen sind auch die Teilungspunkte durch Niete gekennzeichnet. Diese Bänder sind teilweise derart dünn, daß sie ohne weiteres gebogen werden können und sich daher auch runden Formen anschmiegen können. Ihr Hauptanwendungsgebiet ist die Landesvermessung. Sie werden in Längen von 5, 10, 20, 50, auch mehr Metern hergestellt. Wenn man sie zu Messungen gebraucht, so muß man beachten, daß sie geradlinig liegen, denn es ist selbstverständlich, daß sie sich merklich verkürzen, wenn sie auf Unebenheiten der Auflagerung durchhängen. Für bessere Messungen ist es sogar notwendig, daß die Bandmaße mit bestimmten Zugkräften gespannt werden, da sie mit Rücksicht auf ihren sehr geringen Querschnitt leicht elastisch ein wenig gedehnt werden können. In vielen Fällen gilt daher ihre Länge für eine Spannung von z. B. 10 kg.

Solche Bandmaße werden auch in kürzeren Längen, wenige Meter bis 1 m herab, in entsprechend kleinerer Ausführung und dünnerem Querschnitt hergestellt. Solche Ausführungsformen sind vielfach sehr bequem, wenn es sich darum handelt, Längen zu messen, die nicht in einer geraden Linie liegen, so z. B. Umfänge von Zylindern usw., wo sich dieses Bandmaß derartigen Strecken leicht anschmiegen läßt. Wenn es z. B. Schwierigkeiten bereitet, den Durchmesser eines Zylinders unmittelbar zu messen, wenn man auf eine größere Genauigkeit Wert legt, so ist dies mit Hilfe eines solchen Bandmaßes meistenteils insofern recht einfach, als man mit Hilfe eines Bandmaßes den Umfang ermittelt und daraus den Durchmesser berechnet. Man mache aber folgende Überlegung: Ein Bandmaß habe z. B. 0,5 mm Dicke. Es sei um einen Zylinder herumgelegt, wobei sich ein Umfang von genau 200 mm ergeben hat. Das bedeutet natürlich, daß die Mittelschicht, die neutrale Schicht des Meßbandes, genau 200 mm lang ist. Die Teilungsschicht ist elastisch gedehnt, die Gegenseite, deren Länge tatsächlich genau mit dem Zylinderumfang übereinstimmt, elastisch verkürzt. Nun ist für einen Kreis $U = 2\,r\,\pi$. r ist im vorliegenden Fall rund 32 mm. Die scheinbare Verkürzung der Unterseite des

Bandmaßes ist also $2\,\pi \cdot 0{,}25 = 1{,}57$ mm. Der Umfang des Zylinders ist also tatsächlich 198,4 mm.

Bandmaße aus anderen Stoffen wie Stahl oder Nickelstahl kommen für bessere Messungen nicht in Frage, höchstens für Messungen geringerer Genauigkeit. Erwähnt seien aber lange Bandmaße von 10 bis 20 m Länge aus Textilstoffen, die in vielen Fällen recht gut Verwendung finden können, und die erheblich dadurch verbessert werden, daß diese Stoffe mit Drahteinlage versehen sind, ohne dadurch an Geschmeidigkeit viel einzubüßen.

Die sonstigen Maßstabformen können als feste Maßstäbe bezeichnet werden. In Sonderfällen werden sie bis zu 10 m Länge ausgeführt, meistens sind 2 m und ganz überwiegend 1 m Länge gebräuchlich. Man begnügt sich im allgemeinen mit dem praktisch bequemeren, rechteckigen Querschnitt, in vielen Fällen ist eine Kante abgeschrägt, in der bekannten Linealform, so daß die Teilung unmittelbar an die Unterfläche anstößt.

Derartige Maßstäbe werden in allen beliebigen Längen hergestellt. In kleineren Längen von etwa 10 cm abwärts pflegt man sie als S k a l e n zu bezeichnen. Gerade diese sind meßtechnisch außerordentlich wichtig, da es hierbei, wie oben erwähnt, auch möglich ist, die Ansprüche an Richtigkeit solcher kürzerer Teilungen höher zu treiben, als es sonst möglich ist. Für Skalen verwendet man auch vielfach Glas als Werkstoff, was ohne weiteres angängig ist, da es in kurzen Formen weniger empfindlich gegen Bruch ist. Auch Quarz findet gelegentlich Verwendung, denn es unterliegt keinem Zweifel, daß das Aufbringen der Teilung auf durchsichtige Körper vielfach sehr erheblichen Vorteil hat. Sonst werden Glasmaßstäbe nur für bestimmte Sonderzwecke ausgeführt, und sie würden sich sehr zweckmäßi gund vielfältig verwenden lassen, wenn die Bruchgefahr nicht so groß wäre. Für die Skalen zu der sog. Spiegelablesung werden sie indessen häufig verwendet, da sie sehr leicht und bequem gleichmäßig künstlich beleuchtet werden können.

Die E i n t e i l u n g v o n M a ß s t ä b e n erfolgt im allgemeinen in Millimeter. Engere Einteilung ist nicht praktisch, auch wenn häufig Teilung in $^1/_2$ mm ausgeführt wird. Die mögliche geringe Vermehrung der Meßgenauigkeit, die übrigens nur ganz geringfügig ist, wird vollkommen durch die Erschwerung der Ablesung aufgehoben. Selbstverständlich ist es ganz anders, sowie der Maßstab mit mikroskopischer Ablesung zur Messung benutzt wird. Besonders Skalen finden in Verbindung mit Mikroskopen geringerer oder stärkerer Vergrößerung vielfach Anwendung. Es sei z. B. an die mikroskopischen Glasskalen erinnert, die in das Okular hineingelegt werden, mit dem beobachtenden Objekt gleichzeitig sichtbar sind und zu dessen Größenbestimmung dienen. Es macht hierbei keinerlei Schwierigkeiten, Skalen herzustellen, die mit Teilungen bis zu 0,01 mm ausgeführt sind, in beliebigen Formen und Längen. Teilungen zu Meßzwecken auch für mikroskopische Meßzwecke mit noch engerer Einteilung werden kaum jemals ausgeführt, obwohl es tatsächlich möglich wäre, da vielfach für optische Zwecke Gitterteilungen hergestellt werden, die Strichabstände von 0,001 mm und weniger besitzen. Bei vielen Skalenteilungen, insbesondere solchen, die in Verbindung mit Mikroskopen benutzt werden, kommt es vielfach auf die Länge der Teilabschnitte durchaus nicht an, da es notwendig ist, diese in den einzelnen Fällen gesondert zu bestimmen. Man denke an den Fall eines Mikroskops mit Okularskala, woder Teilwert dieser Skala vollkommen von der Vergrößerung des Objektivs und der Tubuslänge des Mikroskops abhängt. In diesem Fall hat die Kenntnis des Teilwertes einer solchen Skala nur dann Sinn, wenn sie gesondert für die betreffende Objektivvergrößerung und die einzelne Tubuslänge bestimmt ist. Wohl aber wird man verlangen, daß auch solche Teilungen genau gleichförmig hergestellt sind. Aus naheliegenden Gründen stellen die Firmen derartige Skalen trotzdem meistens mit streng metrischer Teilung her, um sie auch zu anderen Zwecken verwenden zu können.

Über die Anwendung derartiger Maße zu Meßzwecken ist weiter nichts zu sagen, insbesondere wenn man sich damit begnügt, Normalmaß und zu messende Strecke unmittelbar nebeneinander zu legen, um mit bloßem Auge die Länge zu ermitteln. Die einzige Korrektion, die dann gegebenenfalls anzubringen ist, ist nur der Einfluß der Temperatur, über den schon oben gesprochen ist, und der in den üblichen Temperaturgrenzen des Laboratoriums und bei Längen von 1 m nur wenige Zehntel Millimeter beträgt. Wenn man mit Hilfe von Mikroskopen Längen mißt, also mit höherer Genauigkeit, muß man selbstverständlich Temperaturfehler genauer bestimmen. Das trifft z. B. für den einfachen Fall zu, wenn man mit Hilfe des Kathetometers Barometerstände abliest oder sonst Druckmessungen ausführt. Es ist in einem solchen Fall notwendig, daß man den Temperaturausdehnungskoeffizienten des Maßstabmaterials kennt und selbstverständlich in der gleichen Weise den des Gegenstandes, dessen Länge man ermitteln will. In der ganz überwiegenden Zahl der Fälle wird man sich der oben tabellarisch mitgeteilten Werte bedienen können, die insbesondere dann vollkommen ausreichen werden, wenn man in nur engen Temperaturgrenzen des Laboratoriums arbeitet. Nehmen wir gerade den häufig vorkommenden Fall eines Messingmaßstabes, so kann man mit völliger Sicherheit annehmen, daß sein Ausdehnungskoeffizient $18{,}5 \cdot 10^{-6}$ ist für 1 m und 1° C, und daß mit größter Wahrscheinlichkeit dieser Wert um nicht mehr als $2 \cdot 10^{-6}$ fehlerhaft, höchstwahrscheinlich sogar um nicht mehr als $1 \cdot 10^{-6}$; das bedeutet, daß man bei Meterlänge und den üblichen Schwankungen der Laboratoriumstemperatur von wenigen Grad durch diese Annahme immerhin keine größeren Fehler als 0,01 mm etwa auf die Meterlänge begehen kann, höchstwahrscheinlich sogar nicht mehr als höchstens 0,005 mm, also Werte, die fast immer bedeutungslos sind.

Im allgemeinen wird die Länge eines Maßstabes, d. h. der Abstand seiner Endstriche, meßtechnisch durch eine Formel dargestellt, etwa wie folgt gestaltet:

$$l_t = l_0 + \alpha\, t = 1\,\mathrm{m} - \delta + \alpha\, t$$

oder

$$l_t = l_0\, (1 + \alpha\, t)$$

oder

$$l_t = l_0 + \alpha\, (t - 20°)\,.$$

Hierin bedeutet α den Ausdehnungskoeffizienten des Maßstabes und t seine zufällige Temperatur bei der Messung, während l_t bzw. l_0 seine wahren Längen bei der Beobachtungstemperatur t bzw. bei einer Normaltemperatur, also 0 oder 20°, bedeuten. Mit Hilfe einer solchen Formel kann man dann mit entsprechender Genauigkeit die Länge des Maßstabes für die gewünschte Temperatur berechnen und ebenso, was sehr wichtig ist, auch die Länge von Bruchteilen dieses Maßstabes. Nehmen wir also den Fall an, um das Ganze gleichzeitig an einem Beispiel zu erläutern, wir machen eine barometrische Luftdrucksbestimmung mit höherer Genauigkeit mit Hilfe eines Messingmaßstabes, der bei 0° genau richtig sein mag, und der einen Ausdehnungskoeffizienten von $18,5 \cdot 10^{-6}$ habe. Mit Hilfe des Kathetometers sei ein Barometerstand von 763,28 mm abgelesen. Wir haben nunmehr zu ermitteln, welches die wahre Höhe der Quecksilbersäule bei der zufälligen Beobachtungstemperatur von 19,5° C ist. (Von der Temperaturausdehnung der Hg sei abgesehen.) Die Gesamtlänge des Maßstabes läßt sich durch die Gleichung

$$l_t = l_0 + 18,5 \cdot 10^{-6}\, t \text{ m}$$

darstellen, oder für die genannte Temperatur durch

$$l_t = l_0 + 18,5 \cdot 10^{-3} \text{ mm} \cdot 19,5 = l_0 + 0,361 \text{ mm} = 1000,361 \text{ mm}$$

unter der Annahme, daß der Maßstab genau richtig ist. Er ist bei der Beobachtungstemperatur in seiner Gesamtlänge um 0,361 mm zu lang, auf die abgelesene Strecke von 763,28 mm also um

$$0,361 \cdot \frac{763,28}{1000} = 0,275 \text{ mm} .$$

Die wahre Höhe der Hg-Säule ist demnach nicht 763,28 mm, sondern $763,28 + 0,275 = 763,55$ mm. Dies ist also die wahre Länge der Quecksilbersäule des Barometers, wenn wir sie mit einem Maßstab verglichen haben, der von der Temperatur in seiner Länge unabhängig ist und genau die wahre Länge angibt. Über die Umrechnung der Quecksilbersäule auf eine Beobachtungstemperatur von 0° C wird später gesprochen werden.

2. Nonien.

Die bisher besprochenen Hilfsmittel zur Längenmessung haben sich darauf beschränkt, daß man annimmt, man liest Maßstäbe ohne weitere Hilfsmittel mit bloßem Auge ab. Wir wollen nunmehr dazu übergehen, solche Meßgeräte kurz zu besprechen, die derartige Ablesungen erleichtern bzw. feinere Messungen auszuführen gestatten. Wir gehen damit von den eigentlichen Längenmaßen zu den Meßgeräten für Längenmessung über. Wir wollen dabei zunächst zwei Hilfsmittel etwas genauer behandeln, die ganz besonders wichtig sind, nämlich den Nonius und die Anwendung von Schrauben zu Längenmessungen.

Der Nonius ist eine ungemein vielgebrauchte Hilfseinrichtung, um Maßstäbe genauer abzulesen. Wenn wir einen in Millimeter geteilten Maßstab haben, so bezeichnet man als Nonius eine Hilfsteilung, die so ausgeführt wird, daß z. B. 10 gleichförmige Teile dieses Nonius genau 9 Teilen des Maßstabes entsprechen. In gleicher Weise wie hier bei dem 10 teiligen Nonius werden auch 20—25teilige und 50teilige ausgeführt. Bei ihnen entsprechen 19 Teile der Hauptteilung 20 Noniusteilen bzw. 24 von ihr 25 Teilen des Nonius cder 49 Teile 50 Noniusteilen.

Zur Erläuterung sei der einfachste 10teilige Nonius verwendet (Fig. 21). Wenn der Nullstrich des Nonius mit dem Nullstrich der Hauptteilung zusammenfällt, so liegt also vorschriftsmäßig der Zehnerstrich des Nonius auf dem Strich 9 der Hauptteilung. Das bedeutet also, daß der Strich 1 des Nonius von dem Strich 1 der Hauptteilung einen Abstand von 0,1 mm hat, der Strich 2 des Nonius von dem entsprechenden Strich der Hauptteilung 0,2 mm usw. Wenn der Nonius nunmehr irgendwie anders auf die Hauptteilung gelegt wird, und man stellt fest, daß bei einer ganz zufälligen Lage z. B. der Strich 4 des Nonius mit irgendeinem beliebigen Strich der Hauptteilung gerade zusammenfällt, so weiß man aus dem Vorstehenden ohne weiteres, daß der Anfangsstrich des Nonius um 0,4 mm von dem entsprechendenden Strich der Hauptteilung entfernt liegen muß. Mit anderen Worten, wenn man praktisch eine gegebene Strecke ausmessen will, so legt man z. B. den Anfangspunkt dieser Strecke an den Nullpunkt des Maßstabes, dann wird der Endpunkt der Strecke im allgemeinen natürlich zwischen zwei Striche des Maßstabes fallen. Nun ist es an sich selbstverständlich ohne besondere Mühe möglich, schätzungsweise zu ermitteln, wieviel Bruchteile eines Millimeters die über den nächsten Strich noch überschießende Länge ausmacht. Wenn man darin indessen keine Übung hat, ist die

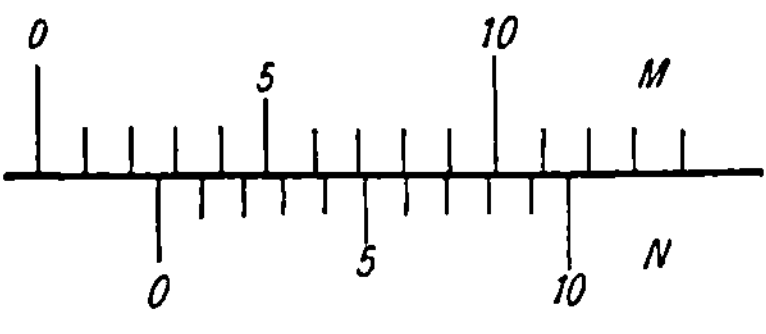

Fig. 21. Zehnteiliger Nonius.
(M Hauptmaßstab, N Nonius; Lesung 2,6.)

Anwendung eines Nonius zweckmäßiger. Man legt dann den Nonius so an das Ende der zu messenden Strecke heran, daß sein Nullstrich an ihrem Ende liegt, und stellt dann z. B. fest, daß der 7. Strich des Nonius mit einem Strich der Hauptteilung zusammenfällt. Dann weiß man sofort aus der Ablesung des Nonius, daß die über die ganzen Millimeter überschießende Länge 0,7 mm ist. Die ganze Zahl der Millimeter kann man selbstverständlich ohne weiteres ablesen.

Diese etwas schwierig darzustellende Ausführung der Messung ist selbstverständlich praktisch ganz wesentlich einfacher. Es sei bei dieser Gelegenheit gleich ein sehr wichtiges einfaches Meßgerät besprochen, das von der Anwendung des Nonius eingehend Gebrauch macht, und das für viele Meßzwecke hervorragend verwendbar ist und in der Praxis in ungezählten Mengen tatsächlich Anwendung findet. Es ist das die sogenannte Schublehre. Sie besteht in ihrer grundsätzlichen Form aus einem Maßstab, der an einem Ende senkrecht zu seiner Meßrichtung einen festen Schenkel trägt. Über den Maßstab gleitet eine Hülse, die einigermaßen leicht beweglich ist und auch durch eine Druckschraube vielfach festgeklemmt werden kann, und die einen gleichartigen Meßschenkel trägt. Die beiden Innenbacken der beiden Meßschenkel sind entweder als breite Flächen hergestellt oder als scharfe Kanten, jedenfalls aber so, daß sie sich in ihrer ganzen Länge beim Zusammenschieben berühren, so daß die Berührungslinie senkrecht zur Maßstablinie liegt. Der Maßstab trägt eine Millimeterteilung und die Hülse eine Noniusteilung in der Weise, daß der Nullstrich des Nonius bei zusammengeschobenen Schenkeln auf den Nullstrich des Maßstabes fällt. Die Schublehre ist ein Spezialgerät zur Dickenmessung. Wenn wir also ein Drahtstück, dessen Dicke gemessen werden soll, oder etwas Ähnliches zwischen die Meßschenkel bringen und diese soweit nähern, daß sie es fest umklammern, so wird natürlich im allgemeinen der Nullstrich des Nonius zwischen zwei Strichen der Maßstabteilung liegen. Der letzte Hauptstrich der Teilung gibt demgemäß die Dicke des Gegenstandes in ganzen Millimetern an. Dazu kommt selbstverständlich noch der Abstand dieses Striches von dem Nullstrich des Nonius. Diesen ermitteln wir so, daß wir feststellen, genau wie oben gesagt, welcher Noniusstrich mit einem Strich der Hauptteilung zusammenfällt, und wenn dies z. B. der Strich 8 des Nonius ist, so wissen wir, daß wir zu der abgelesenen Millimeterlänge noch 0,8 mm hinzuzufügen haben. Wohlgemerkt brauchen wir überhaupt nicht festzustellen, welcher Strich der Hauptteilung mit jenem Noniusstrich zusammenfällt. Wir brauchen vielmehr an der Hauptteilung nur ablesen, welcher Strich von ihr unmittelbar außerhalb der Noniusteilung liegt.

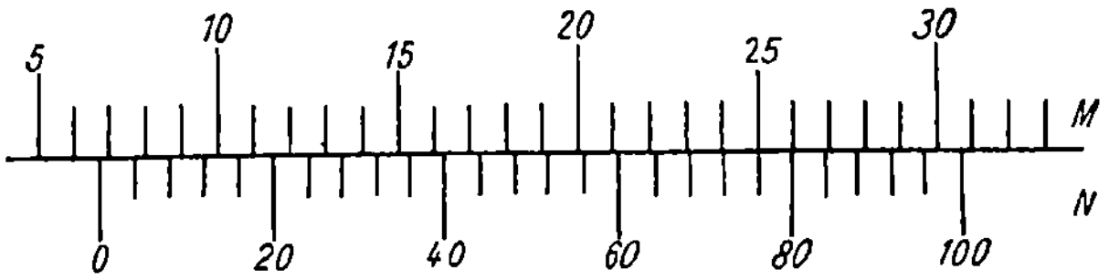

Fig. 22. 25 teiliger Nonius. (M Hauptmaßstab, N Nonius, Lesung 6,76).

Liegt ein 20teiliger Nonius vor, was häufiger vorkommt, d. h. also, sind 19 Teile der Hauptteilung = 20 Noniusteilen, so sind die Überlegungen vollkommen gleichartig. Die Änderung des Strichabstandes von Strich zu Strich beträgt dann nur nicht 0,1 mm, sondern 0,05 mm, d. h., während man mit dem oben beschriebenen Nonius auf 0,1 mm genau arbeiten kann, kann man mit diesem auf 0,05 mm genau arbeiten, d. h. ein Zusammenfallen des Striches 6 des Nonius mit der Hauptteilung bedeutet eine Lesung von 0,3 mm, 16 = 0,8 mm, 13 = 0,65 mm, 7 = 0,35 mm usw. Vielfach ist die Ausführung der Bezifferung des Nonius gleich so gewählt, daß man diese Division durch zwei nicht auszuführen braucht (Fig. 22, als Beispiel eines 25 teiligen Nonius).

Der 50teilige Nonius endlich gibt dementsprechend 0,02 mm. Auch bei ihm ist vielfach die Bezifferung schon in dieser Weise durchgeführt, d. h. eine Lesung von 37 an ihm entspricht 0,74 mm, eine Lesung von 21 = 0,42 usw. Voraussetzung für seine Anwendung ist, daß die Teilung bereits sehr sorgfältig ausgeführt ist. Man wird im allgemeinen eine Lupe zu Hilfe nehmen müssen, um mit Sicherheit feststellen zu können, welche beiden Striche genau zusammenfallen, und bei mittelmäßiger Ausführung der Teilung wird man auch nicht immer dieses Zusammenfallen zweifelsfrei festlegen können, sondern wird den Strich auswählen müssen, bei dem es scheinbar am besten erfolgt. Ein 50teiliger Nonius hat demgemäß

nur dann Sinn, wenn er sehr sorgfältig ausgeführt ist, was auch ohne
Schwierigkeiten möglich ist.

Die gleiche Noniuseinteilung wird auch in sehr vielen Fällen bei K r e i s -
t e i l u n g e n benutzt, wobei natürlich die Anordnung und die Grundlage ihres
Gebrauchs mit dem oben Gesagten vollkommen übereinstimmen. Wie der
Nonius dort eingerichtet ist, kann im allgemeinen nicht gesagt werden, da bei
der Vielfältigkeit der Ausführung und den verschiedenen Variationsmöglichkeiten die Form von Fall zu Fall verschieden ist. Nehmen wir z. B. einen viel
gebrauchten Fall, daß die Hauptteilung von $^1/_2$ zu $^1/_2{}^\circ$ geteilt ist, dann nimmt
man vielleicht einen 30teiligen Nonius, dessen 30 Teile 29 Teilen der Hauptteilung entsprechen, d. h. einem Bogen von 14,5°, dann bedeutet also ein
Noniusintervall $^1/_{30}$ des Hauptteilungsintervalls, d. h. also 1 Minute. Mit
anderen Worten, wenn wir auf dem Nonius die Lesung 17 machen, so haben
wir zu der Lesung der Hauptteilung 17 Minuten hinzuzufügen, wobei indessen
dann zu beachten ist, ob der Nullstrich des Nonius zwischen dem vollen Grad-
strich und dem 30-Minutenstrich steht bzw. zwischen dem 30-Minutenstrich
und dem nächst höheren Hauptgradstrich. Die Lesung würde demgemäß entweder 17 oder 47 Minuten bedeuten, was ja ohne weiteres zu entscheiden ist.
Wenn die Hauptteilung z. B. in $^1/_4$ Grade geteilt ist, was häufig vorkommt, so
entspricht dies also 15 Minuten. Man kann auch hier einen 30teiligen Nonius
anwenden, dieser gibt demgemäß eine Ablesung auf halbe Minuten, was wohl
nach dem Vorstehenden weiter keines Beweises mehr bedarf. Auf weitere
Teilungsmöglichkeiten sei hier nicht eingegangen.

3. Meßschrauben und ihre praktische Anwendung.

Ebenso wichtig wie die Anwendung des Nonius zu Meßzwecken ist die
Ausbildung von Schrauben für ähnliche Zwecke. Man mache sich klar, daß
ein Schraubengewinde, das in einer festliegenden Schraubenmutter geführt
wird, recht genau um ganz kleine Stücke in seiner Längsrichtung bewegt
werden kann. Nehmen wir an, wir haben ein Gewinde von einer Ganghöhe von
1 mm, d. h. also, wenn wir die Schraube um eine volle Umdrehung herum-
drehen, haben wir sie um 1 mm verschoben. Oder wenn wir durch eine besondere
Anordnung die Schraube in ihrer Achse unverschiebbar machen oder dafür
sorgen, daß die Schraubenmutter ohne Drehung die Schraube entlang gleitet,
so können wir durch eine Schraubenumdrehung diese Mutter um 1 mm fort-
bewegen. Nehmen wir jetzt an, wir haben an der Schraube an ihrem Kopf
eine Teilung angebracht, so daß wir Bruchteile von Schraubenumdrehungen ablesen können. Nehmen wir also z. B. an, der Schraubenkopf hat einen Durchmesser von etwas über 30 mm, so hat er natürlich einen Umfang von rund
100 mm und wir können ihn dementsprechend ohne Mühe mit 100 Teilstrichen
an seinem Umfang versehen, und dann ist es ohne weiteres klar, wenn wir
eine feste Ablesemarke haben, daß eine Drehung der Schraube um einen dieser
Teilstriche gerade einer Längsverschiebung der Schraube bzw. Mutter von
0,01 mm entspricht. Wir können also in einem solchen Fall ohne nennenswerte
Schwierigkeiten Verschiebungen von 0,001 mm herstellen bzw. messen, d. h.

mit einer Schraube von 1 mm Ganghöhe Messungen auf etwa $^1/_{1000}$ dieses Wertes ausführen, und da es feinmechanisch keine nennenswerte Schwierigkeiten bereitet, Schrauben mit Ganghöhen zu Meßzwecken bis zu 0,3 mm herab herzustellen, kann man dementsprechend bis zu einigen zehntausendstel Millimeter herab Schrauben ohne weiteres gebrauchen. Es macht selbstverständlich keine Schwierigkeiten, den Kopf der Schraube beliebig groß zu gestalten, wie es die Umstände gerade erfordern.

Bevor weiter auf diese Dinge eingegangen wird, sei noch einiges über die möglichen Fehler solcher Schrauben gesagt, obwohl sie für den Chemiker im allgemeinen bedeutungslos sein werden. Es ist klar, daß bei der Bewegung einer Schraube durch ihr Muttergewinde hindurch ein gewisser, gewöhnlich durch Öl ausgefüllter Spielraum vorhanden sein muß, damit diese zwangfrei hindurchgeht; und dann, daß kein Gewinde vollkommen genau hergestellt werden kann. Die hauptsächlichsten Fehler, die bei einer Schraube beim Messen auftreten können, sind doppelter Art, der fortschreitende Fehler und der periodische Fehler. Der erste bedeutet, daß die Ganghöhe einer Schraube auf ihre ganze Länge nicht immer vollkommen gleichartig sein wird, sondern von Gang zu Gang etwas schwanken oder besser, über den ganzen Verlauf der Schraube nicht ganz gleichförmig sein wird. Es können naturgemäß immer nur ganz geringfügige Beträge sein, da sonst ein Hindurchdringen der Schraube durch die Mutter nicht möglich wäre. Es sind das meistenteils Fehler, die dadurch entstehen, daß die Schraube beim Gewindeschneiden etwas warm wird bzw. die Schneideeinrichtung sich erwärmt, oder daß infolge Temperaturveränderungen, die nicht ganz unbedeutend sein können, die Schraube sich bei der Herstellung ein wenig verzieht. Der andere Fehler ist dadurch charakterisiert, daß er in allen Gängen im wesentlichen gleichmäßig in Erscheinung tritt; wenn man den Gang einer Schraube auf eine ebene Fläche dadurch abwickelt, daß man sie stets parallel mit sich selbst über die Zeichenebene abrollt und aufzeichnet, wie der einzelne Gang dann verläuft, so muß bei einer idealen Schraube diese Linie naturgemäß genau geradlinig sein. Praktisch wird sie natürlich durch eine Kurve dargestellt, wenn man entsprechende Vergrößerung anwendet. Die Abweichungen dieser Kurve von der geraden Linie stellen die fortschreitenden Fehler der Schraube dar und periodische Schwankungen der Kurve in gleichen Abständen die periodischen Fehler. Diese periodischen Fehler entstehen meistenteils dadurch, daß innerhalb einer Umdrehung der Schraube der Drehstahl, der das Gewinde schneidet, durch das Getriebe der Drehbank nicht genau gleichförmig weitergeschoben wird, ein Vorgang, der sich natürlich bei jedem Umlauf in genau gleicher Weise wiederholt. Beide Fehler, die bei feinsten Messungen zweifellos bestimmt und berücksichtigt werden müssen, sind übrigens bei modernen Schrauben derart klein, daß sie fast immer unbeachtet bleiben können.

Anders ist es mit einem Fehler, der weniger von der Schraube, als von ihrer Lagerung herrührt, und den man als toten Gang bezeichnet. Wie oben schon angedeutet, muß eine Schraube mit einem gewissen Spielraum in ihrer Mutter geführt werden, damit sie zwangfrei hindurchgeht, und zur Erleichterung der Bewegung und zur Schonung des Gewindes wird die Schraube geölt und dadurch dieser Zwischenraum durch Öl ausgefüllt. Je nachdem man die Schraube nun bewegt, bei einer Bewegung an ihr drückt oder zieht, wird sie beim Drehen entweder mit der einen Flanke ihres Gewindes in den Gängen der Mutter anliegen oder mit der andern. Die Schraube kann sich also gewissermaßen unter Anwendung von geringem Druck ein wenig in der Richtung ihrer Achse verschieben, und das kann zu nicht unbedeutenden Fehlern Veranlassung geben. Man bezeichnet diese Fehler eben als toten Gang. Soweit es konstruktiv möglich ist, wird durch Einschaltung von Federn oder ähnlichen Hilfsmitteln dafür gesorgt, daß eine Schraube stets nur in einer bestimmten Weise an die Mutter angepreßt wird, so daß dieser tote Gang nach Möglichkeit von vornherein ausgeschaltet ist. Man soll es sich aber zur Regel machen, bei allen Meßschrauben die Einstellung stets nur so zu bewirken, daß man die Schraube immer nur in einer Richtung dreht, also z. B. im Sinne der wachsenden Zahlen der Trommelbezifferung. Hat man die Schraube zu weit gedreht, so soll man etwa eine volle Drehung zurückgehen und dann die Einstellung von neuem beginnen.

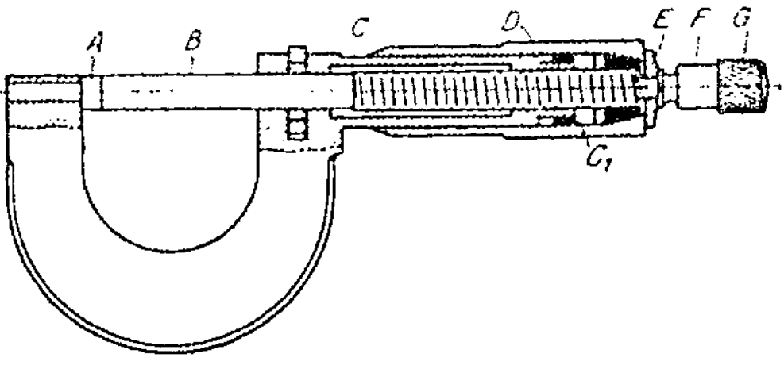

Fig. 23. Schnitt durch ein Schraubenmikrometer.

Von den praktischen Anwendungen der Meßschraube sollen im nachfolgenden mehrere besprochen werden. Zunächst die eine vielbekannte, auch technisch sehr viel ausgebildete Form, das sog. Schraubenmikrometer (Fig. 23), ein kleines Gerät, das, in verschiedenartiger Ausführungsform, technisch zu Dickenmessungen verschiedenster Art verwendet wird und das recht vielseitig ist. Die technisch übliche Ausführungsform ist hier so, daß eine Meßschraube von fast immer 0,5 mm Ganghöhe verwendet wird, die in einer Mutter C läuft, die wiederum in einen U-förmigen Bügel eingearbeitet ist. Der Kopf dieser Schraube ist fast regelmäßig hülsenförmig (D) ausgearbeitet, so daß diese Hülse einen Zylinder C umfaßt, in dem die eigentliche Mutter C_1 liegt. Dieser Zylinder hat eine kleine Halbmillimeterteilung, um die ganzen Umdrehungen der Schraube zu zählen, während auf der Hülse selbst eine Teilung von meistenteils 50 Teilen angebracht ist, so daß also ein Teilstrich 0,01 mm bedeutet. Auf dem entgegengesetzten Schenkel des U-Bügels liegt ein fester Gegenpunkt A, zwischen den und das Ende der Meßschraube der zu messende Körper gebracht wird. Beide Meßflächen am Mikrometer sind eben und sorgfältig parallel geschliffen. Man dreht zur Messung einfach die Schraube so weit herein, daß der zu messende Körper von den beiden Flächen gerade berührt wird, und kann dann an der Teilung ohne weiteres seine Dicke ablesen, indessen nur unter der Voraussetzung, daß bei völligem Hereindrehen der Schraube, ohne daß ein Gegenstand zwischen ihr und dem Gegenpunkt sich befindet, genau die Lesung 0 erhalten wird. Tut das Mikrometer das nicht, so muß man die hierbei er-

haltene Lesung entweder von der Schraubenlesung abziehen bzw. ihr hinzufügen oder den Gegenpunkt verstellen, wozu meistens eine kleine Schraube
vorgesehen ist.

Neuere Mikrometerschrauben der Art in besonderer Güte sind in der Lage,
Messungen bis zu 0,003 mm genau zu machen. Ein derartiger Wert wird von
den Firmen garantiert, dabei muß man aber berücksichtigen, daß eine Messung
sehr erheblich verfälscht werden kann, wenn man die Schraube so stark
hineindreht, daß der Bügel, auch wenn er noch so fest ist, elastisch ein
wenig aufgebogen wird. Um einen solchen Fehler zu verhüten, sind die besseren Mikrometerschrauben ausnahmslos am Kopf der Schraube mit einer sog.
Reibungskuppelung E versehen, eine Einrichtung in verschiedenster Art, die
immer nur den Zweck hat, daß man die Schraube nur mit einer gewissen Kraft
drehen kann. Versucht man stärker als notwendig zu drehen, d. h. leistet die
Schraube bei der Drehung schon einen gewissen Widerstand, weil sie z. B.
genügend stark auf den Gegenpunkt drückt, so dreht sich nur der Kuppelungs-
kopf, ohne daß die Schraube sich weiter bewegt. Man mißt also mit andern
Worten in allen Fällen immer nur mit dem gleichen Kontaktdruck. Ein
Fehler durch den toten Gang kommt hier praktisch nicht in Frage. Derartige
Mikrometerschrauben werden in allen Größen gefertigt von den kleinsten bis
zu den größten Abmessungen und in den verschiedensten Bügelformen auch
mit fester Aufstellung, indessen ausnahmslos fast nur mit einem Meßbereich
bis zu 25 mm, größere haben auch nur dieses Meßbereich, also z. B. von 25
bis 50 mm usw. Dabei kann man diese also nicht vollständig zusammendrehen,
auch hat man keine Nullpunktkontrolle bei ihnen. Zu diesem Zweck werden
regelmäßig sog. Meßscheiben mitgeliefert, die auf den kleinsten Wert in ihrem
Durchmesser von der liefernden Firma einjustiert sind. Wenn eine solche
Scheibe im vorliegenden Fall also mit dem Mikrometer gemessen den auf ihr
verzeichneten Wert gibt, so ist das ein Beweis dafür, daß das Mikrometer richtig
ist. Eine Abweichung von dem Sollwert der Scheibe muß dann durch bequeme
Nachjustierung beseitigt oder entsprechend berichtigt werden.

Nebenher sei eine Meßschraubeneinrichtung genannt, die vielfach bei
mikroskopischen Messungen Verwendung findet, nämlich das sog. Objekt-
schraubenmikrometer. Es besteht im Grunde genommen darin, daß
auf dem Objekttisch eines gewöhnlichen Mikroskops eine Platte angebracht
wird, die in einem Lager eine Mikrometerschraube geeigneter Form und
Ganghöhe trägt, die zu Meßzwecken eingerichtet ist. Mit dieser Mikrometerschraube ist ein kleiner Schlitten verbunden, auf den beliebige Gegenstände
aufgelegt werden, und auf die das Mikroskop gerichtet wird. Durch Bewegen
der Meßschraube können also diese Gegenstände um genau meßbare Beträge
seitlich verschoben werden. Durch Beobachtung dieser Verschiebung am Mikroskop kann man daher mit recht erheblicher Genauigkeit Längenmessungen
ausführen.

Viel häufiger erfolgt die Messung in etwas anderer Weise, indem man nämlich
das Mikroskop selbst beweglich macht, und zwar mit Hilfe einer Meßschraube.
Man bezeichnet eine solche Einrichtung als Schraubenkomparator,

vielfach auch als M e ß m i k r o s k o p (Fig. 24). Hierbei wird eine geeignete Meßschraube im allgemeinen größerer Form mit meistens 1 mm Ganghöhe fest
gelagert und ist an der einen Seite mit dem üblichen Teilkopf versehen. Die
Mutter ist durch eine Führung gegen Drehung gesichert, und an ihr ist ein
Mikroskop mit geeigneter Vergrößerung befestigt (im allgemeinen für die üblichen notwendigen Messungen etwa 20 bis höchstens 100 fach) das in seinem
Okular Fadenmarken trägt. Bei Drehung der Meßschraube wird dann also
das Mikroskop um Beträge verschoben, die an der Schraube abgelesen werden
können. Wenn daher unter dem Objektiv des Mikroskops Gegenstände, Skalen
oder dergleichen aufgelagert sind, kann man durch Einstellung des Mikroskops
mit Hilfe der Meßtrommel auf die Begrenzungsstriche oder begrenzenden
Marken oder Flächen ihre Längenaus-
dehnung ermitteln. Derartige Einrichtungen sind für viele Zwecke der
Meßtechnik ganz besonders beliebt und
sehr vielseitig durchgebildet, insbesondere finden sie häufig Anwendung zum
Ausmessen photographischer Platten
in größerer Ausführung, wobei die
Platte auf ein Gestell genügend fest gelagert wird und das Mikroskop auf jede
Stelle der Platte eingestellt werden
kann; insbesondere für astronomische
Messungen für die Auswertung von
Sternaufnahmen ist das Verfahren beliebt. Die Apparate sind auch vielfach
so ausgebildet, daß man das Mikroskop
in zwei zu einander senkrechten Richtungen bewegen kann, was für die
Auswertung von Kurvenaufnahmen
vielfach erwünscht ist. Hierbei wird
übrigens in vielen Fällen auch anders

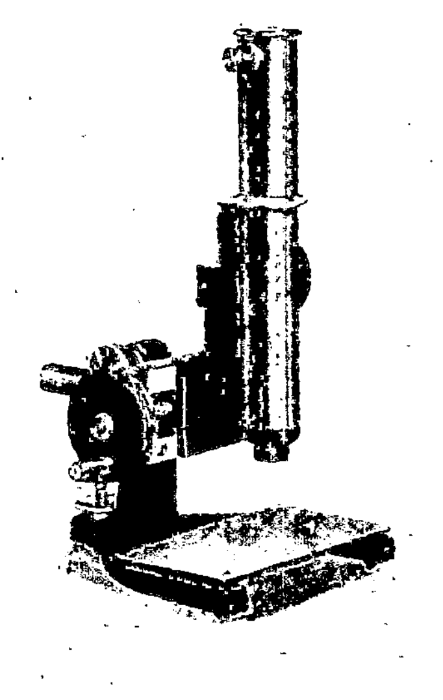

Fig. 24. Meßmikroskop von *Zeiss*

verfahren, und zwar unter Zuhilfenahme der früher beschriebenen Einrichtung
des Objektschraubenmikrometers, z. B. so, daß in der einen Richtung das
Mikroskop selbst durch eine Meßschraube verschoben wird, während in der
dazu senkrechten Richtung der Tisch mit der photographischen Platte verschiebbar angeordnet ist. Selbstverständlich bestehen dabei die verschiedensten Variationsmöglichkeiten.

Als letzte ungemein wichtige Anordnung sei endlich das sog. Okular-
schraubenmikrometer genannt, das ebenfalls viel angewendet wird. Man
bezeichnet es auch vielfach als M i k r o m e t e r m i k r o s k o p (Fig. 25). Im Prinzip
kann es etwa folgendermaßen beschrieben werden. Auf den auszumessenden
kleinen Gegenstand wird ein Mikroskop gerichtet, von dem das Objektiv in der
Bildebene ein vergrößertes Bild entwirft. Dieses Bild wird durch das Okular
nochmals vergrößert betrachtet. In der Bildebene des Objektives befindet sich

nunmehr eine Marke, die also gleichzeitig mit dem Gegenstand durch das Okular sichtbar ist. Diese Marke in der Bildebene wird nunmehr in dieser Ebene durch eine kleine Meßschraube bewegt. Die Drehung dieser Meßschraube erfolgt an einer Teiltrommel, die seitlich neben dem Okular angebracht ist. Diese Meßschraube bewegt also z. B. in der Bildebene dadurch, daß sie in ihre Mutter hineingedreht wird, einen kleinen Rahmen, der sehr genau geführt ist, und im Innern dieses Rahmens liegt das Bild des Gegenstandes. Über die Rahmenfläche selbst sind dann z. B. einige feine Fäden gespannt, welche die Einstellung auf den Gegenstand ermöglichen. Die Anordnung ist insbesondere viel beliebt zu genaueren Ablesungen von Teilungen. In diesem Fall bestehen die Einstellmarken fast regelmäßig aus zwei feinen Parallelfäden, die in ihrem Abstand so bemessen sind, daß scheinbar zwischen ihnen gerade das Bild des Teilstrichs der Skala, auf die eingestellt wird, Platz hat.

Wenn man Messungen mit einer solchen Einrichtung ausführen will, muß man auf folgendes achten: Die Ganghöhe der Mikrometerschraube ist hierbei vollkommen unbekannt, auch die Schraube fast vollkommen unzugänglich. Die wahre Ganghöhe ist auch praktisch gleichgültig, denn der zu messende Gegenstand wird ja bereits durch die unbekannte Vergrößerung des Objektivs vergrößert in die Ebene der Meßschraube abgebildet. Man will also überhaupt nicht wissen, was einer Umdrehung der

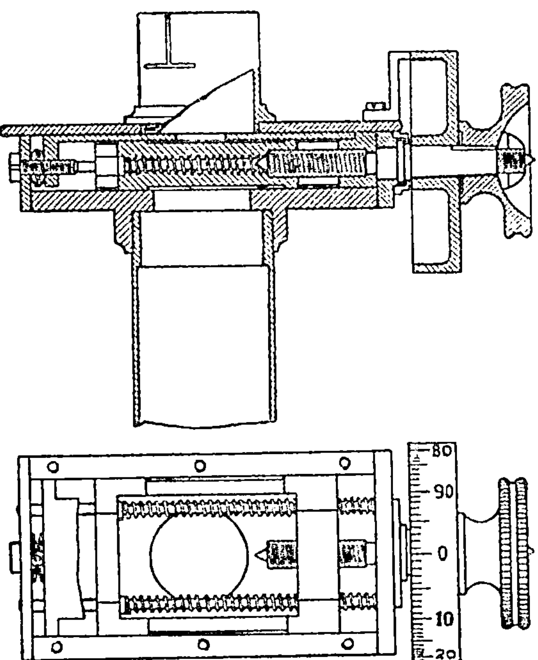

Fig. 25. Schnitt durch ein Okularmikrometer.

Schraube in der Bildebene entspricht, sondern welchem Längenwert eine Umdrehung der Schraube entspricht, umgerechnet mit Hilfe der Vergrößerung des Objektivs. Setzen wir z. B. den Fall, wir haben ein Objektiv genau zehnfacher Vergrößerung und eine Meßschraube von 0,5 mm Ganghöhe, so entspricht also eine Umdrehung der Schraube 0,5 mm, und daraus folgt, daß ein Gegenstand von nur 0,05 mm Länge gerade durch eine Umdrehung der Meßschraube ausmeßbar wäre. Da man Vergrößerung und Ganghöhe nicht kennt, muß man also in jedem einzelnen Fall mit Hilfe einer Skala den Umdrehungswert der Schraube gesondert ermitteln. Das gilt insbesondere für den Fall, wenn ein solches Mikroskop auswechselbare Objektive hat oder in der Tubuslänge verändert werden kann, da damit naturgemäß ebenfalls eine Veränderung der Objektivvergrößerung verbunden ist. Eine Änderung der Okularvergrößerung ist naturgemäß gleichgültig. Es ist dies der allgemeine Fall. Praktisch werden diese Mikroskope von den betreffenden Firmen fast immer so ausgeführt, daß sie ein festes Objektiv haben und feste Tubuslängen, so daß Änderungen hieran nicht möglich sind. Und dann ist meistens das ganze System so abgestimmt, daß einer Umdrehung der Meßschraube ein ganz bestimmter Längenwert, für den Gegenstand selbst berechnet, zukommt, so z. B., wie es sehr üblich ist, daß eine Umdrehung $= 0{,}1$ mm ist, d. h., wenn man das Mikroskop auf eine Skala richtet, die in $0{,}1$ mm geteilt ist, so bewegt man die Fäden im Gesichtsfeld gerade um ein Teilintervall weiter, wenn man die Meßschraube um eine Umdrehung herumdreht. Ist dann noch die Teiltrommel in 100 Teile geteilt, so entspricht also ein Teil von ihr $0{,}001$ mm, d. h. man kann mit Hilfe eines solchen Mikroskops Messungen mit einer Genauigkeit von einigen zehntausendstel Millimeter ausführen. Bei der großen Meßgenauigkeit muß man hier indessen sehr sorgfältig nach der oben angegebenen Regel darauf achten, die Fehler durch toten Gang auszuschalten.

Alle die vorstehend beschriebenen Einrichtungen, die auch ausnahmslos dazu dienen, feinere Längenmessungen vorzunehmen, erreichen dieses Ziel auf die Methode, daß sie entweder, wie z. B. bei den Mikroskopen, die zu messende Länge vergrößern und die vergrößerte Länge erst ausmessen oder, wie bei dem Schraubenmikrometer, daß sie kleine Bewegungen vergrößert sichtbar machen, also z. B. beim Schraubenmikrometer, indem sie kleine Verschiebungen der Meßschraube in Richtung ihrer Achse anzeigen lassen durch Vermittelung der Teiltrommel, wobei also eine Bewegung um eine Strecke von vielleicht $0{,}5$ mm, wie es die Ganghöhe einer solchen Schraube meistens ist, auf eine Länge von vielleicht 30 mm vergrößert wird, wie es der Umfang der Teiltrommel z. B. ist. Das ist überhaupt das Prinzip einer ganzen Anzahl von Meßeinrichtungen zur Messung kleiner Längen bzw. kleiner Längenunterschiede, nämlich die entsprechende Vergrößerung einer Länge bzw. des Längenunterschiedes. Auch hierfür sollen später noch einige wichtige Beispiele genannt werden, die auch für den Chemiker von Wichtigkeit sind. Es sei hier gleich bemerkt, daß alle diejenigen Einrichtungen, die ausnahmslos nur für den Physiker für allerfeinste Messungen von Bedeutung sind, und ebenso viele technische Längenmeßeinrichtungen, die chemisch kaum in Frage kommen, übergangen werden.

4. Fühlhebel.

In allen den Fällen, in denen es sich darum handelt, sehr kurze Längen zu messen, vielleicht nur Bruchteile eines Millimeters oder, was meistenteils das gleiche ist, kleine Längenunterschiede zweier Stücke, wobei das eine eine bekannte Länge hat, kann man daher, wie oben schon angedeutet ist, gewisse Anordnungen verwenden, die man allgemein unter dem Namen F ü h l h e b e l zusammenfaßt. Sie dienen ausnahmslos dazu, kleine Längenänderungen oder Längenunterschiede stark zu vergrößern und damit leichter sichtbar und auch meßbar zu machen (Fig. 26). Beides braucht nicht immer gleichbedeutend sein, da eine Vergrößerung nicht immer gleichförmig erfolgen wird. Grundsätzlich ist z. B. die Meßschraube auch ein Fühlhebel, da sie die Bewegung der Schraube in ihrer Achse in die Drehung des Teilkopfes vergrößert. In gewissem Sinne arbeitet auch das Mikrometermikroskop derart, wenn es auch nicht als mechanischer Fühlhebel bezeichnet werden

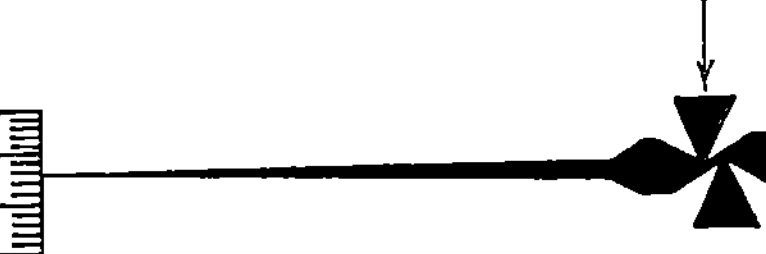

Fig. 26. Schema eines Fühlhebels.

kann. Es gibt allerdings auch rein optisch arbeitende Fühlhebelgeräte, die ihren Namen also eigentlich nicht verdienen.

An derartigen Konstruktionen gibt es eine ungeheure Anzahl, die alle mehr oder weniger gut für die verschiedensten Zwecke verwendbar sind. Es seien von diesen nur einige ganz wichtige hervorgehoben, die am einfachsten und bequemsten sind.

Als erste sei die sogenannte Meßuhr genannt, die ihren Namen von der taschenuhrähnlichen Form hat, in der sie meistens gebaut wird. Als Messungsorgan dient bei ihr ein verschiebbarer Stift, der seine Bewegung in seiner Achse auf ein Räderwerk überträgt, das eine derartige Übersetzung enthält, daß z. B. einer Verschiebung um 1 mm eine Drehung eines Zeigers um einen vollen Umlauf entspricht. Dieser Zeiger läuft wie ein Uhrzeiger über ein Zifferblatt herum, und jeder Umlauf bedeutet 1 mm, so daß bei einer Teilung des Zifferblattes in 100 Teile man leicht einige tausendstel noch ablesen kann. Das Meßbereich einer solchen Meßuhr umfaßt einige Millimeter.

Eine Unzahl anderer Fühlhebelkonstruktionen bedienen sich einfacher Hebel, wobei die Hebelverhältnisse der Hebel sehr groß gewählt sind, 1 zu 10 bis 1 zu 100. Man muß beachten, wenn man derartige Hebel hintereinander schaltet, daß die Hebelverhältnisse miteinander multipliziert werden, d. h. also, wenn man zwei Hebel hat, deren Arme im Verhältnis von 1 zu 50 stehen, und man bewegt den kurzen Arm des einen Hebels ein wenig zur Seite, so beschreibt das Ende des langen Armes einen 50fachen Weg, und wirkt dieses wiederum auf den kurzen Arm des zweiten Hebels, so beschreibt das Ende des langen Armes den 2500fachen Weg. Einzelheiten aller dieser Konstruktionen seien nicht weiter mitgeteilt. Es sei nur auf eine viel benutzte Konstruktion hingewiesen, das sog. *Hirth*-Minimeter (Fig. 27), das nur einen Hebel benutzt, der wie ein Waagebalken auf einer Mittelschneide gelagert ist, und wobei auf das eine

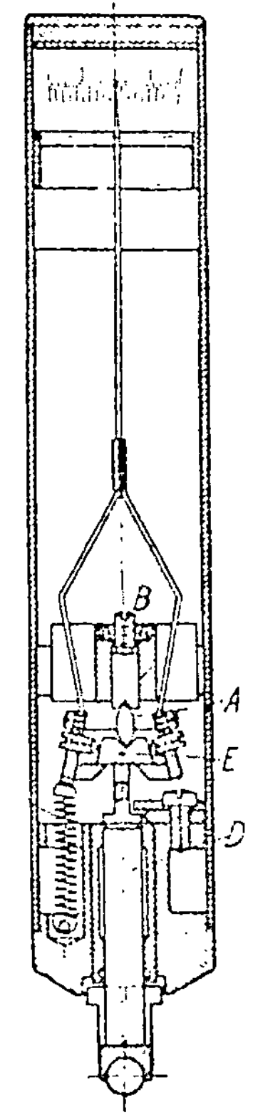

Fig. 27. Schnitt durch das
Hirth-Minimeter.

(Konstruktion in Anlehnung an das Schema der Fig. 25. *B* feste Auflagerung, *A* feste Schneide, *E* Drehstück, mit Zeiger verbunden, *D* Kontaktstift mit zweiter Schneide.)

Ende des Balkens eine Schneide drückt, und zwar in einem Abstand von der Mittelschneide von ganz geringen Bruchteilen eines Millimeters. Der freie Balkenarm ist als Zeiger ausgebildet mit einer Länge von rund 10 cm, so daß es keinerlei Schwierigkeiten macht, Vergrößerungen bis zum Tausendfachen zu erhalten bei einem allerdings nur ganz kurzen Meßbereich. Auf weitere Konstruktionen einzugehen, würde zu weit führen.

5. Besondere Meßgeräte.

Im nachfolgenden sollen einzelne Sonderkonstruktionen von besseren Meßgeräten in aller Kürze behandelt werden, die sehr viel gebraucht werden und auch recht vielseitig sind.

Vorher sei noch eine allgemeine Bemerkung über alle die Meßgeräte eingeschaltet, die mit Meßmikroskopen und Mikrometer versehen sind. Bei der Einstellung derartiger Mikroskope ist folgendes von ganz besonderer Wichtigkeit, worauf hier hingewiesen sei. Bedingung für das gute Arbeiten und das richtige Messen mit solchen Mikroskopen ist, daß das Bild des Gegenstandes vollkommen streng in die Ebene fällt, in der sich die Einstellfäden des Mikrometers befinden. Solange das nicht der Fall ist, ist eine genaue Messung überhaupt nicht möglich. Um dies zu erreichen, muß man daher folgendermaßen vorgehen: Man richtet zunächst das Mikroskop auf eine hell beleuchtete Fläche, ganz gleichgültig welcher Art, daß das Gesichtsfeld gleichförmig erleuchtet ist, z. B. auch gegen den Himmel; da nnverstellt man das Okular solange, bis man ohne jede Mühe und Anstrengung die Fäden vollkommen scharf sieht. Es muß das ganz besonders sorgfältig geprüft werden, um das Auge nicht unnötig anzustrengen, mit andern Worten: die Einstellung des Auges beim Betrachten der Fäden soll genau die gleiche sein, als wenn man ferne Gegenstände betrachtet; das Auge soll auf unendlich akkommodieren. Aus diesem Grunde insbesondere ist gerade die Einstellung der Fäden nach dem Himmel zu am günstigsten. An dieser Okularstellung wird nun weiter nichts mehr geändert, und dann wird das ganze Mikroskop durch Änderung seiner Entfernung von ihm auf den Gegenstand eingestellt. Diese Einstellung ist erst dann vollendet, wenn der Gegenstand vollkommen scharf erscheint in genau der gleichen Schärfe wie die Fäden. Man erkennt das ganz einfach daran, daß der Gegenstand sich gegen die Fäden scheinbar nicht verschieben darf, wenn man das Auge über dem Okular ein klein wenig hin- und herbewegt. Falls bei Bewegung des Auges Gegenstand und Fäden gegeneinander vollkommen ruhig bleiben, so ist das ein Beweis dafür, daß Bildebene und Fadenebene streng zusammenfallen. Dann erst ist die Einstellung des Mikroskops fertig, und man erreicht dann gleichzeitig, daß, falls ein zweiter Beobachter mit anderer Leistungsfähigkeit der Augen, an dem Mikroskop arbeiten will, er nur die Okularstellung zur vollen Sehschärfe zu ändern braucht, ohne sonst die Mikroskopstellung zu ändern. Auf die sorgfältige Beobachtung dieser Vorschrift bei allen mikroskopischen Messungen kann nicht genug hingewiesen werden.

Ein Instrument, das in chemischen Laboratorien seiner Vielseitigkeit wegen häufig angewendet wird, ist der *Abbe*sche Dickenmesser (Fig. 28). Er besteht im wesentlichen aus einer Meßstange, die mit Hilfe eines Gegengewichts beweglich aufgehängt wird, so daß sie in der Vertikale bewegt werden kann und nur mit geringem Druck aufliegt. Ihr oberes Ende trägt eine Meßskala, auf die eines der üblichen Mikrometermikroskope gerichtet ist. Diese Skala pflegt in 0,1 mm geteilt zu sein. In ihrer Verlängerung unten hat sie eine Kontaktkugel, wobei auch gegebenenfalls andere Ansatzstücke angesetzt werden können, und das Stativ trägt unten eine gut ebene Platte, deren Ebene genau senkrecht zur Meßstangenachse liegt, auf die der zu messende Körper aufgesetzt wird. Zur Messung selbst läßt man die Stange bis auf die Grundplatte herab, dann erscheint im Gesichtsfeld des Mikroskops der Nullstrich der Skala, auf den man das Mikrometer einstellt und abliest. Dann hebt man die Stange hoch, setzt den zu messenden Gegenstand auf die Platte und läßt die Stange wieder herab, bis ihre Kontaktspitze den Gegenstand berührt. Man muß dabei beachten, daß der Gegenstand so aufgestellt ist, z. B. bei kugeligen Formen, daß man auch wirklich die Länge mißt, die einen interessiert, also z. B. bei einem Zylinder wirklich den größten

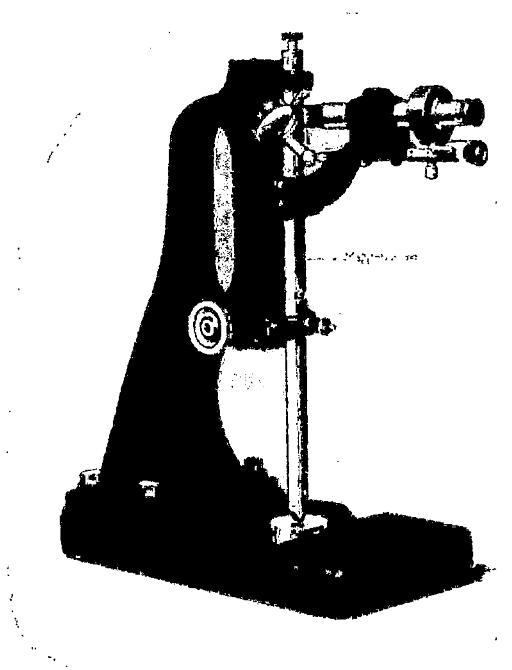

Fig. 28. Dickenmesser nach *Abbe.*

Durchmesser, desgleichen bei einer Kugel oder an der Röhre eines Polarisationsapparates zur Zuckerbestimmung auch wirklich die Achsenlänge der Röhre und nicht etwa eine Länge von der Mitte der Stirnfläche unten bis zu einem Punkt seitlich der Mitte auf der oberen Stirnfläche, was selbstverständlich eine zu große Länge ergeben würde. Es wird dann im Gesichtsfeld des Mikroskops in der Nähe der Stelle, wo die Fäden stehen, ein anderer Strich erscheinen, oder, was das gleiche ist, die Einstellfäden werden scheinbar zwischen zwei Strichen liegen, und man kann so zunächst angenähert auf 0,1 mm die Länge ermitteln und hat dann mit Hilfe des Mikrometers noch den Abstand zwischen Fäden und nächstem Strich auszuwerten. Das Mikroskop ist so eingerichtet, daß eine Trommelumdrehung gleich 0,1 mm ist, so daß die Umrechnung der Einstellungsdifferenzen in Millimeter selbstverständlich ist, und die

Bezifferung ist auch gleich so gewählt, daß man über den Sinn dieser Korrektion nicht weiter im unklaren zu sein braucht. Man kann also ohne weiteres, wenn man nur die Differenzen der beiden Trommelablesungen gebildet hat, die tatsächliche Länge des Gegenstandes bis auf einige zehntausendstel Millimeter genau hinschreiben. Man muß sich dabei nur klar machen, daß das Bild in der Fadenebene des Mikroskops umgekehrt liegt. Liegt also der Strich im Gesichtsfeld des Mikroskops, auf den man die auf den Nullstrich eingestellten Fäden des Mikrometers einstellen will, tiefer als diese, so bedeutet das, daß er tatsächlich oberhalb von ihm liegt. Die Länge des zu messenden Gegenstandes ist also größer als der Abschnitt der Skala, und demgemäß ist der Unterschied der beiden Mikrometerlesungen der verwendeten Skalenlänge hinzuzufügen.

Ein anderes Gerät endlich, das für die Chemiker für feine Längenmessungen in Frage kommt, und das insbesondere für Druckmessungen von Wichtigkeit ist, ist das Kathetometer. Es ist das Spezialgerät zur Längenmessung in der vertikalen Richtung. Es ist in seinen Ausführungsformen recht verschiedenartig, und man kann dabei grundsätzlich zwei Formen unterscheiden. In jedem Fall ist eine vertikale Säule vorhanden, an der sich 1 bzw. 2 Mikroskope oder Fernrohre verschieben lassen. (Ob es Mikroskope oder Fernrohre sind, ist praktisch für die Benutzung insofern gleichgültig, als sie nur verschiedenartig gebaut sind, um auf geeignete Abstände einstellen zu können, da man Kathetometer braucht zur Messung auf sehr kurze Objektabstände von vielleicht wenigen Zentimetern bis zu längeren von vielleicht einigen Dezimetern bis zu 1 m und mehr.) An dieser vertikalen Säule können also diese Mikroskope beliebig verschoben werden. Die optischen Achsen von ihnen liegen horizontal, was durch besondere Einrichtung nachgeprüft wird. Nunmehr sind zwei Möglichkeiten gegeben. Entweder man nimmt z. B. nur ein Mikroskop und bringt an der Säule gleichzeitig einen Maßstab an und überträgt die Stellung des Mikroskops in irgendeiner Weise mit entsprechender Genauigkeit auf den Maßstab, also z. B. bei geringerer Genauigkeit mit Hilfe eines Nonius, der an dem Mikroskopträger befestigt ist und über den Maßstab gleitet, oder bei größerer Genauigkeit mit Hilfe eines Mikrometermikroskops, das ebenfalls an dem Mikroskopträger befestigt ist. Wenn man also z. B. die Höhe einer Quecksilbersäule in einem Barometer messen will, stellt man auf die untere Quecksilberkuppe mit Hilfe des Einstellmikroskopes ein und liest seine Einstellung an der Säule mit Hilfe des Nonius oder Mikrometermikroskops ab, sodann verschiebt man das ganze bis zur Höhe der oberen Quecksilberkuppe, stellt dort wiederum ein und liest die Skala wiederum ab und erhält so die genaue Höhe der Quecksilbersäule.

Die andere Form verlegt den Maßstab nicht an die Säule, sondern stellt ihn neben die zu messende Strecke gesondert auf. Am besten befinden sich dann am Kathetometer zwei Mikroskope. Diese beiden werden auf die Enden der zu messenden Strecke eingestellt, und dann, nachdem dieses geschehen ist, wird die Kathetometersäule so herumgeschwenkt, daß dann in beiden Mikroskopen der Maßstab im Gesichtsfeld erscheint. Dann wird auf ihn eingestellt und an ihm die genaue Länge abgelesen. Bei einfachen Formen geht dies auch unter Verwendung nur eines Mikroskops, indem man zuerst die

Messung unten und sodann die Messung oben macht (Fig. 29).

Bei der Ausführung einer solchen Messung sind eine Reihe von Vorsichtsmaßregeln zu treffen. Zunächst einmal ist darauf zu achten, wie die zu messende Strecke liegt, ob man wirklich einen genau vertikalen Abstand mißt, wobei es im übrigen natürlich nicht notwendig ist, wie z. B. bei einem Quecksilberbarometer, daß beide Kuppen genau senkrecht übereinanderliegen. Es interessiert ja hierbei nur der Abstand der beiden horizontalen Ebenen durch diese Kuppen, was indessen bisweilen die Messung etwas schwieriger macht. Desgleichen muß der Maßstab unter allen Umständen vertikal aufgestellt sein, denn es ist ohne weiteres klar, daß eine Neigung des Maßstabes scheinbar seine Länge verändert, wie eine einfache rechnerische Überlegung in nachstehender Form zeigt. Ein Maßstab der Länge l, der genau senkrecht zur Achse des Mikroskops liegt, hat bei einer Abweichung um den Winkel α von dieser Richtung die scheinbare Länge $l \cos \alpha$. Seine Verkürzung dadurch beträgt also $l(1-\cos\alpha)$. Nachstehend sind die Zahlen dafür zusammengestellt

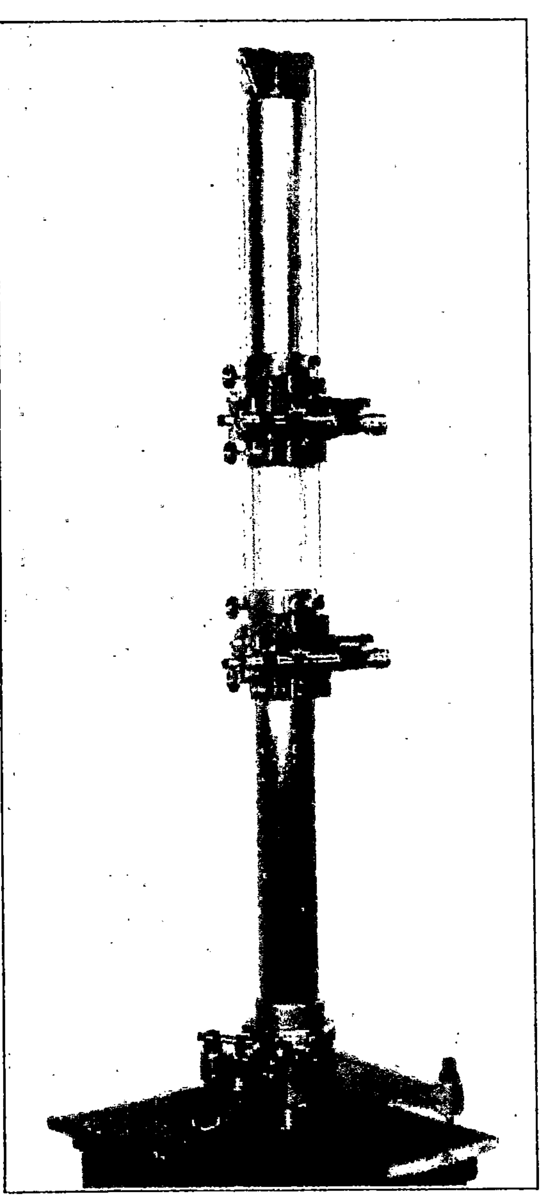

Fig. 29. Kathetometer von *Fueß* (zwei Fernrohre, Skala an der Säule mit Nonien).

$\alpha =$	$1-\cos\alpha$	Scheinbare Verkürzung auf 1 m Länge in mm
1°	0,00015	0,15
2°	61	0,61
3°	137	1,37
4°	244	2,44
5°	381	3,81
10°	01519	15,19

Das gleiche gilt natürlich auch dann, wenn der Maßstab in das Kathetometer selbst verlegt ist. Eine einwandfreie Messung würde in diesem Fall, was aber in keinem Fall empfohlen werden kann, nur dann zu erzielen sein, wenn zu messende Länge und Maßstab genau parallel liegen. Endlich ist zu beachten, daß die beiden optischen Achsen der Mikroskope genau in der Horizontalen liegen müssen. Man muß dabei berücksichtigen: wenn man bei der Einstellung der Mikroskope diese auf die beiden Enden der zu messenden Strecke richtet, während die Achsen der Mikroskope horizontal sind, so ist damit nicht gesagt, daß diese Achsen auch horizontal bleiben, wenn die Säule des Kathetometers zur Einstellung auf den Maßstab gedreht wird.

Man wird daher praktisch so vorgehen, daß man das Kathetometer so gut wie möglich justiert. Dazu gehört in erster Linie, daß seine Säule genau vertikal steht. Um diese Ausrichtung sicher durchführen zu können, ist jedes Kathetometer mit 3 Fußschrauben und der nötigen Anzahl Libellen versehen. Wenn eine Säule genau vertikal stehen soll, muß sie in der Schnittlinie zweier Ebenen liegen, die beide selbst vertikal stehen. Man verfährt zu diesem Zweck folgendermaßen: Der erste Teil dieser Aufgabe ist die Ausrichtung der Libelle des Kathetometers. Diese soll die Horizontale angeben bzw. daß die Säule in einer Ebene vertikal steht. Sie befindet sich in fester Verbindung mit der Säule selbst. Man stellt die Libelle dann so, daß ihre Achse parallel zur Verbindungslinie zweier Fußschrauben liegt, und stellt dann diese so ein, daß die Libellenblase einspielt. Darauf dreht man die Säule um 180°, so daß also die Libelle ihre Enden in bezug auf die Fußschrauben gerade vertauscht. Dann wird im allgemeinen die Libellenblase nicht mehr einspielen, und diese Abweichung korrigiert man zur Hälfte mit den Fußschrauben, zur andern Hälfte mit der Justierschraube der Libelle. Das ganze wiederholt man so lange, bis die Libelle in beiden Lagen genügend einspielt. Ist das geschehen, so weiß man, wie eine ganz einfache Überlegung zeigt, daß dann die Achse des Kathetometers unter allen Umständen in der Vertikalebene liegt, die senkrecht zur Libellenachse liegt, und man weiß auch weiter, daß die Libellenachse senkrecht zu einer Vertikalebene steht. Jetzt dreht man die Libelle um 90°, d. h. also so, daß ihre Achse parallel zu der Linie durch den Fuß der Säule zu der 3. Fußschraube liegt. Wenn man jetzt diese Fußschraube betätigt, bewegt man die Säule nur in der ersten Vertikalebene, und wenn dann die Libelle einspielt, liegt also deren Achse horizontal, mit andern Worten: die Säulenachse steht jetzt auch in der zweiten Ebene vertikal. Dann ist die Justierung erreicht. Zu beachten ist dabei noch, daß man zunächst nach Augenmaß die Ausrichtung vornimmt und bei der ersten Einstellung der Libelle praktisch nicht an einer Fußschraube dreht, sondern an beiden gleichzeitig im entgegengesetzten Drehsinn.

Diese senkrechte Stellung der Säule muß so sorgfältig wie möglich vorgenommen werden, indessen kann sie niemals vollständig sein, da naturgemäß diese Säule niemals eine genau gerade Linie ist. Von Wichtigkeit ist demnach noch in allen Fällen die Justierung der Mikroskope. Wenn man ein Mikroskop verwendet, das man unten und oben abwechselnd einstellt,

und das Kathetometer selbst den Maßstab trägt, so ist die Übertragung der
zu messenden Länge auf den Maßstab nur dann einwandfrei, wenn das Mikroskop in beiden Stellungen genau horizontal und damit parallel zu sich selbst
steht. Eine einfache Rechnung wie oben zeigt hierbei, was man dabei verlangen
muß. Infolgedessen sind auch die Mikroskope mit Aufsatzlibellen versehen, die
eine genaue Horizontalstellung ermöglichen. Es ist hierbei indessen unerheblich,
ob die optischen Achsen der Mikroskope genau horizontal liegen, Bedingung ist
nur, daß sie in beiden Stellungen parallel liegen. Darauf muß also sorgfältig
geachtet werden. Wenn der Maßstab neben der zu messenden Stelle steht, gelten
die gleichen Vorschriften. Zu beachten ist auch, daß die Neigung der Mikroskop-
achsen sich ändern kann, wenn die Säule gedreht wird. Es sind also eine ganze
Menge Vorsichtsmaßregeln zu treffen, wenn man sichere Messungen erhalten
will, insbesondere, wenn der Abstand zwischen Kathetometer und zu messender
Strecke verhältnismäßig groß ist. Wenn zwei Mikroskope zur Einstellung
verwendet werden und ein getrennter Maßstab zur Anwendung kommt, so
ist Hauptbedingung naturgemäß, daß die Achsen der beiden Mikroskope bei
beiden Einstellungen in der gleichen Horizontalen bleiben.

VII. Messung von Flächen.

In der ganz überwiegenden Zahl der Fälle der Flächenmessung wird es sich um einfach gestaltete handeln, deren Abmessungen man in Länge ermittelt, und deren Flächeninhalt man daraus rechnerisch ableitet. Es kann wohl darauf verzichtet werden, dies näher zu erläutern, es sei höchstens auf die mathematischen Formelsammlungen verwiesen, in denen man die maßgebenden Formeln für die Flächenberechnung findet. Schwieriger liegt der Fall, wenn man unregelmäßig begrenzte Flächen ausmessen will. Eine einfache und bei vorsichtiger Anwendung immerhin recht brauchbare Werte liefernde Methode ist, daß man die auszumessende Fläche ausschneidet und wägt und aus dem gleichen Stoff sich eine Normalfläche herstellt, die man leicht ausmessen kann und ebenfalls wägt. Aus dem Verhältnis der beiden Wägungen kann man dann ohne weiteres das Verhältnis der beiden Flächen ableiten, wenn man die Sicherheit hat, daß beide aus genau gleichem Stoff bestehen, was manchmal Schwierigkeiten bietet. Besser verfährt man, wenn man zeichnerisch über die auszumessende Fläche ein Quadratnetz zeichnet und durch Auszählen der ganzen überdeckten Quadrate und Schätzen der Bruchteile zum Ziele kommt. Noch besser ist es, wenn man statt der mühsamen Zeichenarbeit Quadratnetzglastafeln verwendet. Man kann auch so vorgehen, was manchmal bequemer ist, daß man die Fläche zeichnerisch oder durch übergelegte Glastafeln in ganz schmale Streifen zerlegt, deren Länge man mißt, und die Gesamtlänge dieser Streifen mit der Streifenbreite multipliziert.

Alle diese Aufgaben können gelegentlich einmal vorkommen, wichtig scheint indessen ein anderer Fall zu sein, nämlich die Auswertung von R e g i s t r i e r - k u r v e n mit Hilfe von Planimetern und ebenso die Ermittelung von Flächengrößen mit Hilfe dieses Instruments. Man nehme z. B. einen technisch ungemein viel vorkommenden Fall. Es liegt z. B. ein Registrierapparat vor, der auf einem ablaufenden Papierstreifen die Belastung einer Maschine oder die abgegebene Leistung von ihr in Kilowatt aufschreibt. Wie aus der Skala des Registrierapparates abzulesen, ist ja der Abstand des Schreibstiftes von der Nullinie des ablaufenden Papiers ein Maß der jeweiligen Leistung der Maschine. Der Papierstreifen läuft, gleichförmig durch ein Uhrwerk angetrieben, ab. Man kann also für jeden Augenblick die Zeit und die zu diesem Zeitpunkt stattfindende Belastung der Maschine an ihm ablesen. Weiterhin ergibt sich dann, daß der Flächeninhalt des Papierstreifens zwischen Nullinie und Registrierkurve demgemäß ein Maß der von der Maschine abgegebenen bzw. aufgenommenen Arbeit ist, also in Kilowattstunden z. B. derjenige

Energiebetrag ist, der bezahlt werden muß, wenn die Maschine nutzbare
Arbeit leistet. Der Vorteil einer solchen Anwendung gegenüber einem Elektrizitätszähler, der ja bekanntlich das gleiche leistet, liegt für die Betriebsleiter
eben darin, daß er nicht nur auf diese Weise die Gesamtsumme der Arbeit
erhält, sondern gleichzeitig ein Bild über die Inanspruchnahme der Maschine
zu verschiedenen Zeiten. Er muß indessen nachträglich noch den Flächeninhalt zwischen Nullinie und Registrierkurve ermitteln.

Zu derartigen Flächenmessungen dient eben ein Planimeter, in zwei
Formen gebräuchlich, als Polarplanimeter und als Koordinatenplanimeter. Die
erstere als gebräuchlichere und vielseitigere Type sei zunächst besprochen
(Fig. 30). Um einen festen Pol p, der im allgemeinen aus einer Nadelspitze besteht, die in die Zeichenebene eingesetzt wird, dreht sich ein fester Arm P, der
an seinem andern Ende ein Gelenk hat. An diesem Gelenk greift beweglich und
drehbar ein zweiter Arm F an, der an seinem andern Ende den sog. Fahr-

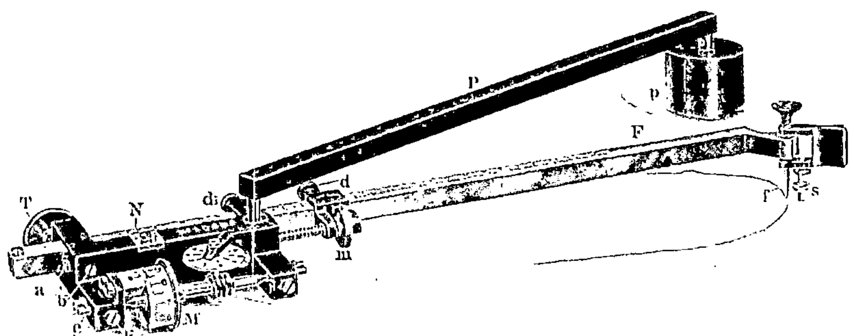

Fig. 30. Kompensations-Planimeter von *Ott*-Kempten.

stift f trägt, mit dem man die auszumessende Fläche umfahren kann. In der
Nähe des andern Endes entweder in der Verlängerung des Armes oder parallel
zu ihm liegt die Achse eines kleinen Meßrädchens M, das an seinem Umfang
mit Teilung versehen und mit einem kleinen Zählwerk verbunden ist, um seine
ganzen Umdrehungen ablesen zu können. Will man eine Fläche auswerten,
z. B. den Gebietsteil einer Landkarte, so setzt man den Pol auf einen geeigneten
Punkt, so daß man mit dem Fahrstift am Fahrarm die Grenze des Gebiets
leicht umfahren kann. Wenn dieses geschieht, so wird das Meßrad auf der
Zeichenebene bzw. Kartenebene eine Vereinigung von rollenden und gleitenden
Bewegungen ausführen, und die Differenz seiner Einstellungen nach einmaligem
vollständigen Umfahren der Grenze ist ein Maß des Flächeninhalts. Das folgt
aus folgenden mathematischen Überlegungen:

Wir bezeichnen gemäß Fig. 31 die Länge des Fahrarms des Planimeters mit l, die
des Polarms mit r, und die des Rollenarms mit ϱ. Setzen wir den Pol in das Innere der
zu messenden Fläche, so sehen wir leicht, wenn wir den Fahrstift vollständig über die
Umfangskurve der Fläche führen, daß diese vollständig von dem Polarm und Fahrarm
überstrichen wird. Der erste überdeckt den Kreis $r^2\pi$, dieser den Rest der Figur. Es
ist also der Flächeninhalt der Figur

$$Q = \Sigma \, \varDelta q + r^2 \pi,$$

wobei Δq die kleine Fläche bedeutet, die der Fahrarm bei einer kleinen Bewegung überstreicht. Entsprechend sieht man, wenn der Pol außerhalb der auszumessenden Figur liegt, daß

$$Q = \Sigma \Delta q$$

ist. Der Fahrarm, der ein Flächenelement überstreicht, führt dabei zwei Bewegungen aus, eine Parallelverschiebung Δh und eine Drehung um $\Delta \varphi$. Es ist also

$$\Delta q = l \, \Delta h + \frac{l^2}{2} \, \Delta \varphi.$$

Ein Punkt des Rollenumfangs beschreibt dann den Weg

$$\Delta u = \Delta h - \varrho \, \Delta \varphi,$$

woraus folgt:

$$\Delta q = l \, \Delta u + \left(\frac{l^2}{2} + l \varrho \right) \Delta \varphi.$$

$$\Sigma \Delta q = l \, \Sigma \Delta u + \left(\frac{l^2}{2} + l \varrho \right) \Sigma \Delta \varphi.$$

Bei Pol außen ist $\Sigma \Delta \varphi = 0$, also

$$\Sigma \Delta q = Q = l \, u.$$

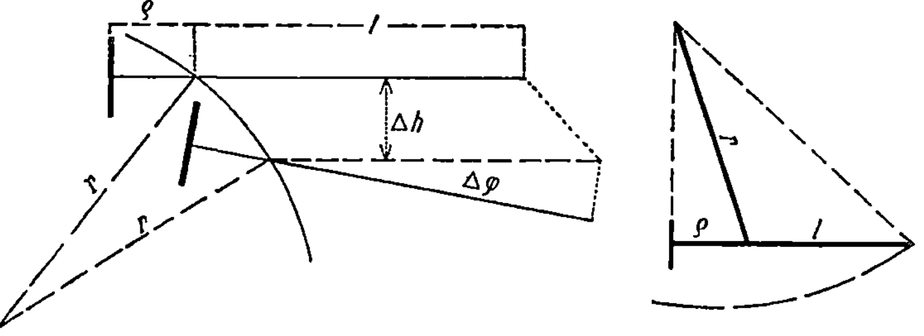

Fig. 31. Zur Theorie des Planimeters.

Die Fläche ist also das Produkt aus Fahrarmlänge und Rollenabwickelung. Bei Pol innen beschreibt der Fahrarm einen Vollkreis, es ist also $\Sigma \Delta \varphi = 2 \pi$, also

$$Q = \Sigma \Delta q + r^2 \pi = l \, u + (l^2 + 2 \, l \varrho) \, \pi + r^2 \pi = l \, u + \text{const.}$$

Die Größe der Konstanten liefert eine einfache Überlegung an Hand der Fig. rechts. Wenn der Fahrstift einen Kreis um den Pol beschreibt, so daß die Senkrechte in der Rollenmitte auf dem Fahrarm durch den Pol geht, so führt die Rolle keinerlei Drehbewegung aus. Der Inhalt dieses „Grundkreises“ wird also vom Planimeter zu Null angegeben. Der Radius R dieses Kreises berechnet sich zu

$$R^2 = (l + \varrho)^2 + r^2 - \varrho^2 = l^2 + 2 \, l \varrho + r^2.$$

Daraus folgt also, daß bei Pol innen der abgelesene Flächeninhalt um den Inhalt des Grundkreises zu vermehren ist. Das Ergebnis der Theorie ist also bemerkenswert einfach.

Der Inhalt des Grundkreises für jedes Planimeter muß gesondert bestimmt werden, da er eine individuelle Konstante ist, die auch von Änderungen der Armlängen abhängt. Es geschieht, wenn man mit Pol innen einen Kreis bekannten Durchmessers ausmißt (am besten Pol in seinem Mittelpunkt), der möglichst angenähert gleich dem Grundkreis ist.

Die Größe des Grundkreises ist bei allen Planimetern mit fester Fahrarmlänge übrigens ebenso angegeben, wie bei ihnen angegeben ist, was in Fläche ein Umlauf des Meßrades ausmacht. Dieses Meßrad selbst muß sehr sorgfältig behandelt werden, da es auf seinem Umfang, der selbstverständlich für die Zuverlässigkeit der Messung vollkommen ausschlaggebend ist, eine mikroskopische Riffelung besitzt, um ein sauberes Rollen und Gleiten zu ermöglichen.

Bei den Polarplanimetern unterscheidet man noch eine bessere Type, das sog. Kompensationsplanimeter; wenn nämlich bei einem Planimeter die Achse des Meßrädchens nicht genau parallel zur Fahrarmachse steht, was mechanisch schwierig zu erreichen ist, so entstehen gewisse Fehler, die man durch eine doppelte Messung ausschalten kann. Man erreicht das nämlich, indem man die zu messende Figur zweimal umfährt, wenn das Meßrad rechts bzw. links von der Linie Pol-Fahrstift steht. Diejenigen Planimeter, die dieses gestatten, was nicht bei allen der Fall ist, bezeichnet man als Kompensationsplanimeter.

Das Koordinatenplanimeter arbeitet ein wenig anders. Es besteht im wesentlichen nur aus Fahrarm mit Meßrad und einem Führungsstift, der gestattet, daß das eine Ende des Fahrarms in einer geraden Linie, der Koordinatenachse, geführt wird. Es ist ohne weiteres klar, wenn ein solches Planimeter so geführt wird, daß der Fahrstift ebenfalls in dieser Linie sich bewegt, so kann das Meßrad, da es senkrecht zu seiner Ebene bewegt wird, nur Gleitbewegungen ohne Drehungen ausführen; und ebenso, wenn der Fahrarm genau senkrecht zu dieser Richtung liegt und sich parallel zu sich selbst verschiebt, was praktisch selbstverständlich unmöglich ist, wird das Meßrad nur Drehungen ohne Gleitungen ausführen, in Zwischenstellungen eine Kombination von Gleit- und Drehbewegungen. Es ist also ohne weiteres klar, daß die Drehbewegung des Rades, die ja gemessen wird, von der Länge der Bewegung des Führungsstiftes in der Koordinatenachse und von dem Abstand des Fahrstiftes von dieser abhängig ist, so daß es wohl auch ohne weiteren Beweis ersichtlich sein wird, wie in diesem Fall eine Flächenmessung stattfindet.

Die Genauigkeit von Flächenbestimmungen mit Hilfe von Planimetern ist recht beträchtlich und ist im allgemeinen im Durchschnitt zu wenigen Zehntel Prozent anzusetzen. Die Prüfung der Richtigkeit eines Planimeters ist verhältnismäßig leicht, indem man bestimmte einfache Figuren zeichnet, mit gutem Maßstab ihren Flächeninhalt ausmißt und das Ergebnis mit den Angaben des Planimeters vergleicht. Meistenteils ist diesem von der Fabrik gleichzeitig ein sog. Kontrollineal mitgegeben, das auf einfache Weise gestattet, Kreise auszumessen, die durch Marken auf ihm selbst definiert und im Flächeninhalt ein für allemal festgelegt sind. Man braucht das Kontrollineal nur mit seinem Nadelpol festzustecken, den Fahrstift des Planimeters in die eine der Meßöffnungen einsetzen und dann mit Planimeter und Kontrollineal einen vollen Kreis zu beschreiben, dann hat man einen bestimmten Flächeninhalt umfahren, der angegeben ist, und kann dann die Planimeterangabe kontrollieren, was insbesondere dann notwendig ist, wenn das Planimeter eine verstellbare Fahrarmlänge hat. Bei der Ausmessung von Flächen auf Papier darf man in den Ergebnissen bisweilen nicht allzu anspruchsvoll sein, da Papier in seinen Abmessungen, insbesondere bei schlechteren Papiersorten, durch Feuchtigkeitsänderungen nicht unerheblich beeinflußt wird, so daß sich hierbei eine größere Genauigkeit als vielleicht 1% verbietet.

VIII. Messung von Räumen.

Die Ermittelung des Raumes, den ein Körper einnimmt, macht die Anwendung von Verfahren notwendig, die ganz wesentlich davon abhängen, ob es sich um einen festen, einen flüssigen oder gasförmigen Körper handelt. Überdies kann man diese Aufgabe leicht auf einem Umweg lösen, der tatsächlich vielleicht viel einfacher ist, nämlich indem man berücksichtigt, daß der Raum v eines Körpers, seine Masse m und seine Dichte d mathematisch sehr einfach durch die Bezeichnung $d = \dfrac{v}{m}$ zusammenhängen. Auf die Bestimmung der Dichte, einer ganz besonders wichtigen physikalischen Größe, wird in einem besonderen Abschnitt besonders eingegangen werden. Es mag genügen, hier zu erwähnen, daß diese in vielen Fällen sehr leicht feststellbar ist oder von vornherein als gegeben betrachtet werden kann. Infolgedessen genügt in solchen Fällen eine einfache Wägung, um daraus den Raum eines Körpers zu ermitteln. Ebenso genügt eine solche Wägung verbunden mit einer Raumbestimmung, um die Dichte eines Körpers zu berechnen. Mit anderen Worten, die Aufgabe der Bestimmung einer Raumgröße hängt sehr eng mit der Dichtebestimmung zusammen, infolgedessen sind auch die Verfahren zur Messung dieser beiden Größen zum Teil vollkommen gleichartig und schwer zu trennen. Etwaige Lücken, die daher in diesem Abschnitt vielleicht vorhanden sein können, werden in dem Kapitel über Dichtebestimmungen ergänzt werden.

1. Feste Körper.

Der Raum eines festen Körpers läßt sich in vielen Fällen ohne besondere Maßnahmen durch einfache Längenmessungen ermitteln, nämlich wenn der Körper eine Gestalt hat, die die Ermittlung seiner Abmessungen bequem macht und es gestattet, aus einfachen Längenmessungen mit leichter Mühe seinen Raumgehalt mathematisch zu berechnen. Wegen der Formeln für den Rauminhalt einfacher Gebilde sei auf die mathematischen Lehrbücher verwiesen.

Viel schwieriger gestaltet sich die Aufgabe indessen, falls der Körper eine ganz unregelmäßige Gestalt hat, so daß eine Ausmessung nicht möglich ist. Hierbei sei noch vorher auf einen anderen Umstand eingegangen, der in gewissen Fällen von Wichtigkeit ist, nämlich ob der Körper seinen Raum vollständig ausfüllt, oder ob er dies nicht tut, was physikalisch gewissermaßen eine Selbstverständlichkeit und technisch von erheblicher Bedeutung ist, nämlich wenn der Körper als porös bezeichnet werden kann. Man hat dann wohl zu unterscheiden zwischen dem Raumgehalt des Körpers, der so definiert ist, daß alle seine Poren auf seiner Oberfläche als geschlossen anzusehen sind, oder dem Raumgehalt des Körpers, wenn man den Raumgehalt seiner Poren abzieht. Diese beiden Raumgehalte sind zwei Größen, die selbstverständlich voneinander vollkommen unabhängig und grundverschieden sind, und auf die daher bei der Messung Rücksicht genommen werden muß. Es mag genügen, nur in Kürze darauf hinzuweisen, wie man dabei verfährt: Im ersten Fall, wenn man Grund zu der Annahme hat, daß der Körper porös ist, wird man in vielen Fällen sich so helfen können, daß man ihn in heißes Stearin oder ähnliche Substanzen taucht, welche die auf seiner Oberfläche vorhandenen Poren vollkommen schließen, oder ihn mit einem dicht schließenden dünnen Lack überzieht. Man kann dann ohne weiteres die später zu besprechenden Verfahren der hydrostatischen Wägung anwenden, ohne befürchten zu müssen, daß Wasser in ihn eindringt und damit das Ergebnis verfälscht. Im andern Fall, wenn der Körper porös ist und man das Porenvolumen nicht berücksichtigen will, besteht in vielen Fällen die Möglichkeit, so vorzugehen, daß man den Körper möglichst fein zerkleinert und dann das Volumen des Pulvers beim festen Zusammenpressen bestimmt. Bei einer hydrostatischen Wägung kann man auch zum Ziel kommen, wenn man den Körper erst vollkommen trocken wägt und dann in Wasser, sobald man sich die Gewißheit verschaft hat, daß dieses in alle seine Hohlräume vollkommen eingedrungen ist, und daß keine Lufträume zurückbleiben, die etwa zu einem Auftrieb infolge der eingeschlossenen Luft Veranlassung geben können. Man kann einen Körper mit Flüssigkeit recht gut ausfüllen, wenn man ihn in einem geschlossenen Gefäß in die Flüssigkeit bringt, das man unter Unterdruck setzt, aus dem man also die Luft mit einer Luftpumpe oder auch durch Kochen usw. entfernt.

Es ist selbstverständlich, daß der Gewichtsverlust, den ein Körper bei den hydrostatischen Methoden beim Eintauchen in die Flüssigkeit erleidet, nur von dem eigentlichen Körper selbst herrühren kann, wenn seine Poren vollständig mit der gleichen Flüssigkeit gefüllt sind. Für die hydrostatische Wägung verwendet man ja bekanntlich meistenteils Wasser. Aber eine Porosität des Körpers kann dazu Veranlassung geben, statt dessen, wenn man das Porenvolumen bestimmen will, leicht bewegliche oder auch leicht verdampfende Flüssigkeiten zu verwenden, um sie bequemer aus dem Körper wieder entfernen zu können, wie z. B. Benzin oder Äther, deren Dichte natürlich von Fall zu Fall gesondert bestimmt und in Rechnung gesetzt werden muß. In andern Fällen, z. B. bei Anwendung von Quecksilber, hat man sogar den Vorteil, daß dieses in Poren überhaupt nicht eindringt, so daß man es dann nicht nötig hat, den Körper durch einen Überzug oder anderswie abzuschließen, so daß man hierbei ohne weiteres das Gesamtvolumen wird ermitteln können. Die Anwendung von Quecksilber wird sich allerdings in sehr vielen Fällen aus dem einfachen Grunde verbieten, weil die meisten Körper in ihm nicht mehr untergehen, es also für eine hydrostatische Wägung an sich unbrauchbar ist.

Es sei nunmehr auf einzelne besondere Verfahren eingegangen, die gestatten, den Raumgehalt des Körpers mit genügender Genauigkeit zu ermitteln. Zunächst sei das Verfahren mit Hilfe des Pyknometers behandelt, auf dessen Formen in dem Abschnitt über Dichtebestimmungen noch genauer eingegangen werden wird. Es kann nur in dem Fall angewendet werden, wenn der betreffende Körper in kleine Stücke zerkleinert werden kann, denn er muß in die Halsöffnung des Pyknometers eingebracht werden können, die man aus naheliegenden Gründen verhältnismäßig eng wählen muß. Das Verfahren ist dann folgendes: Das Pyknometer ist bekanntlich ein Fläschchen mit einer Strichmarke an seinem Hals, die seinen Raumgehalt begrenzt. Zunächst füllt man das Pyknometer mit Wasser bis zu seiner Marke und wägt es, was das Gewicht m ergibt. Sodann bringt man die Substanz, deren Raum man ermitteln will, in es ein, füllt wieder bis zur Marke auf und wägt, was das Gewicht m' ergibt. Der eingebrachte Körper allein habe endlich das Gewicht p, die Formel für die Berechnung seines Raumes gestaltet sich dann folgendermaßen: $v = m + p - m'$.

Das Verfahren gibt nur dann befriedigende Werte, wie es ja selbstverständlich ist, wenn das Pyknometer einigermaßen von dem Körper ausgefüllt wird, so daß also sein Gewicht im Vergleich zu dem des verdrängten Wassers eine Rolle spielen kann. Anders sind brauchbare Ergebnisse nicht zu erwarten. Es sei im nachfolgenden einmal durchgerechnet, welche Genauigkeit man erzielen kann.

Es liegt ein 50 ccm-Pyknometer vor und ein Mineral der Dichte 2,00. Das Leergewicht des Pyknometers sei 20,000 g. Es werden 1,000 g des Körpers eingebracht, d. h. ein Volumen von 0,500 ccm. Es ist dann

$$m = 20,000 + 50,000 = 70,000 \text{ g}$$
$$m' = 20,000 + 49,500 + 1,000 = 70,500 \text{ g}$$
$$p = 1,000$$
$$v = 70,000 + 1,000 - 70,500 \text{ g} = 0,500 \text{ ccm.}$$

Wenn man also bei jeder Wägung einen möglichen Fehler von 1 mg zuläßt, so wird äußerstenfalls der Rauminhalt um 3 mg auf 500 mg $= \dfrac{3}{500} = 0,006$ fehlerhaft sein.

Jetzt bringe man statt 1 g 80 g ein, d. h. 40,000 ccm, dann wird

$$m = 20,000 + 50,000 = 70,000 \text{ g}$$
$$m' = 20,000 + 10,000 + 80,000 = 110,000$$
$$p = 80,000$$
$$v = 70,000 + 80,000 - 110,000 = 40,000.$$

Jetzt erhält man eine Genauigkeit von $\dfrac{3}{40\,000} = 0,00007$.

Statt des Wassers muß man evtl. eine andere Flüssigkeit bekannter Dichte verwenden, deren Ermittelung ja im allgemeinen keinerlei Schwierigkeiten machen wird, wenn man neben der Füllung des Pyknometers mit dieser Flüssigkeit auch eine Füllung mit Wasser vornimmt.

Das Hauptverfahren, das nahezu in allen Fällen zum Ziele führt, und das im Grunde genommen wohl nur dann versagen muß, wenn es aus irgendwelchen Gründen nicht angängig ist, den Körper mit Flüssigkeiten in Berührung zu bringen, ist das bekannte Verfahren der hydrostatischen Wägung, das auf dem bekannten hydrostatischen Grundsatz beruht, daß jeder Körper beim Eintauchen in eine Flüssigkeit soviel an Gewicht verliert, wie die Flüssigkeit wiegt, die er verdrängt, mit anderen Worten also, daß der Gewichtsverlust eines Körpers gleich dem Gewicht der Flüssigkeit ist, die sein Raum einnimmt. Es ist das gleiche Verfahren, das auch zur Dichtebestimmung fester Körper mit erheblicher Genauigkeit dienen kann, und es sei deswegen etwas ausführlicher darauf eingegangen, während im übrigen auf den Abschnitt über Dichtebestimmungen verwiesen sei.

Praktisch geht man daher folgendermaßen vor: Man wägt den Körper nach den üblichen Methoden und hängt ihn dann an einem feinen Draht an die Waageschale. Ob man ihn oberhalb der Schale an einem Haken befestigt oder von der Schale selbst herabhängen läßt, ist letzten Endes Sache der Konstruktion der Waage, je nachdem, wo man das Flüssigkeitsgefäß unterbringen kann. Man läßt ihn dann mit dem tragenden Draht, der im übrigen auch durch ein geeignetes Körbchen ersetzt werden kann, in das der Körper eingebracht wird, von der Waageschale in die Flüssigkeit, meistenteils ja Wasser, hineinhängen, die man in einem größeren Gefäß unterhalb der Waageschale bzw. auf einem Gestell oberhalb der eigentlichen Schale aufstellt. Dann bestimmt man wiederum das Gewicht des Körpers in Wasser, von dem man natürlich durch eine erneute Wägung das Gewicht des Aufhängedrahts in Wasser abziehen muß. Man kann diese mehrfache Wägung verhältnismäßig einfach so umgehen, daß man von vorneherein durch geeignete Gestalt des Drahtes dafür sorgt, daß dieser bereits in das Wasser eintaucht, wenn das Gewicht des Körpers außerhalb des Wassers ermittelt wird. Man macht also mit andern Worten den Versuch für die Wasserwägung vollkommen fertig, nur daß sich der Körper nicht in Wasser befindet, sondern frei auf der Waageschale liegt. Man hat dann nur dafür zu sorgen, daß in allen beiden Fällen das Wasser im Gefäß gleich hoch steht, denn wenn man den Körper in das Wasser einbringt, wird sein Spiegel ansteigen, und damit wird ein größeres Stück des Drahts in das Wasser eintauchen. Das würde zu einer gewissen Verfälschung des Ergebnisses Anlaß geben. Die Berechnung gestaltet sich dann ganz einfach folgendermaßen:

Ist m das Gewicht des Körpers in Luft, m' das in einer Flüssigkeit der Dichte d, so ist

$$m - m'$$

sein Gewichtsverlust, der also gleich dem Gewicht der verdrängten Flüssigkeit sein muß. Ist v der Raum des Körpers und damit der Flüssigkeit, so ist also

$$m - m' = v \cdot d$$

und
$$v = \frac{m - m'}{d}.$$

Für Wasser ist ja d sehr nahe gleich 1.

Bei der praktischen Ausführung des Versuches treten größere Schwierigkeiten auf, nämlich die, daß der in das Wasser hineinragende Draht die Wägungen etwas schwieriger gestaltet, wenn der Körper verhältnismäßig klein ist. Der Draht durchbricht die Oberfläche des Wassers bekanntlich so, daß an ihm ein Wasserwulst hängt, der je nach der Art der Benetzung verschieden schwer ist, und daher das freie Spiel der Waage etwas hemmt, wenn die Benetzung nicht ganz gleichförmig ist. Gerade Wasser ist hierbei recht ungünstig. Man kann gute Ergebnisse erzielen, wenn man dafür sorgt, daß der Draht nur so dünn wie notwendig ist und vollkommen fettfrei. Ebenso soll die Oberfläche des Wassers vollkommen sauber sein. Wenn möglich, kann man indessen auch recht gute Ergebnisse erzielen, wenn man den Draht mit einem Glasröhrchen umgibt, in das man Öl einfüllt. Die Hauptsache ist jedenfalls, daß der Draht nicht stärker als unbedingt notwendig ist. Man verwendet im allgemeinen Platindraht, und wenn man berücksichtigt, daß ein Platindraht von 1 qmm Querschnitt 30000 g tragen kann, so kann man dann berechnen, wie stark der Draht sein muß. Eine kleine Tabelle soll für die verschiedenen Drahtdurchmesser die maximale Tragfähigkeit angeben. Man kann natürlich nicht umhin, dafür zu sorgen, daß die Belastung stets unter dieser Grenze bleibt, um keinen unnötigen Bruch herbeizuführen.

Tragkraft von Drähten verschiedenen Durchmessers bei einer Tragkraft von 30 kg für 1 qmm (Platin)

mm Durchm.	kg	mm Durchm.	g
1	23,5	0,2	930
0,9	19,1	0,1	235
0,8	15,0	0,08	150
0,7	11,5	0,05	59
0,6	8,5	0,02	9
0,5	5,9	0,01	2
0,4	3,8	0,005	0,5
0,3	2,1		

Falls man die Wägung in Wasser erst nachträglich macht, so muß man noch eine weitere Korrektion anbringen, nämlich das Gewicht des Wasserwulstes, der an dem Draht hängt und natürlich die Wage mitbelastet. Man kann praktisch mit vollkommen ausreichender Genauigkeit dieses Gewicht zu $D \pi \cdot 7 = \text{rd. } 21\,D$ in Milligramm ansetzen, wobei D der Drahtdurchmesser in Millimeter ist. Wegen der sonstigen Einzelheiten sei auf den Abschnitt über Dichtebestimmungen verwiesen.

2. Chemische Meßgeräte.

Die Aufgabe der Raumgehaltsbestimmung von Flüssigkeiten ist chemisch ganz unvergleichlich viel wichtiger und soll daher mit größerer Ausführlichkeit behandelt werden. Für die tägliche chemische Arbeit sind ja dem Chemiker bereits eine große Menge von Meßgeräten dieser Art bekannt, die dauernd zu derartigen Aufgaben gebraucht werden. Es sei dabei nur auf die Meßkolben, Meßflaschen, Büretten und alle ähnlichen Meßgeräte hingewiesen, die gestatten, entweder bestimmte Flüssigkeitsmengen in vorgeschriebener Größe abzumessen oder allgemein zu ermitteln, welchen Raum Flüssigkeitsmengen einnehmen. Der ganz überwiegende Teil dieser Geräte wird ja handelsmäßig fertig mit Maßangabe geliefert, und die Industrie ist auch so weit durchgebildet, daß man mit recht erheblicher Zuverlässigkeit sich auf diese Maßangaben verlassen kann, solange man sich von außergewöhnlich billigen Geräten fernhält, deren Zuverlässigkeit manchmal recht viel zu wünschen übrig läßt. Überdies sei auf folgendes hingewiesen: Eine große Anzahl von Meßgeräten kann nämlich ohne weiteres durch eichamtliche Prüfung geprüft werden, und zwar, was besonders wichtig ist, mit einer Genauigkeit, die recht erheblich ist. Es sei daher zunächst einmal angegeben, welche Genauigkeitsansprüche an diese eichamtliche Prüfung gestellt werden, weil gerade diese Zahlen auch ein Bild dafür angeben, welche Genauigkeit man bei Anwendung derartiger Meßgeräte erreichen kann. Zunächst sei kurz auf die eichamtlichen Vorschriften eingegangen. Zur Prüfung sind zugelassen Meßgeräte ohne Einteilung, die also nur eine einzige bestimmte Maßgröße geben. Dazu gehören also Kolben, Zylinder mit einem Begrenzungsstrich allein, Pipetten, ebenfalls mit nur einer Maßgröße, Pyknometer, Dilatometer usw. Sodann sind auch zulässig entsprechende Geräte mit einer größeren Anzahl von Marken, endlich Geräte mit Einteilung, wie Meßgläser oder Meßzylinder, Büretten aller Art, Meßpipetten und Meßröhren. Alle diese Geräte werden eichamtlich auf ihren Raumgehalt nach Litern bzw. Kubikzentimetern geprüft, d. h. also nach dem Raum, den 1 kg reinen Wassers unter den bekannten Normalbedingungen einnimmt. Ihm wird an Größe das Kubikdezimeter gleichgesetzt (vgl. Einleitung). Ein Unterschied zwischen Kubikdezimeter und Liter wird demnach nicht gemacht. Mit Rücksicht darauf, daß der Raumgehalt aller dieser Gefäße von der Temperatur stark abhängt, muß auf allen diesen ihre Normaltemperatur angegeben sein. Für diese sind bekanntlich die verschiedensten Werte zwischen 0 und 25° gebräuchlich. Im allgemeinen geht man jetzt auf 20° über.

Der Raumgehalt solcher Meßgeräte hängt in gewisser Weise davon ab, wie sie benutzt werden. In sie kann, wenn sie ursprünglich trocken sind, eine bestimmte Flüssigkeitsmenge bis zu ihrer Begrenzungsmarke eingefüllt werden (Arbeiten auf Einguß). Wenn man diese Flüssigkeitsmenge aus dem Gefäß wieder ausgießt (Arbeiten auf Ausguß), so wird man eine etwas geringere Flüssigkeitsmenge erhalten, da natürlich ein wenig an den Wänden des Gefäßes hängen bleiben wird. Diese Menge ist nicht nur durch die Art und Reinheit der Gefäßwandung, sondern auch durch die Art der Flüssigkeit bestimmt. Man wird daher damit rechnen müssen, daß man bei Arbeiten auf Ausguß eine etwas geringere Genauigkeit erhält, weil eben der Rückstand etwas schwanken wird. Die eichamtlichen Vorschriften enthalten noch einige Angaben, wie man verfahren muß, um beim Arbeiten auf Ausguß eine möglichst große Genauigkeit zu erzielen. Man soll daher Meßwerkzeuge mit einer Mündung allmählich beim Ausgießen neigen, bis sie sich in möglichst senkrechter Lage befinden. Eine halbe Minute bzw. eine am Gefäß angegebene Wartezeit nach Beendigung des zusammenhängenden Ausflusses streicht man die Mündung an dem die Füllung aufnehmenden Gefäß ab. Bei Meßwerkzeugen mit Ablauf arbeitet man, indem man sie in senkrechter Stellung auslaufen läßt, bei Büretten frei, bei andern Geräten, indem man die Ablaufspitze mit der Wandung des Aufnahmegefäßes in Berührung hält. Bei Pipetten streicht man nach $^1/_4$ Minute nach vollständiger Entleerung die Ablaufspitze oben am Aufnahmegefäß ab, bei Büretten nach $^1/_2$ Minute. Die Einstellung geschieht während des Abstreichens, gleichzeitig auch die Ablesung. Bekanntlich ist das Flüssigkeitsniveau in allen solchen Gefäßen nicht geradlinig, sondern leicht gewölbt. Grundsätzlich liest man stets am tiefsten Punkt des Niveaus ab, nur bei nicht benetzenden Flüssigkeiten, wie z. B. Quecksilber, stets am höchsten Punkt, und nur bei undurchsichtigen Flüssigkeiten am Rand.

Meßkolben können Raumgehalte bis zu 10 l haben, Zylinder bis zu 5 l. Um eine ausreichende Genauigkeit der Ablesung zu erzielen, darf die Halsweite bei Kolben und Zylindern an der Meßstelle bestimmte Beträge nicht überschreiten. Dafür sind die in den Tafeln enthaltenen Zahlen für Kolben bzw. Zylinder vorgeschrieben. Für Pipetten soll eine bestimmte Ablaufzeit eingehalten sein. Sie ist ebenfalls in die Tafeln aufgenommen. Pyknometer sind bis zu 250 ccm zulässig. Bei Maßen mit Einteilung muß diese Einteilung so beschaffen sein, daß zwei aufeinanderfolgende Striche um mindestens 1 mm voneinander entfernt liegen. Der Raumgehalt auf den Maßen muß nach Litern, Millilitern oder Kubikzentimetern bezeichnet sein. Milliliter und Kubikzentimeter ist nach dem Vorstehenden als gleich anzusehen. Weiter muß die Normaltemperatur der Meßwerkzeuge auf ihnen angebracht sein, ebenso, falls dies nicht selbstverständlich, ob das Meßgerät auf Einguß oder auf Ausguß arbeitet. Solche, die zugleich für beide Verfahren brauchbar sind, müssen entsprechende Angaben tragen. Es ist wohl selbstverständlich, daß ein Kolben für 1 l, der auf Einguß und Ausguß arbeiten soll, zwei Marken haben muß, von denen die für Ausguß etwas höher liegen muß, da man ja etwas mehr als 1 l einfüllen muß, wenn man genau 1 l durch Ausguß erhalten will. Eine etwaige Wartezeit muß ebenfalls angegeben sein. Vollpipetten von mehr als 250 ccm haben die gleiche Fehlergrenze wie die für Kolben von gleicher Größe, die Vollpipetten auf Einguß die Hälfte der Fehlergrenze der Vollpipetten auf Ausguß. Bei Pyknometern, die bewegliche Teile enthalten, d. h. also Stopfen oder Einsatzthermometer, dürfen durch verschiedenes Einsetzen dieser Teile keine größeren Unsicherheiten entstehen, als durch die Notwendigkeit gegeben.

Eichtechnische Vorschriften für chemische Meßgeräte zur Raumgehaltsermittelung von Flüssigkeiten.

Halsweiten von Kolben an der Meßstelle

Größe von	25	50	200	500	1000	1500	2000	3000	4000	5000	ccm
bis	25	50	200	500	1000	1500	2000	3000	4000	5000	10000	„
nicht mehr als	6	10	12	15	18	20	25	30	35	40	50	mm

Weiten von Meßzylindern:

Größe von		50	100	300	600	1000	1500	3000	4000	ccm
bis	50	100	300	600	1000	1500	3000	4000	5000	„
nicht mehr als	22	30	40	50	60	70	80	90	100	mm

Ablaufzeit für Vollpipetten:

Größe bis		10	50	100	250	500	1000	ccm
bis	10	50	100	250	500	1000	2000	,,
Ablaufzeit	15—20	22—30	32—40	45—60	65—90	90—120	130—180	sec.

Ablaufzeit für Büretten und Meßpipetten für verschiedene Teilungslängen
(für Wasser)

Länge von		20	35	50	70	cm
bis	20	35	50	70	100	,,
Ablaufzeit	25—35	35—45	45—55	55—70	70—90	sec.

Fehlergrenzen.
Kolben auf Einguß:

Größe von		10	25	50	100	250	400	600	1000	1500	2000	3000	4000	5000	ccm
bis einschl.	10	25	50	100	250	400	600	1000	1500	2000	3000	4000	5000	10000	,,
Fehler-grenze		0,008	0,015	0,02	0,15	0,08	0,11	0,14	0,18	0,25	0,35	0,5	0,8	1,2	2,0	,,

Kolben auf Ausguß das Doppelte der obigen Fehlergrenzen.

Zylinder auf Einguß:

Größe von		30	50	100	200	400	600	1000	1500	2000	3000	4000	ccm
bis	30	50	100	200	400	600	1000	1500	2000	3000	4000	5000	,,
Fehlergrenze	0,06	0,10	0,20	0,5	1,0	1,5	2,0	2,5	3,0	4,0	6,0	9,0	,,

Zylinder auf Ausguß das Doppelte der obigen Fehlergrenzen.

Vollpipetten auf Ablauf:

Größe von		2	5	10	20	30	50	100	150	ccm
bis	2	5	10	20	30	50	100	150	250	,,
Fehlergrenze	0,006	0,01	0,015	0,02	0,025	0,035	0,05	0,07	0,08	,,

Vollpipetten über 250 ccm gleiche Fehlergrenzen wie entsprechende Kolben auf Einguß.
Vollpipetten auf Einguß die halben Fehlergrenzen wie vorstehend.

Pyknometer und ähnliche Geräte.

Größe von		10	25	50	75	100	150	200	ccm
bis	10	25	50	75	100	150	200	250	,,
Fehlergrenze	0,003	0,005	0,008	0,010	0,012	0,015	0,020	0,025	,,

Meßwerkzeuge mit Einteilung.
Meßgläser auf Einguß.

Größe von		5	10	30	50	100	200	400	600	1000	1500	ccm
bis	5	10	30	50	100	200	400	600	1000	1500	2000	,,
Fehlergrenze	0,02	0,03	0,05	0,08	0,15	0,40	1,0	1,5	2,0	2,5	3,0	,,

Meßgläser auf Ausguß das Doppelte der obigen Fehlergrenzen.

Büretten, Meßpipetten, Meßröhren usw.

Größe von		2	10	30	50	75	100	150	200	250	ccm
bis	2	10	30	50	75	100	150	200	250	300	,,
Fehlergrenze	0,008	0,02	0,03	0,04	0,06	0,08	0,10	0,12	0,14	0,18	,,

Der Fehler des von zwei Marken eingeschlossenen Raumes darf nicht größer sein als die Hälfte des zulässigen Fehlers für den Gesamtraum, falls der Teilraum die Hälfte des Gesamtraums nicht erreicht. Ist der Teilraum größer, so kann sein Fehler bis zum vollen Betrag des Fehlers des Gesamtraumes ansteigen.

Zur Frage der Normaltemperatur sei auf folgendes hingewiesen: Die auf einem Meßgerät angegebenen Maßgrößen gelten nur für die betreffende Normaltemperatur. Wenn man bei einer abweichenden arbeitet, ändert sich naturgemäß der Inhalt der Gefäße. Bekanntlich hat das für diese Gefäße fast ausnahmslos verwendete Glas, sog. Thüringer Glas, dem auch das übliche Geräteglas gleichzustellen ist, einen linearen Ausdehnungskoeffizienten von etwa $8 \cdot 10^{-6}$. Der räumliche Ausdehnungskoeffizient ist daher gemäß dem auf S. 66 Gesagten der dreifache. Das bedeutet, daß ein Literkolben bei einer Temperaturerhöhung um 1° seinen Raumgehalt um $3 \cdot 8 \cdot 10^{-6}$, um rd. 25 cmm vergrößert, größere und kleinere Maße dementsprechend. Die nachstehende Tabelle gibt eine kurze Übersicht über die Änderungen der Raumgehalte von gläsernen Maßen bei verschiedenen Temperaturänderungen und wird daher vollkommen ausreichend sein, um allgemein etwaige Änderungen berechnen zu können.

Raumgehaltsänderung von Glasgeräten bei Temperaturänderungen.

Raumgehalt Temperatur- änderung °	10 l ccm	5 l ccm	2 l cmm	1 l cmm	500 ccm cmm	200 ccm cmm	100 ccm cmm	50 ccm cmm	20 ccm cmm	10 ccm cmm
1°	0,25	0,125	50	25	12,5	5	2,5	1,25	0,5	0,25
2	50	0,25	100	50	25,0	10	5,0	2,50	1,0	0,50
3	75	0,375	150	75	37,5	15	7,5	3,75	1,5	0,75
4	1,00	0,50	200	100	50,0	20	10,0	5,00	2,0	1,00
5	1,25	0,625	250	125	62,5	25	12,5	6,25	2,5	1,25
6	1,50	0,75	300	150	75,0	30	15,0	7,50	3,0	1,50
7	1,75	0,875	350	175	87,5	35	17,5	8,75	3,5	1,75
8	2,00	1,00	400	200	100,0	40	20,0	10,00	4,0	2,00
9	2,25	1,125	450	225	112,5	45	22,5	11,25	4,5	2,25
10	2,50	1,25	500	250	125,0	50	25,0	12,50	5,0	2,50
20	5,00	2,50	1000	500	250	100	50	25,0	10	5,00
30	7,50	3,75	1500	750	375	150	75	37,5	15	7,50
40	10,00	5,00	2000	1000	500	200	100	50,0	20	10,0
50	12,5	6,25	2500	1250	625	250	125	62,5	25	12,5
60	15,0	7,50	3000	1500	750	300	150	75,0	30	15,0
70	17,5	8,75	3500	1750	875	350	175	87,5	35	17,5
80	20,0	10,00	4000	2000	1000	400	200	100,0	40	20,0
90	22,5	11,25	4500	2250	1125	450	225	112,5	45	22,5
100	25,0	12,50	5000	2500	1250	500	250	125,0	50	25,0

3. Ermittlung des Raumes von Gefäßen durch Auswägen.

Im nachstehenden soll nun etwas ausführlicher behandelt werden, wie man derartige Maße selbst auf Richtigkeit prüfen kann, wenn man nicht in der Lage ist, amtlich geeichte Maße zu verwenden. Die üblichen Eichämter sind mit Rücksicht auf die Schwierigkeit dieser Arbeit nicht in der Lage, solche Prü-fungen vornehmen zu können. Es sind vielmehr im wesentlichen nur zwei Eichämter, in Ilmenau und Gehlberg i. Thür., neben der Physikalisch-Tech-nischen Reichsanstalt, ausgerüstet, diese Geräte zu eichen. Vorweg sei bemerkt, daß man selbstverständlich bei derartigen Prüfungen nach Wägeverfahren arbeitet und daher einen Gewichtssatz verwenden muß, der, wie an anderer Stelle auseinandergesetzt wird, richtig sein muß, d. h. innerhalb der gewünsch-ten Fehlergrenze die wahren Gewichte anzeigen muß, was im übrigen die üb-

lichen analytischen Gewichtssätze oder ihnen gleichwertige mit meistens ausreichender Genauigkeit tun.

Das übliche Verfahren, das hierbei eingeschlagen wird, das auch die
Eichämter befolgen, und das sich als das bequemste herausgestellt hat, ist
folgendes: Nehmen wir z. B. den Fall, wir wollen einen Kolben mit einem Sollinhalt von 1 l nachprüfen, dann setzen wir diesen Kolben auf die eine Seite
der Waage gemeinsam mit einem Kilogrammstück (1 kg Wasser = 1 l) und
tarieren diese Belastung auf der andern Seite der Waage mit beliebigen Gewichten aus. Sodann wird das Kilogrammstück von der Waage entfernt und der
Kolben sauber mit Wasser gefüllt, und zwar destilliertem Wasser, dessen
Temperatur bestimmt wird. Wenn wir annehmen, daß dieser Kolben richtig
ist, ist es klar, daß die Wasserfüllung scheinbar leichter sein muß, als dem
Kilogrammstück entspricht, denn auf die Wasserfüllung wirkt der Luftauftrieb merklich stärker als auf das Kilogrammstück. Bei einem richtigen
Kolben muß daher zu ihm eine gewisse Zulage gelegt werden, um Gleichgewicht
herzustellen. Diese Zulage kann man ohne weiteres aus den Luftkonstanten,
also Druck und Temperatur der Luft, berechnen, die man in jedem Fall
ablesen muß. Wenn man bei der Normaltemperatur des Gefäßes arbeitet,
ist es ohne weiteres möglich, hieraus die Größe jener Zulage zu ermitteln, und
die wahre Zulage, die erforderlich ist, um die Wage zum Einspielen zu bringen,
vermindert um diese Sollzulage, gibt unmittelbar den Fehler des Kolbens.
Ist der Kolben kleiner, als seinem Sollwert entspricht, so wird man naturgemäß mehr zulegen müssen, ist er größer, weniger. Bei größeren Abweichungen nach oben wird man die Zulage sogar auf die Taraseite bringen
müssen.

Arbeitet man nicht bei der Normaltemperatur, so werden die Verhältnisse
etwas komplizierter. Man muß dabei beachten, wenn wir z. B. bei höherer
Temperatur arbeiten, daß der Kolben sich ausgedehnt hat, daher mehr Wasser
faßt, dementsprechend müßte die Zulage für höhere Temperatur kleiner sein.
Aber gleichzeitig hat sich auch bei höherer Temperatur die Dichte des Wassers
geändert, die ja ohnehin schon berücksichtigt werden muß, entsprechend
ihrem Werte bei der Normaltemperatur. Wegen dieser Dichteänderung des
Wassers geht an Gewicht weniger in den Kolben herein, was die Zulage wiederum vergrößert. Wir wollen nunmehr einmal an einem Beispiel feststellen,
wie sich die Verhältnisse in Wirklichkeit gestalten, und wie man in einem einfachen Fall die Größe dieser Zulage errechnen kann. Wenn man häufiger
derartige Arbeiten ausführt, wäre es selbstverständlich eine unnötige Belastung,
in jedem einzelnen Fall diese ganze Rechnung durchzuführen. Man wird sich
dann vielmehr die sehr bequemen ganz ausführlichen Hilfstafeln beschaffen,
die von der Physikalisch-Technischen Reichsanstalt, Abteilung I für Maß
und Gewicht, der früheren Kaiserlichen Normaleichungskommission, heraus-
gegeben sind, und die für alle Fälle der üblichen Maßgrößen die ausführlichen
Werte der Zulagen enthalten. Aus diesen kann man die Sollzulage ohne
weiteres tabellarisch entnehmen, nicht nur für die Normaltemperatur,
sondern auch für davon abweichende Temperaturen, so daß der Wert

der Sollzulage ohne weiteres gegeben ist, und ihr Unterschied gegen die tatsächliche Zulage gibt dann unmittelbar den Fehler des Maßes an[1].

Um zunächst eine ungefähre Übersicht zu haben, seien folgende Zahlen mitgeteilt: 1 l aus Glas, das bei 0° richtig ist, ist bei den Temperaturen 15, 17,5 und 20° um folgende Beträge größer (vgl. Tafel S. 130):

$$375\ cmm\quad 438\ cmm\quad 500\ cmm,$$

während wiederum 1 l Wasser, das bei 0° genau 1 l ist, bei Erwärmung auf die gleichen Temperaturen um folgende Beträge größer ist:

$$742\ cmm\quad 1157\ cmm\quad 1641\ cmm,$$

Demgemäß ist Wasser, das in einem bei 0° richtigen Glasgefäß bei dieser Temperatur den Raum von 1 l einnimmt, bei jenen 3 Temperaturen scheinbar um folgende Beträge größer:

$$742-375\ cmm = 367\ cmm$$
$$1157-438\ „\ = 719\ „$$
$$1641-500\ „\ = 1141\ „$$

Wenn wir nun ganz allgemein berechnen wollen, welche Zulagen bei diesem Wägeverfahren notwendig sind, so wollen wir von einem besonderen Beispiel ausgehen. Wir wollen annehmen, daß wir mit Wasser der Temperatur 18,5 und bei der gleichen Lufttemperatur und einem Luftdruck von 756 mm arbeiten. Das bedeutet, daß das Gewicht eines Kubikzentimeter Luft gerade 1,200 mg beträgt (vgl. Tafel S. 181). Ebenso können wir aus bekannten Tafeln entnehmen, daß die Wasserdichte bei dieser Temperatur 0,998528 ist. Es liegt uns ein Kolben von 1 l Sollinhalt vor. Dieser wird also mit einem Messingstück von 1 kg der Dichte 8,4 (diese Zahl nimmt man meistens dafür an) auf die Waage gesetzt und austariert. Das Gewicht hat einen Raumgehalt von $\dfrac{1000}{8,4} = 119$ ccm. Wenn wir daher bei der zweiten Wägung das Kilogrammstück wegnehmen und den Kolben mit Wasser füllen, so wirkt dann der Luftauftrieb nicht auf diese 119 ccm, sondern auf 1000 ccm. die Differenz ist also 881 ccm. Um den Betrag von $881 \cdot 1{,}200 = 1058$ mg ist also die Wasserfüllung scheinbar leichter, wegen des Luftauftriebs. Um gleiche Verhältnisse herzustellen, müssen wir also bei dieser Wägung von vornherein eine Zulage von 1058 mg hinzufügen, um den Unterschied im Luftauftrieb auszugleichen. Nun hat ein richtiger Literkolben bei 18,5° gegenüber 0° seinen Raum um 462 cmm vergrößert (vgl. Tafel S. 130), es gehen also in ihn 462 mg Wasser mehr hinein, als seinem Sollwert entspricht, es müssen also diese Zahl Milligramm von der Waage entfernt werden. Nun wiegt aber endlich bei 18,5° 1 l Wasser nicht 1 kg, sondern 0,998528 kg. Aus diesem Grunde ist also eine dritte Zulage von 1472 mg notwendig. Zusammengefaßt sind also als Zulagen notwendig:

wegen Luftauftrieb	+1058 mg
„ Glasausdehnung	— 462 „
„ Wasserdichte	+1472 „
	+2068 mg

---

[1] Ähnliche Tafeln sind auch in einer ganzen Anzahl von Lehr- und Handbüchern enthalten, insbesondere in solchen über Maßanalyse.

Dieses ist also die Zulage, die bei einem bei 0° genau richtigen Kolben erforderlich wäre, um ihn unter den oben angegebenen Bedingungen auf der Wage zum Einspielen zu bringen. Ist tatsächlich eine Zulage von 3000 mg erforderlich, so bedeutet das, daß im Kolben zu wenig Wasser enthalten war, er ist also um 932 mg = 932 cmm zu klein. Wäre eine solche von nur 1000 mg erforderlich, wäre er um 1068 cmm zu groß, aber eine solche von 1000 mg auf der Gewichtsseite, so wäre er um 3068 cmm zu groß.

Tafel zur Ermittlung des Raumgehalts von gläsernen Gefäßen aus der Wägung ihrer Wasserfüllung berechnet für 1 l Sollinhalt bei 0° C.

I. Sollwert der Zulage in Milligramm, in Abhängigkeit von der Wassertemperatur und der Temperatur des Glases.

Temp. °	,0	,1	,2	,3	,4	,5	,6	,7	,8	,9
10	23	30	37	44	51	58	65	72	79	86
11	93	101	109	117	126	133	141	149	158	167
12	176	185	194	203	212	221	231	241	251	261
13	271	281	291	302	313	324	335	346	357	368
14	379	391	403	415	427	439	451	463	475	487
15	499	512	525	538	551	564	577	590	603	617
16	631	645	659	673	687	701	715	730	745	760
17	775	790	805	820	835	850	866	882	898	914
18	930	946	962	978	994	1011	1028	1045	1062	1079,
19	1096	1113	1130	1147	1165	1183	1201	1219	1237	1255
20	1273	1291	1309	1327	1346	1365	1384	1403	1422	1441
21	1460	1479	1498	1518	1538	1558	1578	1598	1618	1638
22	1658	1678	1698	1719	1740	1761	1782	1803	1824	1845
23	1866	1887	1909	1931	1953	1975	1997	2019	2041	2063
24	2085	2107	2129	2152	2175	2198	2221	2244	2267	2290
25	2313	2336	2359	2383	2407	2431	2455	2479	2503	2527
26	2551	2575	2599	2623	2648	2673	2698	2723	2748	2773

II. Zusätzliche Korrektion in Milligramm wegen Luftdruck und Lufttemperatur.

Barom. mm / Temperatur °	680	690	700	710	720	730	740	750	760	770	780
10	981	995	1009	1023	1037	1051	1065	1080	1095	1110	1125
11	977	991	1005	1019	1033	1047	1061	1076	1091	1106	1121
12	974	988	1001	1015	1029	1043	1057	1072	1087	1102	1117
13	970	984	998	1012	1025	1039	1053	1069	1083	1098	1113
14	967	981	994	1008	1022	1036	1050	1065	1079	1094	1109
15	963	977	990	1004	1018	1032	1046	1061	1075	1090	1105
16	959	973	987	1001	1014	1028	1042	1057	1071	1086	1101
17	956	970	983	997	1010	1024	1038	1054	1067	1082	1097
18	952	966	979	993	1007	1021	1035	1050	1064	1078	1093
19	949	962	976	990	1003	1017	1031	1046	1060	1074	1089
20	945	959	972	986	999	1013	1027	1042	1056	1070	1085
21	941	955	968	982	995	1009	1023	1039	1052	1066	1081
22	938	951	965	979	992	1006	1020	1035	1048	1062	1077
23	934	948	961	975	988	1002	1016	1031	1044	1058	1073
24	931	944	957	971	983	998	1012	1027	1040	1054	1069
25	927	940	954	967	980	994	1008	1023	1036	1050	1065
26	924	937	950	963	977	991	1005	1019	1033	1047	1061

In den vorstehenden Tafeln ist allgemein das gleiche mit den gleichen Grund-lagen berechnet, wie dieser besondere Fall. Die Tafeln geben also, durch Sum-mation ihrer beiden Teilwerte, die Sollzulage, die für einen Glaskolben erforder-lich ist, dessen Sollinhalt gerade 1 l beträgt. Wird die tatsächliche Zulage größer, so bedeutet das, daß in ihm ·weniger Wasser war, er also tatsächlich zu klein ist, und umgekehrt.

Die Tafel gilt für eine Normaltemperatur von 0°, und wenn der Kolben für eine andere Normaltemperatur bestimmt ist, kann man seinen Fehler mit Hilfe der Tafel auf S. 130 auf eine andere Normaltemperatur umrechnen.

Die Zahlen sind nur für die Größe von 1 l bestimmt. Für andere Größen sind die entsprechenden Teile oder Vielfachen der Korrektion zu berechnen. Die nachfolgenden Beispiele werden wohl die Anwendung der Tafel genügend veranschaulichen. Es ist in ihnen auch der Fall behandelt, daß man ein Glas-gefäß mit einem ganz unrunden Inhalt ausmessen will, dessen Raumgehalt man zunächst noch auf andere Weise ganz roh ermittelt hat.

Beispiele: 1. Kolben, 1 l Sollinhalt. Wassertemperatur 13,3°, Luft-temperatur 16,0°, Barometerstand 762, Normaltemperatur des Kolbens 15° C.

Korr. I + 303 mg   Gefundene Zulage +1720 mg
Korr. II +1074
———————
+1376 mg.   Kolben also bei 0° zu klein um 344 mg
Ausdehnung des Kolbens (0—15°) (Tab. S. 130) 375 mg
Kolben bei der Normaltemperatur zu groß um 21 mg.

2. Pipette: Sollwert 200 ccm, Wassertemperatur 19,8°, Lufttemperatur 23°, Barometerstand 750 mm, Normaltemperatur 20°.

Korr. I +1237   Gefundene Zulage +510
Korr. II +1031   Pipette also bei 0° zu klein um 56 mg
———————
2268 für 1 l.   Ausdehnung der Pipette (0—20°) (Tab. S. 130)
100 cmm
für 200 ccm = 454   Pipette also bei 20° zu groß um 44 mg.

3. Kolben: Inhalt durch ganz grobe Ausmessung zu rund 800 ccm ermittelt. Wassertemperatur 18,1°, Lufttemperatur 17°, Barometerstand 765 mm.

Korr. I 946   Gefundene Zulage −5834 mg
Korr. II 1074   Kolben also zu groß um 7450 mg
———————
2020 für 1 l.   Wahrer Wert bei 0° also 807,45 ccm.
für 800 ccm = 1616 mg.

Die vorstehend mitgeteilten Tafeln werden für viele Fälle vielleicht nütz-lich sein und im allgemeinen für die Auswägung von Glasgeräten ausreichen. Selbstverständlich ist es genau in der gleichen Weise möglich, entsprechende Tafeln für Gefäße aus anderen Materialien herzustellen. Es würde indessen zu weit führen, darauf genauer einzugehen, es möge nur in aller Kürze zusam-mengestellt sein, wie sich die Verhältnisse ändern, wenn man andere Gefäß-materialien benutzt. Wir wollen eine derartige Tafel aufstellen für Eisen mit dem linearen Ausdehnungskoeffizienten von $11 \cdot 10^{-6}$, Messing von $19 \cdot 10^{-6}$ und Quarzglas von $0,5 \cdot 10^{-6}$.

Zusatztafel III für Geräte aus Eisen, Messing und Quarzglas von 1 l Sollinhalt.

Temp. °	Eisen	Messing	Quarzglas
10	− 57	− 297	+ 258
10,5	− 28	280	303
11	+ 5	259	353
11,5	+ 40	235	403
12	+ 80	208	458
12,5	121	180	516
13	177	145	577
13,5	225	108	641
14	267	69	708
14,5	321	− 26	778
15	379	+ 19	852
15,5	439	68	928
16	503	119	1007
16,5	569	174	1090
17	639	231	1175
17,5	711	292	1263
18	786	354	1353
18,5	863	420	1446
19	944	488	1543
19,5	1027	560	1642
20	1113	633	1743
20,5	1201	710	1848
21	1292	783	1954
21,5	1386	871	2064
22	1482	954	2175
22,5	1581	1042	2290
23	1682	1130	2407
23,5	1786	1223	2527
24	1893	1317	2649
24,5	2001	1414	2774
25	2113	1513	2901
25,5	2226	1615	3030
26	+ 2343	+ 1719	+ 3162

Beispiel: Es ist der Inhalt eines Hohlmaßes aus Messing von 1 l Sollinhalt in gleicher Weise wie beschrieben zu bestimmen. Das Maß wird mit einer ebenen Glasplatte, deren eine Seite mattiert ist, und einem 1 kg-Stück austaxiert, sodann nach Entfernung des Gewichtes mit destilliertem Wasser so weit gefüllt, daß die (matte Seite unten!) Glasplatte das gefüllte Maß so bedeckt, daß keine Luftblase übrigbleibt.

Wassertemperatur 12,5°, Lufttemperatur 17°, Barometerstand 765 mm.

Korr. I (aus Zusatztafel I)   − 180   Beobacht. Zulage 250 mg

Korr. II (aus Tafel II)   +1074

                        +894 mg   Das Maß ist zu groß um 654 cmm.

Endlich sei noch kurz darauf eingegangen, wie man in solchen Fällen bei geringerer Genauigkeit verfährt, d. h. also z. B., wenn man gläserne Gefäße auswägen will ohne Rücksicht auf die genauen Werte aller Korrektionen, sondern wenn man nur mit Durchschnittswerten arbeitet. Dann kann man mit

Vorteil die nachstehende Tafel verwenden, die nur mit einer durchschnittlichen Luftdichte arbeitet und nur die Korrektionen berücksichtigt, die dadurch
entstehen, daß das Wasser seinen Raum mit der Temperatur ändert.

Tafel zur Auswägung gläserner Gefäße mit geringer Genauigkeit.

(Es sei unterschieden zwischen „wahrem" Gewicht, Gewicht in Vakuum,
und „scheinbarem" Gewicht, Gewicht in Luft der Dichte 0,0012. Ein „wahres"
g Messing, Dichte 8,4, also Raum $\frac{8,4}{1} = 0,119$ ccm, hat also ein scheinbares
Gewicht von 1 g — 0,119 · 1,2 mg = 1 — 0,143 mg. Für Wasser ist ebenso
das scheinbare Gewicht von 1 g: 1 g — 1,000 · 1,2 mg = 1 g — 1,200 mg. Es
ist also 1 „scheinbares" g Messing (also das richtige g-Gewicht eines Gewichts-
satzes) gleich 1 g — 0,143 mg, „scheinbar" 1 g Wasser = 1 g + (1,200 — 0,143) mg
= 1 g + 1,057 mg = 1,001057 g wahre g Wasser. Wasser z. B. bei 18° hat die
Dichte 0,998622, also hat 1 g Wasser, mit Messing in Luft der Dichte 0,0012
gewogen, den Raum $\frac{1,001052}{0,998622} = \frac{1,001057}{1 - 0,001378} = 1,002435$ ccm. Dementsprechend ergibt sich folgende Tafel:

Temp.	Gewicht								
	1	2	3	4	5	6	7	8	9
10°	1,0013	2,0027	3,0040	4,0053	5,0066	6,0080	7,0093	8,0106	9,0120
1	14	28	43	57	71	85	99	114	128
2	15	31	46	61	76	92	107	122	138
3	16	33	50	66	82	99	116	132	148
4	18	36	54	72	90	107	125	143	161
5	19	39	58	77	96	116	135	154	174
6	21	42	63	84	104	125	146	167	188
7	23	45	68	90	113	136	158	181	203
8	24	49	73	98	122	146	171	195	220
9	26	53	79	105	132	158	184	210	237
20	28	57	85	113	142	170	198	226	255
1	30	61	91	122	152	182	213	243	274
2	33	65	98	130	163	196	228	261	293
3	35	70	105	140	174	209	244	279	314
4	37	75	112	150	187	224	262	299	337
5	40	80	120	160	200	240	280	320	360
26	43	85	128	170	213	256	298	341	383

Für andere Gewichte sind die obigen Zahlen als entsprechendes Vielfaches
einzusetzen.

Beispiel: Der Inhalt des Glaskolbens ist durch Auswägen mit Wasser von 20°
ohne jede Korrektion zu 784,9 g ermittelt. Wie groß ist bei 20° sein Raumgehalt?

$$
\begin{aligned}
700 \text{ g} \quad &\text{sind} \quad 701,98 \\
80 \quad &\qquad 80,226 \\
4 \quad &\qquad 4,0113 \\
0,9 \quad &\qquad \underline{0,90255} \\
&\qquad 787,12 \text{ ccm}
\end{aligned}
$$

Wegen der Umrechnung auf eine andere Temperatur vgl. S. 130.

Die im vorstehenden besprochene Aufgabe der Ermittlung des Raumgehalts von Gefäßen mit höherer Genauigkeit ist aber noch nicht ganz vollständig behandelt. Wir haben bei dem obigen Beispiel vorausgesetzt, daß wir den Sollinhalt des Gefäßes mit ziemlicher Annäherung kennen, und daß wir demgemäß ohne weiteres feststellen könnten, wie wir diesen Sollinhalt durch das erstmalige Belastungsgewicht ausgleichen. Diese Lösung versagt also, sobald wir einen Raum zu ermitteln haben, der uns vollkommen unbekannt ist. In diesem Falle kann man tatsächlich genau in gleicher Weise verfahren, nur muß man selbstverständlich vorher z. B. durch ein vorläufiges Auswägen den angenäherten Raumgehalt ermitteln. Diesen dann festgestellten Wert benutzt man als Ausgang und arbeitet mit ihm weiter ohne Rücksicht darauf, daß man ihn vielleicht nicht ganz unbeträchtlich falsch ermittelt hat. Das wird im allgemeinen ohne Bedeutung sein, falls man nicht sehr stark fehlerhaft gearbeitet hat, denn in diesem Falle wird nämlich die Zulage evtl. recht groß, so daß der Luftauftrieb auf sie nicht mehr ganz vernachlässigt werden darf. Man muß deswegen in diesem Fall sich mit einer ein wenig geringeren Genauigkeit zufrieden geben oder muß das verhältnismäßig einfache Verfahren mit einem verbesserten Wert des Hauptgewichts nochmals wiederholen. Die Größe der Zulage kann man in allen Fällen ohne Schwierigkeiten aus den obigen Tafeln entnehmen (vgl. Beispiel S. 134, Nr. 3).

Die oben behandelte Aufgabe der Ermittlung des Raumes von Gefäßen durch Auswägen mit Wasser ist aber noch nicht ganz vollständig, insbesondere dann, wenn es sich darum handelt, kleinere Räume mit entsprechender Genauigkeit zu ermitteln. Das gilt z. B. gerade für den Fall der Pyknometer oder ähnlicher Räume, insbesondere auch Pipetten und feinerer Büretten. Es ist dabei auch zu beachten, daß das Befüllen mit Wasser immerhin recht schwierig ist, wenn es sich darum handelt, das Wasser auf bestimmte Marken einzustellen, denn da Wasser die Glaswand sehr schlecht benetzt, auch bei größerer Reinlichkeit, hat es Schwierigkeit, auf die maßgebende Marke sicher einzustellen. Überdies, wenn es sich darum handelt, kleinere Gefäße mit engen Röhren, in denen Wasser eingestellt werden soll, auszuwägen, braucht man dazu sehr empfindliche Waagen, da in diesem Fall bereits merkliche Abweichungen von der richtigen Einstellung auf der Waage noch keine auf ihnen merkliche Gewichtsänderung veranlassen würden. Man wird daher in solchen Fällen gut tun, von der Verwendung von Wasser abzusehen und statt dessen lieber mit Quecksilber auszuwägen. Man hat dabei gewisse Vorteile: nämlich die Temperaturbestimmung, die bei Anwendung von Wasser nicht in allen Fällen sehr bequem ist, gestaltet sich bei Quecksilber verhältnismäßig einfach, weil es eine wesentlich höhere Wärmeleitfähigkeit besitzt wie Wasser. Der Fall liegt so, daß die Glaswand des Gefäßes sehr schlecht wärmeleitend ist, daß infolgedessen ein Temperaturausgleich mit der Umgebung recht langsam vor sich geht, auch natürlich in dem Fall, wenn man das Gefäß in ein Temperierungsbad einsetzt. In diesem Fall ist Quecksilber günstiger, weil es leichter in der Temperatur sich ausgleicht als Wasser. Man kann selbstverständlich für diesen Fall grundsätzlich genau die gleichen Tafeln aufstellen, wie oben, wird aber allgemein davon Abstand nehmen, da diese Arbeit sehr selten vorkommt und sich im allgemeinen auf nur ganz kleine Maßgrößen beschränkt. Um aber die nötigen experimentellen Unterlagen zur Verfügung zu haben, seien im nachstehenden die grundlegenden Dichtewerte für Quecksilber kurz zusammengestellt, soweit man sie im allgemeinen brauchen wird, und es mag genügen, an einem Beispiel praktisch zu zeigen, wie man vorgeht. Gegeben seien Pyknometer von einem Inhalt von etwa 5 ccm, bei denen man nach den üblichen Wägeverfahren ein Füllungsgewicht in Quecksilber von 67,513 g festgestellt hat. Das Quecksilber sei von einer Temperatur von 17,3° befunden, und dieses sei auch die Temperatur der Luft gewesen, während der Barometerstand 753 mm war; dann gestaltet sich die ganze Rechnung folgendermaßen:

Spezifisches Gewicht des Quecksilbers.

Temp.	0	1	2	3	4	5	6	7	8	9
10	13,5698	13,5683	13,5658	13,5637	13,5609	13,5584	13,5560	13,5535	13,5511	13,5486
20	461	437	412	388	363	339	314	290	265	241
30	216	191	167	142	118	094	069	045	020	4996

Auswägen eines Pyknometers mit Hg.

Füllungsgewicht 67,513 g, Temp. der Füllung 17,3°, Hg-Dichte daher 13,5528. Luftdruck 753 mm bei 17,3°. Luftdichte also 0,001200 (vgl. Abschnitt unter Wägungen).

Raumgehalt der Gewichte $\dfrac{67,5}{8,4} = 8,04$ ccm , Raumgehalt der Füllung $\dfrac{67,5}{13,55} = 4,97$ ccm.

Differenz der Raumgehalte 3,07 ccm.

Reduktion der Wägung auf Vacuum also $3,07 \cdot 1,200$ mg $= 3,7$ mg. Wahres Gewicht der Hg-Füllung also

$$67,513 \text{ g} + 3,7 \text{ mg} = 67,517 \text{ mg}$$

(N. B. Die Korr. ist positiv, da der Raum der Gewichte größer, also bei ihnen stärkerer Luftauftrieb).

Raumgehalt der Füllung also $\quad \dfrac{67,517}{13,5528} = 4,9824$ ccm bei 17,3°

Raumgehalt bei 15° $\quad 4,9824$ ccm $- 2,3 \cdot 0,000025 \cdot 4,98$ ccm
$=4,9827 - 0,0003 = 4,9822$ ccm.

4. Wassermesser.

Nur der technische Chemiker wird vor die Aufgabe gestellt sein, strömendes Wasser oder andere Flüssigkeiten zu messen, eine Aufgabe, die bei Arbeit mit Gasen in ähnlicher Weise häufig vorkommt. Es soll daher nur in äußerster Kürze darauf eingegangen werden, welche Möglichkeiten für diese Messung bestehen.

Die einfachste Lösung, sowie man mit größeren Flüssigkeitsmengen zu arbeiten hat, wird immerhin die sein, daß man sie aus einem Sammelbehälter auslaufen oder sie in einen solchen einströmen läßt und die Flüssigkeitsmenge in diesem Behälter mit Hilfe geeigneter großer Waagen wägt. Falls aber die Mengen zu groß sind oder man solche Behälter und Waagen nicht zur Verfügung hat, muß man andere Hilfsmittel nehmen, nämlich Wassermesser, auf die jetzt in äußerster Kürze eingegangen sei.

Man unterscheidet grundsätzlich zwei Typen von Wassermessern, auch als Wasserzähler bezeichnet, Geschwindigkeitswassermesser und Raumgehaltswassermesser, eine Unterscheidung, die aus der nachfolgenden Beschreibung wohl verständlich sein wird. Ein typisches Beispiel für die erste Art, auch gleichzeitig dasjenige Beispiel, das praktisch am meisten Verwendung findet, ist der sog. Flügelradwassermesser (Fig, 32). Im Innern des Wassermessergehäuses befindet sich ein leichtes Flügelrädchen, das um seine Achse drehbar ist, etwa wie ein Windmühlenflügel. Das in den Messer einströmende Wasser wird so geführt, daß es in Richtung der Flügelebene einströmt und auf die Flügel trifft, möglichst außen, und das Flügelsystem in Drehung versetzt, entsprechend der durchströmenden Wassermenge. Je schneller das Wasser durchströmt, desto schneller dreht sich der Flügel. Diese Drehungen werden auf ein Zählwerk übertragen, das auf einer Meßscheibe ohne weiteres die Zahl der Raumeinheiten Wasser, im allgemeinen Kubikmeter und Liter, abzulesen gestattet. Wichtig ist also, daß in diesem Fall nicht streng der Raum des durchfließenden Wassers

gemessen wird, sondern daß das Gerät im wesentlichen von der Geschwindigkeit des durchströmenden Wassers abhängt. Die Aufgabe des Konstrukteurs ist hierbei, um ein möglichst sicheres Arbeiten der Anordnung herbeizuführen, daß der Wasserstrahl das Flügelrad möglichst günstig trifft. Man unterscheidet hierbei einen Einstrahlmesser und Mehrstrahlmesser, die an sich beide wohl als gleichwertig anzusehen sind. Ein solcher Wassermesser arbeitet um

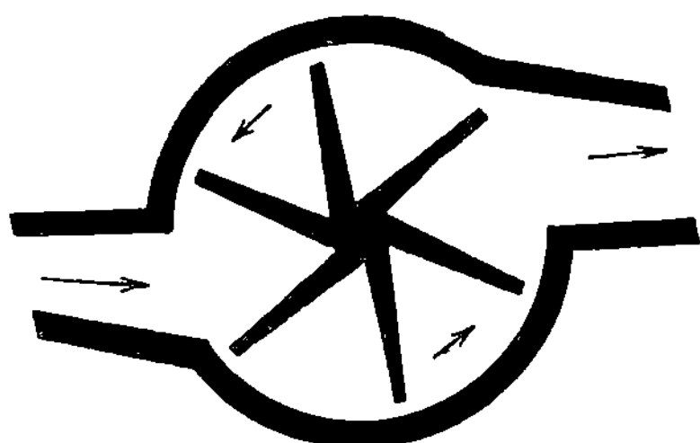

Fig. 32. Schematischer Querschnitt durch einen Flügelrad-Wassermesser.

so günstiger, je größer die Geschwindigkeit ist, und er läßt naturgemäß in seiner Meßgenauigkeit nach, sobald die Geschwindigkeit des Wassers immer kleiner wird. Denn es ist offensichtlich, daß bei ganz langsam hindurchfließendem Wasser (also einer Wasserentnahme ganz geringen Ausmaßes, d. h. also, daß nur ein geringer Bruchteil des Wassers durch den Messer hindurchströmt, der tatsächlich hindurchströmen könnte) ohne weiteres die Möglichkeit besteht, daß dieses langsame Hindurchfließen nicht die Kraft entwickelt, das Meßgerät in Bewegung zu setzen. Ein Flügelradwassermesser hat daher die Neigung, bei starker Unterbelastung zu kleine Angaben zu machen, und daraus folgt, was für die Anwendung recht wichtig ist, daß es nicht ohne weiteres möglich ist, wenn man ihn für eine gewisse Durchlaßgeschwindigkeit geprüft und richtig befunden hat, daß er dann auch für andere Geschwindigkeiten ebenso richtig ist. Man wird vielmehr, wenn man die Sicherheit hat, daß er für eine bestimmte Geschwindigkeit richtig ist, ihn im Gebrauch auch möglichst in der Nähe dieser Geschwindigkeit verwenden, die möglichst in der Nähe der Höchstgeschwindigkeit bleiben muß.

In dieser Beziehung sind die beiden anderen Typen wesentlich günstiger, die reine Raumwassermesser sind, indem bei ihnen streng das durchgegangene Wasser nach Raumgehalt gemessen wird, so daß bei guter Konstruktion praktisch kein Tropfen Wasser unvermessen hindurchkommt. Ein Nachteil ist dabei aber wiederum auch, daß der Betriebswiderstand dieser Wassermesser verhältnismäßig groß ist, so daß bei kleinen Durchlaßgeschwindigkeiten der Wassermesser leicht eine Zufuhr vollständig abschneidet. Ihre Konstruktion ist für eine Beschreibung immerhin recht schwierig, und es mag daher genügen, sie nur ganz kurz andeutend zu berühren. Der messende Raum ist bei ihnen ein Zylinder bzw. ein Zylinder mit von innen kugelig ausgearbeiteter Wand. In diesem Raum bewegt sich ein zweiter Zylinder von gleicher Höhe und etwa halben Durchmesser, der an die Stirnseiten eng anschließt, und der kreisende Bewegungen in diesem Raum ausführt. Diese Bewegungen führt er zwangläufig unter dem Druck des einströmenden Wassers aus, und jeder Umlauf dieses Zylinders bewirkt, daß eine genau gemessene Wassermenge durch den Raum hindurchbefördert wird. Es ist theoretisch unmöglich, daß Wasser hindurchfließt, ohne den Zylinder in Bewegung zu setzen. Es ist dies der K a p s e l w a s s e r m e s s e r. Das Kreisen dieser Kapsel wird genau so wie bei dem ersten auf ein Zählwerk übertragen und angezeigt. Bei der zweiten Form, dem S c h e i b e n w a s s e r m e s s e r, ist das messende Organ eine Scheibe, deren Mittelpunkt fest gelagert sich in der Mitte des messenden Raumes befindet, und die ebenfalls Drehbewegungen ausführt, und zwar so, daß ihre Achse einen Doppelkegel beschreibt, dessen gemeinsame Spitze in ihrer Mitte liegt. Sonst gilt für diesen genau das gleiche wie für den Kapselwassermesser. Beide sind zwei Meßgeräte, die recht genau arbeiten; praktisch besteht natürlich bei ihnen die Möglichkeit, daß auch gewisse, allerdings nur verschwindend geringe Wassermengen hindurchfließen können, da es natürlich unmöglich ist, bei den beweglichen Teilen eine vollkommene Abdichtung zu erzielen. Außerdem sind diese beiden letzten Typen, ganz abgesehen davon, daß sie wesentlich teurer als die ersten sind, auch recht empfindlich gegen Verunreinigungen, die leicht zur Folge haben können, daß die beweglichen Teile sich festsetzen und dann zu Bruch gehen, was bei dem Flügelradwassermesser kaum zu erwarten ist. Noch zwei Punkte seien erwähnt, die nicht ganz unwichtig sind: erstens, die Leistung eines Wassermessers, d. h. die größte Beanspruchung ist diejenige Wassermenge, die er stündlich durchläßt, wenn er frei ausläuft, während auf der anderen Seite ein Druck von einer Atmosphäre, d. h. 10 m Wassersäule herrscht. Ein Wassermesser für 10 cbm läßt also in einer Stunde 10 cbm hindurch, wenn er ohne Gegendruck frei ausläuft, während der Druck des einströmenden Wassers eine Atmosphäre beträgt. Sodann: alle Wassermessertypen sind nicht ganz unabhängig von der Richtung des durchströmenden Wassers, was insbesondere bei dem Flügelradwassermesser selbstverständlich ist, und Luftblasen werden ganz überwiegend vollständig mitgemessen. Es ist also notwendig, gegebenenfalls Luftabscheider einzubauen; und bei geschlossenen Rohrleitungen, in denen sich hinter dem Wassermesser ein Luftpolster befindet, was ohne weiteres entstehen kann durch Freiwerden von Luft aus dem Wasser, kann die Folge eintreten, daß bei Druckänderungen im Rohrsystem ein Pendeln eintritt, daß also der Wassermesser einen scheinbaren Wasserdurchlaß anzeigt, eben weil er unsymmetrisch arbeitet, obwohl tatsächlich kein Wasser entnommen ist.

Zum Schluß dieses Abschnittes sei noch in aller Kürze auf die recht vielseitigen Einrichtungen hingewiesen, ebenfalls zur Flüssigkeitsmessung, wenn es sich um die Aufgabe handelt, mit Vorratsgefäßen die in ihnen vorhandene Flüssigkeitsmenge festzustellen, also z. B. bei der Lagerung von Öl und anderen Stoffen in Tanks und dergleichen. Man kann dabei auf ganz verschiedene Weise vorgehen. Sehr beliebt und viel ausgeführt ist dabei ein Verfahren, in dem das Vorratsgefäß mit einem Flüssigkeitsstandrohr und Skala versehen ist, auf dem man ohne weiteres die vorhandene Menge ablesen kann. Ein anderes Verfahren ist das, daß auf der Flüssigkeit ein Schwimmer schwimmt, dessen Stellung mit Band oder Seil auf eine geradlinige oder kreisförmige Skala übertragen wird. In allen Fällen macht es aber gewisse Schwierigkeiten, die Skalenteilung vorzunehmen, denn in der überwiegenden Zahl der Fälle wird die Gestalt der Aufbewahrungsgefäße weniger hinsichtlich ihrer Eignung für Meßzwecke ausgeführt, als hinsichtlich der günstigen Aufbewahrung und Lagerung und Sicherung gegen Ausfluß. Es wird in allen Fällen meistenteils nötig sein, auf jedem Gefäß gesondert die Skaleneinteilung festzustellen, was auf verschiedene Weise geschehen kann.

5. Gase, Allgemeines.

Die Messung des Raumes von Gasen soll an dieser Stelle nur in äußerster Kürze behandelt werden, da in der Schriftenreihe, die diese Arbeit enthält, bereits eine ausführliche Veröffentlichung über die Messung großer Gasmengen vorhanden ist[1]. Es kann daher zur Ergänzung des nachfolgenden nur auf dieses Buch verwiesen werden, und es sei hier die erwähnte Arbeit insbesondere hinsichtlich der laboratoriumsmäßigen Messung von Gasen vervollständigt, hauptsächlich, soweit es sich nur um kleinere Mengen handelt.

6. Umrechnung von Gasmengen auf Normalbedingungen.

Wie bekannt, ist der Raum eines Gases in sehr erheblichem Maß von seiner Temperatur und seinem Druck abhängig. Bezeichnen wir in der üblichen Schreibweise mit v seinen Raum, mit p seinen Druck und mit t seine Temperatur, so stehen ja diese Größen in dem bekannten engen Zusammenhang:

$$p = p_0 (1 + \alpha t) ,$$
$$v = v_0 (1 + \alpha t)$$

und man kann daher mit Hilfe dieser Gleichungen ohne weiteres den Raum und den Druck jedes Gases auf den normalen Zustand zurückführen, d. h. den Raum, den es bei der Temperatur 0 Grad und bei einem Druck von 760 mm Quecksilbersäule einnimmt. Zur Erleichterung dieser Umrechnung, für die es im übrigen in der Literatur eine Unmenge von Hilfstafeln gibt, insbesondere auch zum gleichzeitigen Übergang vom Raum, den das Gas unter den jeweiligen Bedingungen einnimmt, auf die Gewichtsmenge des Gases sei

---

[1] Chemische Technologie in Einzeldarstellungen: *L. Litinsky*, Messung großer Gasmengen. Leipzig 1922.

nachstehend eine ganz kurze Tafel mitgeteilt, die die wichtigsten Zahlen für diese Umrechnung enthält. Diese Tafel ist mit der nicht strengen, aber bei der üblichen Meßgenauigkeit völlig ausreichenden Annahme aufgestellt, daß der

Tafeln zur Reduktion eines Gasraumes auf 0° und 760 mm.

(Raum v, Dichte d, Temperatur t und Druck p eines Gases hängen mit dem Normalraum v_0 bei $t = o$ und $p = 7\mathfrak{c}0$ mm nach den Gleichungen zusammen:

$$v_0 = \frac{v}{1 + \alpha t} \cdot \frac{p}{760}, \qquad d_0 = d\,(1 + \alpha t)\frac{760}{p}.$$

$t = °$	$1 + \alpha t$	$t = °$	$1 + \alpha t$	$t = °$	$1 + \alpha t$	$t = °$	$1 + \alpha t$	$t = °$	$1 + \alpha t$	$t = °$	$1 + \alpha t$
0	1,0000	21	1,0771	42	1,1541	63	1,2312	84	1,3083	105	1,3853
1	037	22	807	43	578	64	349	85	1,3119	106	890
2	073	23	874	44	615	65	1,2385	86	156	107	917
3	110	24	881	45	1,1651	66	422	87	193	108	1,3964
4	147	25	1,0917	46	688	67	459	88	230	109	1,4000
5	1,0183	26	954	47	725	68	494	89	266	110	1,0037
6	220	27	991	48	762	69	532	90	1,3303	111	074
7	257	28	1028	49	798	70	1,2569	91	340	112	110
8	294	29	064	50	1,1835	71	606	92	316	113	147
9	330	30	1,1101	51	872	72	642	93	413	114	184
10	1,0367	31	138	52	908	73	679	94	450	115	1,4220
11	404	32	174	53	945	74	716	95	1,3486	116	257
12	440	33	211	54	1982	75	1,2752	96	523	117	294
13	477	34	248	55	1,2018	76	789	97	560	118	331
14	514	35	1,1284	56	055	77	826	98	597	119	367
15	1,0550	36	321	57	092	78	863	99	633	120	1,4404
16	587	37	358	58	129	79	899	100	1,3670		
17	627	38	395	59	165	80	1,2936	101	707		
18	661	39	431	60	1,2202	81	973	102	743		
19	697	40	1,1468	61	239	82	1,3009	103	780		
20	1,0734	41	505	62	275	83	046	104	817		

$p = $ mm	$\frac{p}{760}$	$p = $ mm	$\frac{p}{760}$	$h = $ mm	$\frac{p}{760}$	$p = $ mm	$\frac{p}{760}$	$p = $ mm	$\frac{p}{760}$	$p = $ mm	$\frac{p}{760}$
700	0,9211	717	0,9434	734	0,9658	751	0,9882	768	1,0105	785	1,0329
1	224	8	447	5	671	2	895	9	118	6	342
2	237	9	461	6	684	3	908	770	1,0132	7	355
3	250	720	0,9474	7	697	4	921	1	145	8	368
4	263	1	487	8	711	5	934	2	158	9	382
5	276	2	500	9	724	6	947	3	171	790	1,0395
6	289	3	513	740	0,9737	7	961	4	184	1	408
7	303	4	526	1	750	8	914	5	197	2	421
8	316	5	539	2	763	9	0,9987	6	211	3	435
9	329	6	553	3	776	760	1,0000	7	224	4	448
710	0,9342	7	566	4	789	1	013	8	237	5	461
1	355	8	579	5	803	2	026	9	250	6	474
2	368	9	592	6	816	3	039	780	1,0263	7	487
3	382	730	0,9605	7	829	4	053	1	276	8	500
4	395	1	618	8	842	5	066	2	289	9	513
5	408	2	632	9	855	6	079	3	303	800	1,0526
6	421	3	645	750	0,9868	7	092	4	316		

Ausdehnungskoeffizient aller Gase gleich ist und den üblichen Wert von 0,00367 hat, was gleichzeitig nach den bekannten Gasgesetzen einem absoluten Nullpunkt der Temperatur von —273 Grad entspricht.

Bei derartigen Umrechnungen ist noch ein Punkt zu beachten, der besonders erwähnt werden muß, nämlich der Gehalt der betreffenden Gase an Feuchtigkeit. Es sei im übrigen zur Ergänzung des nachstehenden auf den späteren Abschnitt über Feuchtigkeitsmessung verwiesen. Die Feuchtigkeit ist ja stets als Wasserdampf vorhanden, und man muß naturgemäß unterscheiden, ob das Gas mit Feuchtigkeit gesättigt ist oder nicht. Jedes Gas verhält sich dabei genau in gleicher Weise wie Luft, so daß also die bekannten Zahlentafeln über Luftfeuchtigkeit genau ebenso für alle andern Gase gelten.

Das *Daltonsche* Gesetz besagt bekanntlich folgendes: Wenn mehrere Gase gleichzeitig in einem Raum vorhanden sind, so verhalten sie sich so, als ob in ihm jedes einzeln vorhanden wäre. Der Gesamtdruck des Gasgemenges ist daher gleich der Summe der Einzeldrucke der Gase, die sie ausüben würden, wenn sie in dem Raum allein vorhanden wären. Dieses Gesetz ist bei der Berechnung des Verhaltens von Gasen und von Feuchtigkeit in Gasen grundlegend. Die ganze Umrechnung sei nachstehend an einem Beispiel erläutert.

Es seien durch einen Gasmesser 131 cbm Gas von 19° C geströmt unter einem Überdruck von 42 mm Wassersäule bei einem Barometerstand von 746 mm. Das Gas sei mit Feuchtigkeit gesättigt gewesen. Es sind 42 mm WS $= \dfrac{42}{13,5} = 3$ mm Hg-Säule. Der Dampfdruck für 19° ist 16,5 mm. Der Druck des Gases ist also $749 + 3 - 16,5 = 735,5$ mm. Demgemäß ist sein reduziertes Volumen

$$v_0 = 131 \cdot \frac{735,5}{760} \cdot \frac{273}{273 + 19} = 131 \cdot 0,968 \cdot 0,936 = 119 \text{ cbm.}$$

Ist das Gas trocken, so wird der Druck natürlich 752 mm, und demgemäß ist die Rechnung zu führen. Hat es einen Feuchtigkeitsgehalt von 60%, so ist statt 16,5 der Wert $0,6 \cdot 16,5$ einzusetzen.

7. Gasmeßgeräte und -verfahren.[1]

Die eigentlichen Verfahren zur Ermittelung des Raumes von Gasen, soweit sie laboratoriumsmäßig auf kleine Gasmengen angewendet werden, sind wohl hinlänglich bekannt. Zum ganz erheblichen Teil bestehen diese Verfahren ja darin, daß man gläserne Meßgeräte verwendet, die einen bestimmten Raumgehalt haben oder mit Skalen versehen sind, und in denen das Gas durch eine Sperrflüssigkeit abgeschlossen ist. Diese Gefäße, die nach Raumgrößen justiert sind, fallen damit vollkommen mit den oben besprochenen chemischen Meßgeräten zusammen. Es braucht daher auf sie nicht weiter besonders eingegangen zu werden, da sie grundsätzlich nichts Neues bieten. Erwähnt sei nur, daß die amtliche Prüfung dieser Geräte in der gleichen

---

[1] Man beachte hierzu S. 141.

Weise vorgenommen wird, wie bei den chemischen Meßgeräten, und auch mit den gleichen dort genannten Fehlergrenzen.

Zu beachten ist hierbei nur, zur Ermittelung des normalen Gasraumes, daß dieser im allgemeinen nicht unter normalem Atmosphärendruck sich befindet, sondern fast regelmäßig diesem und einem Zusatzdruck ausgesetzt ist, der von der Sperrflüssigkeit herrührt. Dieser Zusatzdruck muß ermittelt werden mit Rücksicht darauf, welcher Art die Sperrflüssigkeit ist, die ihn ausübt. Wenn es sich um Wasser handelt, kann die Höhe der Wassersäule einfach mit Hilfe einer Tabelle, die in dem Abschnitt über Druckmessung enthalten ist, auf Quecksilbersäule umgerechnet werden, und diese so berechnete Druckhöhe wird zu dem abgelesenen Barometerstand hinzugezählt, bzw. von ihm abgezogen, was in manchen Fällen ebenfalls vorkommt, und so der Gesamtdruck ermittelt. Ist die Sperrflüssigkeit ebenfalls Quecksilber, so ist das Verfahren selbstverständlich. Man muß dabei nur beachten, daß die Höhe dieser Säule mit der entsprechenden Genauigkeit bestimmt werden muß. Bei Wasser ist dies nicht so wichtig, weil die ermittelte Höhe ja erst nach Division durch 13,5 in die Rechnung eingeht.

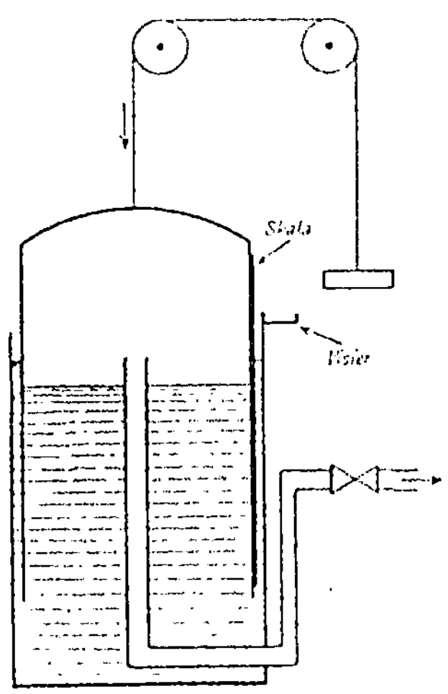

Bei anderen Flüssigkeiten als Sperrflüssigkeit ist das Verfahren der Umrechnung entsprechend. Man hat stets die ermittelte Höhe durch die Quecksiberdichte zu dividieren und diese Zahl mit der Dichte der Sperrflüssigkeit noch zu multiplizieren. Die so erhaltene Zahl ist dann die Korrektion für den Barometerdruck.

Ein wichtiges Gerät zur einwandfreien Messung kleiner und mittlerer Gasmengen, wie sie laboratoriumsmäßig gebraucht werden, ist der sog. Kubizierapparat, der auch gleichzeitig als Vorratsbehälter für Gas benutzt werden kann.

Fig. 33. Schema eines Kubizier-Apparates.

Schematisch ist er in der Fig. 33 dargestellt. Er besteht demgemäß aus einem mit Wasser gefüllten Becken mit kreisförmigem Querschnitt in Zylinderform. In das Wasser taucht umgekehrt eine Metallglocke, die an einer Kette über Rollen aufgehängt ist. Seitlich trägt die Glocke eine Skala, an der man mit Hilfe eines Visiers ihren Stand und damit ihren Raumgehalt ablesen kann. Das Gas bzw. die Luft befindet sich im Innern der Glocke und wird durch ein Rohr durch das Wasser hindurch der Verbrauchsstelle zugeführt. Durch ein Gegengewicht ist die Glocke so ausbalanciert, daß sie das Gas unter einen bestimmten Überdruck ausströmen läßt. Eine Zusatzeinrichtung, auf die nicht weiter eingegangen sei, sorgt dafür, daß das Gas unter stets gleichmäßigem Druck strömt, auch wenn die Glocke infolge tieferen Eintauchens in das Wasser an Gewicht verliert. Die Skala gestattet, unmittelbar an ihr den Raum des Gases abzulesen, der aus dem Apparat ausgeströmt ist. Der Druck, unter dem das Gas ausströmt, ist für ihre Teilung naturgemäß gleichgültig, muß aber gegebenenfalls berücksichtigt werden, wenn das Gas nach dem Ausströmen sich entspannt.

Derartige Kubizierapparate sind in kleinsten und größten Ausführungen zu haben und können je nach dem Material der Glocke und der Sperrflüssigkeit für die verschiedenen Gase Verwendung finden. Für hohe Überdrucke sind sie selbstverständlich nicht brauchbar. Während man hier in dem Apparat selbst das zu verwendende Gas bereits aufbewahrt, ist dies bei Benutzung eines Gasmessers für die Messung des Gases nicht der Fall. Vielmehr muß hierbei das Gas auf irgendeine Weise mit einem gewissen Überdruck durch den Gasmesser hindurchgepreßt werden.

Bei Gasmessern unterscheidet man zwei Systeme, nasse und trockene Gasmesser, von denen laboratoriumsmäßig praktisch nur die nassen in Frage kommen, während technisch die trockenen ganz überwiegend Verwendung finden. Meßtechnisch sind die nassen Gasmesser den anderen zweifellos überlegen.

Es seien wenigstens einige Worte über die trockenen Gasmesser gesagt. Bei ihnen durchströmt das Gas eine Reihe von Kammern mit beweglichen Wänden. Diese Wände bestehen zum Teil aus Metall, zum Teil aus Stoff oder Leder, die gasundurchlässig gemacht sind. Das durchströmende Gas drückt diese abwechselnd nach der Seite, und durch die Bewegung dieser Sperrwände wird ein Schiebersystem, ähnlich wie beim Zylinder einer Dampfmaschine, bewegt und das Gas der Reihe nach den einzelnen Kammern zugeführt, bzw. diese

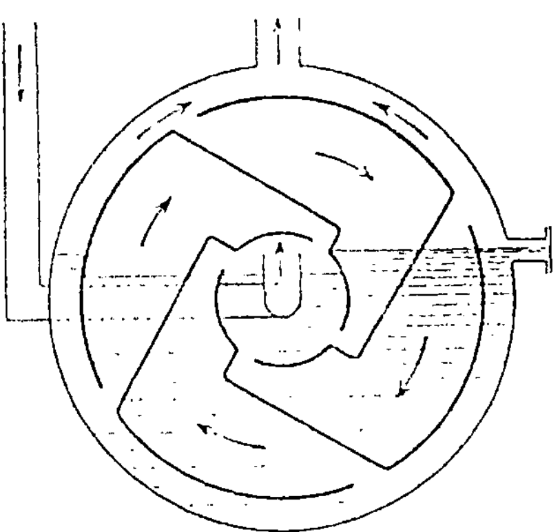

Fig. 34. Schema eines nassen Gasmessers.

selbst nach der Verbrauchsstelle zu geöffnet, so daß das Gas ausströmen kann. Die immerhin nicht sehr gut definierte Begrenzung der Räume und die ungünstigen Eigenschaften der beweglichen Teile der Kammern verhindern eine höhere Meßgenauigkeit und bewirken vielfach eine Änderung ihrer Angaben. Technisch haben diese Gasmesser den Vorteil, daß sie keinerlei Wartung bedürfen.

Die nassen Gasmesser haben im Gegensatz dazu vollkommen fest begrenzte messende Räume. Ihr wichtigster Teil ist die umlaufende Gastrommel, vielfach als *Crosley*-Trommel bezeichnet, die sich übrigens in fast gleichartiger Ausführung in der bekannten Quecksilber-Kapsel-Luftpumpe befindet. Eine schematische Ansicht dieser Trommel ist in der Fig. 34 gegeben. Diese Trommel dreht sich um eine horizontal liegende Achse und ist in vier gleiche Kammern geteilt. Jede Kammer hat einen Einströmungs- und Ausströmungs-Schlitz, die nacheinander vom Absperrwasser freigegeben werden. Das Gas strömt durch ein Zuführungsrohr etwas oberhalb der Drehachse der Trommel in die einzelnen Kammern ein, verläßt sie durch die außenliegenden Schlitze und strömt von dort dem Verbrauchsort zu. (Tatsächlich ist die Anordnung der Schlitze aus praktischen Gründen ganz anders, indem sie etwa radial liegen.)

Maßgebend ist also nicht nur der Raum der Trommel, sondern auch die Höhe des Wasserstandes in dem Umschlußbehälter. Sowie dieser sich verändert, ändern sich auch die Angaben des Gasmessers. Gezählt werden in ihm die Trommeldrehungen, derart, daß eine Umdrehung einer bestimmten Gasmenge entspricht. Es ist offensichtlich, daß kein Gas unvermessen den Gasmesser durchfließen kann. Es kommt also darauf an, den Wasserstand dauernd unverändert zu halten. Das wird praktisch so erreicht, daß man einen Wasservorratsbehälter hat, der den Wasserstand im eigentlichen Gasraum stets so hoch hält, daß überschüssiges Wasser durch einen Überlauf abläuft, so daß damit die höchste Stellung des Wassers gegeben ist. Sobald der Wasserspiegel unter einen bestimmten Mindeststand sinkt, sperrt ein Schwimmer auf dem Wasser die Gaszuführung ab. Bei der laboratoriumsmäßigen Ausführung, wobei also vorausgesetzt wird, daß der Gasmesser dauernd überwacht werden kann, hat man meistenteils nur bestimmte Einstellmarken, auf die man den Wasserspiegel einreguliert. Der Gasmesser arbeitet dann richtig, wenn der Wasserstand richtig ist. Man kann bei derartigen Gasmessern bei entsprechender Größe auch kleine Gasmengen messen, muß allerdings darauf achten, daß es unvorteilhaft ist, unter eine volle Umdrehung der Gastrommel herunterzugehen. Die sog. Experimentiergasmesser haben allerdings Ableseskalen, um auch kleine Gasmengen unterhalb einer Trommelumdrehung messen zu können.

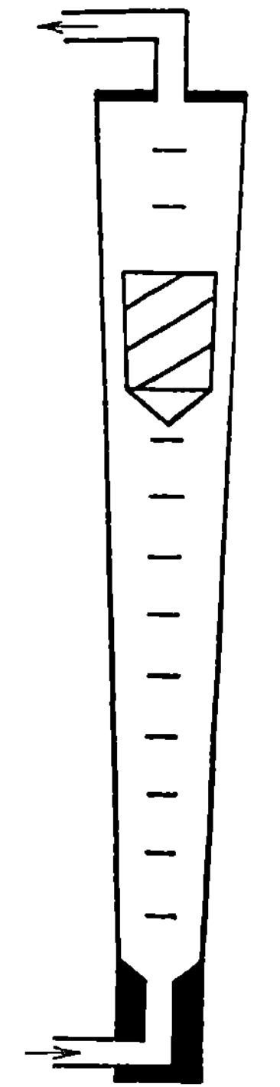

Fig. 35.	Schema	des Rotamessers.

Die Größe, in der derartige Gasmesser gebaut werden, ist ganz verschiedenartig. Technisch werden sie im allgemeinen, alter Gewohnheit folgend, nach der Flammenzahl bezeichnet, wobei eine Gasmesserflamme als Gasverbrauch von 150 l in der Stunde angenommen wird. Die kleinste technisch vorkommende Größe ist der Dreiflammer mit einem stündlichen Gasdurchlaß von höchstens 450 l also, wobei die übliche Größe des messenden Raumes rund 3,5 l beträgt. Die Größe derartiger Gasmesser nach oben ist nahezu unbeschränkt.

Laboratoriumsmäßig gibt es noch eine Anzahl anderer Verfahren zur Messung von Gasmengen, insbesondere für den Fall, daß ein Gas durch eine Leitung hindurchströmt. Von diesen Verfahren kann man allgemein sagen, daß sie auf eine Druckmessung zurückführen, und es seien hierbei zwei grundsätzlich verschiedene Typen von Gasmeßgeräten kurz beschrieben, die laboratoriumsmäßig von Wichtigkeit sind.

Zunächst sei die Type des sog. Rotamessers (Fig. 35) erwähnt. Er besteht aus einem vertikalen Glasrohr mit kreisförmigem Querschnitt, das sich nach oben hin ein wenig erweitert, wie in der Abbildung schematisch angedeutet. In ihm befindet sich ein zylindrischer bzw. konischer Schwimmer, dessen Abmessungen so sind, daß er unten das Glasrohr vollständig abschließt. Das zu messende Gas strömt von unten nach oben hindurch, und je nach der Menge, die hindurchströmt, übt es auf den Querschnitt des Schwimmers einen verschiedenartigen Druck aus und hebt ihn mehr oder weniger hoch. Diese Hochstellung des Schwimmers ist daher ein Maß der hindurchströmenden Gasmenge, und an einer Skala liest man dann ohne weiteres die Gasmenge ab, die in einer bestimmten Zeiteinheit durch den Apparat hindurchströmt, wenn der Schwimmer während dieser ganzen Zeit dauernd diese Stellung beibehält. Damit der Schwimmer sich leicht und frei einstellen kann, ist er an seiner Seitenfläche mit spiraligen Eindrehungen versehen, so daß er beim Schweben im Gas noch eine leichte Drehung um seine Achse ausführt.

Diese Form des Gasmessers, die also nur den Gasdurchfluß in einer bestimmten Zeiteinheit zu messen gestattet, also niemals den Gesamtdurchfluß, wird von vielen Firmen in verschiedenen Ausführungsformen gebaut, insbesondere für die Messung von Preßgas scheint er sehr viel gebraucht zu werden. Für ganz große Durchflußmengen muß diese Form naturgemäß versagen, ebenso für ganz geringe Geschwindigkeiten.

Die zweite hier zu erwähnende Form benutzt im Grunde genommen ebenfalls eine Druckmessung und wird vertreten durch den Capomesser

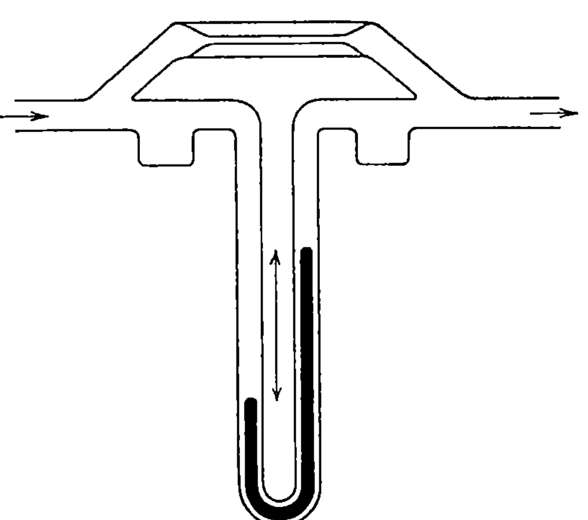

Fig. 36. Schema des Capometers nach *Riesenfeld*.

(Fig. 36) nach den Angaben von *Ubbelohde* und *Riesenfeld*[1]. Für derartige Konstruktionen ist charakteristisch, daß das zu messende Gas durch eine enge Glasröhre hindurchströmt, und daß durch einen Druckmesser, meistenteils ein U-förmiges Manometerrohr, teilweise bis zu 1 m Länge, der Druckunterschied zwischen Anfang und Ende jenes Meßrohres gemessen wird. Durch geeignete Auswahl der Länge und des Querschnittes dieses Capillarrohres kann man das Meßbereich derartiger Anordnungen sehr vielseitig ändern und durch entsprechende Bemessung des Druckmessers auch die Genauigkeit der Messung recht hochtreiben. Insbesondere die *Riesenfeld*sche Ausführung, die vollständig aus Glas hergestellt ist und dadurch einen gewissen Vorteil bietet, wird sehr viel benutzt.

Diese Anordnungen haben aber gewisse Nachteile. Es bedarf weiter keines Beweises, daß diese beiden von der Dichte, der Temperatur und dem Druck

---

[1] *Ubbelohde* u. *Hofsäß*, Zstschr. f. Elektrochem. 1913, S. 33. — *Riesenfeld*, Chem.-Ztg. 1918, S. 510.

des durchströmenden Gases in ihren Angaben abhängen. Es ist deswegen nicht ohne weiteres möglich, die Anordnungen einfach mit Luft zu prüfen und daraus ihre Angaben für andere Verhältnisse umzurechnen. Man kann wohl aus theoretischen Erwägungen heraus die Umrechnung vornehmen. Sie erscheint aber kaum empfehlenswert, da die immerhin nicht zu vermeidende Unsicherheit dabei zu groß wird. Es sei auch erwähnt, daß die eine Anordnung eine Einrichtung zur Messung der Zähigkeit des Gases ohne weiteres vorsieht. Man wird daher immer gut tun, die ganze Anordnung bei einem Vorversuch für das zu benutzende Gas zu prüfen, wobei die durchgeflossene Menge auf andere Weise ermittelt wird, am einfachsten wohl durch Auffangen in einem Gefäß, dessen Raum man kennt.

Auch die Abhängigkeit von der Temperatur ist recht störend, so daß *Riesenfeld* die Meßcapillare in einen Thermostaten einschließt.

Über eine Verwendung einer ganz ähnlichen Anordnung sei auf das an einer anderen Stelle zu erwähnende Kreisring-Manometer, eine Anordnung zur Ermittlung der Gaszusammensetzung (Analyse der Rauchgase), verwiesen.

Wegen der Messung größerer Gasmengen sei auf das oben genannte Buch aufmerksam gemacht, in dem insbesondere die sehr große Zahl der Meßverfahren ausführlich beschrieben ist, bei denen die Messung auf eine Geschwindigkeitsmessung oder auf eine Druckmessung zurückgeführt ist. Zusammenfassend sei folgendes gesagt:

Die Verfahren gehen zum Teil darauf hinaus, daß man in der Rohrleitung die Geschwindigkeitsverteilung im Gas über den ganzen Rohrdurchschnitt ermittelt. Hieraus und aus dem Querschnitt des Rohres läßt sich alles weitere ableiten, gegebenenfalls unter Zuhilfenahme einer Zeitmessung. Zur Geschwindigkeitsmessung verwendet man z. B. Anemometer in der Form mit Flügelrad oder Schalenkreuz oder statt dessen die sog. Staurohre, die im wesentlichen darin bestehen, daß das strömende Gas infolge seiner Geschwindigkeit einen bestimmten Druck in das Innere eines Rohres ausübt, das sich in der Richtung des Gases befindet. Diesen bezeichnet man als den dynamischen Druck des Gases. Gleichzeitig wird durch ein zweites Rohr der tatsächliche, unabhängig von der Gasgeschwindigkeit vorhandene, statische Druck des Gases gemessen. Aus dem Unterschied beider kann man auf die Gasgeschwindigkeit schließen.

Ähnlich verfährt man, indem man in die Rohrleitung z. B. einen Staurand einbaut, d. h. durch eine Kreisscheibe mit kreisförmiger Öffnung in der Mitte den Rohrquerschnitt kräftig einschnürt. Wenn das Gas durch diese Öffnung hindurchströmt, entsteht zwischen den beiden Seiten der Stauscheibe ein Druckunterschied, der gemessen wird, und aus dessen Größe und der Größe der freien Öffnung auf die Gasmenge, die momentan hindurchströmt, geschlossen werden kann; oder statt dessen verwendet man eine sog. Düse, auch ein Zwischenstück, das in das Rohr eingesetzt wird und etwas einfachere Verhältnisse gibt und eine günstigere Messung ermöglicht. Die übliche Form einer solchen Düse zeigt die Fig. 37. Als dritte Form sei endlich die meßtechnisch wohl günstigste des Venturirohres erwähnt. In der schematischen Darstellung der Fig. 38 sieht man, wie der Gasstrom ebenfalls eingeengt und dann wieder auf seinen normalen Querschnitt gebracht wird. Auch hier wird eine Druckdifferenz gemessen. In dieser Anordnung hat man den bemerkenswerten Vorteil gegenüber den soeben erwähnten Verfahren, daß praktisch kein Druckverlust in der Leitung eintritt, wie es tatsächlich bei den oben beschriebenen Methoden unvermeidlich ist.

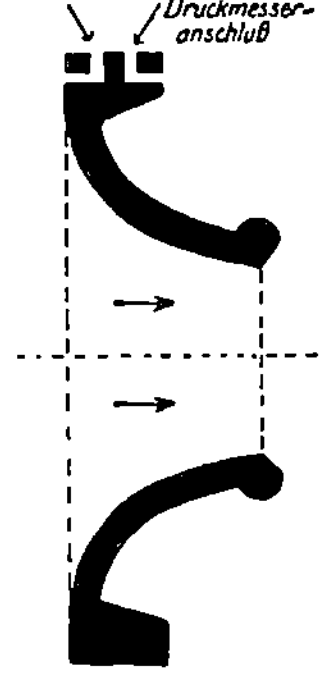

Fig. 37. Meßdüse.

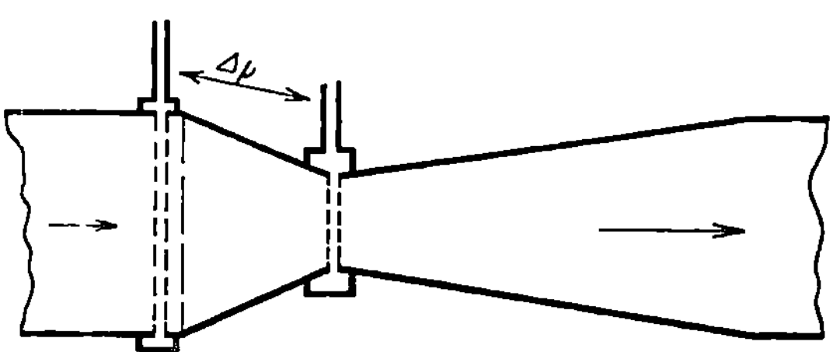

Fig. 40. Schema des Venturirohres.
(Die Druckentnahme erfolgt an zwei ringförmig das Rohr umgebenden Kanälen zu Beginn der Einschnürung und an ihrer engsten Stelle.)

Zusammenfassend sei erwähnt, daß diese letzten Verfahren im Grunde genommen nur momentane Geschwindigkeiten angeben und daher auch nur Durchflußmengen für eine bestimmte Zeiteinheit liefern. Daher sind diese Geräte insbesondere dann, wenn die Durchflußgeschwindigkeit schwankt, nicht ohne weiteres geeignet, die gesamte durch die Leitung geflossene Gasmenge anzugeben. Sie sind vielmehr gewissermaßen Belastungsanzeiger und bedürfen daher noch besonderer immerhin nicht ganz einfacher Zusatzeinrichtungen, um die gesamte hindurchgeflossene Gasmenge zu zählen. Meistenteils indessen werden sie mit Registriereinrichtungen verbunden, und aus den Kurven des Registrierblattes wird dann mit Hilfe eines Planimeters die in bestimmten Zeiten tatsächlich hindurchgeflossene Gasmenge ermittelt.

IX. Wägungen.

1. Allgemeines und Gewichte.

Die Wägungen gehören zu denjenigen Messungen, die ein Chemiker wohl am meisten ausführt, und zwar Mengenermittelungen kleinster Massen und auch solche von größten. Auch die Ansprüche an Genauigkeit sind von Fall zu Fall recht verschieden, so daß im nachstehenden alle diese Fragen zusammenfassend erörtert werden sollen.

Vorher noch etwas zur Einleitung:

Man muß unterscheiden zwischen absoluten Wägungen und relativen. Unter dem ersten Namen ist das zusammengefaßt, was im Handelsverkehr ausschließlich vorkommt, daß man die Größen bestimmter Massen feststellen will, daß z. B. eine bestimmte Masse wirklich genau 1 kg ist. Bei den relativen Wägungen dagegen ermittelt man nur Verhältnisse von Massen. Das ist der Fall z. B. bei den üblichen Analysen des Chemikers; wenn ein Chemiker eine Analyse einwandfrei mit Hilfe einer Waage durchführt, deren beide Arme durchaus nicht gleich lang sind, und er die Substanz immer nur auf der einen Schale wägt oder zu den Wägungen einen Gewichtssatz benutzt, bei dem das größte Stück vollkommen falsch ist, aber alle kleineren genau dementsprechend falsch, wie es ihrem Sollbruchteil entspricht, so kann man auf diesen Wegen eine vollkommen einwandfreie Analyse machen und mit völliger Sicherheit angeben, wie die prozentische Zusammensetzung des Stoffes ist. Das Ganze kann man als eine relative Wägung bezeichnen, wobei es also auf die absolute Größe der Gewichte überhaupt nicht ankommt, wenn nur der ganze Satz als solcher in sich richtig unterteilt ist. Wenn daher ein Chemiker seinen Gewichtssatz, mit dem er dauernd arbeitet, nur in sich prüft, ist eine Vergleichung mit Normalgewichten, die man ja nur von amtlicher Stelle herbekommen kann, vollkommen unnötig. Es mag dahingestellt bleiben, ob eine solche Prüfung nicht trotzdem in gewissen Fällen vorteilhafter ist. Zusammenfassend kann also gesagt werden, daß man zur Ausführung rein analytischer Wägungen Normalgewichte überhaupt nicht braucht, auch bei geeigneter Anordnung der Wägungen auf eine richtige Wage verzichten könnte.

Über Gewichte und Gewichtssätze ist bereits in dem einleitenden Abschnitt vieles gesagt. Es sei hier nur noch kurz zusammengefaßt. Das übliche Material der Gewichtssätze für chemische Zwecke ist Messing für die Stücke bis zu 1 g herab, für Stücke mit geringerer Genauigkeit, insbesondere auch für größere, wird vielfach Eisen genommen: Bruchgramme fertigt man aus Neusilber,

Platin, die kleinsten meistens aus Aluminium. Es ist in chemischen Laboratorien vielfach üblich, Bruchgramme abweichend von dem sonstigen Gebrauch
aus Drahtstücken herzustellen, ebenfalls aus Platin oder Aluminium. Sonst
ist es üblich, diese in Plättchenform herzustellen, wobei man sich praktisch
an die Vorschriften der Eichordnung für das Deutsche Reich halten wird,
nach der Stücke zu 500, 50 und 5 mg in Sechseckform, solche zu 200, 20 und
2 mg in viereckiger Form und endlich die zu 100, 10 und 1 mg dreieckig hergestellt werden. Messinggewichte pflegt man meistens bei höheren Ansprüchen
an Genauigkeit zu vergolden oder, was erheblich besser und auch billiger ist,
zu vernickeln. Solche geringerer Genauigkeiten bleiben ohne Oberflächenbearbeitung. Eiserne Gewichte werden lackiert oder emailliert. Zur bequemen
Handhabung der Gewichte werden sie mit Knöpfen versehen, wobei man
beachten muß, daß bei höheren Ansprüchen an Genauigkeit Knopf und Körper
aus einem Stück sein muß und nicht etwa der Knopf in das Stück eingeschraubt.
Das hat durch die entstehende Lücke leicht geringere Massenänderung zur
Folge. Neben den üblichen Substanzen für Gewichte wird vielfach noch Platin
angewendet, was mit vernickelten Gewichten etwa gleichartig sein dürfte,
und in besonderen Fällen Quarz. Dieses ist indessen für Gewichte höherer
Genauigkeit kein geeigneter Stoff, da er auf seiner Oberfläche leicht Feuchtigkeit in verschiedenem Grade ansaugt und dadurch seine Masse unregelmäßig
verändert und durch elektrische Oberflächenladung die Wägungen störend

Amtliche Eichfehlergrenzen für Handels- und Präzisionsgewichte.

Größe	Eichfehlergrenze für Handels-	Präzisionsgewichte
50 kg	10 g	2,5 g
20 „	4 „	2 „
10 „	2,5 „	1,25 „
5 „	1,25 „	0,625 „
2 „	0,6 „	0,3 „
1 „	0,4 „	0,2 „
500 g	250 mg	125 mg
200 „	100 „	50 „
100 „	60 „	30 „
50 „	50 „	25 „
20 „	30 „	15 „
10 „	20 „	10 „
5 „	16 „	6 „
2 „	12 „	3 „
1 „	10 „	2 „
500 mg	—	1 „
200 „	—	1 „
100 „	—	1 „
50 „	—	0,5 „
20 „	—	0,5 „
10 „	—	0,5 „
5 „	—	0,25 „
2 „	—	0,2 „
1 „	—	0,1 „

In besonderen Fällen können die Fehlergrenzen auf 0,4 der angegebenen Beträge
bis zu Gewichten bis 10 mg herab bei der amtlichen Prüfung herabgesetzt werden.

beeinflußt. Man kann diesen Übelstand so vermeiden, daß man ein schwach radio-aktives Präparat im Waagenkasten unterbringt und damit die Luft leitend macht, so daß sich elektrische Ladungen leichter verteilen.

Es sei darauf hingewiesen, daß alle Gewichte, wie sie handelsüblich gebraucht werden, in ganz einfacher Weise durch amtliche Prüfung untersucht werden können, nämlich durch die amtliche Eichung mit Hilfe der staatlichen Eichämter. Die zur Eichung zugelassenen Gewichte für den Handelsverkehr im bürgerlichen Leben und in Apotheken und ähnlichen Betrieben müssen bestimmten Sondervorschriften genügen und können dann gegen geringe Gebühr amtlich geeicht werden. Es werden dabei zwei Typen von Gewichten unterschieden, Handelsgewichte und Präzisionsgewichte, deren Eichfehlergrenzen, innerhalb deren sie vom Eichamt berichtigt werden, vorstehend zusammengestellt sind (s. S. 151).

2. Waagenkonstruktionen.

Das Hauptgerät zu Wägungen ist bekanntlich die Waage, in den meisten Fällen die sog. gleicharmige Balkenwaage, in ihrer einfachsten Form als Krämerwaage bekannt, in den besten Formen als analytische Waage. Neben diesen gibt es noch eine Reihe von Sonderkonstruktionen, insbesondere die später zu behandelnde Mikrowaage für Wägung kleinster Substanzmengen und die handelsüblichen Tafelwaagen, sowie die Dezimalwaage für Wägung größerer Mengen mit geringerer Genauigkeit.

Die einfache Krämerwaage, in der Form als gleicharmige Balkenwaage, ist im Grunde genommen die gleiche wie die analytische des Chemikers, nur arbeitet sie mit geringerer Genauigkeit. Auch diese Waage kann eichamtlich geprüft werden. Die Eichfehlergrenzen, wobei auch Handels- und Präzisionswaagen unterschieden werden, sind folgende:

| | Handelswaagen | | Präzionswaagen | |
| | Fehlergrenze für | | Fehlergrenze für | |
Tragfähigkeit	Höchstlast	0,1 Höchstlast	Höchstlast	0,1 Höchstlast
20 kg	10 g	2 g	2 g	400 mg
10	5 g	1 g	1 g	200 mg
5	5 g	1 g	1 g	200 mg
2	2 g	0,4 g	500 mg	100 mg
1	1 g	0,2 g	250 mg	50 mg
500 g	500 mg	100 mg	125 mg	25 mg
100 g	200 mg	40 mg	50 mg	10 mg
50	100 mg	20 mg	25 mg	5 mg
10	20 mg	4 mg	10 mg	2 mg
5	10 mg	2 mg	5 mg	1 mg
1 g			1 mg	0,2 mg

Für viele Zwecke sind diese Waagen etwas unpraktisch, praktischer dagegen die sog. Tafelwaagen oder oberschaligen Waagen, im Grunde genommen ebenfalls nur gleicharmige Balkenwaagen, bei denen die Schalen nicht an den Enden des Waagebalkens hängen, sondern durch besondere Führungen so unterstützt sind, daß sie oberhalb des Hauptbalkens sich befinden. Man unterscheidet zwei Typen, die sog. *Roberval*type und die *Bérangertype*, die beide

etwa gleichwertig sind, und deren Hebelanordnungen in den beigefügten
Fig. 39 und 40 skizziert sind. Endlich sei der Typus der sog. Dezimalwaage
erwähnt, die Spezialwaage für größere
Lasten, auf die nicht weiter eingegangen
sei mit Rücksicht auf ihre Verbreitung,
aber für den Chemiker von geringer
Bedeutung, bei der die Last auf der
Brücke durch Gewichte ausgeglichen
wird, die gerade ihrem 10. Teil entsprechen (Fig. 41).

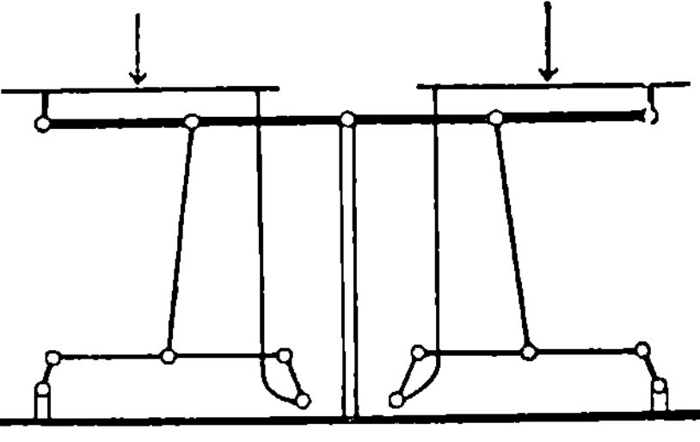

Fig. 39. Schema der Tafelwaage nach
Béranger.

Das Hauptgerät des Chemikers ist ja
die sog. a n a l y t i s c h e W a a g e, auf die
ihrer ganz besonderen Bedeutung wegen
genauer eingegangen sei. Es ist eine gleicharmige Balkenwaage mit hängenden
Schalen, der Balken ruht auf der Mittelschneide. In gleichem Abstand von
ihr, auf beiden Seiten, befinden
sich die Endschneiden, an denen
die Schalen hängen. Theoretisch
sollen Mittelschneide und die beiden Endschneiden genau in einer
Ebene liegen und selbstverständlich die drei Schneiden einander
parallel sein. Als Schneiden-
material wird meistens Stahl verwendet, vielfach auch Stein, insbesondere Achat, oder Quarz, für
die Pfannen, auf denen die Schneiden ruhen, auch häufig Stahl, hier

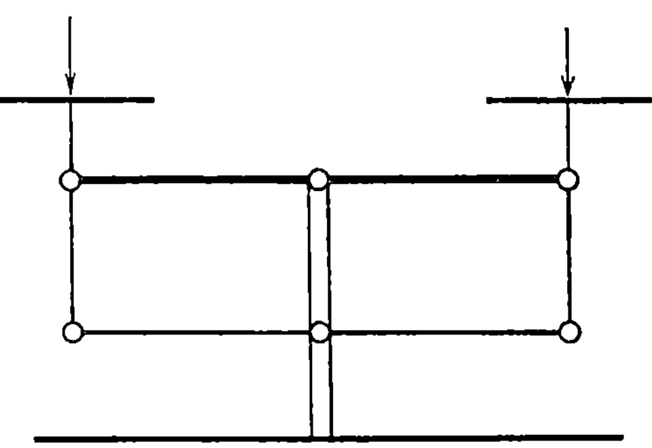

Fig. 40. Schema der *Roberval*-Tafelwaage.

aber in der überwiegenden Zahl der Fälle Steine. Der Schneidenwinkel beträgt im allgemeinen etwa 60°. Im übrigen ist seine Größe ziemlich gleichgültig. Die Pfannen sind fast
ausnahmslos eben.

Die F o r m d e s B a l k e n s ist
für das gute Arbeiten der Waage
von ausschlaggebender Wichtigkeit. Es wird von ihm verlangt, daß er genügend stabil
ist und auch bei den größten
Belastungen, die sie tragen
kann, sich nicht durchbiegt.
Daneben muß er aus theo-
retischen Gründen möglichst
leicht sein und, was sich all-

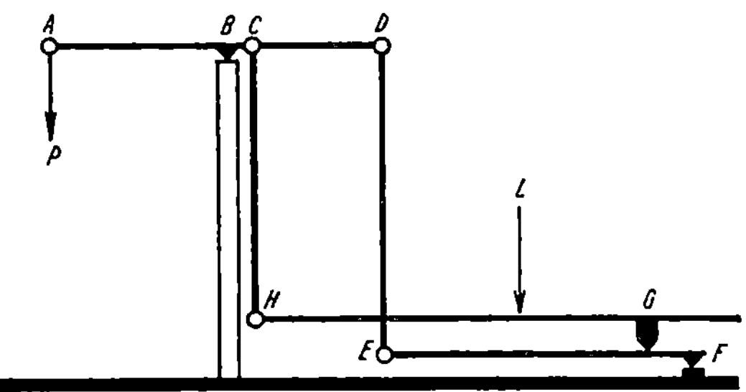

Fig. 41. Schema der Dezimalwaage.
(Es ist $AB : CB = 10 : 1$
$CB : DB = GF : EF$.)

mählich als das praktischste herausgestellt hat, auch möglichst kurz. Man
hat damit den Vorteil, daß die Schwingungsdauer der Waage klein wird und

sich damit die Zeitdauer, die für eine Wägung erforderlich ist, dementsprechend abkürzt. Der Balken wird infolgedessen von den verschiedensten Firmen entsprechend den beigegebenen Abbildungen ganz verschiedenartig ausgeführt, aber immer im Hinblick auf Leichtigkeit und Stabilität gegen Durchbiegungen entworfen, er nähert sich also im allgemeinen etwa der Form

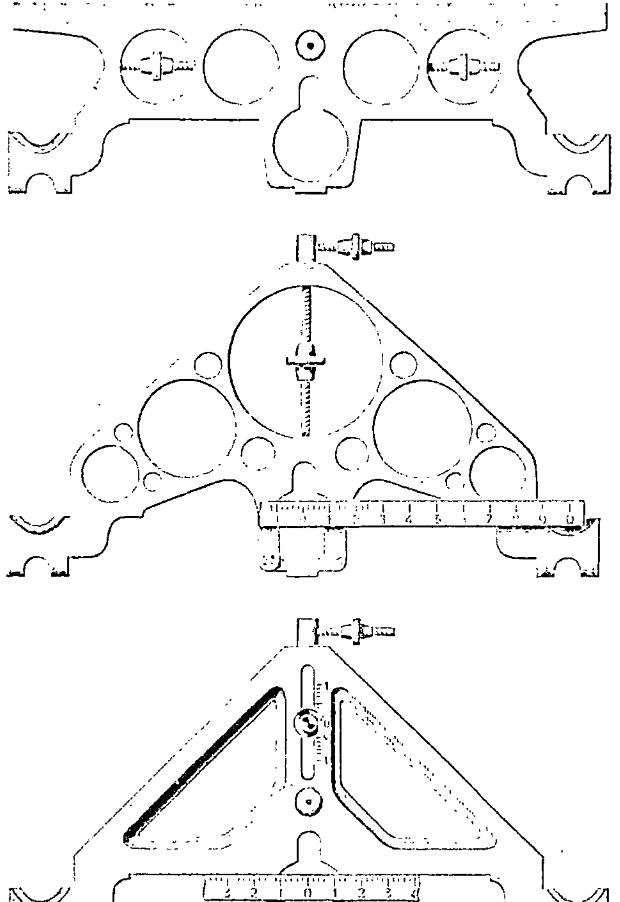

eines gleichschenkligen Dreieckes mit der Grundlinie als Schneidenlinie oder einem Rhombus. Der Balken wird entweder aus einem Stück hergestellt und durch Ausstanzen oder Ausbohren von allem irgend entbehrlichen Material befreit oder aus einzelnen Stücken gitterartig zusammengesetzt. Ein endgültiges Urteil über die Vorzüge der einen oder andern Form kann man nicht geben (Fig. 42).

Die Befestigung der Schneiden im Balken ist bei den einzelnen Firmen auch verschiedenartig. Viele setzen die Mittelschneide fest ein und machen nur die Endschneiden justierbar, andere machen auch die Mittelschneide ein wenig verstellbar. Es sind auch Formen versucht worden, in denen alle Schneiden fest eingesetzt waren, deren richtige Stellung dann erst durch Schleifen

Fig. 42. Balkenformen der analytischen Waagen.

herbeigeführt wurde. Es sind dabei sehr gute Ergebnisse erzielt worden, indessen hat sich dieses Verfahren praktisch nicht eingeführt, trotzdem es eigentlich das geeignetste ist, weil damit der Balken am einfachsten und leichtesten ausgeführt werden kann und alle unnötigen Verschraubungen, die Anlaß zu Spannungen und Schmutzablagerungen geben können, vermieden sind.

Bei der Befestigung der Schneiden muß darauf geachtet werden, daß sie die notwendigen Justiermöglichkeiten zulassen. Setzen wir also voraus, daß die Mittelschneide fest im Balken eingesetzt ist, so müssen die Endschneiden zu ihr genau parallel gestellt, sodann in ihrem Abstand verändert und in ihrer Höhe justiert werden können. Als Beispiel der Schneidenbefestigung für die Endschneiden seien zwei typische der Firma *Sauter* in Ebingen und *Sartorius* in Göttingen an Hand der beigegebenen Fig. 43 und 44 erläutert. Die erste Firma lagert die Endschneiden in einem geschlossenen Sattel. Vier Schrauben d^3, je zwei zu jeder Seite, gestatten die Verschiebung der Schneiden in der Horizontalen, also zur Parallelstellung zur Mittelschneide und zur Abstandsänderung von ihr. Die Höhenverstellung besorgt ein Keil K, der durch eine Schraube D gehalten wird, und dessen Winkel so bemessen ist, daß der Reibungs-

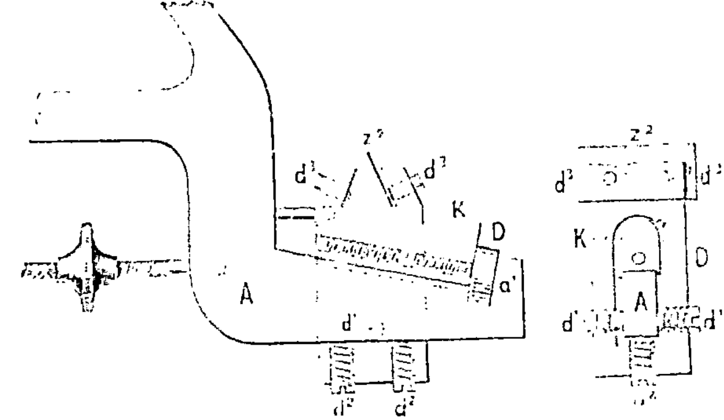

Fig. 43. Befestigung der Endschrauben bei den Waagen von *Sauter*.

winkel zwischen den beiden Metallen für Balken und Keil nicht überschritten wird. Eine Beanspruchung der Schraube findet also nicht statt. Die Schrauben d^1 dienen zur Bewegung der Schneiden senkrecht zur Balkenebene, die Schrauben d^2 sind nur Halteschrauben. Die Mittelschneide kann demnach fest in den Balken eingesetzt sein und bedarf weiter keiner Justierung. *Sartorius* setzt die Endschneiden auf ein U-förmiges Stück auf, an das sie durch vier Kopfschrauben fest angepreßt werden. Durch wechselseitiges Lösen und Anziehen dieser kann man die Schneiden in einer Horizontalebene verschieben und sie so der Mittelachse parallel stellen. Der untere Teil des Schneidenhalters sowie der entsprechende Teil des Balkens sind kreisbogenförmig ausgearbeitet, so daß beide sich nur punktförmig berühren. Durch

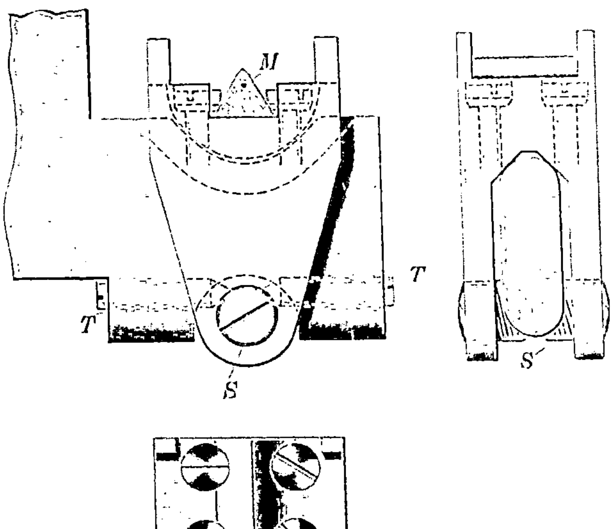

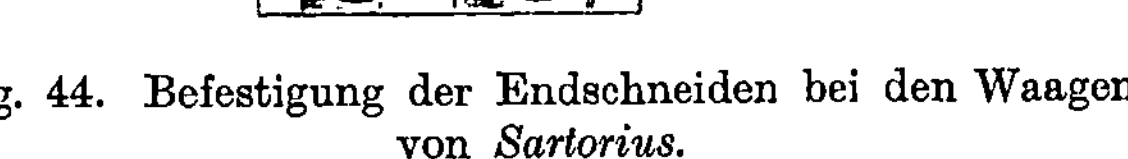

Fig. 44. Befestigung der Endschneiden bei den Waagen von *Sartorius*.

entsprechende Betätigung zweier Schrauben T kann man die Korrektion des Schneidenabstandes durch eine Kippbewegung des Schneidenhalters erzielen. Durch die Form des Stückes ist aber erreicht worden, daß die Betätigung dieser Schrauben die Schneide nur im Verhältnis von etwa 1 : 20 verkleinert bewegt. Es kann daher also eine sehr genaue Einstellung des Schneidenabstandes vorgenommen werden. Diese *Sartorius*sche Anordnung ist zweifellos wohl einfacher als die oben geschilderte, hat dafür aber den Nachteil, daß eine Höhenverstellung der Schneiden nicht möglich ist. Demnach muß im Gegensatz zu dort die Mittelschneide in der Höhe justierbar sein.

Der praktisch arbeitende Chemiker wird es im allgemeinen unterlassen, an der Schneidenjustierung seiner Waage etwas zu ändern, da es eine äußerst schwierige und Geduld erfordernde Arbeit ist, die bei unzureichender Übung nicht immer zu dem gewünschten Ziele führen wird. Bei guten Waagen sind überdies diese Justiereinrichtungen derart sorgfältig durchgebildet und die gelieferten Wagen so fein eingestellt, daß spätere Justierarbeiten außerhalb der Fabrik sich kaum nötig erweisen, falls die Wage dauernd gut behandelt wird. Es soll einmal nachgerechnet werden, welche Ansprüche tatsächlich an die Schneidenlage gestellt werden müssen. Nehmen wir den immerhin ungünstigen Fall, daß die gesamte Balkenlänge 16 cm beträgt, also der Abstand der Endschneiden von der Mittelschneide 80 mm. Hat eine solche Waage die übliche Tragfähigkeit von 50 g und verlangt man von ihr, daß man mit Sicherheit auf 1 mg genau wägen kann, so bedeutet das, daß die beiden Schneidenabstände von der Mittelschneide auf $^1/_{50000}$ übereinstimmen müßten. Das bedeutet also, daß bei der angenommenen Länge von 80 mm diese beiden Abstände auf $^{80}/_{50000}$ mm oder auf etwa 0,002 mm gleich sein müssen, was natürlich praktisch nur mit äußerster Mühe erreichbar ist. Stellt man noch höhere Ansprüche an die Gleicharmigkeit, so wird man einsehen, daß das kaum noch zu erreichen ist und zum mindesten auch auf die Dauer nicht eingehalten werden kann.

Man muß dabei noch etwas anderes berücksichtigen, nämlich die T e m p e - r a t u r e i n f l ü s s e a u f d e n B a l k e n. Das Balkenmaterial ändert seine Abmessungen mit Temperaturänderungen. Nehmen wir das übliche Material Messing, so ist bekannt, daß eine Temperaturänderung von 1° einer Längenänderung von rund $19 \cdot 10^{-6}$ entspricht. Dieser Temperatureinfluß auf den Waagebalken ist selbstverständlich gleichgültig, wenn die Temperaturänderungen in beiden Hälften des Balkens vollkommen gleichartig und gleichzeitig verlaufen. Anders ist es aber, wenn seine beiden Seiten sich in der Temperatur unterscheiden, denn dann kann naturgemäß eine vorher vielleicht vollkommen gleicharmige Waage nicht mehr gleicharmig sein. In dem oben angenommenen Fall wird die eine Seite des Waagebalkens sich bei 1° Temperaturerhöhung um $19 \cdot 10^{-6} \cdot 80$ mm verlängern, d. h. um 0,0015 mm. Wir haben etwa den gleichen Fall wie oben, würden also in diesem Falle bei Wägung von 50 g bereits einen Fehler von rund 1 mg begehen. Es werden daher neuerdings Versuche gemacht, bei Waagen höchster Genauigkeit den Balken besonders einzukapseln, um ihn vor Temperaturänderungen möglichst zu bewahren. Als praktische Regel kann man jedenfalls annehmen, daß man keine Waage so aufstellen darf, daß sie einseitigen Erwärmungen ausgesetzt ist. Man soll sich auch beim Wägen hüten, die eine Seite des Waagebalkens stärker zu erwärmen als die andere, was gewisse Schwierigkeiten macht, z. B. in dem Fall, wenn man bestimmte Substanzmengen herstellen will und sich daher mit der Hand dauernd in der Nähe einer Schale befindet.

An den Pfannen der Endschneiden hängen die Schalen zur Aufnahme der zu wägenden Körper. Diese Aufhängung ist nicht ganz unwichtig. Es ist notwendig, daß diese Schale auch bei schiefem Aufsetzen der Belastung sich frei bewegen kann, ohne daß die Pfanne ihre Stellung zur Schneide irgendwie ändert, denn einmal ist die Schneidenlinie keine ideal gerade Linie, sondern naturgemäß vielleicht ein kleiner Zylinder mit natürlich ganz kleinem Radius. Wenn also die Pfanne gegen die Schneide sich bewegt, wird sie die Schneide tatsächlich an verschiedenen Stellen berühren,

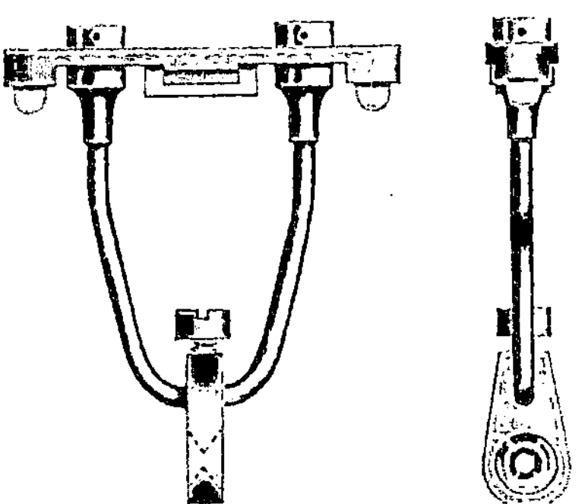

Fig. 45. Schalengehänge der Waage von *Bunge*.

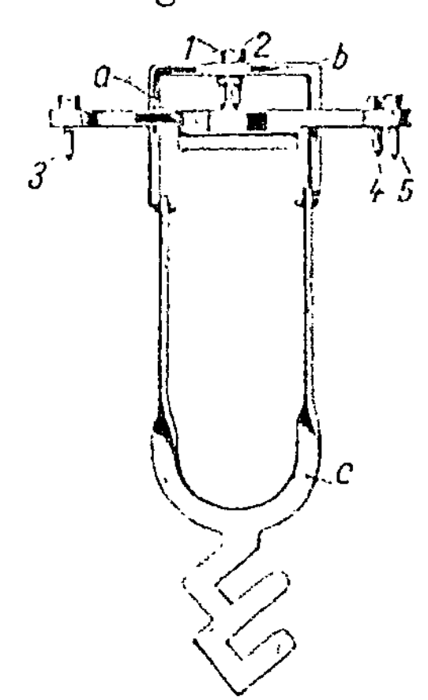

Fig. 46. Schalengehänge der Waagen von *Sauter*.

dabei wirkt die Last in verschiedenem Abstand von der Mittelschneide, und damit werden natürlich Fehler verursacht. Ebenso ist es nicht möglich, die Schneiden mit voller Genauigkeit parallel zur Mittelschneide zu stellen. Auch dadurch wird bei verschiedenem Aufsetzen der Last diese an den beiden Schneiden verschieden stark wirken und damit auch wieder an veränderten Hebelarmen. Aus diesem Grunde ist es notwendig, zwischen Pfanne und Schale ein geeignetes K r e u z g e h ä n g e einzuschalten, d. h. durch Zwischengehänge dafür zu sorgen, daß die Schale vollkommen frei pendeln kann, ohne daß die Pfanne sich irgendwie verschiebt, und daß sie sich stets gleichartig auf die Schneide aufsetzt, unabhängig von der zufälligen Stellung der Last auf der Schale. Zwei Beispiele, ebenfalls von *Sauter* und von *Bunge*, Hamburg, sollen dieses zeigen. Die letztere Ausführungsform scheint wohl die einfachste zu sein (Fig. 45 u. 46).

Bei jeder hochwertigen Waage ist es notwendig, zur Schonung der immerhin sehr empfindlichen Schneiden und Pfannen dafür zu sorgen, daß bei Nichtbenutzung der Waage und beim Aufsetzen und Abnehmen der Lasten Schneiden und Pfannen voneinander getrennt werden. Das besorgt die sog. Arretier-einrichtung, die gestattet, den Balken auf Ruhelager zu legen, die ihn fest-halten und ihn erst zur Wägung selbst freigeben, und die von den verschiedenen Firmen in den verschiedensten Anordnungen ausgeführt werden. Es geschieht das z. B. so, daß der Balken bei der Arretierung ein wenig hochgehoben wird, er wird dabei von der Mittelpfanne und gleichzeitig auch die Endpfannen von den Endschneiden abgehoben. Oder es wird die Mittelpfanne gesenkt, so daß der Balken sich auf feste Punkte auflegt und ebenso die Endpfannen. Welche Anordnung am geeignetsten ist, ist jedenfalls schwer zu sagen. Es scheint, als ob die Form praktisch die meisten Vorteile bietet, welche die Höhen-lage des Balkens am wenigsten verändert. Notwendig ist jedenfalls in allen Fällen, daß der Balken stets wieder auf dieselbe Stelle gesetzt wird und, was noch viel wichtiger ist, daß die Endpfannen stets in gleicher Weise auf die Schneiden aufgesetzt werden. Ist das nicht der Fall, sind hochwertige Leistungen einer solchen Waage nicht zu erwarten.

Neuerdings sind Versuche gemacht worden, den Temperatureinfluß bei den Wägungen insofern auszuschalten, als man den Balken aus temperatur-ausdehnungsfreiem Material herstellt. Man benutzt dann eine Legierung aus Stahl und Nickel mit etwa 36% Nickelgehalt, als Invar oder Indilatans be-kannt. Einzelversuche sollen zufriedenstellend ausgefallen sein. Die Anwen-dung erscheint indessen recht bedenklich mit Rücksicht auf die magnetischen Eigenschaften des Materials. Bei hochwertigen Waagen ist schon das Vor-handensein der Stahlschneiden mit Stahlpfannen mit Rücksicht auf den Magnetismus in allen Fällen nicht ganz unbedenklich.

Die Ausführung der Schalen bedarf weiter keiner Erläuterung. Wichtig ist nur, daß sie genügenden Raum bieten, und daß sie auch nicht größer und selbstverständlich nicht schwerer sind, als unbedingt notwendig, denn eine größere Schale bewirkt natürlich beim Schwingen der Waage, daß sie eine starke Dämpfung durch die Luft veranlaßt, was ihr Arbeiten nicht erfreu-lich macht. Es sind deshalb vielfach größere Schalen nicht tellerförmig, son-dern rostförmig ausgeführt, wobei man dann gegebenenfalls kleine Stücke der Schale voll herstellt, um die Gewichtsstücke besser auf ihr unterbringen zu können. Es ist vielfach üblich und auch recht bequem, mit der Arretierung des Waagebalkens auch eine Schalenarretierung vorzusehen, die im allgemeinen einfach so vorgenommen wird, daß ein kleiner Haarpinsel von unten gegen die Waageschale drückt. Auch wenn diese vorhanden ist, wird man immer darauf achten müssen, daß man die Lasten auf die Schale möglichst so aufsetzt, daß der Schwerpunkt der Last über der Schalenmitte liegt. Pendelungen der Waageschalen beim Schwingen der Waage können zu ganz erheblichen Wäge-fehlern Veranlassung geben.

Man pflegt im allgemeinen bessere Waagen in ein Glasgehäuse einzuschließen, was in allen Fällen durchaus nützlich ist. Noch nützlicher wäre ein starkes Metallgehäuse, daß nur so viele Fenster hat, wie zum Beobachten der Waage notwendig sind, was mit Rücksicht auf Temperatureinflüsse nur vorteilhaft sein kann. Ebenso günstig dürfte es sein, was leider nicht ausgeführt wird, wenn man

die Glasfenster doppelt ausführt, mit Luftschicht dazwischen. Ebenso, wenn man
die Tür, welche die Waage zugänglich macht, nicht vorn anbringt, sondern an
den beiden Seiten, denn die Gefahr der Erwärmung durch den vor der Waage
sitzenden Beobachter ist immerhin die größte, und sie wird vermindert, wenn
die Vorderwand der Waage nicht geöffnet werden kann.

Die Ablesung der Schwingungen der Waage erfolgt ja im allgemeinen
durch einen langen feinen Zeiger und eine Skala. Es sind hierbei auch Versuche
gemacht worden, die Ablesegenauigkeit durch Anwendung eines Hohlspiegels zu steigern, der mit dem Zeiger mitschwingt, oder durch Anwendung
einer Lupe vor der Skala. Sehr bequem sind diese Formen nicht immer, im
allgemeinen wird auch die übliche Anordnung genügen. Es ist heute das Be-
streben erkennbar, was immerhin nicht ganz unbedenklich erscheint, die
Leistungen der Waage zu steigern, ohne ihre Empfindlichkeit, auf die
späterhin eingegangen wird, durch entsprechende Justierung zu erhöhen,
also gewissermaßen eine höhere Empfindlichkeit vorzutäuschen, was indessen nicht falsch aufgefaßt werden darf: auf die Weise nämlich, daß man
Vorkehrungen trifft, noch solche kleinen Bewegungen des Waagebalkens sichtbar zu machen, die man mit den üblichen Hilfsmitteln vielleicht nicht mehr
sehen kann. Also z. B. bei der üblichen Ausführungsform mit einer Millimeter-
skala und der üblichen Zeigerablesung kann man mit einiger Mühe noch Bewegungen der Zeigerspitze von 0,1 mm ablesen, was einem bestimmten Gewichtswerte entspricht. Wenn man nun durch andere Hilfsmittel es ermöglicht,
daß man auch 0,01 mm ablesen kann, so hat man dann gewissermaßen die
Empfindlichkeit der sonst ganz unveränderten Waage auf das zehnfache gesteigert. Ob damit tatsächlich die Genauigkeit der Wägung immer im ganz
gleichen Maße erhöht ist, kann vielleicht etwas bezweifelt werden. Es scheint
sich indessen dieses Verfahren einzuführen und praktisch auch gut zu bewähren.
Eingehende Versuche darüber liegen anscheinend noch nicht vor.

Wichtig und charakteristisch für eine Waage ist zunächst einmal ihre
Tragkraft und dann ihre Empfindlichkeit. Als Tragkraft bezeichnet
man diejenige einseitige Last, die man unbedenklich der Waage zumuten
kann, ohne daß die unvermeidliche Durchbiegung des Waagebalkens un-
zulässige Beträge erreicht. Es ist selbstverständlich, daß seine Durchbiegung
stets nur rein elastischer Art sein darf, d. h. also, daß er nach Wegnahme der
Belastung sich genau in seine anfängliche Form zurückbegibt, ohne daß blei-
bende Formänderungen eintreten. Ist das nicht der Fall, so ist die Waage
überlastet worden und evtl. dadurch in ihren Leistungen vermindert. Die Angabe der Tragkraft erfolgt so, daß man die Last angibt, die man auf jede
Schale stellen kann, d. h. eine Waage mit 100 g Tragkraft kann man auf jeder
Seite mit 100 g belasten. Überschreitungen dieser Tragkraft müssen unter
allen Umständen vermieden werden.

Neben der Tragkraft ist die Empfindlichkeit der Waage charakteristisch. Man bezeichnet als Empfindlichkeit einer Waage die Überlast auf einer
Seite, die einen Anschlag an der Zeigerspitze bzw. an der Ableseeinrichtung von
einem Skalenteil bewirkt. In einzelnen Fällen ist es üblich, daß Firmen als

Empfindlichkeit diejenige Überlast angeben, die einen gerade noch sichtbaren Zeigerausschlag hervorruft. Wenn man als solchen z. B. 0,1 Skalenteil ansieht, kann man damit den Anschein bewirken, als ob eine solche Wage die zehnfache Empfindlichkeit hat im Vergleich zu einer Waage, bei der die Empfindlichkeitsangabe sich auf einen Skalenteil bezieht. Man muß also darauf bei den Angaben der Firmen achten. Eine analytische Waage von 50 g Tragkraft mit einer Empfindlichkeit von 1 mg bedeutet also, daß man Substanzmengen bis zu 50 g herauf abwägen kann, und daß man bei dieser Last bei einer Zulage von 1 mg auf einer Seite einen Ausschlag von einem Skalenteil bekommt, daß man also Wägungen auf etwa 0,1 mg genau ausführen kann.

Bei guten Waagen, insbesondere solchen, die eine gute Balkenform besitzen, kann man damit rechnen, daß die Empfindlichkeit von der Belastung der Waage praktisch unabhängig ist, d. h. also, daß bei Belastungen von der Höchstlast abwärts immer eine Zulage von 1 mg den gleichen Zeigerausschlag bewirkt. Es ist das ein Umstand, der nicht durchaus selbstverständlich ist, man muß vielmehr auch bei den besten Waagen wohl damit rechnen, daß bei ganz kleinen Belastungen die Empfindlichkeit steigt. Die Firmen gehen hierbei verschieden vor; man muß beachten, daß die Empfindlichkeit sehr eng mit der Durchbiegung des Waagebalkens zusammenhängt, die ja nie ganz vermieden werden kann, und es gibt auch Firmen, die ihre Waagen so bauen, daß die Empfindlichkeit bei mittlerer Belastung am größten ist. Im allgemeinen wird man damit rechnen können, daß bei guten Waagen die Empfindlichkeit für die durchschnittlichen Lasten ziemlich gleichartig ist. Man hat dabei den Vorteil, daß man eine dauernde Kontrolle der Empfindlichkeit nicht braucht.

Man wird im allgemeinen damit rechnen können, daß die besten analytischen Waagen eine Empfindlichkeit haben, die etwa einem Ausschlag von einem Skalenteil für 0,1 mg entspricht.

Es ist in vielen Fällen reichlich unbequem, bei feineren Wägungen so vorzugehen, daß man gleich von vornherein die volle Empfindlichkeit der Waage benutzen muß, denn es bereitet dabei Schwierigkeiten, ohne stärkere Stöße an ihr das angenäherte Gewicht des Körpers festzustellen. Wenn man sich nicht der Mühe unterziehen will, zur Schonung der feinen Waage eine rohe Gewichtsbestimmung bis auf etwa $^1/_{100}$ der endgültigen gewünschten Genauigkeit unter Anwendung einer Hilfswaage vorzunehmen, so erscheint es durchaus praktisch, wenn die feine Waage mit einer Hilfseinrichtung versehen ist, um ihre Empfindlichkeit vorübergehend merklich herabzusetzen. Derartige Ausführungsformen liegen vor. Entweder wird z. B. in einer Form von *Kuhlmann* in Hamburg mit dem Balken eine Zeigereinrichtung verbunden, die das angenäherte Gewicht des Körpers angibt und die danach ausgeschaltet werden kann, oder wie *Sartorius* es macht, der symmetrisch auf den Balken ein Zusatzgewicht aufsetzt, das seine Empfindlichkeit durch Tieferlegen seines Schwerpunktes entsprechend herabsetzt. Während im vorhergehenden Falle die Einrichtung nur als eine verhältnismäßig einfache und bequeme Behelfseinrichtung bezeichnet werden kann, ist diese geeignet, die Waage auch bei verminderter Empfindlichkeit zuverlässig benutzen zu können. Es wird

bei dieser Einrichtung von der Fabrik so vorgegangen, daß das Aufsetzen und
Abheben des Zusatzgewichtes vollkommen sicher erfolgt, ohne daß die Ruhelage der Waage sich ändert. Sie vereinigt damit gewissermaßen zwei Waagen
gleicher Tragkraft, aber verschiedener Empfindlichkeit in sich.

Es sind eine Reihe Vorkehrungen ersonnen, die gestatten, die Gewichtszulage auf eine Schale automatisch vorzunehmen, ohne den Waagekasten
öffnen zu müssen. Eine nennenswerte Einführung haben alle diese Ausführungen, abgesehen von Sonderfällen, anscheinend nicht gefunden, da sie verhältnismäßig komplizierter sind. Vollkommen eingeführt und in weitestem
Ausmaße benutzt wird nur das sog. Reitergewicht, das in gewisser Weise
etwas ähnliches leistet. Seine Wirksamkeit besteht bekanntlich in folgendem:
Parallel zur Schneidenlinie ist am Balken eine besonderes Lineal angebracht mit
gleichförmiger Einteilung durch Striche oder meistens durch Kerben. Auf
diesem Reiterlineal sitzt der sog. Reiter, ein Gewichtsstück in ∩-Form, in der
üblichen Größe von 10 oder 1 mg, das durch eine Schiebereinrichtung abgehoben und aufgesetzt und auf beliebige Stellen des Lineals eingesetzt
werden kann. Nehmen wir den einfachen Fall, der sehr viel ausgeführt wird,
daß wir ein Reiterlineal von voller Länge des Balkens zwischen den beiden
Endschneiden haben, d. h. also, daß Anfangs- und Endkerben des Lineals
in Richtung der beiden Endschneiden liegen, und das in 100 Teile gleichförmig
geteilt ist. Wenn sich auf diesem Balken ein Reiter im Gewicht von 5 mg
bewegt, so ist dessen Wirkungsweise folgende: Wenn der Reiter auf der Mittel-
kerbe 50 sitzt, übt er natürlich auf die Ruhelage der Waage keine Wirkung
aus. Sitzt er dagegen auf der Kerbe 0 oder 100, so wirkt er gleichwertig, als
ob er auf der entsprechenden Seite der Wage hinzugefügt wäre, also mit
vollem Gewicht von 5 mg. Sitzt er z. B. in der Kerbe 90, so wirkt er nur an
$^4/_5$ des Hebelarmes der Wage. Dem entspricht also eine scheinbare Gewichtszulage von nur 4 mg auf dieser Seite und ähnlich bei Stellung in den anderen
Kerben. Sind die Kerben also z. B. so beziffert, daß 0 in der Mitte steht und
an beiden Enden 50, so bedeutet die Ablesung der Reiterstellung auf dem
Reiterlineal ohne weiteres eine Gewichtszulage in Zehntel Milligramm auf der
betreffenden Seite. Mit anderen Worten: man kann also durch geeignete Ausnutzung der Reiterbewegung Gewichtsänderungen auf der einen Seite der
Schale im Betrage von 10 mg vornehmen, ohne den Waagekasten öffnen zu
brauchen, da es selbstverständlich keine Schwierigkeiten macht, die Reiterbewegung von außen vorzunehmen, und kann ohne weiteres beliebige Gewichts-
beträge bis auf 0,1 mg herstellen. Es ist dies ein Wägeverfahren, das in
chemischen Laboratorien wohl allgemein geübt wird, das sich für feinere
Wägungen in physikalischen Laboratorien indessen nicht solcher allgemeinen
Beliebtheit erfreut, weil die Sicherheit der Reitereinstellung immerhin größere
technische Schwierigkeiten bietet und bei derartigen Konstruktionen die
Zehntel Milligramm mit völliger Sicherheit wohl nicht zu erhalten sind. Der
Physiker arbeitet im allgemeinen lieber mit Zulagegewichten bis zum Betrage
von 1 mg herab, auch bis zu 0,1 mg, die sich bei sicherer Hand auch noch recht
gut betätigen lassen.

Eine gewisse Schwierigkeit bietet es, die Bewegung des Reiters wirklich sicher vorzunehmen. Er muß an einem Haken aufgehängt sein und gehoben, gesenkt und seitlich verschoben werden können; dabei passiert es leicht, daß er von diesem Haken herabgleitet, was immer eine lästige Störung der Wägung veranlaßt. Es sind verschiedene Konstruktionen erfunden, die dieses verhüten sollen, so z. B., daß der Haken sich schließt, sowie der Reiter hochgehoben wird, oder daß der Reiter in einen nach unten geöffneten Trichter gezogen wird, der das Herausspringen aus dem Haken verhindert. Welche von diesen verschiedenartigen Einrichtungen wirklich praktisch ist, läßt sich mit Sicherheit kaum sagen.

Zur Behandlung und Aufstellung der Waage sind noch einige Bemerkungen vielleicht von Nutzen. Es ist schon vorhin gesagt, daß jede Waage so aufgestellt werden soll, daß sie von Strahlungseinflüssen frei ist. Solange sie nicht so steht, daß sie von Tageslicht genügend getroffen wird, wobei natürlich Sonnenbestrahlung ausgeschaltet werden muß, muß man zu künstlicher Beleuchtung greifen, die selbstverständlich so angebracht werden muß, daß Erwärmung durch diese nicht zu befürchten ist. Will man diese Beleuchtung in der Nähe der Waage selbst haben, so kann vielleicht eine von *Sartorius* an seiner Mikrowaage vorgesehene Einrichtung nützlich sein. Er verwendet mehrere kleine 4-Voltlämpchen, die an einem Rahmen etwa in der Höhe des Reiterlineals und der Schalen angebracht sind, und die hinter der Waage aufgestellt werden. Zwischen ihnen und der Waage ist zunächst ein Papierschirm angebracht, um das Licht zu zerstreuen, und zwar am besten ein doppelter mit Luftzwischenraum zwischen beiden Papierlagen und eine Glasscheibe. Das dürfte in allen Fällen eine ausreichende Beleuchtung des ganzen Waagekastens und auch genügende Sicherheit gegen Erwärmung geben, die, wenn sie überhaupt eintritt, zum mindesten auf beide Balkenseiten gleichartig wirkt.

Endlich ist es notwendig, daß jede Waage einigermaßen erschütterungsfrei steht. Man wird sie daher am besten auf Wandkonsols setzen, die genügend groß sind, daß sie nicht zu nahe an der Wand steht, und auch nicht in einer Ecke, da dann einseitige Erwärmungen unvermeidlich sind. Ist das Gebäude nicht genügend erschütterungsfrei, was insbesondere bei Mikrowaagen sehr störend werden kann, so wird man in vielen Fällen zum Ziele kommen, wenn man sie auf eine schwere Metallplatte aufsetzt, die von starken Gummistücken getragen wird und so erst auf der Konsolplatte ruht. Die Gummistücke müssen indessen gut elastisch sein, so daß in vielen Fällen ein Ersatz durch starke Spiralfedern, wie sie der Maschinenbau verwendet, ganz praktisch erscheint. Es ist selbstverständlich, daß jede Waage in einem weitgehend staubfreien Raum stehen muß und überhaupt vor Staubeinflüssen und Einflüssen chemischer Reagenzien geschützt sein muß. Wird sie nicht benutzt, soll sie unter allen Umständen arretiert sein. Auch das Auf- und Absetzen von Gewichten darf zur Schonung der Schneiden nur in diesem Zustand vorgenommen werden. Ebenso die Verschiebung des Reiters wird nur so ausgeführt, da sonst noch mehr die Gefahr besteht, daß er abfällt.

In den letzten Jahren sind nun zu diesen Waagenkonstruktionen, die im vorstehenden in großen Zügen geschildert sind, noch eine Reihe anderer Formen gekommen, die für besondere Zwecke des Chemikers konstruiert sind. Zunächst sei nebenher eine Form erwähnt, die viel angewendet wird, die im Grunde genommen genau die gleiche Konstruktion wie bisher beschrieben ist, und die als wesentliche Abänderung die hat, daß der Balken an einer Seite statt einer Schale einfach ein festes Gegengewicht trägt, selbstverständlich ohne Schneiden- und Pfannenaufhängung. Diese Waage dient nur dazu, wie es vielfach notwendig ist, mit gewisser Genauigkeit vorgeschriebene Substanzmengen, wie z. B. 5 g, 10 g oder 50 g abzuwägen. Diese Konstruktion ist so selbstverständlich, daß auf sie nicht weiter eingegangen zu werden braucht. Ihre Anwendung kommt naturgemäß nur dann in Frage, wenn es sich um große Mengen immer gleicher Substanzmengen handelt. Eine viel wichtigere Type sei aber im nachstehenden Abschnitt etwas ausführlicher dargestellt.

3. Mikrowaagen.

Eine gerade in den letzten Jahren gut durchgebildete Form ist die der sog. Mikrowaage, deren Modell in typischer Gestalt, wie sie hier geschildert werden soll, sich vollkommen an die Konstruktion der üblichen analytischen Waagen anschließt. Es ist also eine entsprechende gleicharmige Balkenwaage mit einem Balken, der nach den gleichen Gesichtspunkten, wie oben geschildert, gebaut ist für eine Tragkraft von 10 bis 20 g. Neu ist an dieser Form dann im wesentlichen die Reiterbewegung und Reiterverwendung zwecks Erzielung kleinster Belastungsänderungen und die Ableseeinrichtung in ihrer Verfeinerung, um Wägungen bis zu einer Genauigkeit von 0,0001 mg herab auszuführen. Ganz abgesehen davon, daß es selbstverständlich ganz besondere Sorgfalt bei dem Bau einer solchen Waage erfordert, um die notwendige Zuverlässigkeit zu erzielen, macht es gewisse Schwierigkeiten, die unvermeidlichen kleinen Belastungsänderungen auf ihr vorzunehmen. Auch diese Form arbeitet mit Reitern. Die beiden bisher bekannten wichtigsten Formen stammen in ihrem Entwurf von *Holtz* und werden von *Kuhlmann* bzw. *Bunge* in Hamburg ausgeführt. Beide haben ein doppeltes Reiterlineal. Die *Holtz-Kuhlmann*-Konstruktion (Fig. 47) hat das übliche Reiterlineal mit 5 mg-Reiter, wo man also 0,1 mg ablesen kann. Daneben hat sie ein zweites kurzes Lineal mit einem 0,5 mg-Reiter, der noch 0,01 mg angibt. Die weitere Genauigkeit wird nur durch Beobachtung der Zeigerablesung erreicht. Diese erfolgt ganz in der üblichen Weise zunächst einmal durch Spitze und Skala und dann noch durch Mikroskop, indem der Zeiger in der Nähe seines Endes eine kleine Skala trägt, die in 0,05 mm geteilt ist, und auf die ein Mikroskop gerichtet ist, das in der vorderen Glaswand des Waagekastens befestigt ist. Man beobachtet durch dieses die Bewegung der Skala gegenüber einem festen Faden im Mikroskop und kann damit noch bis zu etwa 0,001 mg herab arbeiten. Die von *Holtz-Bunge* (Fig. 48) entworfene und gebaute Ultrawaage ist in ähnlicher Weise durchgebildet, ebenfalls mit zwei Reiterlinealen, indessen ist die Form des Reiters ganz anders.

Das Lineal trägt entlang seiner Richtung oben eine Nut, in der der stabförmige Reiter liegt, dessen beide Enden nach oben aufgebogen sind. An diese nach oben aufgebogene Spitze greift die Verschiebungseinrichtung an. Vor

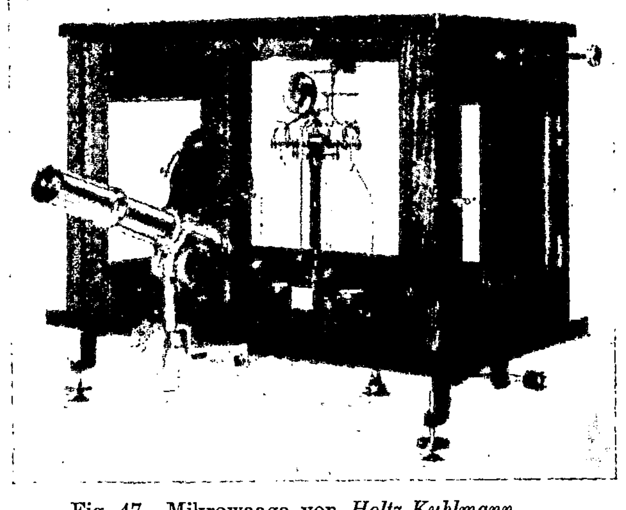

Fig. 47. Mikrowaage von *Holtz-Kuhlmann*.

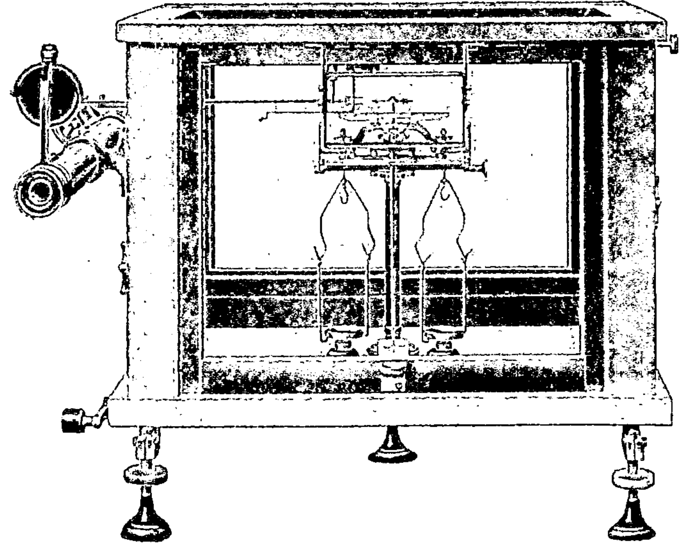

Fig. 48. Mikrowaage von *Holtz-Bunge*.

den beiden Reiterlinealen befindet sich eine große Lupe, die die Stellung der Reiter leicht abzulesen gestattet. Die Schwingungen des Balkens werden bei ihr auch einmal durch Zeiger und Skala beobachtet, sodann aber die feinere Ablesung mit Hilfe eines Spiegels benutzt. An dem Waagebalken befindet sich ein kleiner ebener Spiegel, dessen Ebene senkrecht zur Schneidenlinie steht, und seitlich am Waagekasten ist ein Mikroskop angebracht mit einem Fadenkreuz, das von außen her beleuchtet wird, und dessen Bild mit Hilfe des Spiegels am Balken wieder in das Mikroskop zurückgeworfen wird. Schwingt der Balken, so bewegt sich dieses Bild gegenüber dem festen Fadenkreuz über eine Skala hin, und man kann so auch ganz kleine Winkelbewegungen des Balkens durch entsprechende Vergrößerung leicht sichtbar machen. Diese Einrichtung stimmt also im wesentlichen mit der an anderer Stelle behandelten Spiegelablesung nach *Gauss-Poggendorf* überein. Die gesamte Anordnung hat gegenüber der *Kuhlmann*schen den Vorteil, daß die ganze Vorderwand der Waage für die Beobachtung frei ist.

Weiterhin sei erwähnt, daß auch *Sartorius* eine Mikrowaage baut, die Wägungen bis zu 0,001 mg gestattet.

Neben diesen beiden Waagenkonstruktionen, die zu dem Typus der gleicharmigen Balkenwaage gehören, sei noch eine Anzahl anderer Mikrowaagen erwähnt, die einem etwas anderen Typ angehören und die eine erhebliche Bedeutung haben.

Zunächst einmal die Anordnung von *Steele* und *Grant*. Bei ihr ist der Waagebalken, der ja im Grunde genommen immer die Hauptsache ist, aus dünnen Quarzstäben zusammengeschmolzen und mit Schneiden aus Quarz versehen. Als Gegengewicht dient eine geschlossene Quarzkugel geeigneter Größe. Die Einstellung der Waage erfolgt so, daß sie vollständig in einem luftdicht abgeschlossenen Gehäuse untergebracht ist. In ihm wird der Luftdruck geändert und damit der Auftrieb auf die Gegengewichtskugel; durch entsprechende Einstellung des Luftdrucks wird das Gleichgewicht erzielt und daraus die tatsächliche Gewichtsgröße errechnet. Es ist das ein Verfahren, das sehr häufig angewendet wird, aber bei höheren Ansprüchen an Genauigkeit gewisse Bedenken erregt, denn es steht erfahrungsmäßig fest, daß alle Körper sich mit einer gewissen Flüssigkeitshaut umgeben, deren Dicke und damit auch deren Gewicht vom Zustand der umgebenden Luft abhängt und dessen Änderung langsam folgt. Wenn demnach ein Körper kräftigen Luftdichteänderungen ausgesetzt wird, so ist zu gewärtigen, daß diese Feuchtigkeitsschicht auf ihm sich ändert und damit Gewichtsänderungen vorgetäuscht werden, die vielleicht nicht vorhanden sind. Da indessen bei den üblichen Mikrowaagen die Wägegenauigkeit nicht immer so groß ist wie bei den sonstigen, sind Fehler hierdurch immerhin nicht sehr wahrscheinlich. Im Zusammenhang hiermit sei erwähnt, daß man für die feinsten Gewichtsbestimmungen, wie z. B. die Vergleichungen des internationalen Kilogramm-Prototyps mit den Normalgewichten der einzelnen Länder, sich von den Einflüssen des wechselnden Luftdrucks dadurch befreien wollte, daß man die Waage luftdicht einkapselte und ihren Innenraum mehr oder weniger stark luftfrei machte. Es war dies die sog. V a k u u m w a a g e. Der Erfolg dieser Bemühungen entsprach durchaus nicht den Erwartungen, denn die kräftige Veränderung der Luftdichte in der Nähe der Oberfläche der hochwertigen Gewichtsstücke hatte Veränderungen der Flüssigkeit zur Folge, die sich immer auf ihrer Oberfläche befindet, und verursachte infolgedessen merkliche Unstimmigkeiten in den gefundenen Gewichtswerten, die sich erst langsam wieder ausglichen. Die erzielten Beobachtungen konnten keinen Anspruch an höchste Genauigkeit machen. Man ist daher von der Verwendung von Vakuumwaagen bei den feinsten Wägungen trotz der möglichen Vorteile vollkommen abgegangen.

Die oben geschilderte Form der Waage von *Steele* und *Grant* ist in zwei Ausführungen gebaut; die eine mit einer Empfindlichkeit von $5 \cdot 10^{-6}$ Milligramm, die zweite mit einer solchen von $1 \cdot 10^{-4}$ mg. Es ist immmerhin bemerkenswert, daß diese zweite Form, trotzdem sie seinerzeit als bemerkenswert hochwertige Waage angesehen wurde, heute an Empfindlichkeit von einer der fabrikmäßig hergestellten Mikrowaagen erreicht wird.

Einen ähnlichen Typus wie diesen stellt die bekannte Waage von *Petterson* dar. Auch sie verwendet einen Quarzbalken gemäß beigefügter Abbildung (Fig. 49), der indessen nicht mit Schneiden versehen ist. Die Mittelachse ist ein einfacher Querstab geeigneter Form, der horizontal von zwei feinen Quarzfäden getragen wird. Diese Quarzfäden sind so weit elastisch, daß sie die Schwingungen des Waagebalkens gestatten. Durch geeignete Wahl ihrer Dicke kann man die Empfindlichkeit der Waage weitgehend beeinflussen. Die notwendige Dicke dieser Fäden beträgt etwa einige Tausendstel Millimeter. Auch statt der Endschneiden sind nur Quarzfäden vorgesehen, an denen Last und Gegengewicht aufgehängt werden. In derselben Weise, wie oben

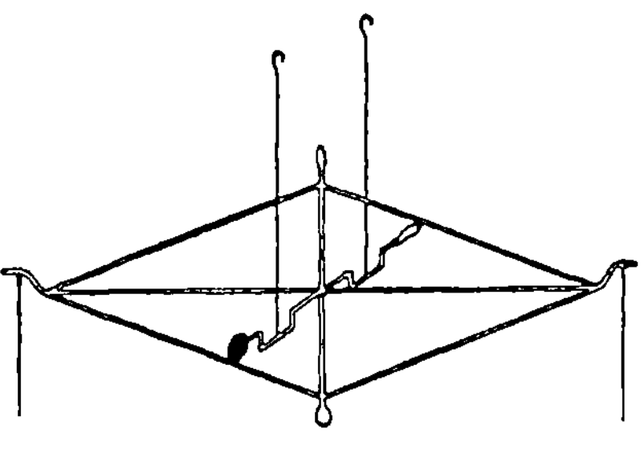

Fig. 49. Balken der *Petterson*-Waage.

geschildert, erfolgt auch hier der Gewichtsausgleich durch Änderung des Luftdrucks, während die ganze Waage fest eingekapselt ist (Fig. 50). Die Schwingungen des Waagebalkens werden mit Spiegel und Skala beobachtet, wobei der Spiegel sich an der Mittelachse befindet. An Gegengewichtskugeln ist eine größere Anzahl vorgesehen, um ein größeres Wägebereich zu erzielen. Sie haben alle zum Ausgleich ihrer Masse bestimmte Gegengewichte aus Quarz in Stäbchenform, die zur Unterscheidung voneinander mit Platinstückchen versehen sind. *Petterson* stellte beim Arbeiten mit seiner Wage fest, daß Temperaturunterschiede im Waagekasten leicht Luftströmungen verursachen, welche auf die Wägungen einen sehr störenden Einfluß ausüben. Dieser Einfluß verminderte sich, wenn man den Luftdruck im Kasten herabsetzte. Aber auch hier gab es einen gewissen günstigsten Druck, bei dessen Unterschreitung sich Störungen bemerkbar machten, die wohl radiometrischen Ursprungs waren. Quarzgewichte, überhaupt die Quarzteile, verursachten keine Störungen, man durfte sie indessen höchstens bis zu Rotglut erhitzen, da andernfalls eine Verdampfung des Quarzes eintrat. Sehr störend war die elektrische Ladung des Quarzes und das hierdurch veranlaßte Festhaften von Staubteilchen auf ihm, Fehlereinflüsse, die sich nur so beseitigen ließen, daß man ein radio-aktives Präparat im Waagekasten aufbewahrte und die Teile vor jeder Wägung durch eine Flamme zog

Der Balken dieser Waage war etwa 50 mm lang bei einem Gewicht von 377 mg. Die Entfernung zwischen den Aufhängefäden betrug 16 mm, ihre Stärke zwischen 0,0035 und 0,0015 mm. Die Schwingungsdauer betrug bei einer Belastung von 20 mg 58 Sekunden, bei einer solchen von 120 Sekunden wurde eine Empfindlichkeit von $0,25 \cdot 10^{-6}$ mg erreicht.

Eine ganze Reihe von anderen Formen der Mikrowaage schließt sich an die Form der sog. *Nernst-* bzw. *Nernst-Salvioni-Waage* an. Charakteristisch ist bei ihnen, daß der Balken aus einem langen dünnen Quarzstäbchen gebildet wird, das in Winkelform gebogen ist, und das in der Vertikalebene durch Ankitten an einen horizontalen Quarzfaden gehalten wird. Der eine Arm schwebt etwa horizontal, der zweite, der im wesentlichen den Zeiger der Waage darstellt, zeigt schräge nach unten, und seine Einstellung wird entweder auf einer Skala

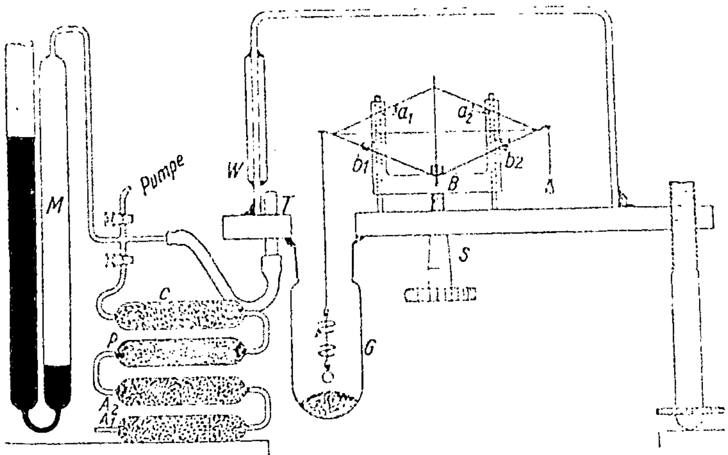

Fig. 50. Gesamtanordnung der *Petterson*-Mikrowaage.

oder mit Hilfe eines Mikroskopes beobachtet. Die zu bestimmende Last wird an das Ende des horizontalen Fadens angehängt, und hieran kommt abwechselnd Last und Normalgewicht. Die Waage kann man also als Neigungswage bezeichnen. Die Torsion des horizontalen Quarzfadens spielt keine nennenswerte Rolle.

Die eigentliche Form der Waage von *Salvioni* benutzt einen einfachen Quarzfaden, der an einem Ende horizontal eingespannt ist. An das freie Ende wird die Last gehängt. Maßgebend für die Wägung ist hierbei die Größe der Durchbiegung des Quarzfadens. Sie kann zu Wägungen, wie das auch bei der *Petterson*-Waage und der *Nernst*-Waage der Fall ist, sehr gut benutzt werden, da die elastischen Eigenschaften von Quarz recht günstig sind, insbesondere Nachwirkungserscheinungen, die natürlich erheblich stören würden, nur sehr wenig auftreten. Um bei dieser Form auch größere Durchbiegungen verwenden zu können, ist das eingespannte Ende des Quarzfadens in der Höhe verstellbar. Endlich sei eine letzte Form erwähnt, die wohl an Genauigkeit und Empfindlichkeit längst nicht das leistet, was jene Waagen geben, die aber für sehr viele Wägungen kleiner Mengen mit geringer Genauigkeit hervorragend verwendbar ist. Sie wird z. B. von der Firma *Hartmann & Braun* in Frankfurt a. M. gebaut und benutzt die Erfahrungen, die man beim Bau elektrischer Meßgeräte macht (Fig. 51). Die Waage besteht aus einem etwa horizontal liegenden Arm W, an dessen einem Ende sich eine horizontale Achse a senkrecht zu ihm befindet, die in gleicher Weise wie die Drehachse elektrischer Meßinstrumente mit Spitzen in Steinen ganz leicht drehbar gelagert ist. Der Arm W, an den die Last gehängt wird, wird dadurch in der Horizontalen schwebend gehalten, daß an seiner Drehachse zwei Spiralfedern aus Phosphorbronze F, f angreifen, in der Form, wie sie ebenso bei elektrischen Meßinstrumenten gebräuchlich ist. Das eine Ende der einen Spiralfeder sitzt an der Drehachse, das andere an einem um die gleiche Drehachse drehbaren beweglichen Arm d, den man so einstellt, daß der Waagearm gerade horizontal schwebt. Dessen Einstellung, in diesem Fall also die Nullstellung, wird an einer Kreisbogenskala abgelesen. Hängt man dann an den Waagenarm eine bestimmte Last an, so wird er sich senken, und durch Rückwärtsdrehen und damit durch Spannen der Spiralfeder mit Hilfe des Einstellarmes wird man ihn wieder in die Anfangslage zurückbringen. Diese neue Einstellung des Einstellarmes, auf jener Skala abgelesen, gibt dann unmittelbar das Gewicht, das an den Waagenarm ange-

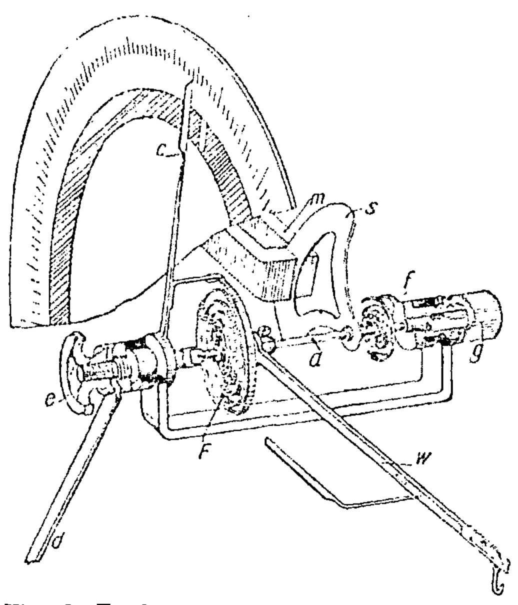

Fig. 51. Torsionswaage von *Hartmann & Braun.*

hängt ist, an. Die Genauigkeit dieser Gewichtsangabe hängt naturgemäß von der Ablesemöglichkeit an der Skala ab, ist infolgedessen selbstverständlich auch nicht annähernd so groß wie bei einer feinen Hebelwaage, indessen in sehr vielen Fällen wird die erreichbare Genauigkeit von einigen Zehntel Prozent vollkommen ausreichen; man muß dabei auch berücksichtigen, daß die Gegenkraft der Spiralfeder merklich von der Temperatur abhängt, so daß es also notwendig ist, vor jeder Benutzung die Waage durch Normalgewichte zu prüfen, was ja indessen keine nennenswerte Mühe verursacht. Für Massenwägungen von kleinen Gewichten, z. B. bei der Glühlampenfabrikation, hat die Waage sich jedenfalls bewährt.

Im nachstehenden wird endlich eine Tabelle mitgeteilt, aus der die Empfindlichkeit und die Leistungen der einzelnen Sonderformen von Mikrowaagen zu entnehmen sind.

Jahr der Veröffentlichung	Benennung der Waage	Größte zulässige Masse		Genauigkeit	
		der Tara	des Wägeguts	absolut in Mikrogramm $=10^{-6}$ g	relativ
1886/87	Waage von *Warburg* und *Ihmori*		0,5 g	0,5	10^{-6}
1904	Waage von *Steele* und *Grant*		0,1 g	0,1	10^{-6}
1914	Waage von *Petterson*		0,25 g	0,00025	10^{-8}
1915	Verfeinerte Nernstwaage A	15 mg	0,1 mg	0,1	10^{-3}
	Verfeinerte Nernstwaage B	50 mg	0,3 mg	0,3	10^{-2}
1903	Waage von *Salvioni*		1—200 mg	1—20	10^{-3}—10^{-4}
1912	Torsionswaage von *Hartmann & Braun*	2 mg	4 mg	5	10^{-3}

4. Wägeverfahren und Untersuchung von Gewichtssätzen.

Im nachstehenden soll nunmehr genauer auf das Verfahren bei den Wägungen eingegangen werden. Zunächst wird man bei feineren Wägungen niemals abwarten, bis die Waage in ihren Schwingungen vollständig zur Ruhe gekommen ist, im Gegenteil, einen Einblick in das gute Arbeiten der Waage bekommt man nur dann, wenn man sie frei schwingen läßt und sich dabei überzeugt, daß diese Schwingungen ganz regelmäßig und ohne nennenswerte Dämpfung erfolgen. Das heißt also, wenn man nacheinander die Umkehrpunkte des Zeigers an der Skala abliest, so müssen der erste, dritte und fünfte usw., ebenso wie der zweite, vierte, sechste usw. Umkehrpunkt sehr nahe miteinander übereinstimmen. Es ist selbstverständlich, daß man sie stets auf zehntel Skalenteile genau abliest. Man wird auch niemals die Belastung der Waage durch Gewichte so einregulieren, daß sie genau auf den Nullpunkt der Skala einspielt, sondern man wird sich mehr mit einer angenäherten Einstellung der Ruhelage begnügen und aus ihr und der besonders bestimmten Empfindlichkeit der Waage die notwendige Belastung berechnen, bei der sie genau auf Null einspielt.

Wenn man also zunächst die R u h e l a g e einer Waage bestimmen will, so wird man mehrere aufeinander folgende Umkehrpunkte ablesen und daraus die Ruhelage berechnen. Es hat sich aus langjähriger Erfahrung ergeben, daß es vollkommen ausreichend ist, drei aufeinander folgende Umkehrpunkte abzulesen. Aus diesen Ablesungen bildet man aus 1 und 3 das Mittel. Beide dürfen selbstverständlich nur um ganz wenig Zehntel Skalenteile voneinander abweichen. Ist das nicht der Fall, so ist etwas an der Waage nicht in Ordnung. Entweder sind Schneiden und Pfannen verschmutzt oder die Schalen pendeln und beeinflussen damit die Einstellung der Waage. Wenn man das Mittel aus den Umkehrpunkten 1 und 3 berechnet hat, berechnet man weiter das Mittel aus diesem Wert und dem Umkehrpunkt 2, und das ist die Ruhelage der Waage. Eine Beobachtung von 4 Umkehrpunkten ist nicht empfehlenswert, da naturgemäß eine derartige Berechnung stets eine Ruhelage ergibt, die von der wahren etwas einseitig abweicht; eine solche von 5 vergrößert ein wenig die Genauigkeit. Dieser Genauigkeitsgewinn steht aber in keinem Verhältnis zu dem Mehraufwand an Zeit und Rechenarbeit. Man wird sich also regelmäßig mit 3 Punkten begnügen, bei geringeren Anforderungen, wenn man die Überzeugung hat, daß die Waage gut arbeitet, sogar mit 2.

Die Empfindlichkeit der Waage muß man recht häufig bestimmen. Man macht das praktisch so, daß man die Belastung auf der einen Schale so wählt, daß die Waage mit einigen Skalenteilen, etwa 5, rechts von der Ruhelage einspielt, und dann die Belastung so abändert, daß sie in gleicher Weise mit einigen Skalenteilen links von der Ruhelage einspielt. Die Differenz dieser beiden Ruhelagen, geteilt durch die Belastungsänderung, gibt dann die Empfindlichkeit für 1 mg in Skalenteilen oder umgekehrt das Gewicht, das einem Skalenteil entspricht. Ob man dieses Verfahren durch Zulegen von Gewichten oder durch Reiterverschiebung macht, ist natürlich belanglos. Diese Prüfung muß man bei der zufälligen Belastung der Waageschalen machen, denn, wie schon oben gesagt, ist meistens die Empfindlichkeit ein wenig von der zufälligen Belastung abhängig. Wenn man mit den Eigenschaften der Waage vertraut ist, kann man von der Empfindlichkeitsbestimmung bei der zufälligen Belastung Abstand nehmen und evtl. bereits bekannte Werte gebrauchen. Bei höheren Ansprüchen an die Genauigkeit muß man dabei indessen vorsichtig verfahren, da es, wie vielfach festgestellt ist, auch vorkommt, daß die Empfindlichkeit der Waage von der Temperatur des Beobachtungsraumes beeinflußt wird.

Man wird daher, wenn man wägt, in gewissen Abständen die Empfindlichkeit beobachten und wird dann nicht etwa lange mit der Reiterverschiebung probieren, bis man die Waage auf die genaue Ruhelage gebracht hat, sondern wird die zufällige Ruhelage beobachten und mit Hilfe der besonders bestimmten Empfindlichkeit auf die genaue Ruhelage umrechnen. Es ist das im allgemeinen eine Rechnung, die man sofort im Kopf ausführen kann, insbesondere wenn man eine Waage einer solchen Empfindlichkeit hat, daß diese einen runden Wert darstellt, z. B. einen Skalenteil gleich 1 mg. Die ganz überwiegende Zahl der analytischen Wagen besitzt überdies am Balken Justierschräubchen, die in der Vertikalebene verstellbar sind, um die Empfindlichkeit in gewissen Grenzen verändern zu können.

Wie schon im vorstehenden gesagt, ist es notwendig, die Empfindlichkeit einer Waage verhältnismäßig oft zu prüfen, da man ihren genauen Wert bei guten Wägungen durchaus braucht. Ebenso ist es erforderlich, ihre Ungleicharmigkeit festzustellen, wenn sie allerdings auch bei vielen Wägungen ohne weiteres in ihrer Wirkung zu beseitigen ist bzw. bedeutungslos bleibt. Durch ein später zu besprechendes Wägeverfahren läßt sie sich übrigens von Fall zu Fall rechnerisch ableiten. Von Wichtigkeit ist sie im wesentlichen nur dann, wenn man die Wägung verhältnismäßig einfach anordnet, nämlich so, daß man auf der einen Seite der Waage die Normalgewichte aufsetzt, auf der andern Seite den zu wägenden Körper, denn dann geht die Ungleicharmigkeit im vollen Betrage ein. Mathematisch gestaltet sich die Ableitung folgendermaßen; wobei man für die Rechnung berücksichtigen muß, daß selbstverständlich bei jeder halbwegs guten Waage die Ungleicharmigkeit nur ganz geringfügig ist, also von vornherein beide Balkenarme nahezu gleichlang sind.

Es seien r und l die nahezu gleichen Längen des rechten und linken Waagearmes. Die Waage soll einspielen, wenn an r das Gewicht p_1, an l p_2 hängt. Es ist dann also:

$$r\,p_1 = l\,p_2.$$

Dann vertauscht man die Gewichte und muß, um wieder die Einspielstellung zu erhalten, zu p_1 ein Gewicht $\varDelta$ hinzufügen; dann ist also

$$r\,p_2 = l\,(p_1 + \varDelta),$$

daraus folgt:

$$\frac{l}{r}\,\frac{p_1 + \varDelta}{p_1} = \frac{r}{l},$$

$$\frac{r}{l} = \sqrt{1 + \frac{\varDelta}{p_1}} = 1 + \frac{\varDelta}{2\,p_1}$$

unter der Berücksichtigung, daß $\dfrac{r}{l}$ sehr nahe an Eins liegen, und $\varDelta$ klein gegenüber p_1 ist.

Wir wollen jetzt darauf eingehen, die verschiedenen Wägeverfahren kurz zu besprechen. Vorher ist noch ein Punkt nachzuholen. Es handelt sich nämlich darum, den Gewichtssatz zu prüfen, den man für die Wägung benutzt. Diese Gewichtssätze in der besseren Form, wie sie der Chemiker gebraucht, als sog. analytische Gewichtssätze bezeichnet, kommen in verschiedenen Ausführungsformen vor, und dadurch unterscheidet sich auch ihr Prüfungsverfahren. Zunächst ist dabei zu berücksichtigen, ob es erforderlich ist, die absoluten Werte der Gewichte zu kennen. Solange man reine Analysen macht, bei denen also nur Gewichtsverhältnisse eine Rolle spielen, ist es nicht notwendig; will man Wägungen absoluter Art machen, also wahre Gewichte ermitteln, muß man auch die wahren Massenwerte der Gewichte kennen. Das ist unter normalen Umständen nicht möglich, denn es kann das nur so geschehen, daß man mindestens ein oder einzelne Normalgewichte zur Verfügung hat, die mittelbar oder unmittelbar an das Internationale Kilogramm-Prototyp angeschlossen sind, mit anderen Worten, daß man Gewichte hat, deren Massenwert amtlich festgestellt ist. Das geschieht in Fällen minderer Genauigkeit durch die Eichbehörden, sonst durch die Physikalisch-Technische Reichsanstalt in Charlottenburg. Andere Stellen kommen nicht in Frage.

Die Gewichtssätze werden in verschiedener Stückelung gebraucht, eine der üblichen ist 50, 20, 20, 10 g, 5, 2, 2, 1 g, 500, 200, 200, 100 mg, 50, 20, 20, 10 und 5, 2, 2, 1 mg. Das letzte 1-Milligrammstück und am besten auch das 1-Grammstück müssen doppelt vorhanden sein. Vielfach bleiben auch die letzten Stücke fort, wenn man mit Reiter arbeitet. Eine andere Stückelung ist folgende: 50, 20, 10, 10 usw. in der entsprechenden Weise wie vorstehend. In dem einen Fall sind also die Zweier-Stücke doppelt und die anderen Stücke einfach, im zweiten Fall ist es umgekehrt. Es sind beide Formen gebräuchlich, welche praktischer sind, ist kaum zu sagen. Vielleicht dürfte die erste Form größere Vorteile haben. Wie man nun verfahren kann, daß man einen solchen Satz in sich prüft, soll im nachstehenden gezeigt werden. Eine solche Prüfung bedeutet, daß man nur feststellt, z. B. unter der Annahme, daß das 50-Grammstück vollkommen fehlerfrei ist, um wieviel z. B. das 20-Grammstück von dem wahren Verhältnis 2 : 5 abweicht, und ebenso für die anderen Stücke. Man kann dabei nach einem festen Schema vorgehen, das man sich von vornherein aufstellt, und das etwa von der angenommenen Richtigkeit des 50-Grammstücks Gebrauch macht oder von der ähnlichen Annahme, daß die Summe der Gewichte 50+20+10+ 10+5+2+1+1+1 g = 100 g den wahren Wert 100 g besitzt. Bezeichnet man in den nachfolgenden Schemen die Gewichtsgrößen, die man benutzt, durch die Gewichtswerte in Klammern, so kann man folgende Wägungen ausführen:

Stückelung 5, 2, 2, 1.

Man führt folgende Wägungen aus, bei denen man die beigefügten Zulagen ermittelt, die notwendig sind, um Gleichgewicht herzustellen:

$$[50\,g] = [20\,g] + [20'\,g] + [10\,g] + \alpha$$
$$[20\,g] = [20'\,g] + \beta$$
$$[20\,g] = [10\,g] + [5\,g] + [2\,g] + [2'\,g] + [1\,g] + \gamma$$
$$[10\,g] = [5\,g] + [2\,g] + [2'\,g] + [1\,g] + \delta\,.$$

Man nimmt dann z. B. an, daß $[5\,g] + [2\,g] + [2'\,g] + [1\,g] = 10\,g + S$ ist.

Dann sind:

$$[10\,g] = 10\,g + S + \delta$$
$$[20\,g] = 10\,g + S + \delta + 10\,g + S + \gamma = 20\,g + 2\,S + \gamma + \delta$$
$$[20'\,g] = 20\,g + 2\,S - \beta + \gamma + \delta$$
$$[50\,g] = 50\,g + 5\,S + \alpha - \beta + 2\,\gamma + 3\,\delta\,.$$

Nun wird man die Summe $[50\,g] + [20\,g] + [20'\,g] + [10\,g] = \Sigma$ durch Vergleich mit einem Normal ermitteln bzw. als absolut richtig annehmen. Im letzten Fall z. B. wird dann

$$\Sigma = 100\,g + 10\,S + \alpha - 2\,\beta + 4\,\gamma + 6\,\delta = 100{,}0000\,g\,.$$

Daraus folgt:

$$S = -0{,}1\,(\alpha - 2\,\beta + 4\,\gamma + 6\,\delta),$$

und setzt man diesen Wert von S in die obigen Gleichungen ein, so folgen daraus die Zahlen der einzelnen Stücke. Das Verfahren wird dann für die weiteren Stücke genau so fortgesetzt, mit dem Unterschied, daß man die bereits ermittelten Zahlen verwendet.

Stückelung 5, 2, 1, 1.

$$[50\,g] = [20\,g] + [10\,g] + [10'\,g] + [5\,g] + [2\,g] + [1\,g] + [1'\,g] + [1''\,g] + \alpha$$
$$[20\,g] = [10\,g] + [10'\,g] \qquad\qquad\qquad + \beta$$
$$[10\,g] = [10'\,g] \qquad\qquad\qquad\qquad\qquad + \gamma$$
$$[10\,g] = [5\,g] + [2\,g] + [1\,g] + [1'\,g] + [1''\,g] \qquad + \delta\,.$$

Ebenso wie oben setzt man nun z. B. fest, daß

$$\Sigma = [50\,g] + [20\,g] + [10\,g] + [10'\,g] + [5\,g] + [2\,g] + [1\,g] + [1'\,g] + [1''\,g] = 100\,g$$

ist, und unter Benutzung der Beziehung

$$[10\,g] = 10\,g + S$$

wird dann

$$[5\,\mathrm{g} + [2\,\mathrm{g}] + [1\,\mathrm{g}] + [1'\,\mathrm{g}] + [1''\,\mathrm{g}] = 10\,\mathrm{g} + S - \delta$$
$$[10'\,\mathrm{g}] \qquad\qquad\qquad\qquad = 10\,\mathrm{g} + S - \gamma$$
$$[20\,\mathrm{g}] \qquad\qquad\qquad\qquad = 20\,\mathrm{g} + 2\,S + \beta - \gamma$$
$$[50\,\mathrm{g}] \qquad\qquad\qquad\qquad = 50\,\mathrm{g} + 5\,S + \alpha + \beta - 2\,\gamma - \delta.$$

Dann wird

$$\sum = 100\,\mathrm{g} + 10\,S + \alpha + 2\,\beta - 4\,\gamma - 2\,\delta,$$

also

$$S = -0{,}1\,(\alpha + 2\,\beta - 4\,\gamma - 2\,\delta)\ \text{ähnlich wie oben.}$$

Ist das $[1''\,\mathrm{g}] =$ Stück nicht vorhanden, wird es aus Bruchgrammen gebildet.

Das einfachste Wägeverfahren ist selbstverständlich das, daß man die eine Gewichtsschale mit dem zu wägenden Körper belastet, auf die andere Schale Normalgewichte in einem solchen Betrage aufsetzt, daß die Waage einspielt, bzw. daß man die zufällige Ruhelage dann bestimmt und mit Hilfe der besonders ermittelten Empfindlichkeit die notwendige Belastung in Normalgewichten berechnet, die zur genauen Erreichung der Ruhelage notwendig ist. Dieses ist das einfachste aber auch immerhin ungenaueste Verfahren und auch nur dann anwendbar, wenn die Ungleicharmigkeit der Waage keine Rolle spielt. Bei einfachen analytischen Wägungen und unter der Voraussetzung, daß die Waage gut aufgestellt und gut behandelt wird, kann man indessen immerhin von diesem Verfahren Gebrauch machen, wenn man die Sicherheit hat, daß die Ungleicharmigkeit im Laufe der Zeit sich nicht ändert. Denn abgesehen davon, daß bei analytischen Wägungen absolute Gewichtswerte keine Rolle spielen, verfälscht die Ungleicharmigkeit alle Wägungen im gleichen Verhältnis, ein Fehler, der bei Berechnung der Analyse naturgemäß vollkommen herausfällt. Wohlgemerkt aber nur unter der Bedingung, daß im Verlaufe der ganzen Arbeit die Ungleicharmigkeit unverändert bleibt. Das zweite Verfahren bezeichnet man als sog. Tarawägung oder auch als *Borda*sche Wägung. Bei ihr wird bewußt jeder Fehler durch Ungleicharmigkeit ausgeschaltet. Im Prinzip beruht dieses Wägeschema darauf, daß man den zu wägenden Körper auf die eine Schale bringt und ihn durch beliebiges Taramaterial auf der anderen Schale, am besten also einen Hilfsgewichtssatz, ins Gleichgewicht bringt. Bei unveränderter Tara entfernt man dann den Körper von der Waage und ersetzt ihn durch Normalgewichte, bis die Waage wieder einspielt. Es ist ohne weiteres klar, daß man hierbei jeden Ungleicharmigkeitsfehler, er mag noch so groß sein, vollständig ausschaltet. Praktisch wird man für Zwecke höherer Genauigkeit so vorgehen, daß man zunächst den Körper austariert, dann ihn durch Normalgewichte ersetzt, weiter zu den Normalgewichten eine kleine Zulage zur Bestimmung der Empfindlichkeit macht und endlich als vierte Wägung den Körper nochmals auf die Waage heraufbringt, um festzustellen, ob die Waage während des ganzen Wägevorganges genügend unverändert geblieben ist. Sie ist es, wenn man bei der vierten Wägung mit großer Annäherung die gleiche Ruhelage wie bei der ersten erhält. Man erhält somit das nachstehende Wägeschema einer vollständigen Tarawägung mit Beispiel.

Beispiel einer Tarawägung.

Belastung rechts	Ausschläge Skalenteile	Ruhelage	
X	+2,8 +0,2 +2,7	+1,48	Empfindlichkeit$(2{,}30+1{,}45)=3{,}75$ Skt. $=5$ mg
N (48,473 g)	+5,3 —0,7 +5,3	+2,30	$X-N=-\dfrac{1{,}48+1{,}42}{2}+2{,}30=+0{,}85$ Skt.
N' (48,478 g)	—2,8 —0,2 —2,6	—1,45	
X	+4,7 —1,8 +4,6	+1,42	$X=48{,}473+0{,}00113$ g $=48{,}4741$ g

(1 „ $=1{,}33$ „; $=+1{,}13$ mg)

Es ist vielfach üblich, dieses Schema in etwas anderer Weise zu gebrauchen. Nehmen wir an, wir hätten dauernd nur mit Gewichtsgrößen zu tun, die unter allen Umständen unter 50 g liegen, dann kann man dieses Schema in recht einfacher Weise in folgender Form abändern. Man beginnt mit einer Wägung eines Normalgewichtes von 50 g, das man auf die eine Schale aufsetzt und durch Taramaterial ausgleicht. Hierbei bestimmt man auch gleichzeitig die Empfindlichkeit der Waage. Sodann entfernt man dieses Stück, setzt den zu wägenden Körper auf und fügt soviel Normalgewichte hinzu, daß man wieder eine Belastung von 50 g auf der Waageschale erreicht. Man bestimmt also gewissermaßen nicht das Gewicht des Körpers, sondern den Unterschied dieses Gewichts gegen 50 g, und zwar stets durch Zulage zu diesem Körper, der ja nach Annahme unter allen Umständen leichter als 50 g sein soll. Bei dieser Anordnung hat man den nicht zu unterschätzenden Vorteil, daß man die Waage stets bei der gleichen Belastung gebraucht, also von Empfindlichkeitsschwankungen unabhängig ist. Man kann daher, wenn man viele Wägungen zu machen hat, auch bei hohen Ansprüchen an Genauigkeit eine häufigere Bestimmung der Empfindlichkeit vermeiden.

Das dritte Verfahren, zweifellos das beste und genaueste, ist die sog Doppelwägung oder *Gauss*sche Wägung, bei der gegenüber der Tarawägung, die ja in ihrer vollständigen Form vier Einzelwägungen umfaßt (obwohl die *Gauss*sche Wägung ebenfalls nur vier solcher Wägungen bedarf), an Genauigkeit etwas mehr erreicht wird. Der Beweis dafür mag hier übergangen werden. Das Schema der Wägung ist etwa folgendes: Man bringt auf die eine Schale den zu wägenden Körper und stellt bei der Waage dann durch Belastung der andern Schale mit Normalgewichten Gleichgewicht her. Dann vertauscht man Normalgewicht und unbekannte Last und wiederholt diese Wägung. Das Mittel der beiden Einzelwägungen gibt dann das wahre Gewicht des Körpers unabhängig von jedem Ungleicharmigkeitsfehler. Praktisch wird das Verfahren nach dem nachfolgenden Schema ausgeführt, das z. B. in der Physikalisch-Technischen Reichsanstalt für bessere Wägungen üblich ist. In ihm wird in Spalte Belastung der zu wägende Körper bzw. die Summe der verwendeten Normalgewichte und etwaige Zulagen eingetragen, und daraus wird dann aus dem einfachen angegebenen Rechenschema der Gewichtswert ermittelt. Man hat dabei sehr zu beachten, daß man die Zulagen so zu wählen hat, daß die mit S bezeichnete Größe möglichst nahe an Null herankommt, und daß die Zulagen so in Rechnung gesetzt werden, daß sie, falls man sie

zu dem zu wägenden Körper X hinzufügt, negativ, wenn sie zu den Normalgewichten hinzugefügt werden, positiv gerechnet werden.

Beispiel einer Gaussschen Wägung.

Nr.	Belastung links	Belastung rechts	Ausschläge	Ruhelage		Differ.	Summe S
1	X	$N + 1$ mg	—0,1 —2,6 —0,2	—1,38	(1—2)	—2,58	(1—2) + (4—3)
2	$N + 1$ mg	X	+0,3 +2,1 +0,3	+1,20			—0,60
3	N	X	+0,1 —6,6 ±0,0	—3,28	(4—3)	+1,98	
4	X	$N + 1$ mg	—0,2 —2,4 —0,2	—1,30			

Empfindlichkeit $\varepsilon = 1{,}20 + 3{,}28 = 4{,}48$ Skt. für 1 mg,

$$\frac{S}{4\,\varepsilon} = \frac{-\,0{,}60}{17{,}92} = -0{,}034 \text{ mg},$$

$$\frac{1}{4}\,\Sigma Z = +3 \cdot 1 \text{ mg} = +0{,}750 \text{ mg},$$

$$X - N = +0{,}316 \text{ mg}.$$

Mathematisch verläuft also die Wägung in folgender Weise:

Es soll X mit N verglichen werden, l und r seien die Längen der beiden Waagen-
arme, und die Zulagen z seien so notiert, als ob sie stets zu N hinzugefügt werden; d. h.
also, eine Zulage zu X wird mit umgekehrtem Vorzeichen in Rechnung gesetzt. Es ist also:

$$\begin{aligned}
X\,l &= (N + z_1)\,r + \alpha, \\
(N + z_2)\,l &= X\,r + \beta, \\
(N + z_3)\,l &= X\,r + \gamma, \\
X\,l &= (N + z_4)\,r + \delta.
\end{aligned}$$

Die Werte α, β, γ, δ sind die beobachteten Ruhelagen, deren Differenz gegen die Ruhelage Null man natürlich in Gewichtswert umrechnet. Aus obigen Gleichungen folgt:

$$\begin{aligned}
(X - N - z_2)\,l &= (N + z_1 - X)\,r + \alpha - \beta, \\
(X - N - z_3)\,l &= (N + z_4 - X)\,r + \delta - \gamma, \\
(X - N)\,l &= (N - X)\,r + z_2\,l + z_1\,r + \alpha - \beta, \\
(X - N)\,l &= (N - X)\,r + z_3\,l + z_4\,r + \delta - \gamma, \\
2(X - N)(l + r) &= l\,\Sigma z + (\alpha - \beta) + (\delta - \gamma)
\end{aligned}$$

mit Rücksicht darauf, daß die Zulagen natürlich nur klein und l sehr nahe gleich r ist.
Da ja $l + r$ zu $2\,l$ angesetzt werden kann, folgt endlich

$$X - N = \frac{1}{4}\,\Sigma Z + \frac{(\alpha - \beta) + (\delta - \gamma)}{4}$$

wie im obigen Schema durchgeführt.

Ob man eine solche Wägung mit einzelnen Gewichtsstücken oder unter
Anwendung des Reiters ausführt, ist natürlich vollkommen gleichgültig. Der
Einfachheit sei auch ein zweites vollständiges Schema unter Anwendung des
Reiters mit seiner ganzen Berechnung mitgeteilt.

Beispiel einer Gaussschen Wägung mit Reiter (Reiterlineal von links nach rechts geteilt),
Mitte 5,0 mg.

Nr.	Belastung links	Belastung rechts	Reiter	Ausschläge	Ruhelage	Differenz	Summe S
1	X	N	7,5 mg	—2,3 —0,1 —2,1	—1,15	—1,25	
2	N	X	5,0 ,,	+1,3 —1,1 +1,3	+0,10		+0,05
3	N	X	8,0 ,,	—2,4 —1,8 —2,2	—2,05	+1,30	
4	X	N	7,0 ,,	±0,0 —1,5 ±0,0	—0,75		

$$\varepsilon = 2{,}15 \text{ Skt.} = 3 \text{ mg} \quad \text{oder} \quad 0{,}72 \text{ Skt.} = 1 \text{ mg}$$

$$\frac{S}{4\,\varepsilon} = \frac{+0{,}05}{2{,}88} = +0{,}02 \text{ mg}$$

$$\frac{1}{4}\Sigma z = \frac{1}{4}(+2{,}5 + 0{,}0 - 3{,}0 + 2{,}0) = +0{,}38 \text{ mg}$$

$$X - N = +0{,}40 \text{ mg}$$

Zur Erläuterung:
Zulagen

1. zu N 7,5 — 5,0 = +2,5
2. zu X 0   0   }
3. zu X 8,0 — 5,0 = +3,0 } negativ anzusetzen
4. zu N 7,0 — 5,0 = +2,0

5. Die Korrektion bei Wägungen.

Damit ist im wesentlichen das Notwendigste über die Durchführung der Wägung selbst gesagt. Es soll nunmehr darauf eingegangen werden, wie diese Wägung weiter verarbeitet wird. Es ist schon oben gelegentlich gesagt worden, daß der Hauptübelstand, der bessere Wägungen erschwert, der Einfluß der umgebenden Luft ist. Genau in derselben Weise, wie ein Körper in Wasser einen Auftrieb erleidet und damit an Gewicht verliert, verliert auch jeder Körper an Gewicht dadurch, daß er sich in Luft befindet. Nach dem bekannten archimedischen Prinzip ist dieser Gewichtsverlust gleich dem Gewicht der verdrängten Luft, und wenn man berücksichtigt, daß ein Liter Luft von 0° bei einem Barometerstand von 760 mm 1,293 g wiegt, kann man damit in allen Fällen den Gewichtsverlust ermitteln und in Rechnung setzen.

Zunächst muß man sich klarmachen: wenn man z. B. zwei Gewichtsstücke miteinander vergleichen will, die, wie üblich, z. B. beide aus Messing sind, so ist es zunächst einmal klar, daß beide mit sehr großer Annäherung gleich schwer sind, und daß beide auch den gleichen Raum einnehmen, weil sie eben aus dem gleichen Material bestehen. Infolgedessen wird der Luftauftrieb auf beide Stücken gleich, so daß er praktisch vollkommen herausfällt. Irgendeine Berücksichtigung der Luftkonstanten ist also in einem solchen Fall überhaupt nicht nötig. Mit anderen Worten allgemein: eine Berücksichtigung des Luftauftriebs bei Wägungen ist nicht erforderlich, sowie Körper und Gewichte gleiche Dichte haben bzw. den gleichen Raum einnehmen. Das gibt auch sofort die Ausnahme von dieser Regel, nämlich bei Wägungen feinster Art, z. B. bei der Prüfung von Gewichtssätzen, wobei wohl beide aus gleichem Material bestehen, aber dieses Material bei beiden nicht immer so gleichartig ist, daß sie tatsächlich nicht ganz den gleichen Raum einnehmen. Wohlgemerkt gilt das nur für die allerfeinsten Wägungen, die wohl nur in ganz besonderen Ausnahmefällen vorkommen. Aber für den praktischen Chemiker kann man damit bereits einen Vorteil erzielen. Liegt z. B. der Fall vor, daß man in einer größeren Platinschale einen nur ganz geringfügigen Niederschlag wägen muß, ein Fall, der z. B. eintritt, wenn man den Gehalt von destilliertem Wasser an festen Substanzen bestimmen will, und daß man zu diesem Zweck in einer Platinschale verdampft hat, so kann es geschehen, daß man die Platinschale innerhalb einer längeren Zeit rein und mit dem Niederschlag wägt, und zwar wie üblich mit Messinggewichten, wobei also der Luftauftrieb zweifellos eine Rolle spielt und merkliche Fehler entstehen können, wenn die Luftkonstanten bei diesen beiden Wägungen, was ja ohne weiteres möglich ist, infolge inzwischen eingetretener Änderungen von Temperatur und Luftdruck verschiedenartig sind. Wenn man dagegen die Platinschale durch eine gleichartige oder durch Platingewichte oder Platinblech gleichen Gewichts austariert und man dann noch nur geringfügige Zulagen, vielleicht Bruchteile eines Gramms in Normalgewichten, zur Herstellung des vollen Gleichgewichts bedarf, so hat man praktisch auf beiden Seiten der Waage den gleichen Raum Schale und Gewichten und ist damit von Luftdichteeinflüssen frei. Ein Fall, wie man auf einem solchen Wege den Lufteinfluß ausschalten kann, vgl. weiter unten, bei Dichteermittelungen mit Pyknometer (Kompensationspyknometer).

In der überwiegenden Zahl der Fälle wird allerdings eine Berücksichtigung des Luftauftriebs unvermeidlich sein. Mathematisch gestaltet sich der Vorgang folgendermaßen:

Ein Körper der Dichte d und einer Masse X nimmt den Raum $\dfrac{X}{d}$ ein, erleidet also einen Luftauftrieb von $\dfrac{X}{d}\gamma$, wenn γ die Luftdichte ist. Die Normalgewichte der Masse N und Dichte n haben den Raum $\dfrac{N}{n}$. Der Luftauftrieb auf diese ist entsprechend $\dfrac{N}{n}\gamma$. Auf der Waage stellt man fest, daß die beiden verglichenen Massen, jede um den Luftauftrieb verkleinert, gleich sind; es ist also

$$X - \frac{X}{d}\gamma = N - \frac{N}{n}\gamma,$$

also
$$X\left(1 - \frac{\gamma}{\delta}\right) = N\left(1 - \frac{\gamma}{n}\right),$$

oder
$$X = N\left(1 + \frac{\gamma}{\delta} - \frac{\gamma}{n}\right) = N + \gamma\left(\frac{1}{\delta} - \frac{1}{n}\right)N.$$

Um zu einer Übersicht zu gelangen, welchen Einfluß die Luftdichte und ihre Änderungen überhaupt ausüben können, muß man sich klarmachen, welche Veränderungen möglich sind. Man kann vielleicht annehmen, daß in den üblichen Laboratorien die Lufttemperatur im Wägezimmer in den Grenzen von 10° bis 25° schwanken wird. Ebenso kann man annehmen, daß der Luftdruck in einem Laboratorium in den Grenzen von 780 und 730 mm schwanken wird. Andere Werte sind für den Luftdruck ausgeschlossen, wobei diese Zahlen so angesetzt sind, als ob das Laboratorium in Meereshöhe liegt. Man muß sich aber klarmachen, daß diese Grenzen nicht eingehalten werden können, sowie man verschiedene Laboratorien in Betracht zieht. Wenn man berücksichtigt, daß mit großer Annäherung eine Höhenlagenänderung von 1 m bereits eine Änderung des Luftdrucks von 0,1 mm zur

Folge hat, so ist es klar, daß in Laboratorien, die vielleicht 800 m hoch liegen, also durchschnittlich 80 mm niedrigeren Barometerstand haben, daß in solchen Laboratorien also der höchstmögliche Barometerstand nur 700 mm beträgt und der niedrigste 650 mm. Da man ja aber im allgemeinen mit seinem Laboratorium nicht wandert, können derartige Änderungen außer Betracht bleiben, man kann vielmehr damit rechnen, daß in einem Laboratorium der Barometerstand um nicht mehr als äußerstenfalls 50 mm schwanken kann.

Nun ist es klar, daß die Luftdichte am größten ist bei niedriger Temperatur und hohem Barometerstand. Demgemäß kann man ansetzen, daß für den Fall 10° und 780 mm das Luftgewicht 1,277 mg für das Kubikzentimeter beträgt und für den anderen Grenzfall für 25° und 730 mm 1,131 mg für das Kubikzentimeter. Daraus folgt, wenn man z. B. mit einem Pyknometer eine Wassermenge von 50 ccm mit Hilfe von Messinggewichten wägt, so hat man auf der einen Seite der Wage einen Raum von 50 ccm, auf der andern Seite, da Messing die durchschnittliche Dichte von 8,5 hat, einen Raum von 50 : 8,5 = 5,9 ccm; mit andern Worten: man hat auf beiden Seiten der Waage einen Unterschied im Raumgehalt von 41,1 ccm, auf den der Luftauftrieb voll wirkt. Wenn man also die möglichen äußersten Änderungen des Luftauftriebs nicht berücksichtigt, kann man damit Wägefehler machen, die bis zum Betrage von 41,1 (1,277 — 1,131) = 6,0 mg ansteigen. Wenn man auch im allgemeinen mit solchen extremen Werten nicht zu rechnen braucht, so muß man sich doch klar sein, daß unter besonderen Bedingungen solche Fehler eintreten können.

Es ist also notwendig, daß man in allen solchen Fällen sich klarmacht, mit welcher Genauigkeit man den Lufteinfluß berücksichtigen muß, um keine unnötigen Fehler zu begehen. Bei den feinsten Wägungen, wobei auf die höchstmögliche Genauigkeit zu achten ist, ist es unvermeidlich, daß man die Raumgehalte von Normalgewichten und zu wägendem Körper und ebenso die Luftkonstanten, mit aller Strenge einzeln von Fall zu Fall bestimmt und damit die Wägungsergebnisse rechnerisch verbessert. Diese immerhin sehr schwierige Aufgabe wird man bei den weitaus meisten Wägungen nicht zu lösen haben. Es wird vielmehr dann in allen Fällen genügen, mit Näherungswerten zu arbeiten.

Zunächst wird es fast immer ausreichend sein, den Raumgehalt der Gewichte einfach aus ihrem Material abzuleiten. Zu diesem Zweck sei die nachstehende Tabelle der Dichten der wichtigsten Materialien mitgeteilt, aus denen Gewichte hergestellt werden.

Dichte von Werkstoffen für Gewichte:

Aluminium	2,5	Messing	8,4
Bergkristall	2,65	Neusilber	8,5
Eisen	7,6	Nickel	8,3
Glas	2,5	Platin	21,3
Gold	19,3	Platiniridium	21,6
Porzellan	2,2		

Es sei nebenher erwähnt, daß man in der überwiegenden Zahl der Fälle z. B. den Raumgehalt der Bruchgramme meistens schon unberücksichtigt lassen kann, wohlgemerkt aber nur bei Wägungen der üblichen analytischen Substanzmengen von einigen Gramm bis 50 Gramm. Viel schwieriger ist es meistenteils, den Raumgehalt des zu wägenden Körpers festzustellen. Man ist dabei sehr häufig in die Zwangslage versetzt, nur mit Annäherungen zu arbeiten, falls man nicht besondere Versuche ausführen will, um den Raumgehalt zu ermitteln. Bei Flüssigkeiten wird man ja meistenteils mit sehr großer Annäherung ihre Dichte kennen oder sie aus den bekannten Tabellensammlungen entnehmen können, bei festen Körpern kann man sie in vielen Fällen durch Ausmessen und Berechnen ermitteln. Es wird nützlich sein, zu erwähnen, daß die Fehler um so geringer werden, je mehr Gewichte und zu wägender Körper in der Dichte übereinstimmen. Wie man sich in solchen Fällen zu verhalten hat, ist im einzelnen fast unmöglich zu sagen, das muß von Fall zu Fall entschieden werden. Bei den sehr häufig vorzunehmenden Wägungen von Flüssigkeiten kennt man ja meistenteils die Dichte der Flüssigkeit und das Gewicht des leeren Gefäßes. Daraus kann man den Raum der Flüssigkeit berechnen, nachdem man ihr tatsächliches Gewicht festgestellt hat, und aus dem Gewicht des leeren Gefäßes und der durchschnittlichen Dichte von Glas auch den Raum des Glases ableiten. Als Glasdichte genügt es im allgemeinen, 2,5 anzusetzen. Man muß dabei noch beachten, daß derartige Glasgefäße bei den Wägungen dann selbstverständlich offen sein müssen. Wenn man ein fest verschlossenes Glasgefäß wägt, das Flüssigkeit enthält, ist selbstverständlich der Raum der Flüssigkeit vollkommen gleichgültig. Es wirkt dann für den Auftrieb nur der äußere Raum des geschlossenen Gefäßes.

Bei den feinsten Wägungen wird es gemäß Vorstehendem notwendig sein, die Luftdichte in ihrer Abhängigkeit von Temperatur und Luftdruck besonders zu ermitteln. Die Ermittelung der Temperatur der Luft wird mit einem Thermometer vorgenommen, das am besten im Waagekasten aufgehängt ist, schon weil es dabei am sichersten der Beeinflussung durch die Wärme des Beobachters und anderer Wärmequellen entzogen ist. Die Bestimmung des Luftdrucks erfolgt mit Hilfe eines B a r o m e t e r s , über das an anderer Stelle genauer gesprochen werden wird. Hier sei darüber folgendes gesagt: Man kann als Barometer bei geringeren Ansprüchen ein Aneroidbarometer nehmen, das aber in gewissen Zwischenräumen mit einem guten Quecksilberbarometer verglichen werden muß, vielleicht alle Jahre; bei höheren Ansprüchen eines der üblichen Quecksilberbarometer. Dieses Quecksilberbarometer muß selbst wiederum hinsichtlich Temperatur korrigiert werden, wie an anderer Stelle gezeigt werden wird, da seine Angaben durch Temperaturänderungen immerhin recht erheblich beeinflußt werden. Die üblichen Quecksilberbarometer, insbesondere die für das Arbeiten im chemischen Laboratorium sehr geeigneten, sog. meteorologischen Stationsbarometer, sind ja stets Quecksilberbarometer, bei denen die Ablesung des Barometerstandes an einer Messingskala erfolgt. Man kann deswegen vielfach bequemer vorgehen. Normalerweise muß man bei der Ablesung des Quecksilberbarometers auch dessen Temperatur ablesen bzw. die Raumtemperatur bestimmen und mit deren Hilfe die Angabe des Barometers auf 0° umrechnen. Da ja das Barometer im allgemeinen im Wägezimmer hängen wird, kann man fast immer mit ausreichender Annäherung seine Temperatur mit der Lufttemperatur gleichsetzen, kann sich also eine Tafel der Abhängigkeit der Luftdichte von Temperatur und Barometerstand in der Weise berechnen, daß man die Tafel für die verschiedenen Lufttemperaturen und für Barometerstände aufstellt, die an einem gewöhnlichen Quecksilberbarometer abgelesen sind, das ebenfalls diese Lufttemperatur hat, das also nicht auf 0° umgerechnet ist. Eine solche vom Verfasser berechnete Tabelle ist nachstehend mitgeteilt. Eine zweite Tabelle, die man benutzen kann, wenn man an einem Aneroidbarometer abliest, das,

Gewicht eines Liters Luft in Milligramm, bei normalem Kohlensäuregehalt und 50% Feuchtigkeit.

Ablesung des Drucks an einem Quecksilberbarometer mit Messingskala bei der Temperatur t:

Druck mm \ Temp. t	680	690	700	710	720	730	740	750	760	770	780	Änderung für 1 mm Druckdifferenz	Korrektion für 10% Feuchtigkeitsänderung
0	1155,5	1172,5	1189,6	1206,6	1223,6	1240,6	1257,6	1274,6	1291,6	1308,6	1325,7	1,70	0,29
5	1133,1	1149,8	1166,5	1183,2	1199,9	1216,6	1233,3	1250,0	1266,7	1283,4	1300,1	1,67	0,41
6	28,7	45,4	62,0	78,6	95,3	11,9	28,5	45,2	61,8	78,4	1295,1	1,66	0,45
7	24,4	40,9	57,5	74,1	90,6	07,2	23,8	40,3	56,9	73,5	90,1	1,66	0,48
8	20,0	36,5	53,0	69,5	86,0	02,5	19,0	35,6	52,0	68,5	85,1	1,65	0,51
9	15,6	32,1	48,6	65,0	81,4	1197,9	14,3	30,8	47,2	63,7	80,1	1,64	0,54
10	1111,3	1127,7	1144,1	1160,5	1176,9	1193,3	1209,6	1226,0	1242,4	1258,8	1275,2	1,64	0,57
11	07,0	23,4	39,7	56,0	72,3	88,7	05,0	21,3	37,6	53,9	70,3	1,63	0,61
12	02,7	19,0	35,3	51,6	67,8	84,1	00,3	16,6	32,9	49,1	65,4	1,63	0,65
13	1098,5	14,7	30,9	47,1	63,3	79,5	1195,7	11,9	28,1	44,2	60,5	1,62	0,69
14	94,2	10,4	26,5	42,7	58,8	75,0	91,1	07,2	23,4	39,4	55,7	1,61	0,73
15	1090,0	1106,1	1122,2	1138,2	1154,3	1170,4	1186,5	1202,6	1218,7	1234,8	1250,9	1,61	0,73
16	85,8	01,8	17,8	33,8	49,9	65,9	82,0	1198,0	14,0	30,0	46,1	1,60	0,83
17	81,6	1097,6	13,6	29,4	45,4	61,5	77,4	93,4	09,3	25,3	41,3	1,60	0,88
18	77,4	93,3	09,3	25,0	40,9	57,0	72,9	88,8	04,7	20,6	36,5	1,59	0,92
19	73,2	89,1	05,0	20,7	36,5	52,5	68,3	84,2	00,1	15,9	31,8	1,59	0,99
20	1069,1	1084,8	1100,6	1116,4	1132,2	1148,0	1163,8	1179,6	1195,5	1211,2	1227,0	1,58	1,05
21	64,9	80,6	1096,4	12,1	27,9	43,6	59,4	75,1	90,8	06,6	22,3	1,57	1,12
22	60,7	76,4	92,1	07,8	23,5	39,2	54,9	70,6	86,3	01,9	17,6	1,57	1,19
23	56,6	72,2	87,9	03,5	19,1	34,8	50,4	66,0	81,7	1197,3	12,9	1,56	1,26
24	52,5	68,1	83,6	1099,2	14,8	30,4	46,0	61,5	77,1	92,7	08,3	1,56	1,33
25	1048,4	1063,9	1079,4	1094,9	1110,5	1126,0	1141,5	1157,0	1172,6	1188,1	1203,6	1,55	1,40
26	44,3	59,7	75,2	90,7	06,1	21,6	37,0	52,5	68,0	83,5	1198,9	1,55	1,47
27	40,2	55,9	71,0	86,4	01,8	17,2	32,6	48,0	63,5	78,9	94,3	1,54	1,55
28	36,1	51,4	66,8	82,1	1097,5	12,8	28,2	43,6	58,9	74,3	89,6	1,54	1,64
29	32,0	47,3	62,6	77,9	93,2	08,5	23,7	39,1	54,4	69,7	85,0	1,53	1,73
30	1027,9	1043,1	1058,4	1073,6	1088,9	1104,1	1119,4	1134,6	1149,9	1165,1	1180,4	1,52	1,84

falls es richtig justiert ist, stets gleiche Angaben macht, wie ein auf 0° umgerechnetes Quecksilberbarometer, ist für diesen Zweck mitgeteilt.

Beide Tafeln sind für eine durchschnittliche Luftfeuchtigkeit berechnet, denn auch die Luftfeuchtigkeit verändert ein wenig die Luftdichte. Die Verbesserung der Zahlen für Abweichungen der Feuchtigkeit, soweit das noch erforderlich ist, sind dort angegeben. Größere Feuchtigkeiten verringern die Luftdichte, kleinere Feuchtigkeiten vergrößern sie. Die Zahlen sind also demgemäß negativ bzw. positiv anzusetzen.

Die Zahlen der Tafeln sind auf 1 mg etwa zuverlässig. Die Restzahlen sind nur zu Interpolationszwecken mitgeteilt.

Solange man nicht auf große Genauigkeit Wert zu legen braucht, wird es genügen, nicht diese ausführliche Tabelle zu benutzen, sondern nur mit einem durchschnittlichen Wert der Luftdichte zu rechnen, also einem Wert für die durchschnittliche Raumtemperatur und einen mittleren Barometerstand. Je nach der Lage des Laboratoriums und den äußeren Verhältnissen ist dieser Wert natürlich verschieden. Man kann ihn für Norddeutschland ganz rund zu etwa 1,2 ansetzen, für höher gelegene Gegenden entsprechend niedriger.

Wenn man daher in der geschilderten Weise einfacher rechnen kann, wird man mit der auf S. 182 angegebenen Tafel auskommen. Sie ist unter der Voraussetzung berechnet, daß man mit Messinggewichten arbeitet und einen durchschnittlichen Wert der Luftdichte annimmt, nämlich 1,2. Wird dann

Gewicht eines Liters Luft in Milligramm, bei normalem Kohlensäuregehalt und 50% Feuchtigkeit.

Ablesung des Drucks an einem auf 0° reduzierten Quecksilberbarometer.

Druck mm \ Temp. t	680	690	700	710	720	730	740	750	760	770	780	Änderung für 1 mm Druckdifferenz	Korrektion für 10% Feuchtigkeitsänderung
0	1155,5	1172,5	1189,6	1206,6	1223,6	1240,6	1257,6	1274,6	1291,6	1308,4	1325,7	1,70	0,29
5	1134,1	1150,8	1167.5	1184,2	1200,9	1217,6	1234,3	1251,0	1267,7	1284,4	1301,1	1,67	0,41
6	29,9	46,5	63,1	79,8	1196,4	13,1	29,7	46,4	63,0	79,7	1296,3	1,66	0,45
7	25,7	42,3	58,8	75,4	92,0	08,6	25,2	41,8	58,4	75,0	91,5	1,66	0,48
8	21,5	38,0	54,5	71,1	87,6	04,1	20,6	37,2	53,7	70,2	86,7	1,65	0,51
9	17,3	33,8	50.2	66,7	83,2	1199,7	16,1	32,6	49,1	65,5	81,9	1,65	0,54
10	1113,2	1129,6	1146,0	1162,4	1178,8	1195,2	1211,6	1228,0	1244,4	1260,9	1277,3	1,64	0,57
11	09,0	25,4	41,7	58,1	74,4	90,8	07,1	23,5	39,9	56,2	72,5	1,63	0,61
12	04,9	21,2	37,5	53,8	70,1	86,4	02,7	19,0	35,3	51,6	67,8	1,63	0,65
13	00,8	17,0	33,3	49,5	65,8	82,0	1198,3	14,5	30,7	47,0	63,2	1,62	0,69
14	1096,7	12,9	29,1	45,3	61,5	77,6	93,8	10,0	26,2	42,4	58,6	1,62	0,73
15	1092,7	1108,8	1124,9	1141,1	1157,2	1173,3	1189,4	1205,6	1221,7	1237,8	1253,9	1,61	0,78
16	88,6	04,7	20,8	36,8	52,9	69,0	85,1	01,1	17,2	33,2	49,3	1,61	0,83
17	84,6	00,6	16,6	32,6	48,6	64,7	80,7	1196,7	12,7	28,7	44,7	1,60	0,88
18	80,6	1096,5	12,5	28,4	44,4	60,4	76,3	92,3	08,2	24,2	40,2	1,60	0,93
19	76,6	92,5	08,4	24,3	40,2	56,1	72,0	87,9	03,8	19,7	35,6	1,59	0,99
20	1072,6	1088,4	1104,3	1120,1	1136,0	1151,8	1167,7	1183,5	1199,4	1215,2	1231,1	1,58	1,05
21	68,6	84,4	00,2	15,9	31,8	47,6	63,4	79,2	94,9	10,7	26,5	1,58	1,12
22	64,6	80,3	1096,1	11,8	27,6	43,3	59,1	74,8	90,5	06,3	22,0	1,57	1,19
23	60,6	76,3	92,0	07,7	23,4	39,1	54,8	70,5	86,1	01,8	17,5	1,57	1,26
24	56,6	72,3	87,9	03,6	19,2	34,8	50,5	66,1	81,8	1197,4	13,0	1,56	1,33
25	1052,7	1068,3	1083,9	1099,5	1115,0	1130,6	1146,2	1161,8	1177,4	1192,9	1208,5	1,56	1,40
26	48,7	64,3	79,8	95,4	10,9	26,4	41,9	57,5	73,0	88,5	04,0	1,55	1,47
27	44,8	60,2	75,7	91,2	06,7	22,2	37,7	53,1	68,6	84,2	1199,6	1,55	1,55
28	40,8	56,3	71,7	87,2	02,6	18,0	33,4	48,8	64,2	79,7	95,1	1,54	1,64
29	36,9	52,3	67,6	83,0	1098,4	13,8	29,2	44,4	59,9	75,3	90,7	1,54	1,73
30	1033,0	1048,3	1063,5	1078,9	1094,2	1109,6	1124,9	1140,2	1155,6	1170,9	1186,2	1,53	1,84

mit s die Dichte des zu wägenden Körpers bezeichnet, so hat man an seinem ermittelten Gewicht eine Korrektion $m \cdot k$ in Milligrammen anzubringen, wenn das auf der Waage ermittelte Gewicht m Gramm beträgt. Die Größe der Korrektion k ist der Tabelle zu entnehmen.

Zum Schluß noch eine nicht überflüssige Bemerkung für den Fall der Wägung kleiner und kleinster Substanzmengen auf Mikrowaagen. Man muß dabei berücksichtigen, daß bei solchen Wägungen der Einfluß des Luftauftriebs trotz der Kleinheit der Substanzmenge sich in genau gleicher Weise bemerkbar

Tafel zur Reduktion von Wägungen auf das Vakuum.

(Die Wägungen sind mit Messinggewichten ausgeführt. Wenn der zu wägende Körper die Dichte s hat und m g wiegt, so ist zur Reduktion auf Vakuum die Korrektion $m \cdot k$ in Milligrammen anzubringen.)

s	k	s	k	s	k
0,7	+1,57	2,0	+0,457	8	+0,007
8	36	2,5	337	9	—0,010
9	19	3,0	257	10	23
1,0	06	3,5	200	11	34
1	0.95	4,0	157	12	43
2	86	4,5	124	13	51
3	78	5,0	097	14	57
4	71	5,5	075	15	63
5	66	6,0	057	16	68
6	61	6,5	042	17	72
7	56	7,0	029	18	74
8	52	7,5	017	19	80
9	49	8,0	+0,007	20	83
2,0	+0,46			21	86
				22	—0,089

Beispiel: Das Gewicht einer abgewogenen Menge hochprozentiger Schwefelsäure ($s = 1,81$) betrage 15,3463 g. Die Korrektion ist dann $+ 0,52 \cdot 15,34$ mg $= +8,0$ mg, Das wahre Gewicht also 15,3543 g.

macht wie bei den üblichen Wägungen größerer Mengen. Das erfolgt einfach aus dem Grunde, weil die Genauigkeit der Wägung entsprechend höher ist. Wenn man mit einer analytischen Wage von 50 g auf 1 mg genau arbeitet und keine größeren Fehler als 1 mg begehen will, so ist das hinsichtlich der Wägegenauigkeit und des Einflusses des Luftauftriebs genau gleichwertig, wie wenn man auf 0,0001 mg genau wiegt, bei Substanzmengen von 5 mg. Wie man sieht, muß man in diesem Fall hinsichtlich aller Korrektionen genau so rechnen wie bei den üblichen Fällen. Insbesondere dürfte es noch nützlich sein zu erwähnen, daß gerade die tote Last bei Mikrowägungen vielfach nicht unbedeutend ist; bei den üblichen Wägungen ist meistens Substanz und Gefäß, in dem sie aufbewahrt werden, im Gewicht in der gleichen Größenordnung; das trifft bei Mikrowägungen nicht immer zu. Im Gegenteil, es kann sehr leicht der Fall eintreten, daß das Gewicht, dessen Kenntnis eigentlich allein interessiert, vielleicht nur $^1/_{1000}$ der Last beträgt, die auf der Waage steht.

X. Messung der Dichte.

1. Allgemeines.

Mit dem Ausdruck „Dichte" bzw. „spezifisches Gewicht" bezeichnet man im allgemeinen zwei gleichartige Begriffe, obwohl sie tatsächlich, wie in der Einleitung gesagt ist, nicht vollkommen gleichartig sind. Es ist üblich, diese Begriffe als das Verhältnis der Masse eines Körpers zu seinem Raumgehalt bzw. als die Masse seiner Raumeinheit zu definieren, was selbstverständlich genau das gleiche ist, oder als das Verhältnis des Gewichts des betreffenden Körpers zu dem Gewicht der gleichen Menge einer Normalsubstanz, wozu man ja bekanntlich reines Wasser im Zustand seiner größten Dichte, nämlich bei der Temperatur $+4°$ C wählt. Aus diesen beiden Definitionen folgt ohne weiteres, daß sie völlig identisch wären, wenn die ursprünglich beabsichtigte Definition für das metrische System vollkommen in aller Strenge erreicht worden wäre, nämlich daß die Raumeinheit Wasser gerade der Masseneinheit entspräche. Da dieses nun aber bekanntlich, wie schon früher auseinandergesetzt (vgl. S. 74), nicht in aller Strenge der Fall ist, so muß ein gewisser Unterschied zwischen beiden Definitionen bestehen, der bekanntlich nach den dort angegebenen Zahlen etwa $^3/_{100000}$ ausmacht. Wie wohl bekannt sein dürfte, machen die Verfahren zur Bestimmung der Dichten von eigentlichen reinen Raummessungen nur verhältnismäßig wenig Gebrauch, dagegen ganz überwiegend von Wägungen. Es wird daher praktisch von der Definition der Dichte, die auf die Raumeinheit zurückgeht, fast niemals Gebrauch gemacht, ganz abgesehen davon, daß dieser Unterschied überhaupt nur bei feinsten Dichtebestimmungen eine Rolle spielt.

Die Kenntnis der Dichte eines Körpers ist nun in vielen Fällen für ihn vollkommen charakteristisch, so daß es wohl berechtigt ist, die Verfahren zu ihrer Ermittlung ausführlich zu behandeln. Indessen ist in den Eigenschaften der verschiedenen Körper ein merklicher Unterschied zu machen, und unter sämtlichen festen Körpern finden wir nur verschwindend wenige, deren Dichte ein wirkliches Charakteristikum für sie ist. Es handelt sich dabei eigentlich nur um die Kristalle, insbesondere um den physikalisch sehr wichtigen Quarz, dessen Dichte wohlbekannt und für alle Sorten von Quarz unabhängig von seiner Herkunft wirklich charakteristisch ist. Auch hierbei darf man keine allzu hohen Ansprüche an Genauigkeit stellen. Auch bei andern reinen Substanzen im festen Zustand ist die Dichte angenähert charakteristisch für sie, aber nur mit einer rohen Annäherung. Nehmen wir nur als Beispiel die Metalle im Zustande ihrer völligen Reinheit, so wird man kaum eins finden, das durch die Angabe seiner Dichte wirklich einwandfrei charakterisiert ist. Praktisch finden ja reine Metalle kaum jemals Anwendung, und man braucht nur an den verhältnismäßig einfachen Fall des Eisens zu denken in seiner Legierung mit Kohlenstoff, was bei den üblichen Zusammensetzungen seine Dichte nur verschwindend wenig ändert, und trotzdem finden wir nach der Art der Herstellung und der Behandlung ganz beträchtliche Unterschiede in Dichte und ganz gewaltige in den Eigenschaften, so daß durch diese Zahlen die Art einer Stahlsorte auch nicht im entferntesten definiert ist. Es erscheint als ein völlig aussichtsloses Beginnen, feste Körper hinsichtlich ihrer Dichte definieren zu wollen. Daß es in einzelnen Fällen trotzdem möglich ist, bedarf weiter keiner Begründung.

Ganz anders liegt die Sache mit Flüssigkeiten. Nehmen wir nur den einfachen Fall des Wassers, das seiner Dichte nach mit vollster Sicherheit und höchster Genauigkeit völlig eindeutig definiert ist. Und was für das Wasser gilt, gilt in ganz ähnlicher Weise auch für eine Unzahl anderer Flüssigkeiten, so z. B. für Quecksilber, wenn auch hier nach seiner Herkunft und damit nach seinem Isotopenverhältnis in den letzten Dezimalen seiner Dichte sich gewisse Unstimmigkeiten ergeben. Aber hierbei ist noch ein weiterer Umstand zu beachten, der ungemein wichtig ist. Wenn wir Mischungen von Flüssigkeiten, die im einzelnen ihren Eigenschaften nach gut bekannt sind, bzw. Lösungen herstellen, so gilt für diese praktisch vollkommen das gleiche, wie für die Einzelflüssigkeiten, wenn auch diese Vereinigungen andere Eigenschaften haben. Das gleiche gilt auch weiter für die Lösung von Salzen in Flüssigkeiten. Mit andern Worten kurz zusammengefaßt: bei Flüssigkeiten ist in der ganz überwiegenden Zahl ihre Dichte ein Charakteristikum für die Flüssigkeit bzw. ihre Zusammensetzung. Wollen wir zunächst einmal davon absehen, wie die Flüssigkeiten ihre Eigenschaften mit Temperaturänderungen ändern. Wenn wir uns Lösungen von Kochsalz in Wasser in verschiedenen Mischungsverhältnissen herstellen, so können wir mit großer Genauigkeit und völliger Sicherheit aus der Dichte ermitteln, welchen Kochsalzgehalt die Lösung hat. Genau das gleiche gilt für Mischungen von Schwefelsäure und Wasser und ebenso für Mischungen von Wasser und Alkohol. Diese Eigenschaft der Flüssigkeit hat den Vorteil für technische Zwecke, daß es damit mit sehr leichter Mühe möglich ist, den in der Fabrikation veränderlichen Gehalt von Flüssigkeiten an wertvollen Stoffen durch einfache Dichtebestimmung zu ermitteln. So ist es z. B. ohne weiteres möglich, durch Dichtebestimmungen beim Zuckersieden den Zuckergehalt der Lösung festzustellen, ebenso wie bei den meisten Säurefabrikationen den Prozentgehalt der Säure und bei der Alkoholdestillation den Alkoholgehalt, wobei noch besonders der Vorteil ins Gewicht fällt, daß die Dichteermittlung in wenigen Sekunden erfolgen kann.

Eine Ausnahme von dieser allgemeinen Regel für Flüssigkeiten macht nur eine nicht unbedeutende Anzahl organischer Flüssigkeiten, die in ihren Eigenschaften nicht so wohl definiert sind, so daß diese Regel für sie nur immer eine begrenzte Gültigkeit hat. Das gilt z. B. für Benzol und ähnliche Flüssigkeiten, für Petroleumdestillate, Öle und ähnliche Substanzen, von denen gerade die hier genannt sind, die technisch von maßgebender Bedeutung sind. Es ist unmöglich, aus der zufälligen Dichte von Benzin seine genauere Zusammensetzung entnehmen zu wollen. Man muß allerdings auch hierbei wieder berücksichtigen, daß man in vielen Fällen die Dichte nur als ein besonderes Hilfsmittel für andere Zwecke gebraucht, denn der Handel verfährt hierbei meistenteils so, daß derartige Flüssigkeiten im Großhandel nach Gewicht abgegeben werden. Sie werden in großen Tanks mit der Eisenbahn verschickt, und der Inhalt dieser Tanks wird gewogen. Im Kleinhandel dagegen werden sie nach Raummaß abgegeben, wie es z. B. mit der Brennölversorgung für Kraftwagen hinlänglich bekannt ist. Bei derartigen Handelsgebräuchen bedarf man also, um eine Sicherheit über den Verkauf zu erhalten, unter allen Umständen der Dichte der zufällig vorhandenen Substanz, um in einwandfreier Weise den Übergang von Masse auf Raum rechnerisch feststellen zu können. Auch das ist durch Dichtebestimmung in allereinfachster Weise möglich.

Ganz gleichartig wie bei den Flüssigkeiten liegen auch die Verhältnisse bei Gasen, obwohl bei diesen die Dichtebestimmung praktisch von nicht sehr großer Bedeutung ist, abgesehen von einigen wichtigen Ausnahmefällen, wie es z. B. die Fabrikation von Leuchtgas ist. Sonst indessen gilt für Gase vollkommen das gleiche wie für Flüssigkeiten, so daß ein weiteres Eingehen darauf entbehrlich erscheint. Laboratoriumsmäßig indessen haben Gase und Dämpfe hinsichtlich ihrer Dichte eine größere Bedeutung, da die Dichte für das Molekulargewicht bzw. Atomgewicht der betreffenden Substanz charakteristisch ist. Näheres darüber folgt weiter unten. Es mag aber bei dieser Gelegenheit gleich erwähnt werden, daß auch hier die Verhältnisse etwas komplizierter liegen. So wird auch im allgemeinen angenommen, daß die Normalsubstanz für die Dichte von Gasen, die atmosphärische Luft nämlich, die ja bekanntlich eine Mischung ist, sehr wohl definiert ist. Das ist tatsächlich nicht der Fall. In den letzten Jahren ist experimentell festgestellt worden, daß die übliche Luft, selbstverständlich abgesehen von ihren Verunreinigungen in größeren Städten und Industriebezirken, in ihrer Dichte durchaus nicht so einheitlich ist, wie man allgemein angenommen hat, insbesondere auch in ihrer Dichte von Ort zu Ort bereits experimentell feststellbaren Schwankungen unterliegt. Auch Luft verschiedener Höhe scheint nicht ganz gleichartig zu sein, was ja physikalisch durchaus verständlich ist. Es gewinnt den Anschein, als ob es noch nicht mit völliger Sicherheit aufgeklärt ist, ob diese Unterschiede durch verschiedenartige Zusammensetzung der Luft hervorgerufen sind, was anscheinend nicht der Fall ist. Es dürfte indessen diese Frage hier nicht weiter interessieren, vielmehr mag es genügen, daß diese Unterschiede immerhin nur so unbedeutend sind, daß sie erst bei den feinsten wissenschaftlichen Messungen ins Gewicht fallen. Für die übliche Laboratoriumsmessung des Chemikers und des Physikers sind sie vollkommen gleichgültig[1].

---

[1] Es sei hierbei auf die Arbeiten von *Guye* und seinen Schülern verwiesen; z. B. *Guye, Kovacz* u. *Wourtzel,* Journ. Chim. Phys. Bd. 10, S. 332, 1912; *German,* a. a. O. Bd. 12, S. 66. 1914; *Moles,* a. a. O. Bd. 19, S. 100. 1921.

Die vorstehenden Ausführungen bedürfen noch gewisser Ergänzungen. Für feste Körper sei noch erwähnt, daß ihr Temperaturausdehnungskoeffizient immerhin so klein ist, daß die Dichteangaben für sie durch Temperaturänderungen nur ganz unwesentlich beeinflußt werden, schon mit Rücksicht auf die fast immer sehr geringfügige Genauigkeit. In den meisten Lehrbüchern und Tafelwerken findet man regelmäßig sehr ausführliche und ausgedehnte Zusammenstellungen der Dichten fester Körper. Es dürfte nicht unnütz sein, darauf hinzuweisen, daß bei diesen Zahlen die Genauigkeit ihrer Angaben fast immer ganz gewaltig übertrieben ist. Für feste Körper muß man damit rechnen, daß alle allgemeinen Angaben über ihre Dichte nur stark orientierenden Charakter haben können, und daß die Dichte für feste Körper ein rein individueller Begriff ist, der von Stück zu Stück schwankt und daher im Notfall an jedem Stück gesondert bestimmt werden muß.

Die D i c h t e von Flüssigkeiten hängt bekanntlich in sehr erheblichem Maße von der T e m p e r a t u r ab, so daß eine Dichteangabe einer Flüssigkeit ohne die zugehörige Temperaturangabe praktisch meistens wertlos ist. Wenn man daher eine Übersicht über die Dichteverhältnisse einer Flüssigkeit haben will, so ist es stets erforderlich, die Dichte in ihrer Abhängigkeit von der Temperatur zu ermitteln, und bei Lösungen und Mischungen bedarf man unbedingt einer solchen Tafel, die die Abhängigkeit der Dichte nicht nur von der Temperatur, sondern auch vom Gehalt festlegt. Es ist wohl ohne weiteres selbstverständlich, daß eine 50 proz. und eine 100 proz. Schwefelsäure in ihrer Temperaturausdehnung wesentlich verschieden sein werden. Ohnehin muß man damit rechnen, daß bei Flüssigkeiten die Temperaturausdehnung nicht vollkommen gleichmäßig verläuft. Charakteristisch ist ja das Verhalten des Wassers, das ein Maximum an Dichte in der Gegend von $+4°$ C hat. Allgemein kann man feststellen, daß bei Temperatursteigerungen Flüssigkeiten ihren Raum entsprechend vergrößern, und zwar ist fast regelmäßig die relative Raumvergrößerung um so größer, je höher die Temperatur liegt, so daß also ein Liter Flüssigkeit bei einer Erwärmung von $0°$ bis $1°$ seinen Raumgehalt weniger ändert als bei einer Erwärmung von $50°$ bis $51°$ usw. Noch ein anderer Punkt ist bei Flüssigkeiten zu berücksichtigen, nämlich die Dichteänderung bei Lösungen bzw. Mischungen. Wenn man ein Salz oder eine andere Flüssigkeit mit Wasser mischt, so wird im allgemeinen die Dichte einigermaßen gleichförmig zunehmen oder abnehmen, je nachdem man von der Substanz zusetzt, also bei Mischungen von Wasser mit konzentrierter Schwefelsäure nimmt die Dichte ganz angenähert je nach dem Prozentgehalt gleichförmig zu. Das geht aber nicht dauernd weiter. Auch hier erreicht die Dichte einen Maximalwert, der nicht bei 100 proz. Schwefelsäure liegt, wie man annehmen sollte, sondern etwas niedriger bei einigen 90 Proz., und bei stärkerer Konzentration nimmt die Dichte merkwürdigerweise ab, so daß es durch Dichtebestimmungen allein z. B. nicht möglich ist, zu unterscheiden, ob man etwa 100 proz. oder 90 proz. Schwefelsäure vor sich hat, und ähnliche Erscheinungen treten auch in einzelnen andern Fällen auf, bei denen also die Dichte für den Gehalt an Substanz nicht ohne weiteres charakteristisch ist. Für die Normalsubstanz Wasser mit ihren Dichteeigenschaften sei im nachstehenden eine ausführliche Tabelle angegeben, die den Zusammenhang zwischen Dichte und Temperatur angibt.

Dichte von Wasser bei verschiedenen Temperaturen mit den zugehörigen Logarithmen.

Grad C	d	Δ	log	Δ	Grad C	d	Δ	log	Δ
0	0,999868	59	999 942	26	20	0,998230	211	999231	92
1	9927	41	968	18	21	8019	222	139	97
2	9968	24	986	11	22	7797	232	042	101
3	9992	8	997	2	23	7565	242	998941	105
4	1,000000	8	000000	3	24	7323	252	836	110
5	0,999992	24	999 997	11	25	0,997071	261	918726	114
6	9968	39	986	17	26	6810	271	612	118
7	9929	53	969	23	27	6539	280	494	122
8	9876	68	946	29	28	6259	288	372	125
9	9808	81	917	35	29	5971	298	247	130
10	0,999727	95	999882.	42	30	0,995673		998117	
11	9632	107	890	47	35	4058		997411	
12	9525	121	793	52	40	0,992244		996619	
13	9404	133	741	58	45	0244		995732	
14	9271	145	683	63	50	0,988070		994788	
15	0,999126	156	999 620	68	60	3237		992658	
16	8970	168	552	73	70	0,977808		990254	
17	8802	179	479	78	80	1831		987591	
18	8622	190	401	83	90	0,965343		984682	
19	8432	202	318	87	100	0,958375		981535	

Diese Tabelle bezieht sich auf destilliertes Wasser, das ja bekanntlich bei höchsten Ansprüchen durchaus nicht als reines Wasser anzusehen ist. Es wird vielleicht in gewissen Fällen von Interesse sein, die Abhängigkeit der Dichte destillierten Wassers von seinen Verunreinigungen durch Salze zu kennen. Erfahrungsmäßig nach Versuchen, die in der Physikalisch-Technischen Reichsanstalt bei vielen Gelegenheiten angestellt sind, kann man mit ziemlicher Genauigkeit annehmen, daß destilliertes Wasser, das noch einen Rückstand von n mg im Liter beim Verdampfen hat, um n Einheiten in der 6. Stelle in der Dichte höher liegt.

Gase haben ja die vorteilhafte Eigenschaft, daß der Ausdehnungskoeffizient aller Gase und ebenso ihr Druckkoeffizient zahlenmäßig gleich sind, und zwar mit dem rundWenert von 0,003667 oder in Bruchform $1/_{273}$. Infolgedessen ist bei allen Gasen mit Rücksicht auf die Größe dieses Wertes eine recht genaue Temperatur- und Druckbestimmung notwendig, um seine Dichte zu ermitteln. Von Interesse wird auch weiterhin sein, die Umrechnungszahl auf die Normalsubstanz Luft von Gasdichten mitzuteilen, die auf die Dichte Wasser bezogen sind (was im allgemeinen nicht der Fall ist, weil die Zahl dafür immer recht klein wird). Man hat dabei zu berücksichtigen, daß Luft von 0° Temperatur und 760 mm Druck eine Dichte auf Wasser bezogen von 0,001293 hat. Mit Hilfe dieser Zahlen kann man daher einfach umrechnen, d. h. wenn man eine Gasdichte bezogen auf Luft auf die Wasserdichte umrechnen will, hat man sie mit dieser Zahl zu multiplizieren.

Es ist also für Gase

$$d_{\text{Luft}} = d_{\text{Wasser}} \cdot 773{,}4 \,.$$
$$d_{\text{Wasser}} = d_{\text{Luft}} \cdot 0{,}001293 \,.$$

Bei den üblichen Dichtebestimmungen, wie sie insbesondere bei Tabellenwerken üblich sind, ist es gemäß dem Vorstehenden erforderlich, bestimmte Normaltemperaturen anzugeben, da man nur in Ausnahmefällen lange Tabellen mitteilen wird. Diese Normaltemperatur schwankt nun sehr stark zwischen 0, 15, 15,56° (12^4/$_9$° R), 17,5°, 18°, 20°, 28° und einigen anderen. Man pflegt jetzt im allgemeinen neuerdings auf 20° überzugehen. Auch noch etwas anderes ist zu beachten. Als Dichteeinheit, insbesondere für Flüssigkeitsdichten, benutzt man ja stets Wasser und, falls nicht besondere Gründe vorliegen, Wasser der größten Dichte, nämlich bei 4° C. In vielen Fällen, insbesondere bei älteren Arbeiten, ist es üblich gewesen, nicht auf diesen Normalwert zurückzugehen, sondern auf einen anderen, nämlich auf Wasser der gleichen Temperatur wie die Flüssigkeit. Das gilt z. B. für die technisch sehr wichtigen Alkoholtafeln, bei denen der Zusammenhang zwischen Gehalt und Dichte für die Normaltemperatur von 15° C festgelegt ist, auf eine Dichteeinheit bezogen, die durch Wasser von 15° C dargestellt wird. Hierbei muß man nun die Möglichkeit der Umrechnung auf die Normaldichte bei 4° C haben. Im Zusammenhang hiermit seien daher einige Formeln mitgeteilt, mit deren Hilfe diese Umrechnung ohne weiteres möglich ist. Es sei hierbei gleichzeitig eine Bezeichnung mitgeteilt, die bei solchen Dichteangaben gebräuchlich ist, die folgendermaßen angewendet wird. Wenn man die Dichte einer Substanz bei der Temperatur $t°$ bestimmt und die Dichte auf Wasser von 4° bezieht, so bezeichnet man eine solche Dichte als $d_{t\overline{4}}$, und ebenso, wenn man sie auf Wasser von 15 oder 20° bezieht, bezeichnet man derartige Dichteangaben als $d_{t\overline{15}}$ bzw. $d_{t\overline{20}}$. Zur Umrechnung dieser Dichteangaben ineinander dienen dann die nachstehenden Formeln:

$$d_{t\overline{15}} = d_{t\overline{4}} + 0{,}000874\, d_{t\overline{4}} \,,$$
$$d_{t\overline{20}} = d_{t\overline{4}} + 0{,}001773\, d_{t\overline{4}} \,,$$
$$d_{t\overline{15}} = d_{t\overline{20}} - 0{,}000897\, d_{t\overline{20}} \,,$$

Beispiel: Gefunden ist

$$d_{\tfrac{17,5}{4}} = 1{,}24365,$$

dann ist

$$d_{\tfrac{17,5}{15}} = 1{,}24365 + 0{,}000874 \cdot 1{,}2436$$
$$= 1{,}24365 + 0{,}001087$$
$$= 1{,}24474 \,.$$

2. Dichte fester Körper.

Über die Dichtebestimmung von festen Körpern ist bereits mancherlei in dem Abschnitt über Raumermittelungen vorgebracht. Es ist dort darauf hingewiesen worden, wie man regelmäßig geformte Körper ausmessen und mit

Hilfe einer Wägung dann die Dichte bestimmen kann. Auch ein anderes Verfahren zur Ermittelung des Raumgehalts eines Körpers mit Hilfe des Pyknometers ist dort besprochen worden. Dieses Verfahren sei hier nochmals wiederholt und gezeigt, wie man unmittelbar hierbei auch die Dichte eines festen Körpers ermitteln kann. Man macht drei Wägungen, einmal das Pyknometer leer (p_1), dann nach Füllung mit Wasser bis zur Marke (p_2), und endlich, indem man einen Teil des Wassers durch den zu bestimmenden Körper ersetzt hat (p_3). Aus diesen drei Wägungen und dem Gewicht des Körpers p ergibt sich dann die Dichte eines Körpers in folgender Weise: Die Füllung mit Wasser wiegt $p_2 - p_1 = P$, der gleiche Raumgehalt mit Wasser und dem Körper $p_3 - p_1 = P'$, dann ist die verdrängte Wassermenge $w = P + p - P'$ und die Dichte ist dann $d = \dfrac{m}{w}$.

Auch dort ist schon darauf hingewiesen worden, daß es unbedingt notwendig ist, wenn man ein zuverlässiges Ergebnis erzielen will, daß der betreffende Körper, der natürlich auch zerkleinert werden kann, das Pyknometer möglichst weitgehend ausfüllt. Auch noch auf einen andern Fall sei hierbei aufmerksam gemacht, nämlich wenn bei den beiden Wasserwägungen die beiden Wassertemperaturen nicht vollkommen übereinstimmen. Es wird im allgemeinen nicht ganz einfach sein, diese Temperaturen zu bestimmen, da die später zu beschreibende Pyknometerform mit eingesetztem Thermometer im vorliegenden Fall recht unpraktisch ist. Man wird vielmehr so vorgehen müssen, daß man das gefüllte Pyknometer zum Temperaturausgleich in ein Wasserbad einsetzt und die Temperatur des Wasserbades selbst bestimmt. Hat man bei zwei Temperaturen die Wägung gemacht, so hat man, wie hier ohne Beweis mitgeteilt sei, von der zweiten Wägung mit der Temperatur t_2 gegenüber t_1 bei der ersten die Größe

$$W\,(d_{t_2}^{w} - d_{t_1}^{w}) + W\,(t_2 - t_1)\,0{,}000025$$

abzuziehen.

Hier bedeutet W das ungefähre Gewicht der Wasserfüllung, $d_{t_2}^{w}$ bzw. $d_{t_1}^{w}$ die Dichte des Wassers bei diesen beiden Temperaturen und $0{,}000025$ den kubischen Ausdehnungskoeffizienten des Glases.

Auch über eine zweite Methode, die man als Auftriebsmethode bezeichnen kann, in dem Abschnitt über Raumermittelungen ist bereits einiges gesagt worden. Sie besteht darin, daß der Körper zweimal gewogen wird, einmal wie üblich, das andere Mal während er in Wasser bestimmter Temperatur eintaucht. Der Gewichtsverlust in diesem Fall entspricht ohne weiteres dem Gewicht des verdrängten Wassers und demnach, wenn man die Dichte des Wassers kennt unter der Berücksichtigung, daß das Volumen multipliziert mit der Dichte das Gewicht ergibt, erhält man hieraus ohne weiteres das Volumen des Körpers und durch Division seines Gewichtes hierdurch seine Dichte. Wegen der sonstigen Einzelheiten sei auf das früher Gesagte verwiesen.

Ein weiteres Verfahren ist die Benutzung einer sog. Senkwaage, fast immer als *Nicholson*-Senkwaage bezeichnet, ein Gerät, das verhältnismäßig leicht herzustellen ist, insbesondere auch einem Glasbläser keinerlei Schwierigkeiten macht, obwohl es merkwürdigerweise meistenteils aus Metall hergestellt wird, und das in seiner Leistungsfähigkeit ganz erheblich unterschätzt wird. (Fig. 52). Es kann vielmehr als ein sehr zuverlässiges Gerät bezeichnet werden, bei dem man mit beträchtlicher Genauigkeit arbeiten kann, insbesondere mit Rücksicht darauf, daß es leicht möglich ist, alle etwa notwendigen Korrektionen an ihm selbst sehr sicher zu bestimmen. Es besteht im wesentlichen aus einem spindelförmigen Körper, der so justiert ist, daß er vertikal in Wasser schwimmt und zum Teil aus ihm auftaucht. Nach unten hat er ein Körbchen oder einen Teller zur Aufnahme des zu untersuchenden Körpers, oben sitzt an ihm ein dünner Stengel, der in einer Platte zum Auflegen des Körpers bzw. der Gewichte endet. Durch Einfüllen von Belastungsmaterial in den Körper ist die Senkwaage so justiert, daß sie in Wasser vertikal schwimmt und bei Belastung mit Gewichten von etwa 20 bis 50 g je nach ihrer Größe so eintaucht, daß die Wasseroberfläche gerade eine Marke am Hals berührt. Wenn man auf die obere Schale den zu untersuchenden Körper auflegt und so viel Gewichte hinzufügt, bis die Senkwaage bis zum Skalenstrich eintaucht, sodann den Körper entfernt und durch neue Gewichte ersetzt, bis sie in derselben Stellung einspielt, so hat man ohne weiteres das Gewicht des Körpers bestimmt. Die Genauigkeit dieser Gewichtsermittelung hängt nur von dem Querschnitt des Stengels im Vergleich zu den Abmessungen des Körpers ab und kann verhältnismäßig sehr weit getrieben werden. Wenn man in ähnlicher Weise den Körper, statt ihn vollkommen zu entfernen, in das untere Körbchen unter Wasser legt, so kann man durch Veränderung der Gewichtszulage in der Oberschale ebenso den Gewichts

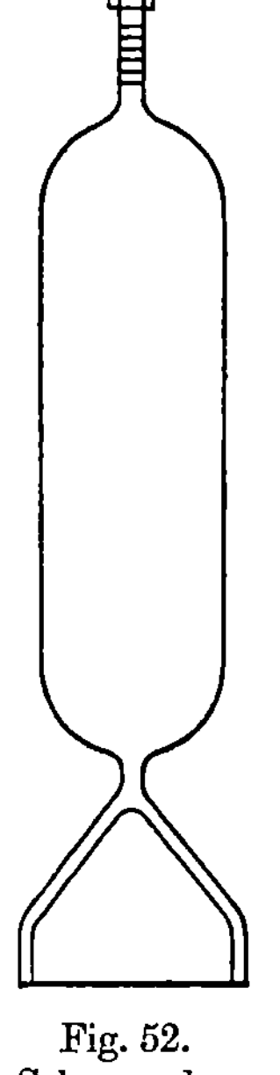

Fig. 52.
Schema der
Nicholsonschen
Senkwaage

verlust des Körpers und dann aus der Dichte des Wassers entsprechend der Beobachtungstemperatur seinen Raumgehalt und endlich die Dichte ermitteln. Auch hier muß darauf geachtet werden, daß bei beiden Einstellungen sowohl bei Körper in Luft wie bei Körper in Wasser die Wassertemperatur unverändert bleibt, da sonst eine kleine Korrektion vorgenommen werden muß. Es sei auch auf den Abschnitt über Aräometer verwiesen hinsichtlich genauerer Angaben über die Empfindlichkeit der Senkwaage, da die Verhältnisse bei ihr wie beim Aräometer vollkommen gleichartig sind, insbesondere in dem Fall ganz übereinstimmen, daß man die Senkwaage aus Glas herstellt. Eine gewisse Grenze in der Leistungsfähigkeit ist hierbei gegeben, falls das Wasser den Stengel der Senkwaage nicht dauernd gleichmäßig gut benetzt. Ähnlich wie es schon früher gesagt ist, kann man sich hier gegebenenfalls durch eine dünne Ölschicht oder etwas ähnliches helfen, wobei man nur Sorge tragen muß, daß sie bei beiden Versuchen angenähert gleichartig ist, und daß das Einbringen des Körpers in das Wasser ohne Verschmutzung dieses vor sich geht.

Ein weiteres Verfahren, das in mineralogischen Laboratorien sehr viel Anwendung findet, insbesondere zur Dichtebestimmung von Substanzen, die nur in kleinen Stücken vorliegen, ist das sog. Schwebeverfahren, das darin besteht, daß man den zu untersuchenden Körper in Flüssigkeiten einbringt, deren Dichte beliebig geändert werden kann. Man stellt diese Dichte dann so ein, daß die Kristallstücke, die man untersuchen will, in ihr gerade schweben, d. h. also, daß die Dichte der Flüssigkeit mit der Dichte der Substanz vollkommen übereinstimmt. Diese Flüssigkeitsdichte muß man dann nach einem der späteren Verfahren streng bestimmen. Das Verfahren ist insofern ganz nützlich, als die ganz überwiegende Zahl von Gesteinen, Kristallen u. dgl. verhältnismäßig geringe Dichte hat, so daß sich Flüssigkeiten dieser Dichte ziemlich leicht herstellen lassen. Flüssigkeiten mit höherer Dichte sind, abgesehen von Quecksilber, das wiederum mit anderen nicht mischbar ist, nicht bekannt. Die üblichen gibt die nachstehende kleine Tabelle an.

Flüssigkeitsdichten für das Schwebeverfahren

Benzin . . . . bis zu 0,62 herab im Handel käuflich
Benzol 0,88
Chloroform 1,49
Bromoform 2,9
Methylenjodid 3,3
Acetylen-Tetrabromid 3,0
Kaliumquecksilberjodid, wäßrige Lösung, bis 3,2
Schwefelsäure bis zu 1,84

3. Dichte von Flüssigkeiten.

Verhältnismäßig viel wichtiger, aus Gründen, auf die bereits oben eingegangen ist, ist die Ermittelung von Flüssigkeitsdichten, die demgemäß auch etwas genauer behandelt sein soll. Zunächst sei dasjenige Meßgerät genauer erörtert, das für solche Fälle im chemischen Laboratorium ganz überwiegend Anwendung findet und auch in seiner Anwendung einfach und bequem ist und bei guter Bauart recht gute Ergebnisse liefert. Es ist das die sog. *Mohr-Westphal*sche Waage (Fig. 53). Sie besteht aus einem Waagebalken, der auf der einen Seite ein festes Gegengewicht trägt, das unverändert bleibt, auf der andern Seite einen Balken der etwa üblichen Form mit 10 Schneiden oder Kerben. Die Kerbe 0 fällt praktisch weg bzw. mit der Mittelschneide zusammen, die Kerbe 10 ist die Endkerbe. In diese Kerbe bzw. auf diese Schneide können mehrere Reitergewichte aufgesetzt werden, die in ihren Massen streng so abgeglichen sind, daß sie im Verhältnis 1 zu 10 zu 100 zu 1000 stehen. Endlich hängt an der Endkerbe an einem feinen Platindraht ein sog. Schwimmkörper herab, ein gläserner Hohlkörper, der in die zu untersuchende Flüssigkeit eintaucht. In ihren Grundzügen wird nun die Justierung der Wage folgendermaßen vorgenommen. Der Hauptreiter ist so justiert, daß er, falls der Schwimmkörper in Wasser der Dichte 1 eintaucht, auf die Endkerbe aufgesetzt werden muß. Bei richtig justierter Waage muß diese dann im Gleichgewicht bleiben. Wird dieser Körper z. B. auf die 9. Kerbe eingesetzt, so wirkt er nur mit 0,9 seines Gewichts, er bedeutet also die Dichte 0,9, bei einer solchen würde die Waage also genau einstehen. Entsprechend gilt das für andere Kerben. Der zweite Reiter mit 0,1 des Hauptreiters bedeutet also auf der Endkerbe eine Dichte von 0,1, auf der 9. von 0,09 usw. Der dritte endlich liefert die nächste Dezimale und der vierte die folgende. Bei Dichten über 1 verwendet man einen zweiten Hauptreiter, der im Gewicht mit dem ersten übereinstimmt. Es ist nach dieser ganz einfachen Beschreibung offensichtlich, daß eine solche Waage, vorausgesetzt, daß sie richtig justiert ist, was auch bedeutet, daß Gewicht und Volumen des Schwimmers in richtiger Beziehung zu dem Hauptreiter stehen, ohne jede weitere Rechnung die Dichte unmittelbar abzulesen gestattet, indem man eben die Stellung und Größe der einzelnen Reiter berück-

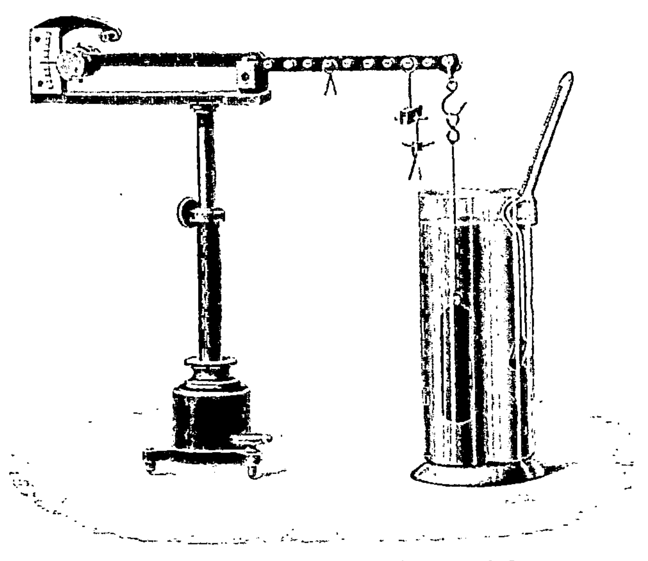

Fig. 53. Waage nach *Mohr-Westphal.*

sichtigt, entsprechend wie oben auseinandergesetzt. Man kommt indessen hierbei zu einer nicht gerade großen Genauigkeit, man kann sie vielmehr erheblich steigern, wenn man die Waage nachprüft und etwaige Fehler von ihr berücksichtigt. Auf das Wichtigste sei zunächst allgemein hingewiesen. Zunächst muß, wenn der Schwimmer frei in der Luft hängt, die Waage einspielen, was indessen nicht ganz richtig ist, vielmehr befindet sich ja der Schwimmer dann in einer Flüssigkeit von der Dichte der Luft, d. h. die Waage muß in einem solchen Fall tatsächlich für eine Dichte von 0,00129 einspielen. Weiter ist die Bedingung, daß Flüssigkeit und Wasser bei den beiden Einstellungen der Waage in dem Aufbewahrungsgefäß gleich hoch stehen, da naturgemäß sonst der Auftrieb auf den Aufhängungsfaden verschieden groß ist und demgemäß Fehler entstehen würden. Es ist das eine Bedingung, die sich verhältnismäßig leicht einhalten läßt. Sodann müssen weiter die Kerbenteilung bzw. die Schneidenabstände genügend genau eingehalten sein, eine Bedingung, die nicht ganz einfach zu erfüllen ist, insbesondere, wenn man berücksichtigt, welche Schwierigkeiten es dem Mechaniker macht, sie bei besseren Waagen zu erfüllen. Man kann infolgedessen auch von den ganz einfachen und billigen *Mohr*schen Waagen an Genauigkeit nicht allzuviel verlangen. Endlich muß das dezimale Verhältnis der Reitergewichte in Übereinstimmung sein. Es sind das eine Reihe von Bedingungen, die sich nicht ohne weiteres von selbst verstehen und gegebenenfalls einer Nachprüfung bedürfen. Es sei zur Ergänzung die allgemeine Theorie der Anordnung mitgeteilt und wegen der Vorschriften zu einer genaueren Untersuchung der Waage auf eine Abhandlung des Verfassers verwiesen[1].

Es sei m die Masse und v das Volumen des Schwimmkörpers, r sei der Radius des Drahtes, der den Schwimmkörper trägt, und α bzw. α_0 seien die Capillarkonstanten der zu untersuchenden Flüssigkeit bzw. des Wassers, die Reitergewichte in Luft seien p bzw. p_0 bei Flüssigkeits- und Wasserwägung.

Man hat dann die drei Gleichungen

$$\text{Tara} = m - v\,\gamma, \qquad\qquad \gamma \text{ Luftdichte,}$$
$$= m - v\,d + \alpha\,(d - \gamma)\,2\,r\,\pi + p,$$
$$= m - v\,d_0 + \alpha_0\,(d_0 - \gamma)\,2\,r\,\pi + p_0.$$

Daraus folgt

$$p = (d - \gamma)\,(v - 2\,r\,\pi\,\alpha),$$
$$p_0 = (d_0 - \gamma)\,(v - 2\,r\,\pi\,\alpha_0).$$

Den Quotienten $\dfrac{p}{p_0}$ setzen wir gleich S und können ihn als die scheinbare Dichte bezeichnen. Wir erhalten dann

$$d = S\,(d_0 - \gamma)\,\frac{v - 2\,r\,\pi\,\alpha}{v - 2\,r\,\pi\,\alpha_0} + \gamma\,.$$

Führt man zur Abkürzung die beiden kleinen Größen a und b in der Weise ein, daß man setzt

$$d_0 - \gamma = 1 - a,$$
$$\frac{v - 2\,r\,\pi\,\alpha}{v - 2\,r\,\pi\,\alpha_0} = 1 - b,$$

so wird

$$d = S - (a + b)\,S + \gamma\,.$$

Wie üblich, ist v etwa 5 ccm, α_0 ist 7,5, α im Durchschnitt etwa 3,5, $2\,r\,\pi = 0,5$, und es ergibt sich

$$\frac{5000 - 1,75}{5000 - 3,75} = 1 - \frac{2,00}{5000} = 1 - 0,0002 = 1 - b$$

a berechnet sich zu 0,00208.

Aus der scheinbaren Dichte ergibt sich also die wahre Dichte zu
$$d = S + \gamma - 0,00228\,S$$
oder die Korrektion für die scheinbare Dichte zu

S	Korrektion		S	Korrektion
0,6	— 0,0002		3	18
7	4		4	20
8	6		5	22
9	8		6	24
1,0	— 0,0011	für einen Raumgehalt des Senk-	7	22
1	13	körpers von 5 ccm und eine	8	— 0,0029
2	15	Versuchstemperatur von $+15°$ C.		

<hr>

[1] *Block*, Chem. Ztg. 1917, S. 641.

Neben der *Mohr*schen Waage ist wohl das Pyknometer oder Dichtefläschchen das gebräuchlichste Hilfsmittel, um Flüssigkeitsdichten mit höherer Genauigkeit zu ermitteln. (Fig. 54). Man bezeichnet mit diesem Namen gläserne Gefäße, die in einen Hals auslaufen, der genügend eng ist und eine auf ihm angebrachte Einstellmarke besitzt. Man ermittelt nacheinander bei ihnen das Füllungsgewicht bei Füllung mit Wasser und mit der zu untersuchenden Flüssigkeit, und man kann daraus angenähert bzw. mit erheblicher Genauigkeit die Dichte der Flüssigkeit errechnen. An verschiedenen Formen von Pyknometern gibt es eine Unzahl, die einmal in ihrem Raumgehalt erheblich schwanken, von Bruchteilen eines ccm bis zu 50 oder 100 ccm und noch mehr, und die ganz ver-

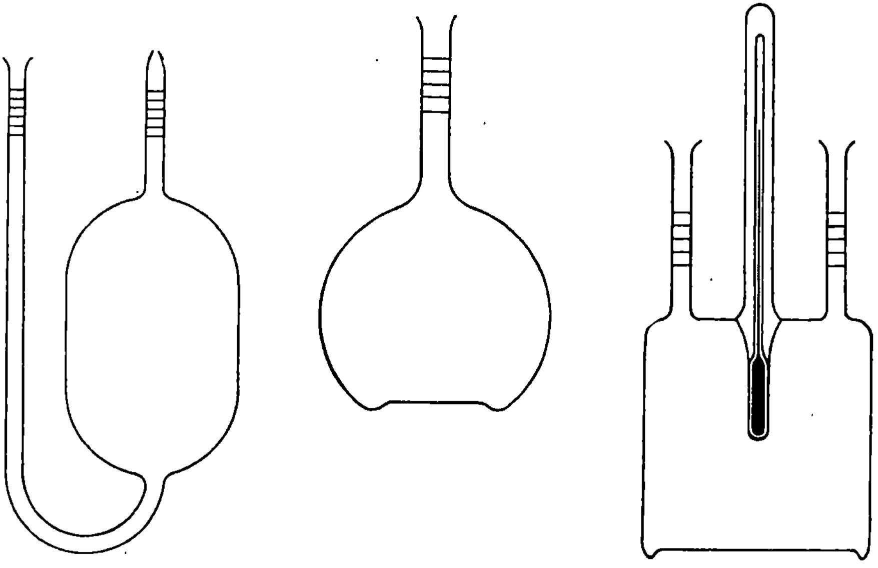

Fig. 54. Verschiedene Formen von Pyknometern.

schieden sind in ihren Formen und ihren Füll- und Entleereinrichtungen. Je nach ihrem Verwendungszweck wählt man diejenige Form, die ein möglichst bequemes oder möglichst genaues Arbeiten gestattet. Will man zunächst auf ein möglichst genaues Arbeiten hinaus, so ist es selbstverständlich, daß man möglichst große Pyknometer wählt, weil die relative Wägegenauigkeit bei ihnen am größten ist, sodann hat man darauf zu achten, daß ihre Oberfläche möglichst klein ist, damit bei dem unvermeidlichen Arbeiten mit Wasserbädern zu Temperierzwecken die Oberflächeneinflüsse möglichst klein sind. Das Einstellrohr soll so dünn wie möglich sein, so daß Fehler in der Einstellung sich im Gewicht so wenig wie möglich bemerkbar machen. Dem entspricht auch, daß man nur ein Einstellrohr wählt, was für den praktischen Gebrauch nicht in allen Fällen bequem ist. Endlich muß der Maßraum des Pyknometers möglichst gut definiert sein, man wird daher von beweglichen Teilen, die in ihn hineinragen, nach Möglichkeit Abstand nehmen. Will man dagegen möglichst bequem arbeiten und auf höhere Genauigkeit etwas verzichten, so wird man günstigere Formen wählen, die vielleicht besser auf die Waage gebracht werden können, schneller temperieren, infolgedessen eine verhältnismäßig größere Oberfläche haben, bei denen man auch vielleicht die Temperatur schnell ermitteln kann, indem man ein eingeschmolzenes oder ein eingeschliffenes Thermometer vorsieht, das gleichzeitig den Zugang zum Maßraum besser freigibt. Durch diesen hat man auch die Möglichkeit, das Pyknometer schneller und gründlicher zu reinigen, was man sonst auf die Weise erreichen kann, daß man es mit zwei Einstellrohren versieht, so daß man es bequem mit Flüssigkeit durchspülen und mit Trockenluft trocknen kann; das bietet gleichzeitig den Vorteil, es bequemer und schneller luftblasenfrei füllen zu können. Eine Anzahl typischer Formen ist in den beigegebenen Abbildungen enthalten, aus denen man alles nähere entnehmen kann. Der Verfasser selbst hat bei vielen Arbeiten immer nur die einfachste Form benutzt, die auch in vielen Industrielaboratorien für Massenprüfungen eingeführt ist, das sogenannte *Reischauer*-Pyknometer, eine einfache Standzylinderform mit einfachem Hals, wobei er ganz hervorragend zuverlässige Ergebnisse ohne nennenswerte Mehrarbeit hat erzielen können. Es soll indessen damit nicht gesagt sein, daß für alle Fälle andere Formen unzweckmäßiger sind.

Zunächst einige Worte zur Behandlung des Pyknometers. Im allgemeinen wird man mit dem gleichen Pyknometer häufiger Bestimmungen machen, so daß man sein Leergewicht und das Gewicht seiner Wasserfüllung ein für allemal bestimmen wird, um sich eine dauernde Wiederholung dieser Wägung zu ersparen. Zur Ermittelung des Leergewichtes muß es naturgemäß gut ausgetrocknet sein, was ja keine Schwierigkeiten macht; wenn man nach der Wasserwägung die zu untersuchende Flüssigkeit einfüllt, muß es vom Wasser vollkommen befreit sein, was in gewissen Fällen etwas Schwierigkeiten bietet, aber schnell so umgangen werden kann, daß man durch Zwischenschaltung geeigneter Spülflüssigkeiten das Wasser allmählich, ohne daß ein Trocknen nötig ist, durch die zu untersuchende Flüssigkeit ersetzt, was insbesondere bei wässerigen Lösungen keine Schwierigkeiten macht, bei andern aber nach den bekannten Löslichkeitsverhältnissen leicht geschaffen werden kann, also bei Öluntersuchung z. B. mit Alkohol, sodann hochprozentigem Alkohol, weiter Äther, dann Öl, und in ähnlicher Weise in andern Fällen[1].

Die ganz allgemein gehaltene Theorie eines Pyknometers, bei der vorausgesetzt sei, daß es immer stets streng bis zur Einstellmarke gefüllt sei, kann in nachstehender Weise dargestellt werden. Im voraus sei bereits bemerkt, daß es vielfach üblich und auch zweckentsprechend ist, nicht eine Einstellmarke vorzusehen, sondern eine Einstellskala, an der man den Flüssigkeitsstand abliest. Man geht dann so vor, daß man den Raumgehalt eines Skalenintervalls gesondert bestimmt, was verhältnismäßig einfach durch Auswägen mit Quecksilber geschehen kann, wobei man aus dem Gewicht eines Quecksilbertropfens, dessen Länge in Skalenteilen man bestimmt, ohne weiteres den Raum

---

[1] Wegen der amtlichen Prüfung der Pyknometer vgl. S. 129.

eines Intervalls errechnen kann. Man hat es dann nicht nötig, die Flüssigkeits-
stellung scharf auf die Marke zu bringen, sondern liest die zufällige Stellung
ab und rechnet auf den Nullpunkt der Teilung um, unter Annahme einer durchschnittlichen Flüssigkeitsdichte, die ja wohl stets bekannt ist oder die vollkommen ausreichend durch den Quotienten aus Flüssigkeitsgewicht und
Wassergewicht vorläufig errechnet werden kann. Eine besonders große Genauigkeit ist dabei nicht erforderlich.

Es sind drei Wägungen notwendig, Leerwägung (Index 1), Wasserwägung (Index 2),
Wägung mit der zu untersuchenden Flüssigkeit (Index 3), die Luftdichte bei diesen Wägungen sei δ, die Gewichte seien M, mit den Raumgehalten V, bzw. der Dichte δ_m,
V_p sei das Volumen des Pyknometers, dessen Dichte δ_p sei, V_w das des Wassers der Dichte
δ_w und V_q das der Flüssigkeit der zu ermittelnden Dichte δ_q. Es ist dann

$$1. \quad V_1(\delta_m - \delta_1) = M_1\left(1 - \frac{\delta_1}{\delta_m}\right) = V_p(\delta_p - \delta_1),$$

$$2. \quad V_2(\delta_m - \delta_2) = M_2\left(1 - \frac{\delta_2}{\delta_m}\right) = V_p(\delta_p - \delta_2) + V_w(\delta_w - \delta_2),$$

$$3. \quad V_3(\delta_m - \delta_3) = M_3\left(1 - \frac{\delta_3}{\delta_m}\right) = V_p(\delta_p - \delta_3) + V_q(\delta_p - \delta_3).$$

Hieraus folgt nach einer ganz einfachen Rechnung:

$$V_p(\delta_p - \delta_2) = M_1\left(1 - \frac{\delta_1}{\delta_m}\right)\frac{1 - \frac{\delta_2}{\delta_p}}{1 - \frac{\delta_1}{\delta_p}} = M_1\left(1 - \frac{\delta_1}{\delta_m} - \frac{\delta_2 - \delta_1}{\delta_p}\right),$$

$$V_p(\delta_p - \delta_3) \qquad\qquad = M_1\left(1 - \frac{\delta_1}{\delta_m} - \frac{\delta_3 - \delta_1}{\delta_p}\right).$$

Das sind die Umrechnungen des Leergewichtes auf die Verhältnisse bei den Wägungen 2
und 3. Wir erhalten weiter:

$$V_w(\delta_w - \delta_2) = M_2\left(1 - \frac{\delta_2}{\delta_w}\right) - M_1\left(1 - \frac{\delta_1}{\delta_m} - \frac{\delta_2 - \delta_1}{\delta_p}\right) = A,$$

$$V_q(\delta_q - \delta_3) = M_3\left(1 - \frac{\delta_3}{\delta_w}\right) - M_1\left(1 - \frac{\delta_1}{\delta_m} - \frac{\delta_3 - \delta_1}{\delta_p}\right) = B.$$

Ist α der Ausdehnungskoeffizient des Pyknometerglases, so wird

$$V_w = V_0(1 + \alpha t_2)$$

$$V_q = V_0(1 + \alpha t_3)$$

$$\frac{B}{\delta_q - \delta_3} = \frac{A}{\delta_w - \delta_2}\frac{1 + \alpha t_3}{1 + \alpha t_2},$$

$$V_q = V_w\frac{1 + \alpha t_3}{1 + \alpha t_2}, \qquad \delta_q = \frac{B}{A}(\delta_w - \delta_2)\frac{1 + \alpha t_2}{1 + \alpha t_3} + \delta_3.$$

Das ist die allgemeine strenge Formel, aus der man sämtliche vereinfachten ableiten
kann, je nach der vereinfachenden Annahme, die man einführen will.

Nimmt man z. B. die radikale Vereinfachung vor, daß man $\delta_1 = \delta_2 = \delta_3 = \delta$ setzt
und $t_2 = t_3$, so erhält man, unter Berücksichtigung, daß δ klein gegen δ_w und δ_m ist:

$$\delta_q = \frac{M_3 - M_1}{M_2 - M_1}(\delta_w - \delta) + \delta_3,$$

eine wohlbekannte und ganz gebräuchliche Formel für die Dichtebestimmungen mittlerer Genauigkeit. Ist t_3 nicht gleich t_2, so wird entsprechend

$$\delta_q = \frac{M_3 - M_1}{M_2 - M_1}(\delta_w - \delta)[1 + \alpha(t_2 - t_3)] + \delta$$

die ähnliche Formel, wenn man bei einer andern Temperatur arbeitet als bei der Temperatur der Wasserwägung.

Wenn man nicht Grund zu anderer Annahme hat, genügt es vollkommen, für das spezifische Gewicht des Glases den Wert von 2,5 anzusetzen und für seinen Ausdehnungskoeffizienten den schon vielfach genannten Wert von $25 \cdot 10^{-6}$. Man wird die oben angegebene strenge Formel selbstverständlich nur in Ausnahmefällen anwenden, da sie für die Berechnung reichlich umständlich ist, und man kann sie in vielen Fällen erheblich vereinfachen, wenn man einfachere Annahmen zugrunde legt, wie es bei etwas geringeren Genauigkeitsansprüchen ohne weiteres zulässig ist.

Zur einfachen Durchführung derartiger Arbeiten seien daher im nachstehenden noch einige genauere Mitteilungen gemacht, wie man die pyknometrische Dichtebestimmung vereinfachen kann.

Wenn man z. B. so arbeitet, daß Flüssigkeits- und Wassertemperatur gleich sind, und für die Luftdichte einen Durchschnittswert ansetzt, so kann man aus den drei ermittelten Gewichten, bei denen man auch nicht eine Reduktion auf den luftleeren Raum vornehmen braucht, nach folgender allgemeinen Formel arbeiten (s. oben!):

$$\delta_q = \frac{M_3 - M_1}{M_2 - M_1} (\delta_w - \delta) + \delta \, .$$

Wenn man hierbei die Luftdichte zu dem Durchschnittswert von 0,00121 ansetzt und z. B. bei einer Normaltemperatur von 15° arbeitet, so besteht ohne weiteres die Möglichkeit, tabellarisch die Dichte zu ermitteln. In der nachstehenden Tabelle sind demgemäß die Korrektionen für die angenäherten Dichtewerte angegeben, die man anzubringen hat, d. h. man arbeitet so, daß man den rohen Dichtewert aus den 3 ermittelten Gewichten ableitet nach der Formel

$$\delta'_q = \frac{M_3 - M_1}{M_2 - M_1} \, ,$$

und an diesem rohen Dichtewert hat man Korrektionen anzubringen, die sich aus der Tabelle ergeben.

δ'_q	Korr.	δ'_q	Korr.
0,6	— 0,00004	1,4	— 0,00171
7	25	5	192
8	46	6	213
9	67	7	233
1,0	87	8	254
1	108	9	275
2	129	2,0	— 0,00296
3	— 0,00150		

Einige Worte seien noch über die Berücksichtigung des Luftauftriebs bei Dichtebestimmungen gesagt. Man findet vielfach in der Literatur Ausdrücke wie Dichte auf den luftleeren Raum bezogen, oder Dichte ohne Luftauftrieb und ähnliche, die alle zweifellos als fehlerhaft bezeichnet werden müssen. Wenn man ohne jede Luftauftriebskorrektion eine Dichte bestimmt, d. h. einen gegebenen Raum mit Wasser und der betreffenden Flüssigkeit auswägt und diese beiden Gewichte durcheinander dividiert, so bekommt man

selbstverständlich eine Zahl, die verhältnismäßig stark von der Zufälligkeit
der Luftdichte abhängig ist, gegebenenfalls sogar bei ungünstigen Pyknomterformen aus dem gleichen Grunde von den Zufälligkeiten dieser Formen. Die
Dichte ist nun einmal das Verhältnis zweier Massen, nämlich der zu untersuchenden Substanz zur Normalsubstanz Wasser; und Massen sind ja bekanntlich rein zahlenmäßig gleich den entsprechenden Gewichten vermindert um
den Luftauftrieb. Es ist also unvermeidlich, daß man bei Dichtebestimmungen
den Luftauftrieb in Rechnung setzen muß. In welcher Weise man das macht
bzw. mit welcher Genauigkeit, ist eine Sache für sich. Jedenfalls sollten in
ernsthafter Literatur derartige Bezeichnungen unterbleiben. Um zu einem
Urteil zu kommen, welche Fehler man begehen würde, wenn man die Luftdichte nicht berücksichtigt, muß man sich überlegen, wie der Fall sich gestaltet, wenn die Luftdichte der Flüssigkeits- und Wasserwägung die gleiche
ist. Ist das nicht der Fall, wird die Überlegung schwieriger und sei hier übergangen. Man muß sich klarmachen, falls man eine Substanz der Dichte 1
untersucht, daß dann der Einfluß der Luftdichten verschwindet, denn er
wirkt ja bekanntlich dann auf Flüssigkeit und Wasser genau gleichartig,
desgleichen auf die Gewichte, die zum Ausgleich dienen. Weicht die zu untersuchende Dichte von der Dichte 1 ab, so verursacht eine Nichtberücksichtigung
des Luftauftriebs Fehler, die in nachstehender Tabelle zusammengestellt sind.

Fehler bei Dichtebestimmungen ohne Berücksichtigung der Luftdichte.

Dichte	Fehler	Dichte	Fehler
0,6	+ 0,00048	1,4	— 0,00048
7	36	5	61
8	24	6	73
9	+ 0,00012	7	85
1,0	0	8	97
1	— 0,00012	9	109
2	24	2,0	0,00121
3	36		

Es sei nunmehr an das Vorhergehende wieder angeknüpft. Wenn man die
Flüssigkeits- und Wassereinstellung bei verschiedenen Temperaturen vornimmt,
so ist es auch ohne weiteres möglich, eine vereinfachte Formel anzuwenden.

$$\delta_q = \frac{M_3 - M_1}{M_2 - M_1}(\delta_w - \gamma)[1 - \alpha\,(t_s - t_2)] + \delta = \frac{M_3 - M_1}{n\,(M_2 - M_1)} + \delta\,,$$

und diese Formel kann man unter Berücksichtigung der nachstehenden
Tabelle leicht berechnen.

t_s		$t_3 - t_2 =$		t_s		$t_s - t_2 =$	
	$-5°$	$0°$	$+5°$		$-5°$	$0°$	$+5°$
10	59	64	70	18	107	113	118
11	63	69	74	19	115	121	126
12	68	73	79	20	124	130	135
13	73	78	84	21	133	139	144
14	79	84	90	22	143	148	154
15	85	91	96	23	153	159	164
16	92	97	103	24	164	169	175
17	99	105	110	25	175	180	186

Die Tafel gibt den Logarithmus von n in Einheiten der 5. Dezimale an.

Hat man also die Wasserfüllung bei $+15°$ C vorgenommen und will die zu untersuchende Flüssigkeit bei $20°$ einstellen, so ist log $n = 0,00096$.

Zum Schluß sei endlich noch auf eins aufmerksam gemacht, das ebenfalls viel zur Vereinfachung solcher Wägungen beitragen kann, wenn man mit dem gleichen Pyknometer viele Dichtebestimmungen etwa gleichartiger Substanzen ausführt, die alle um einen runden Dichtewert herum liegen. Man bezeichnet das Verfahren als das Arbeiten mit Kompensationspyknometern, im wesentlichen ein Verfahren zur Ausschaltung des Luftauftriebs. Man muß sich dazu folgendes klarmachen: Man muß zunächst grundsätzlich in einwandfreier Weise das Leergewicht des Pyknometers bestimmen unter strenger Berücksichtigung des Luftauftriebs. Man kennt dann mit andern Worten seine Masse. Das gleiche tut man ein für allemal bei der Wasserfüllung unter Zugrundelegung einer beliebigen Normaltemperatur. Auch hier bringt man alle Korrektionen streng an, so daß man streng die Masse des mit Wasser gefüllten Pyknometers kennt. Es sind das ja einmalige Arbeiten, die dann in allen folgenden Fällen Verwendung finden können und nicht mehr wiederholt zu werden brauchen. Es bliebe dann die Ausführung der dritten Wägung, nämlich die der Flüssigkeitswägung. Hier arbeitet man nun so, daß man ein gleichartiges Pyknometer verwendet, das man durch Zuschmelzen luftdicht verschließt, so daß sein Volumen dann dem Volumen des gefüllten Versuchspyknometers möglichst nahe gleichkommt. Dieses sog. Kompensationspyknometer justiert man durch Einschütten von Quecksilber oder Schrot auf ein Gewicht, das dem durchschnittlichen Gewicht des mit Flüssigkeit gefüllten Versuchspyknometers gleichkommt, und bestimmt streng seine Masse durch eine einmalige Wägung. Damit hat man alle Vorarbeiten erledigt. Wenn man nunmehr eine Flüssigkeit hinsichtlich ihrer Dichte untersuchen will, hat man sie in das Versuchspyknometer zu füllen und zu wägen, und man benutzt dabei als Gegengewicht das Kompensationspyknometer, bei dem natürlich einige Zulagegewichte notwendig sind, die selbstverständlich dann nur ganz geringe Beträge erreichen. Der Vorteil, den man dabei hat, ist der, daß der Luftauftrieb auf Versuchspyknometer und Gegengewicht (Kompensationspyknometer vermehrt um Zulagegewichte) praktisch vollkommen der gleiche ist, also mit den Einflüssen seiner Schwankungen herausfällt; da man bei dem Kompensationspyknometer gemäß vorstehendem bereits sein Gewicht auf das Vakuum umgerechnet hat, erhält man ohne weiteres hierbei ohne jede Umrechnung die wahre Masse des gefüllten Versuchspyknometers. Man braucht also weiter keine Umrechnung vorzunehmen, sondern kann sofort aus dem ermittelten Gewicht die Masse des gefüllten Versuchspyknometers entnehmen. Wegen weiterer Einzelheiten und der erreichbaren Genauigkeit sei auf die Literatur verwiesen[1]. Das Verfahren hat natürlich nur dann Zweck, wenn man sehr viel derartige Dichtebestimmungen etwa gleichartiger Flüssigkeiten durchzuführen hat.

---

[1] *W. Block*, Ztschr. f. angew. Chem. 1920, S. 198.

Zum Schluß noch einige Worte über die praktische Ausführung, insbesondere über die Temperierung. Die Temperaturbestimmung der Flüssigkeit muß je nach der Genauigkeit mit einiger Sorgfalt durchgeführt werden, insbesondere bei solchen Flüssigkeiten, die abweichend von Wasser einen verhältnismäßig hohen Ausdehnungskoeffizienten haben. An sich ist die Benutzung eines Pyknometers mit eingeschmolzenem oder einsetzbarem Thermometer ganz zweckmäßig, wenn man sich auf die Güte dieses Thermometers verlassen kann, sonst bleibt nichts übrig, als die Anwendung eines Temperierungsbades aus Wasser mit Temperaturmessung in ihm. Ob Temperaturkonstanz erreicht ist, kann man dann natürlich ohne weiteres nicht sagen, es gibt indessen einen unbedingt zuverlässigen Anhalt, der darin besteht, daß der Flüssigkeitsstand im Einstellrohr des Pyknometers sich nicht mehr sichtbar ändern darf. So-lange das nicht erreicht ist, ist die Temperierung nicht beendet.

Das allgemeinste und vielleicht auch genaueste Verfahren zur Dichte-bestimmung von Flüssigkeiten ist das Verfahren der hydrostatischen Wägung, das in gewisser Weise bereits bei der Beschreibung der *Mohr-Westphal*schen Waage erörtert ist, denn im Grunde genommen ist das ganze Verfahren weiter nichts als ihre Verallgemeinerung, denn jene Waage ist eine Spezialisierung des hydrostatischen Wägeverfahrens in einer Form, wie sie für den praktischen Gebrauch möglichst bequem ist. Man kann bei sorgfältigem Arbeiten bei hydrostatischen Wägungen ohne allzu große Schwierigkeit bis an die Grenze der heute möglichen Meßgenauigkeit kommen, nämlich an die Grenze, die dadurch gegeben ist, daß die Wasserdichten nicht genauer bekannt sind, d. h. bis zu einer Genauigkeit von etwa $1 \cdot 10^{-6}$. Es macht im übrigen keine unüberwindlichen Schwierigkeiten, die Meß-genauigkeit ganz wesentlich höher zu treiben, wie es auch geschehen ist, wobei man allerdings nur relative Werte bekommt. Praktisch findet das Verfahren seine Grenzen darin, daß es ungemein schwer ist, die Temperierung der Flüssigkeiten und Übereinstimmung der Temperatur von Flüssigkeit und Schwimmkörper herbeizuführen. Das Verfahren hat indessen den Vorteil vor andern, daß man bei ihm bequem in der Lage ist, die zu untersuchende Flüssigkeit während des Versuchs zu rühren, um damit einen Temperatur-ausgleich besser herbeizuführen.

Das Verfahren besteht im wesentlichen darin, daß man einen sog. Schwimm-körper, dessen Masse und dessen Raumgehalt man kennt, in der Flüssigkeit wägt und damit seinen Auftrieb bestimmt. Man kennt damit die Masse der von ihm verdrängten Flüssigkeit, und durch Division dieser Masse durch seinen Raumgehalt erhält man dann ihre Dichte. Für den Schwimmkörper für solche Zwecke seien zwei Formen in nebenstehender Abbildung 55 mitgeteilt, die praktisch erprobt sind und sich bewährt haben. Man hängt diesen Körper an einem feinen Draht, am besten Platin, an einer Waage auf, so daß er in das Vorratsgefäß in die zu untersuchende Flüssigkeit taucht. Es erscheint durchaus praktisch, daß man diesen Draht am unteren Ende in einen kleinen, durch Quecksilber gefüllten Glaskörper auslaufen läßt, an dem sich erst der Haken für den Schwimmkörper befindet. Man hat damit den

Vorteil, daß der Draht dauernd gleichförmig gespannt ist. Der Draht soll die Flüssigkeitsoberfläche glatt durchstoßen, und die Flüssigkeit selbst soll ihn möglichst gut benetzen, was nicht immer der Fall ist, insbesondere bei wässerigen Flüssigkeiten. Einzelheiten darüber sind bereits früher gesagt worden (S. 126). Es macht anscheinend praktisch nichts aus, ob man einen blanken Platindraht verwendet oder einen mit Platinmoor überzogenen. Die Form des Schwimmers muß so beschaffen sein, daß er sich möglichst reibungsfrei in der Flüssigkeit bewegen kann und keine Stellen bietet, an denen sich Luftblasen festsetzen können. In dieser Hinsicht sind die mitgeteilten Formen zweckmäßig. Die Masse des Schwimmers muß nach den Vorschriften in dem Abschnitt über Wägungen sorgfältig ermittelt werden, desgleichen sein Raumgehalt. Das macht man selbstverständlich in der gleichen Anordnung wie bei der eigentlichen hydrostatischen Wägung, indem man statt der Versuchsflüssigkeit Wasser verwendet. Dessen Temperatur wird ermittelt, daraus folgt seine wahre Dichte, und man rechnet daraus ohne weiteres den Raumgehalt des Schwimmkörpers bei jener Temperatur aus. Man muß beachten, daß der Raumgehalt des Schwimmers von der Temperatur ebenfalls abhängt, und also seinen Ausdehnungskoeffizienten in Rechnung stellen, entweder mit dem häufiger genannten Wert von $25 \cdot 10^{-6}$, oder nach der Art des Glases, aus dem er gefertigt ist. Ist er aus dem bekannten Jenaer Glas 59 III hergestellt, hat man $18 \cdot 10^{-6}$, aus Jenaer Glas 16 III $24 \cdot 10^{-6}$ anzusetzen.

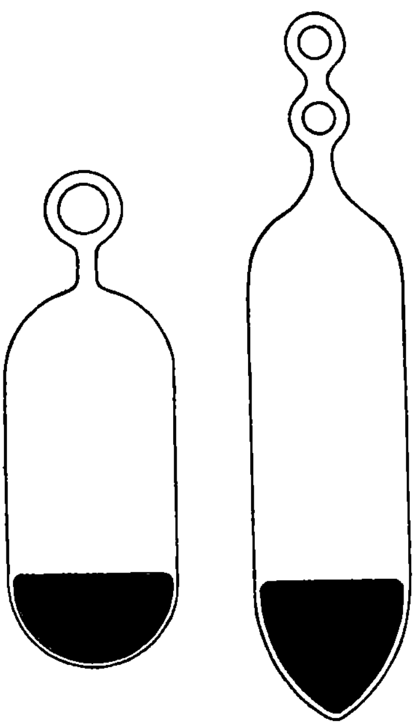

Fig. 55.
Schwimmkörper für hydrostatische Wägung (ca. $^{1}/_{2}$ natürliche Größe).

Das Wägeverfahren gestaltet sich also so, daß man den Schwimmer an die Waage hängt und sie durch beliebige Tariergewichte zum Einspielen bringt, bzw. ihre Ruhelage beobachtet und ihre Empfindlichkeit bestimmt. Dann hängt man den Schwimmer von der Waage ab und muß dabei auf der Waageschale Gewichte hinzulegen ohne Änderung der Taragewichte, bis sie wieder einspielt. Auf diese Gewichte wirkt nun der Luftauftrieb, was in Rechnung gezogen werden muß. Man mache sich klar, daß in diesem Fall der Luftauftrieb der Gewichte von ihnen abgezogen werden muß, denn man will doch tatsächlich das wahre Gewicht der verdrängten Flüssigkeitsmenge ermitteln und ein richtiges Gewicht, auf dem z. B. 1 g verzeichnet ist, das also die Masse von 1 g oder das Gewicht von 1 g im luftleeren Raum hat, doch im lufterfüllten Raum tatsächlich ein geringeres Gewicht, und dieses Gewicht braucht man ja für die Versuche.

In der so beschriebenen Weise erhält man das Gewicht des Schwimmers in der Flüssigkeit und bildet die Differenz gegen seine Masse, womit man den

Auftrieb erhält. Dieser Wert, dividiert durch den Raumgehalt des Schwimmers, gibt dann ohne weiteres die Dichte der Flüssigkeit. Weiter dürfte über dieses Verfahren nichts zu sagen sein. Wie schon oben erwähnt, hat es den Vorteil, und das ist für die Durchführung auch praktisch, daß man die Flüssigkeit durch dauerndes Rühren immer in Bewegung erhält und damit eine sichere Temperaturbestimmung ermöglicht. Während der Ausführung der Wägung selbst muß man natürlich die Rührung abstellen.

Ein weiteres technisch sehr beliebtes und vorzüglich durchgebildetes Verfahren zur Dichtebestimmung von Flüssigkeiten ist das Skalenaräometer, kurz auch als Aräometer bezeichnet, ein Verfahren, das insbesondere in solchen Fällen praktisch ist, wenn es sich darum handelt, dauernd gleichartige Flüssigkeiten hinsichtlich ihrer Dichte zu untersuchen, auch wenn deren Dichte stark schwankt. Also wie es z. B. der Fall ist bei der Zuckerfabrikation, bei der Alkoholdestillation, Säurefabrikation usw. Grundsatz ist dabei, daß es sich stets um gleichartige Flüssigkeiten handelt, weil nämlich die Angabe des Aräometers von der Art der Flüssigkeit merklich abhängig ist.

Das Aräometer ist ein Glaskörper, wie in der nebenstehenden Figur 56 skizziert, in Spindelform, der nach oben in einen langen Stengel ausläuft. Innerhalb dieses Stengels befindet sich die Skala, die ohne weiteres Dichtenangaben macht. Das ganze ist durch ein Füllmaterial so beschwert, daß es in der Flüssigkeit, in die es eingesenkt wird, vertikal schwimmt. Je nach der Dichte der Flüssigkeit sinkt das Aräometer mehr oder weniger tief ein, und die Ablesung erfolgt an der Durchschnittsstelle zwischen Flüssigkeitsspiegel und Stengel. Es genügt also, um die Dichte der Flüssigkeit zu ermitteln, das einfache Einsenken des Aräometerin die betreffende Flüssigkeit und ein kurzes Warten zur Herstellung des Temperaturgleichgewichts, um sofort an seiner Skala die Dichte ablesen zu können. Es sei erwähnt, daß es keine nennenswerten Schwierigkeiten macht, Aräometer zu konstruieren, die ohne weiteres mit Sicherheit die Einheit der fünften Dezimale in Dichte geben.

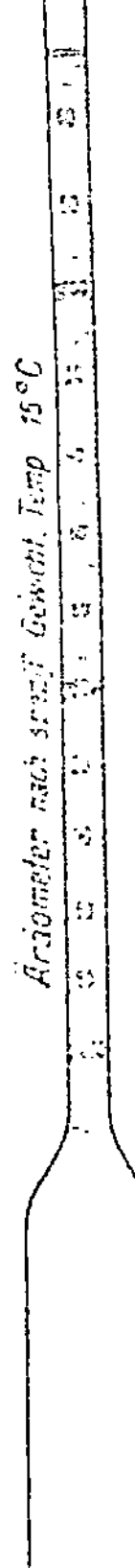

Fig. 56.
Skalenaräometer.

Vorher noch einige Worte über die A b l e s u n g des Aräometers. Sie geschieht, wie schon gesagt, im Spiegel der Flüssigkeit, und zwar in der Weise, daß der tatsächliche Spiegel der Flüssigkeit maßgebend ist, nicht etwa der am Aräometerstengel sich bildende Wulst. Man füllt also die Flüssigkeit in ein Standglas, das durchsichtig ist, und beobachtet so, daß man das Auge unterhalb des Flüssigkeitsspiegels hält, und zwar in einer Höhe, daß die Scheibe, die anscheinend der Wulst um den Stengel herumlegt, sich zu einer schmalen Ellipse bis fast zu einer Linie zusammenzieht. Dieses ist die Stelle, die an der Skala abgelesen wird. In dem ganz besonderen Ausnahmefall von undurchsichtigen Flüssigkeiten allein wird am oberen Wulstrand abgelesen, sonst niemals, und es ist Grundsatz bei der Aräometerherstellung, daß diese anormale Ablesemethode auf dem Gerät selbst vermerkt wird.

Zur Theorie des Aräometers sei folgendes gesagt: Von Wichtigkeit ist das Gesamtgewicht und der Raum des Glaskörpers, der von dem eigentlichen Körper des Instruments und dem Stengel bis zu demjenigen Strich eingenommen wird, bis zu dem das Instrument in die Flüssigkeit eintaucht. Das Gesamtgewicht der Spindel muß gleich dem Gewicht des Flüssigkeitsraumes sein, der diesem Raumgehalt des Aräometers entspricht. Wenn das der Fall ist, so schwimmt das Instrument, bis zu diesem Strich eintauchend. Daraus folgt ohne weiteres, daß es um so tiefer einsinkt, je leichter die Flüssigkeit ist, d. h. bei Dichtespindeln gehen die Zahlenangaben so, daß sie auf dem Stengel von unten nach oben kleiner werden. Das gleiche gilt für den Gebrauch der Prozentaräometer, die den Gehalt der Substanz in der Flüssigkeit anzeigen, bei denen auch die größere Zahl tiefer steht, wenn bei zunehmendem Prozentgehalt die Lösung dichter wird, d. h. also z. B. bei Zuckeraräometern oder Schwefelsäurespindeln. Um-

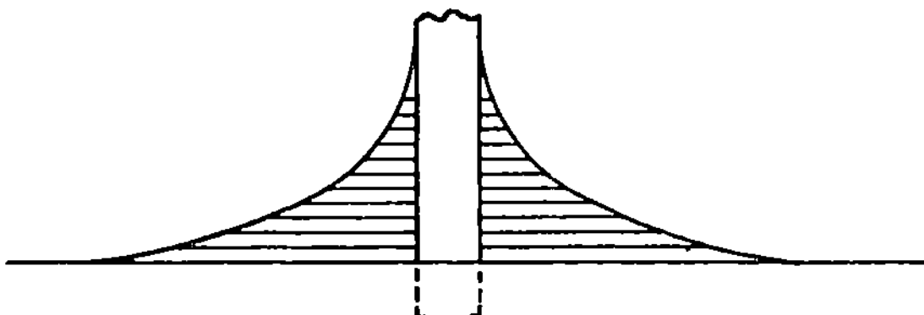

gekehrt, wie z. B. bei Alkoholometern, stehen die höheren Prozentzahlen höher als die niedrigeren.

Aus dem oben Gesagten kann man ohne Schwierigkeiten sich eine ganz elementare Theorie des Geräts klarmachen. Tatsächlich wollen

Fig. 57. Der kapillare Wulst an einem Aräometerstengel.

wir gleich etwas genauer vorgehen. Wie sofort zu beobachten ist, bildet sich um den Stengel des Aräometers beim Eintauchen der kapillare Wulst der betreffenden Flüssigkeit aus, der natürlich an dem Instrument hängt und gewissermaßen sein Gewicht vermehrt (Fig. 57). Wenn es möglich wäre, was ja nicht der Fall ist, diesen Wulst zu vermeiden, würde das Gerät etwas weiter aus der Flüssigkeit auftauchen. Das Gewicht dieses Wulstes hängt von dem Durchmesser des Stengels ab, an dem er hängt, bzw. von seinem Umfang und der physikalischen Konstanten der Flüssigkeit, die man als Capillarkonstante bezeichnet. Für diese Capillarkonstante sind zahlenmäßig mehrere Formen möglich. In der Aräometrie hat sich die älteste Bezeichnung herangebildet, die sie als den Querschnitt der Fläche des Wulstes gemäß nebenstehender Zeichnung angibt. Die Capillarkonstante in dieser Form hat also als Einheit Quadratmillimeter. Wenn man aus ihr das Gewicht des Wulstes berechnen will, hat man daher das Produkt von Capillarkonstante, Länge der Berührungslinie zwischen Flüssigkeit und Wand zu bilden und dieses mit der Dichte der Flüssigkeit zu multiplizieren. Man hat also zu bilden, falls es sich um einen Stengel mit dem Durchmesser d oder Umfang U handelt, den Ausdruck $d \pi \alpha s$ bzw. $U \alpha s$. Die zweite übliche Form ihrer Darstellung ist ihre Angabe in Gewicht, und zwar in Milligramm, wobei das Gewicht angegeben wird, das von 1 mm der

Berührungslinie getragen wird. D. h., diese Form der Capillarkonstante α_1 hängt mit der obigen durch die Gleichung zusammen

$$\alpha_1 = \alpha\,s.$$

Die Größe der Capillarkonstante ist von der Art der Flüssigkeit abhängig, und zwar ist sie bei Wasser am größten, aber wegen der schwierigen Benetzung zwischen Wasser und Glas am schwersten zu bestimmen. Man kann als Durchschnitt der vorliegenden Werte und als zuverlässigsten etwa den Wert 7,35 qmm annehmen. Für alle übrigen Flüssigkeiten ist die Capillarkonstante merklich kleiner und überschreitet im allgemeinen nicht den runden Wert von 5 und liegt im allgemeinen als Durchschnittswert berechnet in der Gegend von 3,5 bis 4 qmm. Die nachstehende Tabelle von einigen wichtigen Capillarkonstanten mag ein Urteil über die Größe abgeben.

Capillarkonstante α in Quadratmillimetern.

		Dichte	α
Äthyläther .	2,42	Mineralöle 0,65	2,68
Benzol . . .	3,16	70	2,91
Chloroform .	1,85	75	3,12
Essigsäure .	2,5	80	3,30
		85	3,45
		90	3,57
		95	3,58
		1,00	3,60

Dichte	Schwefelsäure α	Salzsäure α	Salpetersäure α	Glycerin α	Natronlauge α	Dichte	Schwefelsäure α
1,00	7,42	7,53	7,53	7,45	7,42	1,40	5,55
05	09	09	12	6,85	23	45	36
10	6,82	6,66	6,71	26	09	50	17
15	57	22	30	5,70	07	55	4,97
20	36		5,89	31	12	60	76
25	15		48		19	65	55
30	5,95		07		25	70	33
35	75		4,66		30	75	07
1,40	55		22		36	80	3,71

Erwähnt sei, daß sie selbstverständlich bei Lösungen stark von dem Gehalt der Lösung abhängt, und daß für die üblichen Zwecke der Aräometrie eine Abhängigkeit von der Temperatur nicht angenommen zu werden pflegt, obwohl sie zweifellos vorhanden ist.

Unter Anwendung des vorher Gesagten gestaltet sich jetzt die Theorie des Aräometers folgendermaßen:

Bezeichnet man mit m die Masse des Aräometers, mit V seinen Gesamt-Raumgehalt, mit V_0 seinen Raumgehalt bis zum untersten Teilstrich seiner Skala, mit q den Querschnitt des Stengels mit einem Umfang U, mit l die Länge der Skala vom zufälligen Eintauchpunkt bis zum untersten Skalenstrich, mit s und γ die Dichte von Flüssigkeit und Luft und mit α die Capillarkonstante dieser Flüssigkeit, so kann man ansetzen:

Nach unten zieht das Aräometer seine Masse m und die Masse des capillaren Wulstes $\alpha\,U\,s$, als Auftrieb wirkt die Masse der verdrängten Flüssigkeit $(V_0 + l\,q)\,s$ und die Masse des verdrängten Luft $(V - V_0 - l\,q)\,\gamma + \alpha\,U\,\gamma$. Man kommt also zu der Gleichung

$$m + \alpha\,U\,s = (V_0 + l\,q)\,s + (V - V_0 - l\,q)\,\gamma + \alpha\,U\,\gamma.$$

Führen wir ein
$$m - V\gamma = G,$$
d. h. des Gewicht des Aräometers in Luft, so wird aus jener Gleichung die Grundgleichung des Aräometers
$$G + \alpha U(s - \gamma) = (V_0 + l q)(s - \gamma),$$
aus der alles weitere abgeleitet werden kann.

Für rohe Überschlagsrechnungen genügt die einfache Gleichung
$$G = (V_0 + l q)(s - \gamma),$$
die selbstverständlich ist. Gegebenenfalls kann der Zusatz des γ noch unterbleiben.

Zu dieser Theorie ist noch einiges besondere zu bemerken. Zunächst einmal, daß die Angabe des Aräometers von der Temperatur abhängig ist, da sich naturgemäß der Glaskörper bei Temperaturänderungen ändert. Wenn wir daher zwei Flüssigkeiten haben, bei denen von einem Unterschied der Capillarkonstante abgesehen ist, die sich aber auf zwei verschiedenen Temperaturen befinden, trotzdem aber genau gleiche Dichte haben, so wird bei diesen ein Aräometer nicht genau gleiche Angaben machen, da mit der in der Temperatur höheren auch der Glaskörper sich ausgedehnt hat, also einen größeren Raumgehalt einnimmt. Das Gewicht der Spindel ist naturgemäß unverändert geblieben, die Spindel wird daher weniger tief einsinken, wird demgemäß eine höhere Dichte anzeigen. Man muß also an der Lesung eine Korrektion anbringen. Mit andern Worten, jedes an sich richtige Dichtearäometer, und das gleiche gilt naturgemäß auch für jedes Prozentaräometer, kann nur bei einer bestimmten Temperatur richtig zeigen, für die es justiert ist, und die man als die Normaltemperatur des Instruments bezeichnet. Als solche Normaltemperaturen gelten 15° C, 20° C und einige andere, und die Korrektionen, die zur Reduktion von Dichteangaben auf diese Normaltemperatur notwendig sind, kann man folgendermaßen streng berechnen:

Hat man die beiden Temperaturen t und t', so mag bei der Temperatur t der eintauchende Teil des Volumen haben
$$V_0 + l q,$$
bei t' hat er dann den Raum
$$(V_0 + l q)[1 + \varepsilon(t' - t)],$$
worin ε der Ausdehnungskoeffizient des Glases ist, also 0,000025. Setzt man dieses in die obige einfache Aräometergleichung ein und dividiert sie durch die ursprüngliche, so folgt:
$$s' - s = \varepsilon(t - t')s'.$$

Aus dieser Gleichung kann man die Glaskorrektion berechnen.

Tafel der Glaskorrektion für Aräometer, in Einheiten der 5. Dezimale in Dichte. Zur Reduktion auf eine Normaltemperatur von $+15°$ C.

t Dichte	0,6	0,7	0,8	0,9	1,0	1,1	1,2	1,3	1,4	1,5	1,6	1,7	1,8	1,9
0°	+22	+25	+29	+32	+36	+40	+43	+47	+50	+54	+58	+61	+65	+68
5	+14	+17	+19	+21	+24	+26	+29	+31	+34	+36	+38	+41	+43	+46
10	+ 7	+ 8	+10	+11	+12	+13	+14	+16	+17	+18	+19	+20	+22	+23
15	0	0	0	0	0	0	0	0	0	0	0	0	0	0
20	− 7	− 8	—10	—11	—12	—13	—14	—16	—17	—18	—19	—20	—22	—23
25	—14	—17	—19	—21	—24	—26	—29	—31	—34	—36	—38	—41	—43	—46
30	—22	—25	—29	—32	—36	—40	—43	—47	—50	—54	—58	—61	—65	—68
35	—29	—34	—38	—43	—48	—53	—58	—62	—67	—72	—77	—72	—82	—86

Für die Glasausdehnung des Aräometers nimmt man den bekannten Durchschnittswert von $25 \cdot 10^{-6}$ an. Daraus kann man dann die vorstehende kleine Tabelle berechnen, die für viele aräometrische Arbeiten nützlich sein wird. Diese bringt also die scheinbaren Lesungen des Dichtearäometers auf die Normaltemperatur dieses zurück. Selbstverständlich, und das ist ungemein wichtig, ohne dabei etwaige Dichteänderungen der beobachteten Flüssigkeit selbst zu kennzeichnen. Man arbeitet also gewissermaßen mit einem Aräometer, das sich, ganz unabhängig von der zufälligen Flüssigkeitstemperatur, auf seiner eigenen Normaltemperatur befindet. Wenn man daher z. B. als Flüssigkeit irgendeine Lösung hat, deren Gehalt man ermitteln will, so muß man aus besonderen Tafeln erst den Ausdehnungskoeffizienten der betreffenden Flüssigkeit ermitteln und kann dann ihre zufällige Dichte bei der Beobachtungstemperatur auf ihre Normaltemperatur umrechnen und dann erst aus der Tafel den Gehalt an Substanz entnehmen.

Da in der Aräometrie Normaltemperaturen der Aräometer und Dichteeinheiten vielfach in ähnlicher Weise wechseln, wie es schon früher auf Seite 188 angegeben ist, so sei auch auf die dort angegebenen Formeln verwiesen, die für aräometrische Arbeiten selbstverständlich in genau gleicher Weise gelten wie für die dort behandelteten Fälle.

Der zweite Umstand, der bei aräometrischen Arbeiten zu beachten ist, ist die Capillarkorrektion, die sich gemäß dem oben Gesagten in folgender Weise berechnet:

Sind zwei Flüssigkeiten gleicher Dichte und Temperatur mit den Capillarkonstanten α_1 und α_2 gegeben, so wird bei diesen die Spindel bis zu den Punkten l_1 bzw. l_2 eintauchen. Aus der Grundgleichung des Aräometers folgt dann:

$$l_1 - l_2 = (\alpha_1 - \alpha_2) \frac{U}{q} = \frac{4\,(\alpha_1 - \alpha_2)}{d},$$

worin d der Stengeldurchmesser ist. Haben wir also eine Spindel mit $d = 4\,\mathrm{mm}$, und Wasser ($\alpha = 7{,}35$) bzw. Öl ($\alpha = 3{,}60$) der gleichen Dichte, so wird $l_2 - l_2 = 3{,}75\,\mathrm{mm}$. Um diesen Betrag wird sie sich also in Wasser tiefer einstellen.

Setzen wir weiter die Grundgleichung für zwei Flüssigkeiten der Capillarkonstanten α_1 und α_2 an, die sich in der Dichte so unterscheiden, daß in beiden die Spindel bis zu gleicher Stelle eintaucht, so folgt mit einer einfachen Rechnung

$$s_1 - s_2 = \frac{(\alpha_1 - \alpha_2)\,U s_1 s_2}{G},$$

oder einfacher, da s_1 nahe gleich s_2 sein wird,

$$\Delta s = \frac{(\alpha_1 - \alpha_2)\,U s^2}{G}.$$

Dieses ist die gebräuchliche Form zur Umrechnung der Angaben von Dichtespindeln für eine bestimmte Flüssigkeit auf eine andere. Beispiel: Schwefelsäure. Lesung an einer Spindel 1,3032 ($\alpha = 5{,}94$). Dem entspricht in Natronlauge ($\alpha = 7{,}25$) bei 4 mm Durchmesser und 65 g Gewicht der Spindel $\Delta s = 0{,}00043$. Im NaOH sinkt die Spindel tiefer ein, die Korrektion ist demgemäß negativ anzusetzen.

In der ersten der obigen Formeln ist zunächst einmal die Längendifferenz am Aräometerstengel berechnet im Zusammenhang mit Änderungen der Capillarkonstante, d. h. um wieviel Millimeter sich die Einstellung des Aräometers ändert, wenn man von einer Capillarkonstante zur andern übergeht, ohne daß die Dichte der Flüssigkeit sich ändert. Die zweite Formel gibt unmittelbar die Dichteänderung an, die man am Aräometer ablesen könnte, wenn die Capillarkonstante der Flüssigkeit sich ändert.

Daraus folgt die praktisch ungemein wichtige Regel, daß jedes Aräometer nur für eine einzige bestimmte Flüssigkeit justiert sein kann, also eine Dichtespindel, die für Öl bestimmt ist, kann man nicht ohne weiteres zur Untersuchung von wässerigen Flüssigkeiten benutzen. Es geht das vielmehr nur, wenn man an diesen Spindeln eine Capillarkorrektion anbringt. Für ein Laboratorium, das viele Dichtebestimmungen auszuführen hat und mit den verschiedensten Substanzen arbeitet, besteht daher die Möglichkeit, sich einen geeigneten Satz Aräometer nach Dichte anzuschaffen mit genügender Genauigkeit und Empfindlichkeit, die für eine willkürliche Capillarkonstante etwa eines Durchschnittswertes justiert sind, wofür z. B. 3,5 ein geeigneter wäre; es würden alle diese Spindeln einwandfreie Dichteangaben der betreffenden Flüssigkeiten machen, selbstverständlich unter Berücksichtigung der Temperatur, wenn alle diese Flüssigkeiten diese normale Capillarkonstante hätten. Das ist tatsächlich natürlich nicht der Fall, und man kann sich kleine Korrektionstafeln berechnen für andere Werte der Capillarkonstante. Zahlenmäßig würde sich das etwa folgendermaßen gestalten:

Capillarreduktion einer Dichtespindel in Einheiten der 5. Dezimale. Meßbereich 1,20 —1,40, Stengeldurchmesser 4,0 mm, Gewicht 65 g, normale Kapillarkonstante 3,5.

$s=$	$s^2U=$	$\dfrac{s^2U}{\varsigma}$	$\alpha=$	2,5	3,5	4,5	5,5	6,5	7,5
			$\varDelta\,\alpha=$	−1,0	0	+1,0	+2,0	+3,0	+4,0
1,20	18,1	27,8		—28	0	+28	+56	+84	+112
1,30	21,4	32,9		—33	0	+33	+66	+99	+132
1,40	24,7	38,1		—38	0	+38	+76	+114	+152

In einer Flüssigkeit höherer Capillarkonstante sinkt die Spindel tiefer ein, als es ihrer Justierung entspricht. Sie macht also zu niedrige Angaben. Die Verbesserung muß also positiv sein.

Wenn man eine solche allgemeine Tabelle hat, kann man mit beliebigen Flüssigkeiten arbeiten. Man braucht nur auf irgendeine Weise deren Capillarkonstante zu ermitteln bzw. aus Tafeln nachzuschlagen, um daraus eine Korrektion für das betreffende Instrument ohne Mühe ableiten zu können, ein Verfahren, das verhältnismäßig recht einfach ist und insofern auch keine großen Schwierigkeiten bereitet, weil der Einfluß der Capillarkonstanten auf die Angabe des Instruments immerhin nicht sehr groß ist, falls man keine allzu hohe Genauigkeit beansprucht.

Es soll nunmehr eine Reihe Einzeltypen von Aräometern besprochen werden, die viel in Gebrauch sind, und die auch laboratoriumsmäßig in vielen Fällen sehr gut Anwendung finden können. Vorweg sei bemerkt, daß ein großer Teil von Aräometern eichamtlich geprüft werden kann, indessen sind nur verhältnismäßig wenig Eichämter dazu in der Lage, insbesondere sei auf die beiden Prüfanstalten für Glasgeräte in Ilmenau und Gehlberg in Thüringen verwiesen, die an den Hauptsitzen der Aräometerfabrikation liegen. Ebenso beglaubigt die Physikalisch-Technische Reichsanstalt Aräometer. Ihre Beschaffung für Laboratoriumszwecke ist aus dem Grunde vielfach lohnend, weil es sich um sehr einfache und bequeme und daneben recht billige Geräte handelt. Von diesen Spezialtypen seien folgende hervorgehoben:

1. Alkoholometer: Es sind hierbei zwei Formen üblich, nämlich nach Gewichtsprozenten bzw. Raumprozenten. Sie geben die Anzahl der Gramm reinen Alkohols in 100 g Lösung für eine Normaltemperatur von 15° C an, während als Dichteeinheit ebenfalls reines Wasser von 15° C benutzt wird. Die zweite Type gibt die Anzahl der Kubikzentimeter reinen Alkohols in 100 ccm Lösung an für eine Normaltemperatur von $12^4/_9$° R, d. h. 62° F oder 15,56° C. Als Dichteeinheit wird ebenfalls Wasser dieser Temperatur genommen. Mit Rücksicht darauf, daß beim Mischen von Alkohol und Wasser eine Kontraktion eintritt, die nicht ganz unbeträchtlich ist, können beide Spindeln nicht miteinander übereinstimmen. Vielmehr treten in der Gegend von 40 Proz. Unterschiede bis zu 8 Proz. auf. Die Raumprozente liegen zahlenmäßig höher.

2. Zuckerspindeln: Für Zuckerspindeln ist nur die Angabe von Gewichtsprozenten üblich. Sie geben also demgemäß die Anzahl Gramm Zucker in 100 g Lösung an. Die üblichen Normaltemperaturen sind 15° bzw. 20°. Für bestimmte technische Zwecke sind auch höhere Normaltemperaturen üblich. Als Dichteeinheit wird Wasser von 15, meistens aber 4° angesetzt.

3. Aräometer für Öle: Dieses sind reine Dichtespindeln im Bereich von 0,65 bis zu den höchsten Öldichten. Für dunkel gefärbte Öle ist vielfach Ablesung am oberen Wulstrand notwendig, was gegebenenfalls auf dem Instrument vermerkt ist. Öle höherer Zähigkeit können durch Aräometer schlecht untersucht werden, da es sich in ihnen zu schwer einstellt. Als Normaltemperaturen gelten 15 bis 20°, als Dichteeinheit Wasser von 4°.

4. Aräometer für Schwefelsäure: Auch hier sind nur reine Gewichtsprozente üblich. Als Normaltemperatur 15°, als Dichteeinheit Wasser von 4°. Wie schon auf Seite 186 gesagt ist, sind Schwefelsäurearäometer nur bis etwa 92 Proz. möglich, weil darüber die Schwefelsäuredichte nicht mehr gleichförmig mit dem Gehalt fortschreitet, sondern einen Umkehrpunkt hat.

5. Aräometer für Seewasser: Es sind dies sehr hochempfindliche Dichtespindeln, die für viele wissenschaftliche und technische Zwecke zur Ermittlung von Wasserdichten dienen, wie z. B. bei Seewasser. Sie sind im allgemeinen bereits in Dichteeinheiten der vierten Dezimale geteilt, gegebenenfalls noch genauer, so daß man auf ihnen ohne weiteres Dichten in Einheiten der fünften ablesen kann. Die Normaltemperatur schwankt sehr stark, insbesondere ist 17,5° gebräuchlich, als Dichteeinheit gilt Wasser von 4°.

6. Bauméspindeln: Als Bauméaräometer bezeichnet man solche mit willkürlichen Skalen, bei denen in verhältnismäßig willkürlicher Weise die Dichte mit der sog. Grädigkeit durch eine mathematische Formel in Zusammenhang gebracht wird, z. B. in folgender Art:

$$\text{Grade Baumé} = 144{,}3 - \frac{144{,}3}{\frac{s_{15}}{15}} \quad \text{oder} \quad s = \frac{144{,}3}{144{,}3 - \text{Bé}}\,,$$

für Dichten größer als 1, bzw.

$$\text{Bé} = 144{,}3 + \frac{144{,}3}{\dfrac{s_{15}}{15}} \qquad \text{oder} \qquad s = \frac{144{,}3}{144{,}3 + \text{Bé}},$$

für Dichten kleiner als 1.

Das hat folgenden Grund. Wenn wir eine Dichtespindel für ein gegebenes Dichtebereich berechnen, so folgt aus der oben mitgeteilten Theorie, wie eine einfache Rechnung zeigt, und wie es auch eine Überlegung klarstellen kann, daß die Größe der Teilungsintervalle über die ganze Länge des Stengels nicht gleichartig ist, vielmehr muß der Abstand zweier Teilstriche nach oben zu kleiner sein als unten am Stengel, was für die Herstellung gewisse Schwierigkeiten macht. Wenn man die Beziehung, wie oben angegeben ist, zwischen Dichte und Grädigkeit einführt, so zeigt eine einfache Rechnung, daß dann die Größe der Teilungsintervalle vollkommen gleichförmig über die ganze Länge des Stengels bleibt. Mit andern Worten, bei der Herstellung eines solchen Aräometers braucht man an der Skala nur den untersten und obersten Punkt festzulegen, um dann die Skala gleichförmig durchzuteilen, was bei den üblichen Dichtespindeln nicht möglich ist.

Von Bauméskalen sind eine ganz ungeheuerlich große Zahl in Gebrauch, insbesondere sind diese noch verschieden für Dichteangaben unter 1 und oberhalb 1. Auch die gelegentlich noch gebrauchten Skalen nach *Brix* und *Fischer* gehören zu dem Typus der Bauméskalen. Für Deutschland sind eichamtlich nur zwei Bauméskalen für Dichten unter 1 und oberhalb 1 zugelassen und fast ausnahmslos eingeführt. Es sind dieses Skalen, die durch die obigen beiden Definitionsgleichungen definiert sind[1].

Wegen der sehr großen Zahl der aräometrisch wichtigen Flüssigkeiten muß davon abgesehen werden, genauere Tabellenangaben über die Beziehung zwischen Dichte und Gehalt von Lösungen mitzuteilen. Es muß daher für alle solche Fälle auf die größeren Tafelwerke verwiesen werden.

Amtliche Prüfungen von Aräometern führen die Physikalisch-Technische Reichsanstalt in Charlottenburg und die Eichämter in Ilmenau und Gehlberg aus.

4. Gasdichte.

Die Ermittlung der Dichten von Gasen ist chemisch-technisch auch von Wichtigkeit, und für ihre Kenntnis gilt ungefähr das gleiche, was für Flüssigkeiten weiter oben gesagt wurde. Die Gase haben indessen vor Flüssigkeiten den erheblichen Vorteil, daß man die Temperaturausdehnung für sämtliche praktisch als gleich ansetzen kann, aber auch den Nachteil, daß ihre Temperaturausdehnung und ihre Raumgehaltsänderung durch Druck verhältnismäßig sehr groß ist, so daß Temperatur- und Druckänderungen auf ihre Dichte einen sehr erheblichen Einfluß haben.

---

[1] Die Tafel in *Küster*, Rechentafeln. 30. Aufl., 1925, S. 73 stützt sich in Spalte b (*Baumé*-Skala für Dichte kleiner als 1) auf eine ältere, nur noch wenig gebräuchliche Definition, die etwa 10° Bé die Dichte 1 zuordnet.

Alle Temperaturen in der Gestalt $273° + t° = T°$ bezeichnet man bekanntlich als absolute Temperaturen, indem man die Temperatur $-273°$ als absoluten Nullpunkt der Temperatur ansieht und von da aus die Temperatur rechnet. Auf diese Weise werden die Gasgesetze in ihrer Form besonders einfach, und es ist ohne weiteres ersichtlich, daß der Wert 1/273 auch sofort den Temperatur- und Druckausdehnungskoeffizienten der Gase darstellt.

Alle Gase enthalten ja nach unserer heutigen Anschauung unter den gleichen Temperatur- und Druckverhältnissen im gleichen Raum die gleiche Anzahl Moleküle, woraus folgt, daß die Dichte von Gasen unter gleichen äußeren Verhältnissen ohne weiteres proportional dem Molekulargewicht ist, und man ersieht hieraus, daß eine Ermittlung einer Dampfdichte bzw. Gasdichte sofort zur Kenntnis des Molekulargewichts führt. Wenn man das allgemeine Gasgesetz stets auf die Gasmenge bezieht, die ein Gramm-Molekül einnimmt, eine Größe, die auch als Mol bezeichnet wird, so läßt es sich in die ganz allgemeine Formel $p \cdot v = R \cdot T$ zusammenfassen, worin die Konstante R für alle Gase die gleiche ist und als Gaskonstante bezeichnet wird. Es ist experimentell festgestellt, daß ein Mol eines Gases einen Raum von 22,414 Liter einnimmt, unter den bekannten Normalbedingungen, nämlich 760 mm Quecksilberdruck und $0°$ C. Hieraus folgt dann für die Größe R der Wert von 0,08204 unter der Annahme des genaueren Wertes für den absoluten Nullpunkt der Temperatur, nämlich $-273,2°$ C.

Praktisch pflegt man als Dichte eines Gases das Gewicht eines Liters unter den oben angegebenen Normalbedingungen anzugeben. Da diese Zahl im allgemeinen recht klein ist, geht man meistens so vor, daß man Dichten angibt, bezogen auf Luft unter Normalbedingungen als Dichteeinheit. Da Luft die Dichte 0,00129285 hat, ist damit die Umrechnung des einen Wertes in den andern ohne weiteres möglich. Wenn man Luft also als Normalsubstanz verwendet, muß man mit jenem Wert arbeiten, der voraussetzt, daß die Luft rein, trocken und kohlensäurefrei ist. Für die übliche atmosphärische Luft mit einem durchschnittlichen Kohlensäuregehalt und frei von Feuchtigkeit ist jene obige Zahl durch 0,00129312 zu ersetzen und für die normale atmosphärische Luft mit 50 Proz. Feuchtigkeit durch 0,0012916. Man kann also ganz allgemein die Dichte der Luft in reinem, trockenem, kohlensäurefreiem Zustand durch die Formel

$$\gamma = \frac{0,00129312}{1 + \alpha t} \cdot \frac{p}{760}$$

angeben und unter den andern Bedingungen, wie oben angegeben, durch entsprechende Zahlen.

Von den Verfahren zur Dichtebestimmung sei zunächst eines genannt, das vollkommen mit der p y k n o m e t r i s c h e n M e t h o d e der Dichtebestimmung von Flüssigkeiten übereinstimmt, indem man nämlich einen Glaskolben, der in irgendeiner Weise verschließbar ist, zunächst einmal mit geeignet definierter Luft füllt und ihn wägt, sodann mit dem zu untersuchenden Gas. Selbstverständlich muß man, um die wahren Gewichte der Luft- und Gasfüllung zu kennen, auch den Ballon vollkommen luftfrei gemacht haben und dann sein

Gewicht ermitteln. Endlich muß man durch Auswägen mit Wasser auch seinen
Raumgehalt feststellen. Man kennt dann durch Bildung der entsprechenden
Differenzen das Gewicht seiner Luftfüllung und der Füllung mit dem zu untersuchenden Gas. Selbstverständlich müssen in allen Fällen Temperaturen und
Drucke der Gase mit ausreichender Genauigkeit bekannt sein. Man kann dann
ohne weiteres die Dichte des Gases berechnen. Praktisch ist indessen die Durchführung solcher Versuche recht schwierig, weil die Wägung schwer auszuführen
ist, denn der Luftauftrieb macht sich selbstverständlich wegen der erforderlichen Größe des Ballons und des großen Unterschiedes seines Raumgehalts
gegenüber den Gewichten ganz erheblich stark bemerkbar und bedingt ein
ungemein sorgfältiges Arbeiten. Man kann diese Fehlerquellen indessen zu
einem erheblichen Teil dadurch ausschalten, wie es schon früher bei den
sog. Kompensationspyknometern gezeigt ist, daß man auf der Taraseite der
Waage einen gleichartigen geschlossenen Ballon unterbringt, der mit dem andern
möglichst gleichen Raumgehalt (selbstverständlich den äußeren Raumgehalt)
hat. Dann wirkt der Luftauftrieb auf beiden Seiten nahezu gleichmäßig stark,
und es kommen nur noch kleine Korrektionen in Frage. Die Messung des
Drucks wird ebenfalls gewisse Schwierigkeiten machen, so daß stets die Ablesung eines geeigneten Manometers notwendig ist, das in dem Augenblick
abzulesen ist, in dem man den Kolben schließt. Endlich ist zu berücksichtigen,
daß bei verschiedenartigen Drucken, insbesondere bei der Wägung mit Vakuum
im Kolben, der Raum des Kolbens sich durch elastische Dehnung verkleinern
wird. Es ist das eine Fehlerquelle, die leicht unterschätzt wird, und die bei
höheren Ansprüchen an Genauigkeit doch zu Unsicherheiten Veranlassung
geben kann. Man kann diese Fehlerquelle so in Rechnung stellen, daß man den
Kolben durch ein Glasrohr mit Teilung abschließt und mit Wasser füllt, dann
setzt man diesen Kolben von außen her verschiedenen Drucken aus, so daß
er ein wenig zusammengedrückt wird; dann wird sein Innenraum sich verkleinern, das Wasser wird im Steigerohr ansteigen, und man kann so die Raum-
veränderung unter dem Einfluß des Drucks, der natürlich gemessen werden
muß, feststellen, und diese Korrektionen muß man bei den eigentlichen Versuchen dann anbringen. Endlich, und was vielleicht einer der wichtigsten
Punkte ist, wird die tatsächliche Gewichtsermittlung des Kolbens Schwierigkeiten machen, weil der Kolben selbst sein Gewicht leicht ändern wird, denn
er wird im allgemeinen aus Glas sein, was ohnehin keine hervorragende Gewähr
für Zuverlässigkeit des Gewichts gibt, und die Oberfläche des Glases ist im vorliegenden Fall, da man verhältnismäßig große Kolben verwenden muß, recht
groß und demgemäß auch der Einfluß der Feuchtigkeit; da man zu Tempe-
rierungszwecken den Kolben in Wasser setzen wird, wird es schwierig sein, die
Oberfläche hinsichtlich der auf ihr zurückbleibenden Feuchtigkeit stets in
einem gleichartigen Zustand zu behalten. Es wird daher notwendig sein, mit
jeder Wägung des Kolbens, wenn er vorher in Wasser sich befunden hat,
mindestens 24 Stunden zu warten.

Das zweite zu besprechende Verfahren ist ein technisch und laboratoriumsmäßig viel angewendetes, was nicht sehr genau ist, aber allgemein den labo-

ratoriumsmäßigen Ansprüchen vollkommen genügt. Es ist das Verfahren mit dem Apparat nach *Bunsen* bzw. *Schilling-Bunsen*. (Fig. 58). Es beruht darauf, daß die Dichten verschiedener Gase sich umgekehrt verhalten wie die Quadrate ihrer Ausströmungsgeschwindigkeiten durch enge Öffnungen hindurch. Das Verfahren läßt sich daher praktisch derart ausführen, daß man die gleiche Menge eines Normalgases, im allgemeinen also Luft, und des zu untersuchenden Gases unter gleichen Bedingungen durch die gleiche enge Öffnung ausströmen läßt und die Zeiten beobachtet, die für die Ausströmung notwendig sind. Der *Bunsen*-Apparat arbeitet daher z. B. so, daß ein umgekehrter Zylinder in Wasser oder Quecksilber als Sperrflüssigkeit getaucht wird, nachdem er zuvor mit Gas bzw. Luft gefüllt ist. Das Eintauchen muß natürlich in beiden Fällen in der gleichen Weise erfolgen, so daß die Druckverhältnisse des ausströmenden Gases beidemal ganz gleichartig verlaufen. Auf der oberen Stirnfläche des Zylinders ist dann ein enges Rohr angesetzt, das durch ein Metallplättchen abgeschlossen ist, in dem sich eine Öffnung befindet von vielleicht einigen Zehnteln Millimeter Durchmesser, die durch einen Hahn abgeschlossen werden kann. Auf dem Mantel des Zylinders befinden sich zwei Marken, und man beobachtet dann die Zeiten, bei denen die absperrende Flüssigkeit diese Marken erreicht.

Bei Verwendung von Quecksilber als Flüssigkeit ist dieses einfache Verfahren naturgemäß nicht möglich, weil die Sicht auf die Marke unmöglich ist. Hier ist der Apparat dann meistenteils so gestaltet, daß man einen kugelförmigen Gasraum verwendet, der oben und unten in ein Rohr ausläuft, auf denen die Einstellmarken angebracht sind. Das obere Rohr hat einen Hahn zum Abschluß oberhalb der Marke und über dem Hahn die Ausflußöffnung. Das untere Rohr ist durch einen Gummischlauch mit einem Quecksilbervorrats-

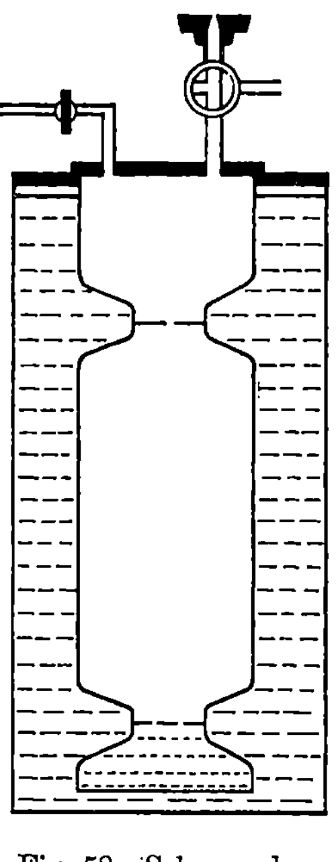

Fig. 58. Schema des *Bunsen*-Apparates für Messung der Gasdichte.

gefäß verbunden, das in zwei gut definierten Stellungen festgestellt werden kann. Bei der tieferen Stellung steht das Quecksilber im Meßgerät unterhalb der tieferen Marke, bei der oberen oberhalb der oberen Marke. Sind diese beiden Stellungen wohl definiert, was ohne Schwierigkeiten möglich ist, so kann die Zeitbeobachtung einwandfrei vor sich gehen. Das Füllen mit Luft und die Beobachtung der Ausströmungszeit für Luft bereitet ja keine Schwierigkeit, Vorsicht muß nur walten beim Füllen mit dem zu untersuchenden Gas, daß nämlich die Luft vollständig verdrängt wird. Man geht dabei am einfachsten so vor, daß man durch das absinkende Quecksilber das Gas durch ein seitliches Ansatzrohr am oberen Rohrstück einströmen läßt und das nunmehr im Meßgefäß vorhandene Gemisch von Gas und Luft wiederum austreibt und diesen Vorgang einigemal wiederholt. Die Berechnung der Ergebnisse gestaltet sich verhältnismäßig einfach; wenn man die gemessenen Zeiten für Luft und für das Gas mit t_1 bzw. t_2 bezeichnet, so ergibt sich die Dichte des Gases aus der Formel

$$s = \frac{t_2^2}{t_1^2},$$

wobei zu beobachten ist, daß in dieser Formel scheinbar gegenüber dem oben Gesagten in der Bildung des Verhältnisses ein Widerspruch besteht, der tatsächlich nicht vorhanden ist, da oben von den Ausströmungsgeschwindigkeiten gesprochen ist, während hier die Ausströmungszeiten gleicher Räume in die Formel eingehen.

Wenn aus irgendwelchen Gründen das zu untersuchende Gas in seiner Temperatur von der Temperatur der beobachteten Luft abweicht, so gestaltet sich die Formel ein klein wenig anders und nimmt die Form an für die Temperaturdifferenz Gas—Luft $= n^{\circ}$

$$s = \frac{t_2^2}{(1 - 0{,}00367\, n)\, t_1^2},$$

die wohl weiter keines Beweises bedarf.

Es sei in diesem Zusammenhang, was vielleicht nicht unwichtig ist, auf die Berücksichtigung der F e u c h t i g k e i t bei Messungen mit Gasen eingegangen. Der Druck eines Gases setzt sich nach dem *Dalton*schen Gesetz bekanntlich aus dem eigentlichen Druck des Gases und dem Dampfdruck der in ihr enthaltenen Feuchtigkeit zusammen. Nehmen wir z. B. an, daß wir Luft haben, die mit Wasserdampf vollkommen gesättigt ist, wie man es wohl bei dem *Schilling-Bunsen*schen Apparat ansetzen kann, wenn man mit Wasser als Sperrflüssigkeit arbeitet, so können wir dann aus bekannten Tabellen über den Dampfdruck von Wasser entnehmen, daß dieser z. B. bei einer Temperatur von 20° 17,5 mm beträgt, d. h. also, wenn man mit Wasserdampf gesättigte Luft hat, die also bei 760 mm Druck 17,3 g Wasser im cbm enthält, so setzen sich diese 760 mm zusammen aus 17,5 mm Quecksilberdruck des Wasserdampfes und aus 760—17,5 = 742,5 mm der reinen Luft. Je nachdem, wie man rechnet, ergibt sich die Luftdichte zu 1,293 g/l bzw. $1{,}293 \cdot \dfrac{742{,}5}{760} = 1{,}263$ g/l.

Dazu kommen 0,017 g Wasser, d. h. also: eine solche Luft hat die tatsächliche Dichte von 1,203 + 0,017 = 1,280 g/l. Man sieht aus diesem verhältnismäßig einfachen Beispiel, das hier nicht weiter durchgeführt sein mag, daß der Feuchtigkeitseinfluß bei Gasmessungen immerhin recht beträchtlich ist.

Für technische Zwecke sind eine Reihe von Verfahren durchgebildet, die recht viel Anwendung finden. Eins von diesen Verfahren ist z. B. die sog. G a s w a a g e von *Lux*. Sie besteht aus einem waagebalkenförmigen Teil, der an der einen Seite ein festes Gegengewicht hat, an der andern Seite eine größere Glaskugel, die fest verschlossen ist, und durch die durch zwei Röhrchen Gas ein- und ausgelassen werden kann. Diese Röhrchen sind mit Hilfe von Quecksilbernäpfen so gelagert, daß auch beim schwingenden Spielen der Waage das Gas die Kugel durchströmen kann. Je nach der Dichte des durchströmenden Gases im Vergleich zur Luft wird sich der Waagebalken mehr oder weniger schief einstellen, und an einem angebrachten Zeiger kann man ohne weiteres die Dichte des durchströmenden Gases ablesen. Die Eichung der Einrichtung erfolgt natürlich empirisch und muß gegebenenfalls gelegentlich durch ein Gas bekannter Dichte nachgeprüft werden.

Die Umkehrung dieses Verfahrens ist naturgemäß derart, daß die gleiche Anordnung in einen abgeschlossenen Raum gesetzt wird, wobei nur der Glaskolben vollkommen geschlossen ist. Wird dann dieser Raum, in dem sich der Waagebalken befindet, von Gasen verschiedener Dichte angefüllt, so wird der Auftrieb dieser verschieden stark auf die Kugel wirken und daher eine Änderung in der Einstellung des Waagebalkens verursachen. Diese Idee hat gegenüber der ersten den Vorteil, daß das Spiel des Waagebalkens wesentlich freier ist, weil die immerhin störende Gaszuführung durch den Hauptdrehpunkt des Balkens fortfällt. Indessen hat sie sich praktisch nicht durchführen können

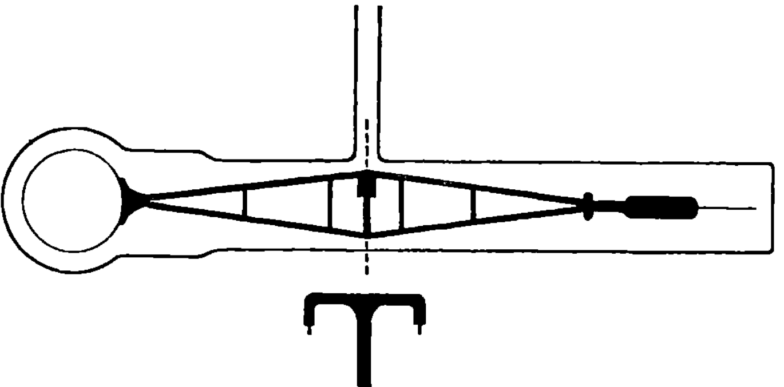

Fig. 59. Schema der Schwebewaage nach *Stock* und *Ritter* (mit Schnitt durch die Mittelachse).

aus verschiedenen Gründen, auf die hier nicht eingegangen sei. Indessen ist dieser Gedanke neuerdings von *Stock* und *Ritter*[1] aufgegriffen worden in der Form der sog. S c h w e b e w a a g e für die besonderen Bedürfnisse des chemischen Laboratoriums. (Fig. 59). Der Gedanke ist an sich schon mehrfach praktisch ausgeführt worden, es sei nur an die Mikrowaagen von *Petterson* und anderen erinnert, wo der Gewichtsausgleich durch die Druckänderung im Waagenraum erfolgte, während die Waage selbst an der einen Seite als Gegengewicht eine Kugel verhältnismäßig großen Raumgehalts trägt.

Wie aus der beigefügten Abbildung ersichtlich, verwenden *Stock* und *Ritter* einen Waagebalken der üblichen Form, der auf der einen Seite eine geschlossene hohle Kugel mit verhältnismäßig großem Raum trägt, auf der andern Seite ein massives Gegengewicht von verhältnismäßig kleinem Raum. Der Waagebalken besitzt als Mittelschneide zwei feine Nadelspitzen, die in Korundlagern ruhen. Der gesamte Waagebalken ist aus Glas bzw. Quarz gefertigt, und an der einen Seite trägt er eine Ablesespitze über einer Skala

---

[1] *Stock* u. *Ritter*, Zeitschr. f. phys. Chem. 1926, Bd. 119, S. 333.

und kann auch gegebenenfalls mit einem Spiegel zur Ablesung versehen
werden. Das ganze ist verhältnismäßig eng von einem einfachen Glasgehäuse
umgeben, das auch gleichzeitig die Lager der Waage aufnimmt. Das Arbeiten
mit ihr ist verhältnismäßig einfach. Man justiert die ganze Anordnung
so, daß sie bei Füllung des ganzen Raumes mit den zu untersuchenden
Gasen einspielt, und erzielt eine strenge Einspielstellung durch die Druckänderung dieses Gases, wobei man den Druck an einem geeigneten Manometer
abliest. Sodann ersetzt man das Gas durch Luft, deren Druck man so ändert,
daß die Waage wieder einspielt. Es bedarf dann weiter keines Beweises, daß
die Dichte des zu untersuchenden Gases im Verhältnis zur Luftdichte ohne
weiteres gleich dem Verhältnis der beiden abgelesenenen Drucke ist. Man
bedarf für diese Anordnung nur verhältnismäßig wenig Gas, und nach den
Angaben der Erbauer dieser Waage läßt sich auf ihr eine Genauigkeit bis auf
0,001 Proz. erzielen, wobei die Genauigkeit im wesentlichen durch die Kenntnis der Dichte des Normalgases begrenzt ist; denn falls man nicht zu ungeeig-
neten Drucken übergehen will, muß man gegebenenfalls auch andere Normal-
gase als Luft verwenden, deren Dichten mit gleicher Genauigkeit von vornherein bekannt sein müssen. Acetylen ist hierfür sehr geeignet, wie *Stock* und
Ritter angeben[1]. Es ist selbstverständlich praktisch, wenn die Waage in
ihren Gewichten und Gegengewichten auswechselbar ist.

Der Vollständigkeit wegen sei noch ein technisches Verfahren erwähnt, das
gelegentlich Anwendung findet, aber immerhin etwas schwierig sich gestaltet.
Wenn man zwei vertikal stehende Rohre hat, die oben offen sind, und die beide
mit Luft bzw. dem zu untersuchenden Gas gefüllt sind, so wird der Druck
am unteren Ende der Röhre, vorausgesetzt, daß das Gas schwerer ist als Luft,
sonst der Unterdruck unten, ein Maß des Dichtenverhältnisses der beiden Gase
sein. Man kann daher praktisch so vorgehen, daß man ein vertikales Rohr
geeigneter Länge mit einem der an anderer Stelle zu beschreibenden Mikromanometer verwendet, in langsamem Strom das zu untersuchende Gas durch
dieses Rohr hindurchströmen läßt und die Druckdifferenz gegen die freie Luft
am unteren Ende dieses Rohres manometrisch mißt. Auf diese Methode kann
man aus der Ablesung des Manometers und der Länge des Rohres den Druck
des Gases berechnen. Auf weitere Einzelheiten sei indessen nicht eingegangen[2].
Auch noch in anderer Weise wird technisch gelegentlich eine Gasdichte bestimmt, nämlich indem man einen einseitig geschlossenen Zylinder umgekehrt
in eine Flüssigkeit tauchen läßt, so daß in seinem Innern ein bestimmter Gasraum abgeschlossen ist. Die Tiefe des Eintauchens des Zylinders wird dann
von dem Druck des Gases in seinem Innern und von dem Auftrieb der Sperrflüssigkeit auf den Zylinder abhängen. Wenn man nunmehr durch ein Rohr,
das durch das Wasser hindurch in das Innere des Zylinders eintaucht, ein Gas
konstanten Drucks, aber unbekannter Dichte leitet, so wird der Auftrieb auf den
Zylinder allein von der Dichte abhängig sein, und damit kann man aus der Tiefe
des Eintauchens auf die Dichte des Gases schließen und die Anordnung empirisch

---

[1] *Stock* u. *Ritter*, Zeitschr. f. phys. Chem. 1927, Bd. 126, S. 172.
[2] *Lill*, Diss. Münster. 1926.

eichen. Ein Beispiel einer solchen Ausführung für technische Zwecke ist die sog. Gaswaage von *Simmance* und *Abbady*, die in Gaswerken viel angewendet wird.

5. Dampfdichte.

Über die Bedeutung der Dampfdichten ist vorher schon einiges gesagt worden, insbesondere über ihre Wichtigkeit für die Ermittlung des Molekulargewichts von Stoffen. Ungesättigte Dämpfe folgen ja streng den Gasgesetzen. Bezieht man die Dampfdichte auf trockene atmosphärische Luft von gleichem Druck und gleicher Temperatur wie der Dampf, so kann man daraus mit leichter Mühe das Molekulargewicht ableiten. Es ist oben schon erwähnt worden, daß Gasdichten und Molekulargewicht einander proportional sind mit dem Proportionalitätsfaktor von 22,414. Wenn man daher alle Gasdichten auf Luft als normale Substanz umrechnet, und wenn man weiter berücksichtigt, daß Luft selbst ein Gewicht von 1,293 g für das Liter hat, so folgt daraus, daß die Gasdichte, auf Luft als Einheit bezogen, das Molekulargewicht ergibt, wenn man diese Zahl mit dem Produkt der beiden oben genannten Zahlen multipliziert $(22{,}414 \times 1{,}293 = 28{,}981)$.

Es ist wohl selbstverständlich, daß man Dampfdichten und Gasdichten nach vollkommen gleichen Methoden bestimmen kann. Die nachstehend mitgeteilten sind indessen günstiger und finden überwiegend Anwendung, insbesondere die an erster und letzter Stelle besprochenen, weil die an zweiter Stelle erwähnte Anordnung ihrer schwierigeren Durchführung wegen weniger Anwendung findet.

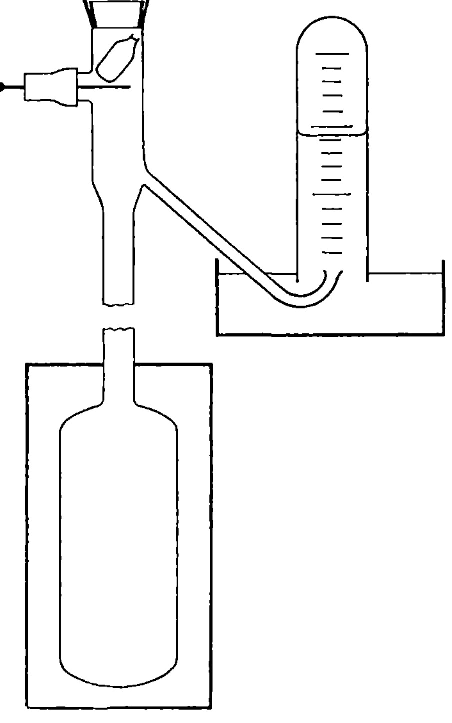

Fig. 60. Dampfdichtebestimmung nach *Viktor Meyer*.

Das erste Verfahren ist das sog. Verfahren nach *Viktor Meyer*, vielleicht das bekannteste (Fig. 60). Von der zu untersuchenden Substanz wägt man eine bestimmte kleine Menge in einem Vorratsfläschchen ab. Das Fläschchen hat entweder einen eingeriebenen Stöpsel, der es fest abschließt, oder die Substanz wird in ein Glasröhrchen eingeschmolzen, das bei Erwärmung durch die sich entwickelnden Gase zertrümmert wird. Bei schwer verdampfenden Gasen genügt auch Aufnahme in ein unverschlossenes kleines Gefäß. Man bedarf nunmehr eines langen vertikalen Rohres, das unten etwa kolbenförmig ausläuft, und dessen unterer Teil durch ein geeignetes Flüssigkeitsbad auf eine Temperatur gebracht wird, die einige Grade über dem Siedepunkt der betreffenden Substanz liegt. Am oberen Ende hat das Rohr ein seitliches Zweigrohr, das die in ihm entwickelten Gase unter einen geeigneten Meßzylinder führt. Am oberen Ende ist das Rohr derart eingerichtet, daß die Substanz, in es eingebracht, oben vorübergehend festgehalten und das Rohr hier luftdicht verschlossen werden kann. Um die Substanz oben festzuhalten, verwendet man z. B. einen Stift, den man seitlich wegziehen kann, oder bringt sie in ein besonderes geschlossenes Glasrohr ein, das durch einen Gummischlauch biegsam mit dem Hauptrohr verbunden ist, so daß man durch Hochheben dieses Stückes das Gefäß mit der Substanz in das Hauptrohr und damit nach unten befördern kann. Wenn das Wasserbad angeheizt ist und Temperaturgleichgewicht sich herausgestellt hat, bringt man über das Gasentwickelungsrohr den Meßzylinder, der mit Wasser gefüllt ist, und läßt dann die Substanz nach unten in den Heizraum fallen. Sie wird verdampfen, und der entwickelte Dampf wird einen Teil der Luft aus dem Rohr verdrängen und in den Meßzylinder überführen. Diese Luftmenge ist naturgemäß gleich der Dampfmenge, die die Substanz entwickelt hat. Man kennt also ohne weiteres durch Ablesen der Luftmenge die der gewogenen Substanz entsprechende Dampfmenge. Man kennt weiter von ihr die Masse, die selbstverständlich gleich der Substanzmenge sein muß. Bedingung bei der praktischen Ausführung ist nur, daß der ganze Vorgang einigermaßen schnell verläuft, damit keine Kondensation des Dampfes in dem kälteren Teil des Rohres eintritt. Die Berechnung gestaltet sich dann sehr einfach. Wenn man die eingebrachte Substanzmenge mit m bezeichnet und mit v das Volumen der herausgetriebenen Luftmenge, deren Temperatur t sei, und die unter dem Druck H stehe, so muß zunächst dieser Druck festgestellt werden. Er ist zunächst der zufällige Luftdruck, wie ihn ein Barometer angibt; von ihm muß der Druck im Meßzylinder abgezogen werden, selbstverständlich in Quecksilberdruck umgerechnet, welcher der Höhe der Wassersäule im Meßzylinder selbst entspricht. Man mißt diese mit einem geeigneten Maßstab und dividiert sie durch die Quecksilberdichte, d. h. 13,56, und erhält durch Subtraktion vom Luftdruck damit den Flüssigkeitsdruck im Meßzylinder in Quecksilber; dieses ist der Druck, der in die unten mitgeteilte Formel eingeht. Man kann sich diese Umrechnung ersparen, wenn man das Meßgefäß so in die Sperrflüssigkeit eintaucht — was ja ohne weiteres nachträglich geschehen kann, wenn das Luftaustreiben aufgehört hat —, daß der Flüssigkeitsspiegel im Innern des Rohres und außen gleich hoch steht. Man braucht dann nur den Luftraum abzulesen und als Druck in die Formel nur den barometrischen Luftdruck einzusetzen. Die Schlußformel lautet dann ganz einfach so:

$$d = \frac{m}{v} \frac{760}{H} \frac{1 + 0{,}004\,t}{0{,}001293} = 587800 \,\frac{m}{Hv}\,(1 + 0{,}004\,t).$$

Eines Beweises bedarf sie wohl nicht, da sie selbstverständlich ist. Nur ein Punkt ist noch zu berücksichtigen, nämlich der Dampfdruck des Absperrwassers. Ihn kann man verhältnismäßig einfach so berücksichtigen, daß man statt des genaueren Ausdehnungskoeffizienten der Luft den etwas erhöhten Wert 0,004 einsetzt.

Das zweite Verfahren, das hier besprochen sei, schließt sich eng an die Verfahren der Gasdichtebestimmung an. Man bezeichnet es als die Methode von *Dumas*. Man geht dabei folgendermaßen vor: Man nimmt einen Glaskolben von etwa 100 bis 500 ccm Inhalt, der in ein Rohr mit feiner Capillare ausgezogen ist, und den man leer genau wägt. Dieser Kolben darf nicht ganz dünnwandig sein und darf auch keinen eingezogenen Boden haben, da er einem Außendruck von einer Atmosphäre Widerstand leisten muß. Er muß selbstverständlich sehr sauber gereinigt und trocken sein, bevor er gewogen wird; dann bringt man in ihn etwas von der zu untersuchenden Flüssigkeit ein. Nachdem dies geschehen ist, bringt man den Kolben in ein geeignetes Temperaturbad, das etwas über der Verdampfungstemperatur der Flüssigkeit liegt, und läßt diese langsam verdampfen und den Dampf aus der Capillare ausströmen. Man kann durch Beobachtung der Schlieren, die dabei entstehen, oder mit Hilfe einer kleinen Flamme leicht feststellen, wann die Dampfentwicklung beendet ist. Es muß soviel Flüssigkeit vorhanden sein, daß diese mit Sicherheit alle Luft aus dem Ballon austreibt, daß der Ballon zum Schluß nur mit Dampf der betreffenden Substanz gefüllt ist. Sobald das geschehen, wird die Capillare oben ohne Massenverlust mit Hilfe einer kleinen Stichflamme sauber luftdicht zugeschmolzen. Dieses Zuschmelzen verläuft nur dann vollkommen sicher, wenn die Dampfentwicklung aufgehört hat. Man nimmt dann den Ballon aus dem Bad heraus, wobei sofort etwas Dampf kondensiert, und man kann feststellen, ob der Versuch gelungen ist, indem man nämlich einen Flüssigkeitstropfen in das Rohr hineinlaufen läßt. Ist der Verschluß tatsächlich gut, läßt man den Ballon vollständig abkühlen, trocknet ihn und bestimmt wiederum genau seine Masse. Sodann taucht man das Ansatzrohr des Kolbens in ausgekochtes, also luftfreies, aber abgekühltes Wasser und bricht unter der Wasseroberfläche ein Stückchen der Capillare ab, so daß der Luftdruck das Wasser in den Ballon hereintreibt. Im idealen Grenzfalle, wenn tatsächlich alle Luft aus dem Ballon verdrängt worden ist, muß er sich vollständig mit Wasser füllen. Fast immer ist das nicht der Fall. Wie dieser Fehler beseitigt wird, wird nachher gesagt werden. Man wägt dann den gefüllten Kolben einschließlich der abgebrochenen Spitze wiederum auf einer Waage geringerer Genauigkeit.

Es handelt sich nunmehr um die Berechnung des Versuches.

Es seien m, m' und M die Massen des mit Luft, Dampf bzw. Wasser gefüllten Kolbens, t die Temperatur des Dampfes beim Zuschmelzen, gleich der Badtemperatur, b der Barometerstand in diesem Augenblick, t' und b' Temperatur und Luftdruck bei der Wägung mit Dampf, und γ die Luftdichte, die diesen zufälligen Werten zukommt.

Bezeichnet man mit D und L Dampf- bzw. Luftgewicht, so ist doch $D - L = m' - m$, also $D = m' - m + L$. Hätte der Dampf sich in dem Zustand t', b' befunden, so wäre die Dampfdichte naturgemäß

$$d = \frac{D}{L} = \frac{m' - m}{L} + 1$$

gewesen, oder, da $L = \gamma\,(M - m)$ ist,

$$d = \frac{m' - m}{M - m}\frac{1}{\gamma} + 1\,.$$

Weil aber der Dampf sich tatsächlich in dem Zustand t, b befand, ist eine Reduktion darauf erforderlich, so daß endgültig wird

$$d = \left[\frac{m' - m}{M - m} \frac{1}{\gamma} + 1 \right] \frac{b'}{b} \frac{1 + 0{,}00367\, t}{1 + 0{,}00367\, t'}.$$

Hat man mit Hg ausgewogen, so ist statt $\dfrac{1}{\gamma}$ der Wert $\dfrac{13{,}56}{\gamma}$ zu setzen.

Ohne weiteren Beweis sei eine strengere Formel mitgeteilt, die auf die tatsächliche Wasserdichte bei der Wasserwägung d_w und die Temperaturausdehnung des Kolbens $3\,\beta = 0{,}000025$ Rücksicht nimmt:

$$d = \left[\frac{m' - m}{M - m} \frac{d_w - \gamma}{\gamma} + 1 \right] [1 - 3\,\beta\,(t - t')] \frac{b'}{b} \frac{1 + 0{,}00367\, t}{1 + 0{,}00367\, t'}.$$

Ein sehr häufig vorkommender Fehler bei der an sich sehr zuverlässigen Methode ist, daß der sich entwickelnde Dampf die Luft nicht völlig aus dem Ballon verdrängt, so daß dieser sich nicht gänzlich mit Wasser füllt. Es braucht deswegen der Versuch nicht verworfen zu werden. Wenn man so verfährt, daß man den Kolben mit Wasser füllt, bis dessen Spiegel innen und außen gleich hoch steht, wägt man mit dieser Füllung (Gewicht M'). Danach füllt man ihn voll auf und wägt wieder (Gewicht M). Die Luftblase hat dann bei der Temperatur der Füllung den Raumgehalt

$$\frac{M - M'}{d_w - \gamma},$$

beim Zuschmelzen also

$$v = \frac{M - M'}{d_w - \gamma} \frac{b'}{b} \frac{1 + 0{,}00367\, t}{1 + 0{,}00367\, t'}.$$

Der Ausdruck in obiger Formel für d ist also die Dampfdichte eines Gemisches von v Luft und $V - v$ Dampf, und bezeichnet man die Dichte des reinen Dampfes ohne die Luftbeimischung mit d_0, so ist

$$V\,d = v + (V - v)\,d_0$$

oder

$$d_0 = \frac{V\,d - v}{V - v}.$$

Hierin setzt man für d den Wert der obigen Formel ein, ebenso den für v, und für

$$V = \frac{M - m}{d_w - \gamma} [1 + 3\,\beta\,(t - t')].$$

Nach einigen Rechnungen, die hier übergangen seien, erhält man dann die strenge Endformel:

$$d_0 = \frac{(m' - m)\,\dfrac{d_w}{\gamma} + M' - m}{(M - m)\,\dfrac{b}{b'}\,\dfrac{1 + 0{,}00367\, t'}{1 + 0{,}00367\, t}\,[1 + 3\,\beta\,(t - t')] - (M - M')}.$$

XI. Messung von Drucken.

1. Allgemeines und Barometer.

Das wichtigste Gerät, das auch im chemischen Laboratorium zur Druckmessung viel angewendet wird, ist das Quecksilberbarometer, das allerdings ausschließlich nur zur Bestimmung der sehr wichtigen atmosphärischen Druckes dient. Als normalen atmosphärischen Druck bezeichnet man bekanntlich eine Quecksilbersäule von 76 cm Höhe, die unter dem Einfluß der international festgesetzten normalen Erdschwere von 980,665 cm/sec² ruht. Tatsächlich verwendet man meistenteils eine andere Druckeinheit, nämlich die von 1 kg auf die Fläche eines Quadratzentimeters. Man bezeichnet sie als technische Atmosphäre. Physikalisch rechnet man statt dessen vielfach mit der Druckeinheit des absoluten Maßsystems, nämlich ein Dyn auf ein Quadratzentimeter, und bezeichnet diese Einheit als Bar. Ein Megabar ist das Millionenfache dieser Einheit. Als reduzierte Druckhöhe bezeichnet man die Druckhöhe h, die bei einer Schwere g gemessen ist, die von der normalen Schwere g_0 abweicht. Wenn man die Druckhöhe mit dem Verhältnis der beiden Schwerkraftgrößen multipliziert, d. h. also mathematisch

$$h_0 = h \cdot \frac{g}{980{,}665},$$

erhält man ·die reduzierte Druckhöhe (vgl. S. 70).

Es hat bekanntlich Wasser von 4° die Dichte 0,999973 (vgl. S. 74), daher erhält man aus einer reduzierten Druckhöhe h_0 einen tatsächlichen Druck von $980{,}665 \cdot h \cdot 0{,}999973 = 980{,}639 \cdot h$ Bar.

Ein Grammgewicht ist weiter unter 45° Breite 980,62 Dyn; daraus ergibt sich für einen Druck p die Größe $p = 1{,}000019 \cdot h$ Grammgewicht auf das Quadratzentimeter. Bei Verwendung von Quecksilber als Manometerflüssigkeit, dessen Dichte bei 0° 13,5955 ist, wird weiter $p = 13332{,}3 \cdot h$ Bar $=$ 13,5958 h Grammgewicht auf das Qudratzentimeter.

Zwischen den einzelnen Maßeinheiten bestehen folgende Beziehungen:

1 Atm.	= 1,03328 kg/qcm,	1 m Hg	= 1,35958 kg/qcm,
1 Atm.	= 1,01325 Megabar,	1 m Hg	= 1,33322 Megabar,
1 kg/qcm	= 735,52 mm Hg,	1 Megabar	= 750,06 mm Hg.

Im nachfolgenden sei nun zunächst genauer auf das Barometer eingegangen. Das Quecksilber befindet sich dabei in einer etwa 80 cm langen Glasröhre, die oben zugeschmolzen ist, und in der völliges Vakuum herrscht. Man unterscheidet zwei Formen von Barometern, sogenannte Gefäßbarometer (Fig. 61) und

Heberbarometer. Bei der ersten Form endet das vertikale Rohr in einem Gefäß
mit großer Oberfläche, auf die der Luftdruck wirkt, und die gewissermaßen
den Nullpunkt der Skala bezeichnet. Wenn das Quecksilber im geschlossenen
Schenkel seinen Stand ändert, so ändert sich das Niveau des Quecksilber-
gefäßes unten, und damit verändert sich der Nullpunkt der Skala. Man vermeidet diesen Übelstand auf zwei verschiedene Arten. Entweder man macht
die Teilung am oberen Ende des Barometers derart, daß man die Niveau-
änderung des Quecksilbers bereits in folgender Weise berücksichtigt: Wenn
der Punkt Null und der Punkt 760 mm festgelegt ist, so daß der Punkt Null

mit der Quecksilberoberfläche zusammenfällt bei einem Druck von gerade 760 mm,
so nehmen wir an, der Druck steige um
1 mm; es steigt dann das Quecksilber in
der oberen Kuppe um nicht ganz 1 mm
an, während der Restbetrag des Anstieges
durch eine kleine entsprechende Senkung
der unteren Quecksilberfläche bewirkt
wird, d. h., bei einem solchen Barometer
wird dann tatsächlich die ganze Teilung
nicht genau nach Millimeter vorgenommen, sondern es geht darin noch das
Verhältnis des Rohrquerschnittes oben
und unten ein. Es sind naturgemäß nur
geringe Beträge, indessen muß dem bei der
Herstellung des Barometers Rechnung getragen werden. Ein anderes Verfahren,
das ebenso häufig angewendet wird, das
aber für den Beobachter eine gewisse
Mehrarbeit bedeutet, ist das, daß der Ge-
fäßboden elastisch gemacht, z. B. durch
einen Lederbeutel verschlossen wird, der
durch eine Schraube derart gehoben und

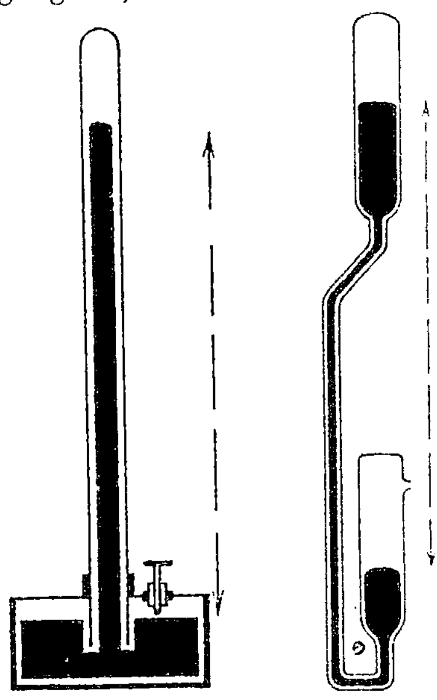

Fig. 61. Schema
eines Gefäßbaro-
meters.

Fig. 62.
Schema eines
Heberbaro-
meters.

gesenkt werden kann, daß man das Niveau auf eine feine Spitze einstellt, die
gleichzeitig den Nullpunkt des Maßstabes bedeutet.

Die andere Form des Heberbarometers (Fig. 62) macht die Form des ge-
schlossenen Schenkels mit der des offenen übereinstimmend, d. h. man verwendet
zwei gleichartige Gefäße, in denen sich das Quecksilber einstellt, die auch nach
Möglichkeit in der Vertikalen übereinanderliegen, und von denen das obere geschlossen ist, und die an ihren tiefsten Punkten durch ein Verbindungsrohr in
Verbindung gebracht sind. In dieser Anordnung, die die Form für feinere
Messungen ist, ist also die Quecksilberkuppe im offenen und geschlossenen
Schenkel gleichartig, und die Bewegung des Quecksilbers bei Änderung des
Luftdruckes ist dann an beiden Stellen die gleiche. Das Quecksilber sinkt oben
um den gleichen Betrag, um den es unten ansteigt. Das hat zur Folge, daß
man den Barometermaßstab an zwei Punkten ablesen und die Differenz dieser

Ablesungen bilden muß, oder, wie es auch häufig der Fall ist, das Verbindungsrohr wird elastisch gemacht durch Einschalten einer Ledermembrane oder durch Anwendung eines beweglichen Vorratsgefäßes mit Quecksilber, so daß man ähnlich wie vorher die untere Kuppe stets auf die gleiche Stelle einstellt.

Beide Formen von Barometern sind in dieser einfachen Gestalt nicht transportfähig. Hierfür sind besondere Maßnahmen notwendig, auf die hier nicht weiter eingegangen sei, da zu weitführend. Sie bestehen im allgemeinen darin, daß das Rohr an einzelnen Stellen verengt wird, und daß das Barometer ohne weiteres transportiert werden kann, wenn es umgekehrt verschlossen wird, wenn also der geschlossene Schenkel vollkommen mit Quecksilber gefüllt ist.

Neben Quecksilber werden noch bisweilen andere Flüssigkeiten für Barometer verwendet, es bedarf allerdings besonderer Kunstgriffe, um sie praktisch verwendbar zu machen, da sie sonst mit Rücksicht auf die übliche Flüssigkeitsdichte eine Länge von etwa 10 m annehmen müßten. Etwas ausführlicher bekannt geworden ist nur die Form des sog. umgekehrten Barometers, des Kontrabarometers, die tatsächlich ein gewöhnliches Quecksilberbarometer ist, bei dem das Hg im freien Schenkel mit einer andern leichten Flüssigkeit überschichtet ist, die in ein dünnes Rohr ausläuft. Das ganze ist also ein Heberbarometer, und wenn sich der Stand im offenen Schenkel ändert, so folgt naturgemäß die überschichtete Flüssigkeit dieser Standänderung, und da deren Kuppe in einem verhältnismäßig dünnen Rohr liegt, wird damit bei geeigneter Bemessung der Verhältnisse der Querschnitte die Standänderung des Barometers ganz erheblich vergrößert.

Von Wichtigkeit für die richtige Anzeige eines Barometers ist naturgemäß, daß das sog. Vakuum im geschlossenen Schenkel auch tatsächlich ein Vakuum ist, und daß die Kuppenausbildung bei beiden Kuppen ganz gleichartig ist, denn da die Kuppen naturgemäß nicht durch Ebenen begrenzt sind, wie allgemein bekannt ist, sondern etwa kugelförmige Wölbungen darstellen, wirken in ihnen Oberflächenspannungen, die eine Depression der Kuppe zur Folge haben, in Abhängigkeit von ihrem Durchmesser und ihrer Höhe, was zu nicht unbeträchtlichen Fehlern Veranlassung geben kann. Für den praktischen Chemiker ist die Feststellung, ob das Vakuum in den oberen Barometerräumen ausreichend ist, recht schwierig zu machen, insbesondere da die Barometer meistenteils für derartige Versuche nicht eingerichtet sind. Man kann sich im allgemeinen damit begnügen, gelegentlich zu prüfen, ob beim Neigen des Barometers das Quecksilber oben mit hellem, metallischem Klang an das Glas anschlägt, ohne eine Blase zurückzulassen. Ist das der Fall, so kann man mit einiger Sicherheit annehmen, daß das Vakuum noch gut ist. Allgemein muß es sich allmählich verschlechtern, da es unvermeidlich ist, daß durch die Bewegung des Quecksilbers im Rohr langsam Spuren von Luft an der Grenze zwischen Quecksilber und Glas nach oben transportiert werden.

Beim idealen Barometer müssen die Kuppen im offenen und geschlossenen Schenkel gleich sein, dann sind keine Fehler infolge von Capillardepressionen zu befürchten. Beim Gefäßbarometer ist dies offensichtlich nicht der Fall, weil hier der offene Schenkel wesentlich weiter ist als der geschlossene. Infolgedessen sind hier Fehler durch Capillardepression notwendigerweise vorhanden. Man kann ihnen auf zwei Arten begegnen. Entweder wird die Ableseskala so abgeändert, daß sie diese Fehler automatisch berücksichtigt, was ja ohne weiteres möglich ist, da es sich um einen konstanten Fehler handelt, oder aber, wie es meistens der Fall ist, das obere Rohr wird so weit gemacht, daß dieser Fehler unter der Meßgenauigkeit des Barometers bleibt. Wenn man beim Barometer auf 0,1 mm abliest, genügt es, das Rohr etwa 15 mm weit zu machen.

Nicht ganz einfach ist auch die Ablesung der Quecksilberkuppe, da diese mit Naturnotwendigkeit in einiger Entfernung von dem Maßstab bleibt. Im allgemeinen ist ja die Ablesung so, daß das Glasrohr in einem zylindrischen Rohr metallisch eingekapselt ist. Auf ihm gleitet ein Schieber, und man beobachtet den Quecksilberstand durch Schlitze im Umschlußrohr. Dieser Schieber hat horizontale Schlußstücke, und man stellt ihn so ein, daß die Verbindungslinie zweier Stellen gerade mit der oberen Quecksilberkuppe zusammenfällt. Man bekommt so eine recht sichere Einstellung, insbesondere wenn die Schieberbewegung durch eine kleine Schraube getätigt wird. Die Ablesung der Schieberstellung erfolgt fast immer mit Nonius. Bei Heberbarometern wird oben und unten in der gleichen Weise abgelesen. Bei Gefäßbarometern erreicht man, falls notwendig, die Nullstellung des Quecksilbers vielfach dadurch, daß man das Niveau auf eine Spitze einstellt. Man beobachtet hierbei gleichzeitig die Spitze und ihr Spiegelbild im Quecksilber, bis beide sich gerade berühren. Gerade diese Einstellung läßt sich ohne Schwierigkeit mit hoher Empfindlichkeit erreichen.

An jedem Barometer ist eine Anzahl Korrektionen notwendig, im wesentlichen mit Rücksicht auf den Einfluß der Temperatur. Der Ausdehnungskoeffizient von Quecksilber für $1\,^{\circ}$ C ist 0,000182. Um also die bei einer Temperatur t abgelesene Barometerhöhe h auf $0\,^{\circ}$ umzurechnen, hat man den Ausdruck zu bilden

$$h_0 = h\,(1 - 0{,}000182\,t)$$

oder

$$h_0 = h - 0{,}000182\,h\,t\,.$$

Man braucht also hierzu die Temperatur des Quecksilbers, die im allgemeinen durch ein miteingebautes Thermometer bestimmt wird, wobei indessen darauf zu achten ist, daß dieses auch wirklich die Quecksilbertemperatur angibt. Bei guten Ausführungsformen ist darauf genügend geachtet. Die zweite Korrektion rührt davon her, daß der Maßstab, der die Barometerhöhe angibt, in seiner Länge ebenfalls auf $0\,^{\circ}$ umgerechnet werden muß. Bekanntlich sind alle Maßstäbe so geteilt, daß sie für $0\,^{\circ}$ richtig sind. (Vgl. S. 94.) Wenn wir daher an einem Barometermaßstab einen Barometerstand von 760 mm bei z. B. $18\,^{\circ}$ ablesen, so bedeutet das, daß die Entfernung des Nullstriches vom Strich 760 bei $0\,^{\circ}$ gerade 760 mm war, bei der Temperatur $18\,^{\circ}$ ist also die Entfernung tatsächlich größer, und zwar, wenn es sich um einen Messingstab handelt, gemäß dem auf Seite 95 Gesagten, ist dann die Länge

$$760\,(1 + 0{,}000018 \cdot 18)\ \text{mm} = 760 + 0{,}000324 \cdot 760\ \text{mm}$$
$$= 760 + 2{,}46 = 762{,}46\ \text{mm}.$$

Allgemein ist also

$$h_0 = h - 0,000182\, h\, t$$

vom Hg herrührend,

$$h_0 = h + \beta\, h\, t$$

vom Maßstab mit dem Ausdehnungskoeffizienten herrührend, oder vereinigt

$$h_2 = h - (0,000182 - \beta)\, h\, t\,.$$

Man kann daher gewissermaßen einen scheinbaren Ausdehnungskoeffizienten des Quecksilbers gegen das Maßstabmaterial in die Rechnung einführen, da beide gemäß obigem gegeneinander wirken, der für Quecksilber gegen Messing 0,000164 und gegen Glas 0,000174 beträgt. Andere Materialien kommen praktisch nicht in Frage. Hierfür muß man dann Tabellen aufstellen und jede barometrische Abmessung dementsprechend korrigieren. Da man im allgemeinen wohl nur in Ausnahmefällen genauer als auf 0,1 mm abliest, wird hier eine ganz kurze Tabelle genügen (für Messing gültig).

Barometerstand:	Temp.: 0	10	12	14	16	18	20	22	24	26° C
				Korrektion in mm						
680 mm	—0,9	—1,1	—1,3	—1,6	—1,8	—2,0	—2,2	—2,4	—2,7	—2,9
90 „	0,9	1,1	1,4	1,6	1,8	2,0	2,2	2,5	2,7	2,9
700 „	0,9	1,1	1,4	1,6	1,8	2,0	2,3	2,5	2,7	3,0
10 „	0,9	1,1	1,4	1,6	1,8	2,1	2,3	2,6	2,8	3,0
20 „	0,9	1,1	1,4	1,6	1,9	2,1	2,4	2,6	2,8	3,0
30 „	0,9	1,2	1,4	1,7	1,9	2,1	2,4	2,6	2,9	3,1
40 „	1,0	1,2	1,4	1,7	1,9	2,2	2,4	2,6	2,9	3,1
50 „	1,0	1,2	1,5	1,7	2,0	2,2	2,4	2,7	2,9	3,2
60 „	1,0	1,2	1,5	1,7	2,0	2,2	2,5	2,7	3,0	3,2
770 „	1,0	1,3	1,5	1,8	2,0	2,3	2,5	2,7	3,0	3,3

Bei einer Glasskala sind die Korrektionen um etwa 8 Proz. größer; als eine gewisse Näherungsregel kann man sich merken, daß bei mittlerer Genauigkeit es genügt, von der beobachteten Barometerhöhe $^1/_8 \cdot t$ mm abzuziehen, worin t die abgelesene Barometertemperatur ist.

Für den praktischen Gebrauch, insbesondere für Messungen geringerer Genauigkeit, ist das Quecksilberbarometer reichlich umständlich. Hier hilft sehr gut das sog. Aneroidbarometer, das wohl aus der bekannten Form des Zeigerbarometers genügend bekannt ist. Das Hauptmessungselement bei ihm ist eine kleine flachzylindrische Kapsel aus hochelastischem Metall, die verhältnismäßig weitgehend luftleer ausgepumpt und verschlossen ist. Diese Kapsel stellt sich in einen gewissen normalen Zustand für den durchschnittlichen Luftdruck ein. Wenn dieser sich ändert, ändert sich auch die Entfernung der beiden elastischen Stirnflächen voneinander, und diese Abstandsänderung wird vergrößert auf einen Zeiger übertragen und dort an einer Skala zur Ablesung gebracht. Ein Aneroidbarometer kann daher nur mit Hilfe eines Quecksilberbarometers eingestellt werden, und es bedarf wohl keines Beweises, daß ein Aneroidbarometer an Genauigkeit nicht das leisten kann, was ein gutes Quecksilberbarometer leistet, denn einmal ist es unvermeidlich, daß die elastischen Eigenschaften der Kapsel sich im Laufe der Jahre ändern und auch das Vakuum nicht völlig unverändert bleiben wird. Es ist daher notwendig, in Zwischenräumen von einem bis höchstens zwei Jahren ein solches Aneroidbarometer mit·einem guten Quecksilberbarometer zu vergleichen. Sie haben fast alle eine Justierschraube, die es gestattet, das Zeigerwerk so einzustellen, daß das Barometer dann mit einem richtigen Quecksilberbarometer im Stand übereinstimmt. Die praktische Ausführung unterscheidet sich insofern von der oben prinzipiell angegebenen, als tatsächlich eine starke Feder vorhanden ist, die die beiden Stirnflächen, die bei der üblichen Ausführung durch den Luftdruck von außen einfach zusammengepreßt werden würden, in einem gewissen Abstand voneinander hält, und diese Feder ist also mit ein Teil der Meßeinrichtung. Auf die Ausführungsformen, die diese grundsätzliche Form abändern, sei hier nicht weiter eingegangen. Es ist jedenfalls erforderlich, wenn man ein Aneroidbarometer für genauere Messung in Gebrauch nimmt, es sehr ausführlich mit einem guten Quecksilberbarometer zu vergleichen, insbesondere auch den Temperatureinfluß festzustellen, der vielfach nicht ganz unbedeutend ist, und der sich immerhin recht schwer bestimmen läßt. Man kann den Temperatureinfluß dadurch mehr oder weniger gut ausschalten, daß man in der Kapsel etwas Luft übrigläßt, oder man bringt in dem Hebelwerk des Instruments Kompensationseinrichtungen an. Endlich ist noch zu beachten, daß ein solches Instrument gewisse elastische Nachwirkungen hat, so daß also seine Angaben mehr oder weniger stark hinter dem tatsächlichen Barometerstande nachhinken. Diese Beseitigung der Nachwirkungserscheinungen, die natürlich um so stärker in Erscheinung treten, je schneller der Barometerstand sich ändert, kann nur mit großen Schwierigkeiten ausgeführt werden. Bei guten Formen sind sie indessen immerhin ziemlich bedeutungslos.

Zum Abschluß der Betrachtung über Barometer ist noch ein Punkt zu erwähnen, der nicht unbedeutend ist, nämlich die Abhängigkeit des Barometerstandes von der Höhe des Beobachtungsortes. Im allgemeinen will man ja nicht den Barometerstand im Meeresniveau, sondern den zufälligen in der Höhe, in der man gerade arbeitet, feststellen. Indessen ist diese Kenntnis nicht in allen Fällen vollkommen unnötig. Die mathematische Behandlung der Abnahme des Barometerstandes mit der Höhe, die immerhin etwas schwierigen Gesetzen folgt, sei hier übergangen, es mag genügen, hier zwei Näherungsformeln ohne jeden Beweis mitzuteilen, die für allgemeine Zwecke vollkommen ausreichend sind:

$$h = 18400\,(1 + 0{,}004\,t)\,(\log b_u - \log b_o)$$

oder

$$h = 29{,}40\,[545{,}7 + t_u + t_o]\,\frac{b_u - b_o}{b_u + b_o}.$$

(b_u bzw. b_o Barometerstand an der untern bzw. obern Beobachtungsstelle.)

Daraus ergibt sich dann folgende kleine Tabelle, welche die Änderung des normalen Barometerstandes von 760 mm mit der Höhe angibt.

Standort des Barometers über dem Meere in Metern	Höhe der Quecksilbersäule Millimeter
0	760
100	751
200	740
300	732
400	723
500	714
600	705
700	697
800	688
900	680
1000	671
2000	593
3000	524
4000	463

Als Rechenregel kann man sich merken, daß eine Höhenänderung von einem Meter einer Änderung des Barometerstandes von rund 0,1 mm entspricht. Es ist das für einen Chemiker z. B. für den Fall wichtig, daß er eine genauere Luftdichtebestimmung machen muß und das Barometer sich vielleicht in einem andern Stockwerk des Gebäudes befindet als seine Waage.

Ein Instrument, das auch für den Chemiker vielfach recht wichtig ist, ist der sog. Barograph, der weiter nichts ist, als ein Aneroidbarometer mit Registriereinrichtung. Es darf wohl als bekannt vorausgesetzt werden.

2. Manometer.

Das Barometer ist ja unter den Meßgeräten zur Druckmessung nur ein vollkommenes Sonderinstrument, das nur zur Messung des atmosphärischen Druckes dient und zur Messung von andern kaum Verwendung finden kann, abgesehen von solchen, die in seiner allernächsten Nähe liegen, und bei denen es ohne weiteres möglich ist, sie mit dem offenen Schenkel des Barometers in Verbindung zu bringen. Gleichzeitig ist aber dieses Quecksilberbarometer naturgemäß auch der Typus aller Druckmeßinstrumente für Drucke etwa gleicher Größenordnung, d. h.: wenn man ein offenes U-Rohr nimmt, das man mit Quecksilber füllt, und dessen beide Schenkel offen sind, und wenn man den einen Schenkel von diesem Rohr dem zu messenden Druck aussetzt, so kann man naturgemäß mit diesem Gerät in ganz entsprechender Weise wie bei einem Barometer Druckmessungen vornehmen.

Es sei hier gleich auf einen Punkt aufmerksam gemacht, der vielfach zu Fehlern Anlaß gibt, und der bei Zahlenangaben über Drucke nicht immer deutlich in Erscheinung tritt, nämlich die Frage, ob man in allen Fällen absolute Drucke mißt oder Überdrucke. Wenn man z. B. ein offenes Gefäß, in dem also der gleiche Druck herrscht wie in der Atmosphäre selbst, schließt und mit einem Druckmesser verbindet, so muß dieser Druckmesser den atmosphärischen Druck anzeigen. Ein großer Teil der technischen Geräte zeigt in diesem Fall nicht den Druck der freien Atmosphäre an, sondern den Druck Null, d. h. sie zeigen den Überdruck über den atmosphärischen Druck an. Um den tatsächlichen absoluten Druck zu bekommen, muß man daher ihre Angaben um 1 vermehren. Für technische Zwecke, z. B. bei den üblichen Dampfkesselbetrieben, ist natürlich der absolute Druck vollkommen gleichgültig, man will nur den Überdruck im Kessel kennen, den naturgemäß ein solches Gerät auch tatsächlich anzeigt. Etwas anders gestalten sich die Verhältnisse schon z. B. im Dampfturbinenbetrieb, wo man bekanntlich durch Kondensation der Dämpfe auch unter den atmosphärischen Luftdruck wesentlich heruntergeht. Es herrscht hier technisch und wissenschaftlich ein gewisses Durcheinander und keine völlige Klarheit der Bezeichnung. So ist z. B. auch die Bezeichnung eines Vakuums von 90 Proz. üblich, was bedeutet, daß ein 100 proz. Vakuum einer Quecksilbersäule der Höhe 0 mm, während ein 0 proz. Vakuum einer solchen von 760 mm entsprechen würde, d. h. 90 proz. Vakuum entspricht tatsächlich einer Quecksilbersäule von

$$0,1 \cdot 760 \text{ mm} = 76 \text{ mm}.$$

Tatsächlich liegen aber die Verhältnisse viel schwieriger, da in vielen Fällen keine Klarheit herrscht, ob das Vakuum für einen normalen Stand von 760 mm berechnet ist oder für den zufälligen Barometerstand. Das kann zu recht unbequemen Folgen führen, wenn eine Pumpe an einem hochgelegenen Orte aufgestellt wird.

Die oben genannte einfache Form des U-förmigen Manometers mit Quecksilber- oder auch mit Wasserfüllung ist in unzähligen Fällen im Gebrauch und kann in der verschiedensten Weise für praktische Messungen abgeändert werden (Fig. 63). Es sei hier gleich eine Tafel mitgeteilt, die sehr wichtig ist, nämlich die Umrechnung von Quecksilberdrucken auf Wasserdrucke, d. h., wenn man zwei Manometer hat in U-Form, von denen das eine mit Quecksilber, das andere mit Wasser gefüllt ist, so ergibt sich, was wohl weiter keines Beweises bedarf, die nachfolgende Tabelle zur Umrechnung beider ineinander.

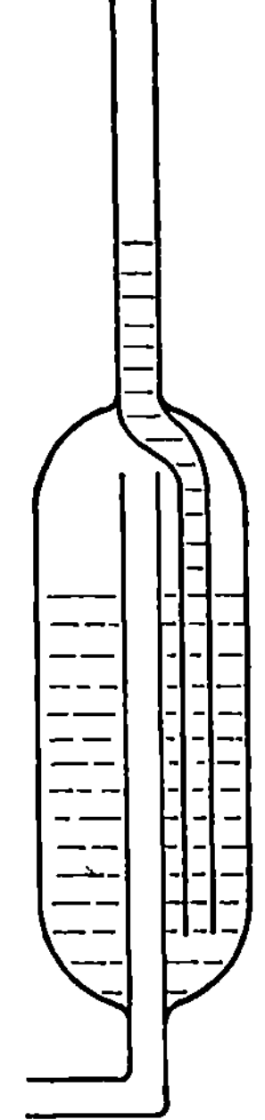

Fig. 63. Schema eines technischen Flüssigkeitsmanometers für kleinen Überdruck in Wasser- bzw. Quecksilbersäule.

QS. mm	WS. cm bzw. g	QS. mm	WS. cm bzw. g	QS. mm	WS. cm bzw. g
0,1	0,1	6	8,1	200	271,4
2	3	7	9,5	300	407,1
3	4	8	10,9	400	542,8
4	5	9	12,2	500	678,5
5	7	10	13,6	600	814,2
6	8	20	27,1	700	950,0
7	9	30	40,7	800	1085,6
8	1,1	40	54,3	900	1221,4
9	1,2	50	67,9	1000	1351,0
1,0	1,4	60	81,4		
2	2,7	70	95,0		
3	4,1	80	108,6		
4	5,4	90	122,1		
5	6,8	100	135,7		

Wenn man die üblichen Quecksilbermanometer zu Überdruckmessungen, d. h. zu Messungen über dem atmosphärischen Luftdruck, verwenden will, so werden derartige Manometer naturgemäß recht lang und unhandlich, da sie für jede Atmosphäre in der Länge naturgemäß um 76 cm zunehmen. Für Laboratoriumszwecke kommen sie praktisch kaum in Frage, da sie zu unhandlich sind. Es besteht jedenfalls — und solche Formen liegen vor — ohne weiteres die Möglichkeit, sie durch Verbindungsstücke so zu schalten, daß die einzelnen Teile eines solchen Rohres nebeneinander liegen. Eine andere Form ist die, daß das Rohr an einem Schenkel geschlossen ist, und daß der Raum oberhalb des Quecksilbers mit Luft gefüllt ist, die unter dem Einfluß des Überdrucks zusammengedrückt wird. Wenn man die Gasgesetze berücksichtigt, folgt daraus ohne weiteres, daß beim Überdruck von einer Atmosphäre, d. h. zwei Atmosphären absolut, der Raum des Gases im geschlossenen Teil auf die Hälfte verringert ist, bei zwei Atmosphären Überdruck, d. h. drei absolut, auf $1/_3$ usw. Man sieht daraus ohne weiteres, daß ein solches Rohr eine recht unbequeme Teilung bekommt, die nicht sehr günstig ist.

Für die üblichen Zwecke des Praktikers, der mit Druckgefäßen arbeitet, sind von der Technik recht einfache Manometer gebaut, die ohne jede Rechnung den Druck zu messen gestatten, insbesondere mit Rücksicht darauf, daß man meistenteils keine nennenswerten Hilfsrechnungen auszuführen braucht. Wenn man das einfache Quecksilber- oder Flüssigkeitsmanometer verwendet, so gelten für diese die gleichen Gesetze wie für das Barometer und die gleichen Korrektionen wie für dieses. Die Ablesung solcher Quecksilber- oder Flüssigkeitsmanometer erfolgt mit einem unmittelbar neben ihnen befindlichen Maßstab oder mit Hilfe des auf S. 114 beschriebenen Kathetometers. Bei derartigen Manometern ist im übrigen vielfach eine Art von Maßstab im Gebrauch, der die Ablesung recht einfach gestaltet, nämlich ein Maßstab, der auf einem Spiegel angebracht ist, entweder auf der Vorderseite des Spiegels eingraviert oder auf der Rückseite in den Belag selbst. Die Ablesung der Kuppenstellung mit Hilfe eines solchen Maßstabes, die naturgemäß etwas schwierig ist, weil die Entfernung zwischen Kuppe und Maßstab nicht ganz unbedeutend ist und daher von der Stellung des Auges abhängt, ist hierbei insofern erleichtert, als man nur darauf zu achten hat, daß Kuppe und Spiegelbild der Kuppe bzw. Auge des Beobachters im Spiegel in gleicher Höhe erscheinen. Man hat dann die Sicherheit, daß man genau senkrecht auf den Maßstab heraufblickt und also einwandfrei abliest. Die etwaigen Temperaturkorrektionen sind naturgemäß in derselben Weise und nach derselben Formel wie beim Barometer anzubringen.

Gerade auf dem Gebiet der einfachen Flüssigkeitsmanometer liegt eine Unmenge von Konstruktionen vor, insbesondere für technische Zwecke, auf die hier nicht weiter eingegangen sei, da sie nur auf eine Beschreibung von Konstruktionsformen herauslaufen würde.

3. Mikromanometer.

Es·sei hier genauer nur noch auf die Verfahren zur Messung kleiner Drucke eingegangen, die in vielen Fällen von Bedeutung sind. Ein Instrument, das hierbei in Laboratorien viel Anwendung findet, ist das sog. Mikromanometer von *Recknagel*, das die Grundform für eine Unzahl verschiedenartigster Konstruktionen ist (Fig. 64). Es besteht im großen und ganzen darin, daß ein U-förmiges Rohr mit einem sehr weiten Schenkel und einem zweiten recht engen gebildet ist. Zwischen diesen beiden Schenkeln liegt der zu messende Druck. Wenn dieser nun sehr klein ist, so ist die Bewegung der Flüssigkeitssäule in dem einen Schenkel immerhin nur sehr klein und dementsprechend schlecht meßbar, und man macht sie auf die Methode besser meßbar, daß man dieses Rohr nicht vertikal richtet, sondern entsprechend verlängert und schräg stellt, dann wird die vertikale Höhenverstellung des Flüssigkeitsspiegels in diesem engen Rohr tatsächlich auf eine lange Strecke übertragen und somit günstiger meßbar gemacht. Die Theorie der Anordnung kann etwa in folgender Weise gegeben werden, wobei auch gleichzeitig darauf eingegangen sei, wie man ein solches Manometer eichen kann, denn das ist nicht ohne weiteres selbstverständlich.

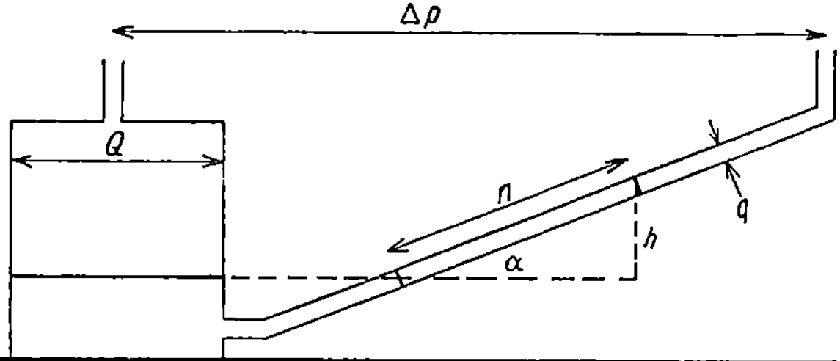

Fig. 64. Schema des Mikromanometers nach *Recknagel*.

Wir bezeichnen die Querschnitte des weiten und engen Schenkels mit Q und q. Wird zwischen beide eine Druckdifferenz gelegt, so entspricht dem eine Niveaudifferenz h in der Vertikalen, die sich aus

$$h = h_1 + h_2$$

in beiden Schenkeln zusammensetzt. Die Kuppe im engen Schenkel, der um α gegen die Horizontale geneigt sei, habe sich dabei um die Strecke n vorwärts bewegt. Es ist dann

$$n\,q = \frac{h_2}{\sin\alpha}\,q = Q\,h_1,$$

das ergibt

$$h = n\left(\sin\alpha + \frac{q}{Q}\right).$$

Die Vergrößerung der Anordnung ist also

$$\frac{n}{h} = \frac{1}{\sin\alpha + \dfrac{q}{Q}}.$$

Wählt man z. B. die beiden Durchmesser zu 2 und 100 mm, so wird $\dfrac{q}{Q} = \dfrac{1}{2500}$, und bei einer Neigung 1 : 1000 wird die Vergrößerung 713 fach. Man geht aber kaum jemals so weit in der Vergrößerung.

Die Prüfung eines solchen Manometers ist insofern von ganz besonderer Wichtigkeit, als es unmöglich ist, das Meßrohr vollkommen geradlinig zu erhalten, und Abweichungen von der geraden Linie machen sich, wie eine einfache Überlegung zeigt, um so stärker bemerkbar, je stärker die Neigung des Rohres ist.

Zur Prüfung stehe das Manometer anfänglich auf Null ein. Dann wird ein genau abgemessenes Flüssigkeitsquantum V_0 hinzugefüllt, so daß die Kuppe sich um n_0 Teile fortbewegt und die Flüssigkeit in beiden Schenkeln um h_0 ansteigt. Es ist also

$$V_0 = h_0\, Q + n_0\, q,$$
$$h_0 = n_0 \sin \alpha,$$
$$V_0 = n_0\,(Q \sin \alpha + q),$$
$$\frac{V_0}{Q} = n_0 \left(\sin \alpha + \frac{q}{Q}\right)$$

oder mit Hilfe der obigen Gleichung

$$h = \frac{n}{n_0}\, \frac{V_0}{Q},$$

Hat die Füllflüssigkeit die Dichte δ, so ist der Druck p

$$p = h_0\, \delta = \frac{n}{n_0}\, \frac{V_0}{G}.$$

worin ς das Gewicht der eingefüllten Menge ist. Man bedarf zur Prüfung also nur des Querschnittes des weiten Schenkels, der sich aus Längenmessungen immerhin ohne besondere Mühe wird ermitteln lassen.

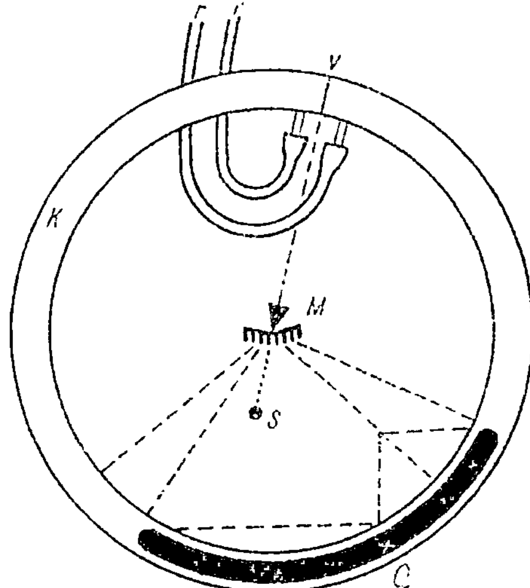

Fig. 65. Schema des Kreisring-Manometers.

Wegen der Einzelheiten dieser Konstruktion sei auf eine Arbeit des Verfassers und auf die Schrift von *Litinsky* in dieser Sammlung verwiesen[1].

Für die praktische Anordnung dieses Geräts ist zu beachten, daß es mit empfindlichen Libellen ausgerüstet sein muß, auf deren Einstellung es genau ankommt.

Noch ein weiterer Umstand ist wichtig, nämlich der tote Raum des Manometers, d. h.: wenn man an die beiden Schenkel eine Druckdifferenz anlegt, so hat dieser Druck zuerst die Aufgabe, den verhältnismäßig großen Raum des weiten Schenkels aufzufüllen, d. h.: da dieses nicht momentan geschieht, wirkt zuerst der Druck kräftiger auf das dünne Rohr, und je nach der Richtung kann es leicht passieren, daß die Manometerflüssigkeit in zu starke Bewegung kommt oder zu weit herausgedrückt wird. Es muß also in diesem Punkt Vorsorge getroffen werden, daß das Gerät nicht leidet. Auf welche Weise der tote Raum beseitigt wird, sei nicht weiter behandelt und statt dessen auf die Literatur verwiesen.

Neuerdings gewinnt eine weitere Mikromanometerform an Bedeutung, das sog. Kreismanometer (Fig. 65), bestehend aus einem Glasrohr in Kreisform K, das an einer Stelle V geschlossen ist und rechts und links von dieser Stelle die Ansatzstücke trägt, an die die zu messende Druckdifferenz angeschlossen wird. Der

---

[1] *W. Block*, Zeitschr. f. Instrumentenk. 45, S. 220. 1925. — *Litinsky*, Messung großer Gasmengen. S. 47. Leipzig 1922.

Druck wird diesen beiden Stellen durch ganz feine bewegliche Röhrchen rr zugeführt, der Kreis hängt in einer Vertikalebene und ist ungefähr in seinem Mittelpunkt M wie ein Waagebalken mit Schneide und Pfanne so unterstützt, daß er pendeln kann. Im Innern des Kreisrohres befindet sich ein Flüssigkeitsfaden aus Quecksilber Q oder einer sonstigen Flüssigkeit. Es wird nun das ganze so ausgeglichen, daß das System in Ruhe ist, wenn die Trennfläche im Rohrinnern vertikal über der Schneide steht; wenn nun eine Druckdifferenz angelegt wird, so verschiebt sie die Flüssigkeit entsprechend und stellt sich in ihrer Höhendifferenz entsprechend dem Druckunterschied ein. Der Gegendruck auf die Trennwand dreht den Kreis demgemäß, und die Verschiebung der Sperrflüssigkeit gibt zu einer Verlagerung des Schwerpunktes S Anlaß, die den Drehwinkel vergrößert; der Kreis dreht sich also je nach dem Druck, und diese Drehung wird an einem Zeiger abgelesen. Die Theorie des Instrumentes sei übergangen, da sie recht unübersichtlich ist. Praktisch ist eine rein empirische Eichung notwendig.

4. Hochdruckmanometer.

Für technische Zwecke, insbesondere zur Messung höherer Drucke, sind Flüssigkeitsmanometer mit ihrer immerhin etwas schwierigen Anwendung weniger beliebt, und an ihrer Stelle sind Metallmanometer mit Zeigerablesung im Gebrauch, deren äußere Formen wohl allgemein bekannt sind, wenn auch weniger bekannt sein dürfte, daß ihre Leistungen in einer großen Zahl von Fällen recht minderwertig sind, trotzdem sie als vollkommen einwandfreie Geräte gebaut werden können. Man unterscheidet hierbei zwei Typen, das P l a t - t e n f e d e r m a n o m e t e r und das R ö h r e n f e d e r m a n o - m e t e r. Bei dem ersten wird eine Metallplatte durch den zu messenden Druck durchgebogen, und deren Durchbiegung wird auf ein Zeigerwerk übertragen, hier vergrößert und über einer Skala sichtbar gemacht. Es ist dies ein Manometer für immerhin nur geringere Druckdifferenzen, für höhere Drucke benutzt man das Röhrenmanometer (Fig. 66), dessen messender Teil eine Metallröhre mit meistens elliptischem Querschnitt ist, die in eine geeignete Kreisbogenform

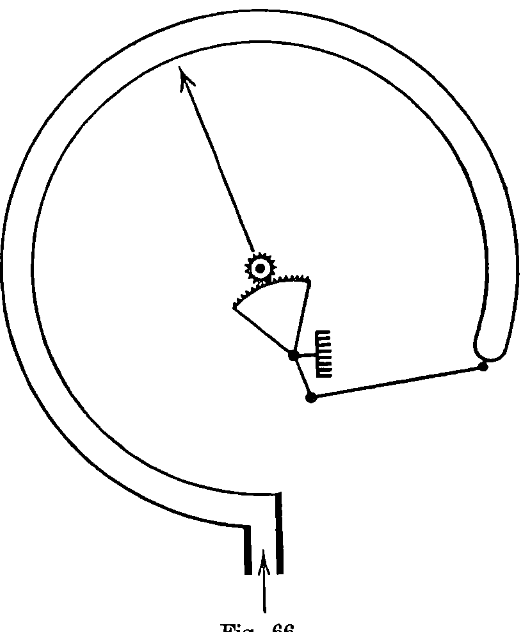

Fig. 66.
Schema eines Metallmanometers für Hochdruck.

gebogen ist. Der zu messende Druck wird in das Innere dieses Metallrohres an einem Ende eingeleitet, am andern Ende ist es geschlossen. Unter dem Einfluß dieses Druckes biegt sich das Rohr mehr oder weniger stark auf, und diese Aufbiegung wird in ähnlicher Weise wie vorstehend stark vergrößert auf den Zeiger übertragen. Wenn es auf eine genaue Messung ankommt, wie sie insbesondere im Materialprüfungswesen sehr viel ausgeführt werden, verwendet man gern ganz gleichartige Instrumente in sehr sorgfältiger Ausführung mit zwei solchen Rohren, die auch unter der Bezeichnung „*Bourdon*rohre" bekannt sind, mit zwei Zeigern, d. h. also zwei getrennte Instrumente, zur gegenseitigen Kontrolle, in einem Gehäuse.

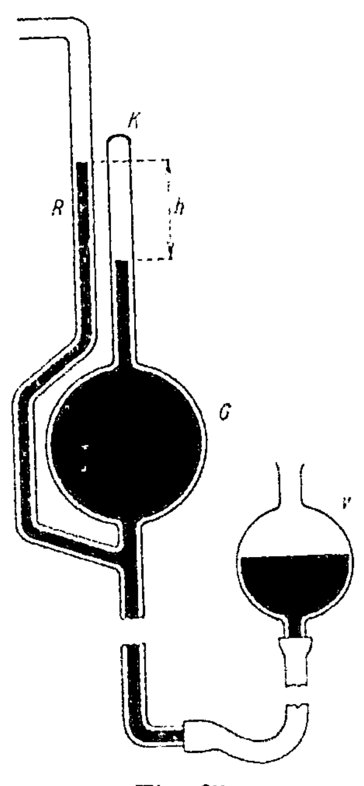
Fig. 67.
Schema des Vakuummeters nach *Mac Leod.*

Diese Geräte werden technisch, insbesondere im Maschinenbetrieb, dauernd angewendet und sind bei mittleren Ansprüchen an Genauigkeit vorzüglich. Ihre Fehler sind eigentlich durch die Art der Konstruktion von vornherein bekannt, nämlich der Temperatureinfluß, der selbstverständlich auf die elastischen Eigenschaften des Meßrohres nicht ohne Rückwirkung sein kann, für den sich aber allgemeine Regeln schwer angeben lassen. Durch geeignete Behandlung des Metalls lassen sich dann die elastischen Nachwirkungserscheinungen, in engen Grenzen halten, die einfach in der Weise in Erscheinung treten, daß z. B. bei Einstellung eines bestimmten Druckes, wenn dieser Druck von unten erreicht wird, er tatsächlich etwas anders ausfällt, als wenn man sich ihm von oben her nähert.

5. Messung niedrigster Drucke.

Endlich sei noch die Messung ganz niedriger Drucke in aller Kürze behandelt, d. h. also der Drucke, die mit Hilfe von Luftpumpen erzeugt werden, und wenn es sich darum handelt, das von diesen gegebene Vakuum zu prüfen. Das übliche Gerät, das man hierbei verwendet, ist das sog. Manometer nach *MacLeod,* das schematisch in einer viel gebrauchten Anordnung dargestellt ist (Fig. 67). Es besteht aus einem weiten Gefäß *G* mit angeschmolzener Capillare *K*, das durch ein Rohr *R*, das eine Strecke lang parallel zur Capillare geht, mit dem zu messenden Vakuum verbunden ist. Nach unten zu steht es mit Hilfe eines Schlauches mit einem Quecksilbervorratsbehälter *V* in Verbindung. Will man nun nach Herstellung des Vakuums den Druck in ihm messen, so hebt man das Vorratsgefäß so lange, bis der Raum des Manometers durch das hochsteigende Quecksilber abgeschlossen wird, und man treibt es so hoch, bis es in die Capillare steigt und die noch vorhandenen Luftreste in ihr komprimiert. Wenn also noch Luftspuren in dem Vakuum vorhanden waren, so sind dann alle diese, soweit sie sich dabei in dem großen Raum *G* des Manometers

befinden, in der Capillare vereinigt und durch den Druck des Quecksilbers
in einem kleinen Raum zusammengepreßt. Dieser Druck hindert das Quecksilber in der Capillare am Steigen, während es in dem Verbindungsrohr zum
Hauptvakuum entsprechend höher steigt. Diese Höhendifferenz des Quecksilbers ist ein Maß des Vakuums. Es kann dies nachgewiesen werden, wenn
man in der üblichen Weise so arbeitet, daß man das Quecksilber in der
Capillare bis zu einem bestimmten Strich, der auf ihr angebracht ist, treibt.
Es sei V der Raum der Kugel mit Capillare, und die Luft in ihm wird durch
die Kompression auf v zusammengedrückt, das man in der Capillare abliest.
Die Höhendifferenz h zwischen Capillare und Metallrohr gibt den Druck p,
unter dem v steht. Es ist dann einfach der gesuchte kleine Druck

$$p_x = p\,\frac{v}{V}.$$

In dieser Form ist das Gerät sehr gebräuchlich, und es sind eine Unzahl
Sonderkonstruktionen ausgeführt worden, um seine Anwendung möglichst
zu erleichtern und zu verfeinern. Es gestattet jedenfalls Drucke bis zu einigen
hunderttausendstel Millimeter Quecksilber zu messen. Auf andere Mano-
meterkonstruktionen, insbesondere solche, die auf ganz anderen Bedingungen
beruhen, sei hier nicht weiter eingegangen

XII. Feuchtigkeitsmessung.

Für manche Zwecke des Chemikers ist es erforderlich, den Feuchtigkeitsgehalt der Luft zu bestimmen, der auch technisch für viele Fragen von erheblicher Bedeutung ist. Man pflegt physikalisch und meteorologisch die Dichte des Wasserdampfes in der Luft, d. h. die in einem Kubikmeter Luft enthaltene Wassermenge in Gramm als absolute Feuchtigkeit der Luft zu bezeichnen. Sie pflegt im allgemeinen mit f abgekürzt zu werden. Als relative Feuchtigkeit oder auch als Sättigungsgrad bezeichnet man diejenige Feuchtigkeit in Prozenten, die angibt, wieviel Wasser tatsächlich in der Luft vorhanden ist im Vergleich zu der Wassermenge, welche die Luft im Zustande ihrer Sättigung mit Wasserdampf aufnehmen könnte. Das Maximum der Feuchtigkeit, welche die Luft überhaupt aufnehmen kann, hängt von der Temperatur t ab und kann der nachfolgenden Tabelle entnommen werden. In dieser Tabelle ist in Abhängigkeit von der Temperatur die Anzahl der Gramm Wasser in einem Kubikmeter Luft angegeben, wenn diese mit Wasserdampf gesättigt ist, und daneben noch der Dampfdruck e, d. h. der Druck des Wasserdampfes in dieser Luft.

Sättigungsdruck des Wasserdampfes in mm Hg.

Masse f eines Kubikmeters in Gramm.

t °C	e mm	f g/cbm	t °C	e mm	f g/cbm	t °C	e mm	f g/cbm
—60	0,007	0,011	10	9,2	9,4	27	26,7	25,8
—50	0,029	0,038	11	9,8	10,0	28	28,3	27,2
—40	0,093	0,117	12	10,5	10,7	29	30,0	28,7
—30	0,28	0,33	13	11,2	11,4	30	31,8	30,3
—20	0,77	0,88	14	12,0	12,1	35	42,2	
—10	1,95	2,14	15	12,8	12,8	40	55,3	
— 5	3,01	3,24	16	13,6	13,6	45	71,9	
0	4,58	4,84	17	14,5	14,5	50	92,5	
+1	4,9	5,2	18	15,5	15,4	55	118,0	
2	5,3	5,6	19	16,5	16,3	60	149,4	
3	5,7	6,0	20	17,5	17,3	65	187,5	
4	6,1	6,4	21	18,7	18,3	70	233,7	
5	6,5	6,8	22	19,8	19,4	75	281,1	
6	7,0	7,3	23	21,1	20,6	80	355,1	
7	7,5	7,8	24	22,4	21,8	85	433,6	
8	8,0	8,3	25	23,8	23,0	90	525,8	
9	8,6	8,8	26	25,2	24,4	100	760,0	

Nebenher sei erwähnt, daß bei der üblichen Temperatur der Dampfdruck in Millimeter Quecksilbersäule zahlenmäßig mit einiger Annäherung gleich der Temperatur ist, was als Gedächtnisregel vielfach ganz nützlich ist. Wenn man den Luftdruck in Millimeter Quecksilbersäule mißt, so hängt der Dampfdruck, die absolute Feuchtigkeit und die Lufttemperatur nach folgenden Formeln zusammen:

$$e = 0{,}945 \, (1 + 0{,}00367 \, t) \, f \, ,$$

$$f = 1{,}058 \, \frac{e}{1 + 0{,}00367 \, t} = 1{,}058 \, e \, (1 - 0{,}00367 \, t) \, .$$

Man braucht daher von den drei Größen außer t nur noch eine bestimmen, also abgesehen von der Temperatur den Dampfdruck oder die absolute Feuchtigkeit.

Endlich ist zur Definition der Feuchtigkeit noch ein Begriff von Bedeutung, nämlich der Taupunkt, d. h. diejenige Temperatur, auf die man Luft abkühlen muß, damit sie mit dem vorhandenen Wasserdampf gerade gesättigt ist, d. h. also z. B.: Luft von 20° kann maximal 17,3 g Wasser im Kubikmeter aufnehmen. Sie möge eine relative Feuchtigkeit von 60 Proz. haben, d. h. hat nur $0{,}60 \cdot 17{,}3$ g Wasser im Kubikmeter, also 10,38 g. Dieses ist die Wassermenge, die Luft von 11,5° gerade noch tragen kann. Wenn man also jene Luft von 20° auf 11,5° abkühlt, ist sie gerade mit Wasser gesättigt. Jede weitere Abkühlung würde einen Wasserniederschlag zur Folge haben. 11,5° ist also ihr Taupunkt.

Die Geräte, mit denen man die Luftfeuchtigkeit bestimmt, bezeichnet man als Hygrometer. Die vielfach käuflichen Haarhygrometer kommen als ernsthafte Meßgeräte nur in Ausnahmefällen bei besonders sorgfältiger Ausführung in Frage. Jedenfalls bedürfen sie einer häufigeren Nachprüfung. Man macht das so, daß man ein solches Hygrometer unter eine Glocke setzt, die Wasser enthält, so daß sich allmählich ein Sättigungszustand einstellt. Von den laboratoriumsmäßigen Instrumenten, die heute noch von Bedeutung sind, seien nur zwei genannt, das leicht zu improvisierende *August*sche Hygrometer und das übliche Hygrometer für die Meteorologie und für Laboratoriumsmessungen, das Aspirationspsychrometer nach *Aßmann*. Das erstere besteht aus zwei Thermometern der gebräuchlichen Art, von denen das Quecksilbergefäß des einen mit einer dünnen Schicht Seidengaze überzogen ist und durch einen in ein Wassergefäß führenden Docht dauernd feucht gehalten wird. Man erhält auf Grund meteorologischer Erfahrungen, aus denen die Konstanten der unten angegebenen Formel bestimmt sind, den Dampfdruck aus der Temperaturdifferenz, die die beiden Thermometer anzeigen, und dem Barometerstand in folgender Weise (t Lufttemperatur, t' Temperatur des feuchten Thermometers, e' zugehöriger Sättigungsdruck des Wasserdampfes, b Barometerstand):

$$e = e' - 0{,}00080 \, b \, (t - t') \quad \text{für } t' \text{ über Null Grad,}$$

$$= e' - 0{,}00069 \, b \, (t - t') \quad \text{,, } t' \text{ unter ,, ,,}$$

oder genähert für mittleren Barometerstand

$$e = e' - 0{,}60 \, (t - t') \, ,$$

$$= e' - 0{,}52 \, (t - t') \, , \quad f = f' - 0{,}64 \, (t - t') \, .$$

Maßgebend ist ja bei diesem Instrument die Geschwindigkeit, mit der das Wasser verdampft, die naturgemäß von dem bereits vorhandenen Feuchtigkeitsgehalt der Luft abhängig ist. Die oben angegebenen Konstanten gelten nur bei einer Beobachtung in mäßig bewegter Luft, bei ruhender Luft sind sie wesentlich größer. Man kann indessen gute Versuchsbedingungen herstellen, wenn man das feuchte Thermometer an einem Faden hin- und herpendeln läßt.

Alle diese Fehlerquellen umgeht das heute maßgebende Psychrometer nach *Aßmann* (Fig. 68). Es verwendet ebenfalls in genau der gleichen Art wie das *August*sche zwei Thermometer, ein feuchtes und ein trockenes, die, um Strahlungseinflüsse von außen zu verhüten, in vernickelten und auf Hochglanz polierten Rohren eingeschlossen sind, durch die mit Hilfe eines kleinen Ventilators ein gleichförmiger Luftstrom hindurchgesaugt wird. Bei ihm berechnet sich aus dem Ergebnis sehr ausgedehnter Untersuchungen der Dampfdruck nach der Formel:

$$e = e' - 0{,}00066\, b\, (t - t')$$

oder genähert $\quad = e' - 0{,}5\, (t - t')$,

wobei bei der Ausführung der Versuche nur darauf zu achten ist, daß die Umhüllung des feuchten Thermometers während des Versuches ausreichend feucht gehalten wird.

Nebenher sei noch ein Verfahren erwähnt, das für das chemische Laboratorium nicht ganz unwichtig ist, nämlich das Absorptionsverfahren, indem man nämlich, wie dem Chemiker ja vollkommen bekannt ist, ein gemessenes Luftvolumen durch ein Absorptionsrohr mit Phosphorpentoxyd hindurchsaugt und das in diesem absorbierte Wasser wägt. Man bestimmt auf diese Weise ohne weiteres die Wassermenge in dem durchgesaugten Luftraum. Die Schwierigkeit bei der Ausführung der Versuche liegt im wesentlichen darin, daß man es unbedingt vermeiden muß, durch den Versuch selbst den Feuchtigkeitsgehalt der Luft zu ändern und die hindurchgesaugte Luft mit erträglicher Genauigkeit zu messen.

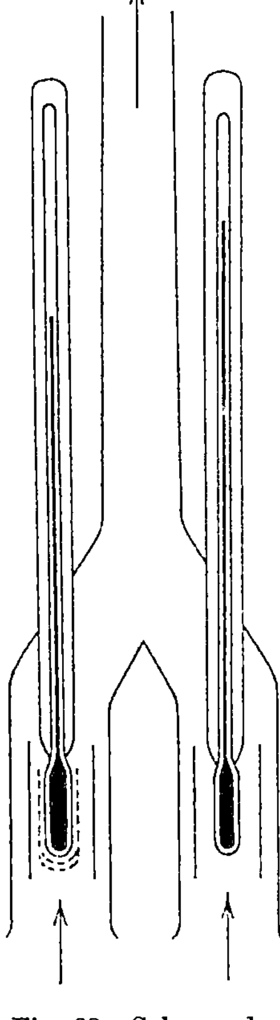

Fig. 68. Schema des Psychrometers nach *Assmann*.

XIII. Temperaturmessung.

1. Allgemeines.

Die normale Temperaturskala, die man allen thermometrischen Messungen heute zugrunde legt, ist die sog. hundertteilige thermodynamische Skala, die praktisch mit der bekannten Celsiusskala übereinstimmt. Man bezeichnet bekanntlich thermometrisch den Schmelzpunkt des Eises als die Temperatur Null Grad, wobei übrigens sofort mitgeteilt sein mag, daß diese Temperatur meßtechnisch durch eine Mischung von zerkleinertem Eis und reinem Wasser dargestellt wird, wofür erfahrungsgemäß, bis auf verschwindende Ausnahmefälle, auch das handelsübliche Eis ausreicht, aber vermischt mit einer so großen Menge Wassers, daß eine breiförmige Mischung entsteht. Den Siedepunkt des Wassers bei einem Druck von 760 mm, und zwar nicht im Wasser, sondern in dem von ihm gebildeten Wasserdampf gemessen, dessen Temperatur von etwaigen Verunreinigungen des Wassers unabhängig ist, bezeichnet man als den Punkt 100°. Es sei auch gleich an dieser Stelle eine kurze Tabelle mitgeteilt, wie sich der Siedepunkt des Wassers mit Änderungen des barometrischen Druckes verändert.

Barometerstand	Siedetemperatur	Barometerstand	Siedetemperatur	Barometerstand	Siedetemperatur
680	96,92°	720	98,49°	760	100,00°
2	97,00	2	57	2	07
4	08	4	65	4	15
6	16	6	72	6	22
8	24	8	80	8	29
690	32	730	88	770	37
2	40	2	95	2	44
4	48	4	99,03	4	51
6	56	6	10	6	58
8	63	8	18	8	66
700	71	740	26	780	73
2	79	2	33		
4	87	4	41		
6	95	6	48		
8	98,03	8	56		
710	11	750	63		
2	18	2	70		
4	26	4	78		
6	34	6	85		
8	42	8	93		

Die thermodynamische Skala verwendet nun zur Festlegung der Temperaturskala mit Hilfe dieser beiden Punkte ein sog. vollkommenes Gas, d. h. ein Gas, das in aller Strenge und in seinem ganzen Umfang den elementaren

Gasgesetzen folgt. Wenn ein derartiges Gas, das von den meisten tatsächlichen Gasen nicht ganz erreicht wird, bei zwei Temperaturen T und T_1 unter gleichem Druck die beiden Raumgehalte v und v_1 oder bei gleichem Volumen die Drucke p bzw. p_1 hat, so soll die einfache Bezeichnung bestehen

$$\frac{p\,v}{T} = \frac{p_1\,v_1}{T_1}\,.$$

Wie man sieht, ist dann, wenn zwei Punkte zahlenmäßig in der Temperaturskala festgelegt sind, die Temperatur jedes Zwischenpunktes eindeutig zahlenmäßig bestimmt. Praktisch liegt der Fall nun so, daß sämtliche Gase, die wir zur Verfügung haben, diesen idealen Gasgesetzen nicht streng folgen, sondern gewisse zum Teil nicht ganz unbedeutende Abweichungen von ihnen aufweisen. Sehr nahe kommen dem idealen Zustand Wasserstoff und Helium. Die Abweichungen von einem idealen Gas lassen sich nunmehr für derartige Fälle experimentell bestimmen. Wegen der Einzelheiten muß auf die Lehrbücher der Physik verwiesen werden, wo Genaueres darüber gesagt ist. Man kann das z. B. durch einen Versuch machen, der physikalisch als der *Joule-Thomson*-Versuch bekannt ist, indem man das Gas unter hohem Druck durch eine enge Düse ausströmen läßt und dabei experimentell feststellt, wie sich die Gastemperatur bei dem Durchströmen durch die Düse verändert. Aus den Ergebnissen derartiger Versuche lassen sich dann die Abweichungen derartiger Gase von dem vollkommenen Gaszustand einwandfrei zahlenmäßig festlegen und gegebenenfalls berücksichtigen.

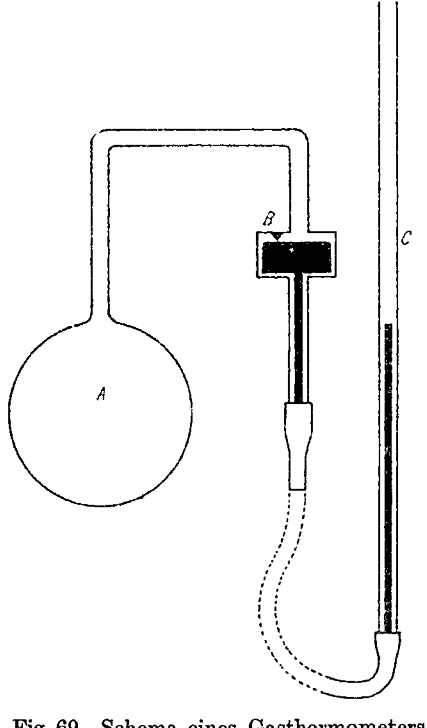

Fig. 69. Schema eines Gasthermometers mit konstantem Volumen.
(*A* Thermometergefäß, *B* Einstellspitze, *C* Manometer.)

Aus dem Vorstehenden folgt ohne weiteres schon, daß das Grundgerät für Temperaturmessungen das sog. G a s t h e r m o m e t e r ist, mit anderen Worten ein Thermometer, bei dem zur Temperaturmessung die Volumen- oder Druckänderung eines Gases benutzt wird. Schematisch wird daher ein Gasthermometer gleichen Volumens etwa so aussehen, wie in der Zeichnung (Fig. 69) dargestellt. Ein Gasballon wird der zu messenden Temperatur ausgesetzt und ist nach außen durch ein U-Rohr, das mit Quecksilber gefüllt ist, abgeschlossen. Das in ihm befindliche Gas wird sich gegenüber dem normalen Zustand ausdehnen bzw. zusammenziehen und wird z. B. das Quecksilber in

dem U-Rohr in die Höhe treiben. Durch einen Vorratsbehälter mit Quecksilber, der beliebig eingestellt werden kann, oder durch entsprechende Bewegung des Rohres, das unten zur Herstellung dieser Beweglichkeit einen
Gummischlauch trägt, bringt man das Quecksilber an der Mündung des
Ballons bis zur Berührung mit einer festen Marke, z. B. einem eingeschmolzenen
Glasstift. Man arbeitet dann mit dem sog. Gasthermometer mit konstantem
Volumen. Man bestimmt die Höhe der Quecksilbersäule und wiederholt die
gleichen Versuche bei den beiden Normaltemperaturen von 0 und 100°, d. h.
indem man die Kugel in schmelzendes Eis einsenkt bzw. in Wasserdampf
bringt. Diese beiden Messungen, die die Punkte 0 und 100° festlegen, und der
Quecksilberstand im Vergleich zu den beiden Ständen bei den Normalpunkten
gestattet dann, die Temperatur bei dem ersten Versuch zu berechnen.

Praktisch hat das Gasthermometer nur geringe Bedeutung, da es in seiner
Anwendung viel zu kompliziert ist. Es ist indessen das notwendige und sehr
viel gebrauchte Instrument für wissenschaftliche Laboratorien, die mit der
Aufgabe betraut sind, die Temperaturskala festzulegen und festzuhalten.

Ergänzend sei zu Vorstehendem noch folgendes gesagt: Diese beiden oben
genannten Fixpunkte der Temperatur sind grundsätzlich für alle thermometrischen Arbeiten ausreichend unter Anwendung der oben definierten thermodynamischen Skala, wofür in älteren Schriften auch vielfach noch der Name
„Internationale Wasserstoffskala"[1] gebräuchlich ist, die mit jener nicht identisch ist, da sie statt eines vollkommenen Gases Wasserstoff benutzt, die aber
tatsächlich mit ihr in so engen Grenzen übereinstimmt, daß die Unterschiede
fast vollkommen bedeutungslos sind. Neben jenen Fixpunkten hat man dann
noch durch experimentelle Arbeit auch mit Hilfe des Gasthermometers eine
Reihe anderer thermometrischer Fixpunkte festgelegt, sog. Fixpunkte sekundärer Art, die für viele thermometrische Arbeiten recht nützlich sind, da man
mit ihrer Hilfe die Richtigkeit von Thermometern und Temperaturmeßverfahren
prüfen kann. Als solche thermometrischen Fixpunkte kommen zunächst
eine Reihe von Schmelzpunkten, insbesondere von Metallen, in Frage, sodann
eine Anzahl von Siedepunkten geeigneter Substanzen, weiter einige Erstarrungspunkte und endlich, allerdings praktisch nur in einem einzigen Fall,
Umwandlungspunkte, d. h. der Punkt, bei dem eine Substanz aus einer
molekularen Modifikation in eine andere übergeht. Man kann diesen Punkt
z. B. bei Natriumsulfat so feststellen, daß man ihm allmählich Wärme zuführt; ein in eine solche Lösung eingesenktes Thermometer wird daher
gleichförmig ansteigen. Sowie die molekulare Umlagerung eintritt, wird die
weiter zugeführte Wärme hierzu verbraucht, so daß also eine Zeitlang das
Thermometer unverändert stehen bleibt, womit nachgewiesen ist, daß dann
gerade der Umwandlungspunkt erreicht ist. Danach wird es wieder gleichmäßig weiter ansteigen. Diese wichtigen Punkte sind in nachstehender Zusammenstellung vereinigt.

---

[1] Diese Skala ist noch in den Bestimmungen über die Grundeinheiten des metrischen
Systems angewandt. In dem Temperaturbereich, das hierbei allein in Frage kommt,
sind die Unterschiede gegen die thermodyn. Skala vollkommen bedeutungslos.

Thermometrische Festpunkte
(nach *Henning*, Handb. d. Phys. IX, S. 600).
(E = Erstarrungspunkt, Sm = Schmelzpunkt, Sd = Siedepunkt bei 1 Atm, Sb = Sublimationspunkt bei 1 Atm, U = Umwandlungspunkt.)

Wasserstoff	Sd —252,78	Benzophenon	Sd +305,9
Stickstoff	Sd —195,81	Cadmium	E +320,95
Sauerstoff	Sd —183,00	Zink	E +419,45
Äthyläther, in stab. Form	E —123,5	Schwefel	Sd +444,60
Schwefelkohlenstoff	E —112,0	Antimon	E +630,5
Toluol	E — 95,0	Silber	E +960,5
Kohlendioxyd	Sb — 78,51	Gold	E +1063
Chloroform	E — 63,5	Palladium	E +1557
Chlorbenzol	E — 45,6	Platin	Sm +1770
Quecksilber	E — 38,87	Molybdän	Sm +2620
Natriumsulfat	U + 32,38	Wolfram	Sm +3380
Naphthalin	Sd +217,96	Kohlenstoff	Sm +3490
Zinn	E +231,85		

2. Quecksilberthermometer.

Das übliche Thermometer, das für die meisten chemischen Arbeiten in mittleren Temperaturen benutzt wird, ist ja das bekannte Quecksilberthermometer mit der hier unberücksichtigt bleibenden Sonderform, bei der man das Quecksilber durch andere Flüssigkeiten ersetzt. Als solche kommen hier nur Alkohol oder Toluol oder für tiefe Temperaturen Pentan in Frage. Quecksilberthermometer sind bekanntlich unter etwa —35° C nicht verwendbar, da dann das Quecksilber erstarrt. Die obere Grenze hängt sehr erheblich von der verwendeten Glassorte ab. Als äußerste Grenze kann man wohl 700° ansehen.

Maßgebend für den Bau eines Thermometers ist ja der Umstand, daß alle diese Substanzen ihren Raumgehalt mit Temperaturänderungen ebenfalls ändern. Wenn man sich daher verschiedene Thermometer herstellt, bei denen die Punkte 0 und 100° experimentell festgelegt sind, so könnte man annehmen, daß damit die Aufgabe gelöst ist. Dem ist indessen nicht so, denn es ist erfahrungsgemäß festgestellt, daß die Ausdehnung der Flüssigkeiten nicht ganz gleichförmig erfolgt, und überdies befinden sich diese Flüssigkeiten in Glasgefäßen, die sich ebenfalls mit der Temperatur ausdehnen, und auch das erfolgt nicht gleichmäßig. Es ist daher notwendig, die Teilung zwischen dem Null- und Hundertpunkt nicht genau gleichförmig durchzuführen, sondern diese Teilung muß auch, vorausgesetzt, daß die Capillare des Thermometers vollkommen genau zylindrisch verläuft, mit Rücksicht auf die Ungleichförmigkeit der Ausdehnung der Thermometerflüssigkeiten und des Thermometerglases vorgenommen werden. Praktisch liegt die Sache für die Hersteller von Thermometern tatsächlich einfacher. Die thermischen Eigenschaften der verschiedenen Thermometergläser und Thermometerflüssigkeiten sind unzählige Male ausführlich festgelegt worden, so daß es möglich ist, wenn man eine zylindrische Capillare voraussetzt, die Abweichung der Teilungspunkte von der Gleichförmigkeit der Teilung rechnerisch festzulegen und daher zu berücksichtigen. Tatsächlich geht natürlich der Thermometerfabrikant so vor, daß er statt dessen einzelne Punkte des herzustellenden Thermometers durch Verwendung geeigneter Normalthermometer und Temperaturbäder festlegt. Wenn man ein Normalthermometer-herstellen will, kann man natürlich auf diesem Weg nicht vorgehen und muß mit dem Gasthermometer arbeiten.

Über die Form des bekannten Quecksilberthermometers braucht sehr wenig gesagt zu werden. Man unterscheidet grundsätzlich zwei Formen von Thermometern, die beide ihre Vorteile und Nachteile haben, nämlich die sog. Stabthermometer und die Einschlußthermometer. Die Stabthermometer sind aus einem meistens zylindrischen Glasrohr hergestellt mit Capillare im Innern, und die Teilung befindet sich außen auf dem Rohr. Derartige Thermometer haben im allgemeinen recht geringen Querschnitt, sind recht handlich, aber auch etwas zerbrechlich. Bei dem Einschlußthermometer ist Capillare und Skala zunächst einmal getrennt, und beides ist von einem gesonderten Rohr umgeben, das beide schützt. Das Thermometer beansprucht infolgedessen mehr Raum, ist dafür weniger empfindlich gegen Bruch, bietet aber gewisse Schwierigkeiten hinsichtlich der sicheren Befestigung der Skala an der Capillare. Wärmetechnisch können beide als gleich angesehen werden.

Wenn man Thermometer größerer Genauigkeit braucht, wäre es selbstverständlich in vielen Fällen untunlich, sie mit einer vollständigen Gradeinteilung zu versehen, von der man vielleicht nur einen geringen Umfang nötig hat. Man geht deswegen in sehr vielen Fällen so vor, daß man die eigentliche Capillare durch geeignete Erweiterungen unterbricht, die dann zur Folge haben, daß die Temperaturskala an dieser Stelle in einem gewissen Umfange aussetzt. So z. B. versieht man Thermometer mit einer kurzen Teilung in der Nähe von 0°, dann folgt eine Capillarenerweiterung, und dann erst folgt die eigentliche Skala von vielleicht 50° bis 100°. Eine Erweiterung der Capillare ist gewissermaßen selbstverständlich an ihrem Ende, wo sie abgeschmolzen ist. Diese verfolgt aber den Zweck, zu verhindern, daß das Thermometer platzt, wenn es auch nur wenig über seine höchste Temperatur erwärmt ist.

Weiter sei einer Sonderausführung gedacht, die gerade für chemische Zwecke sehr viel Verwendung findet, die Form des sog. *Beckmann*-Thermometers. Es ist dies ein Thermometer, das im Gegensatz zu den üblichen nur einen ganz geringen Skalenumfang umfaßt, dafür aber innerhalb dieses Umfanges ganz besonders empfindlich ist. Die Einteilung der üblichen Thermometer erfolgt fast regelmäßig in ganze Grade und bei feineren Thermometern in fünftel oder zehntel Grade. Man bemißt den Skalenumfang der Thermometer regelmäßig so, daß man das kleinste Teilungsintervall nicht kürzer als etwa 0,6 mm macht, d. h. also, daß bei der feinsten Type ein Grad mindestens 6 mm an Länge umfaßt. Danach berechnet sich die nutzbare Länge des fertigen Thermometers, wenn man den vorgeschriebenen Teilungsumfang kennt, und wobei man zu berücksichtigen hat, daß das Thermometer nicht anormal lang und damit zerbrechlich wird. Bei *Beckmann*-Thermometern sieht man im allgemeinen Teilung in hundertstel Grad vor und läßt ihren Skalenumfang nur einige Grad umfassen, und zwar ist die Ausführung noch insofern anders, als die eingefüllte Quecksilbermenge nicht so bemessen ist, daß die Thermometer eine bestimmte Temperatur anzeigen. Sie dienen ausdrücklich vielmehr nur zur Messung von Temperaturdifferenzen, während die Einstellung auf absolute Temperatur durch Vergleich mit einem andern Thermometer erfolgt. Mit andern Worten also: wenn man zum Zweck einer Molekulargewichtsbestimmung Gefrierpunkterniedrigungen beobachtet, bemißt man die Quecksilbermenge im Thermometer so, daß das *Beckmann*-Thermometer im Lösungsmittel allein dicht unterhalb seines oberen Endes einsteht, wenn es gefriert, und man hat dann die ganze Skala für die Gefrierpunkterniedrigung zur Verfügung. Um das Thermometer auf beliebige Temperaturhöhe einzustellen, ist nun die Capillare oben mit einer geeignet geformten Erweiterung (Fig. 70) versehen, die größere Mengen Quecksilber aufnehmen und so lagern kann, daß es sich nicht ohne weiteres mit der Hauptmasse des Quecksilbers wieder vereinigt. Es geschieht das z. B. in der gezeichneten Weise, indem man einen Teil des Quecksilbers in diesen Hilfsraum hinüberbringt und dort abtrennt. Zur Beurteilung der Güte von *Beckmann*-Thermometern sei gesagt, daß sie vielfach etwas überschätzt werden. Zunächst ist zu bemerken, daß zur Erzielung der notwendigen Empfindlichkeit bei den üblichen Capillarendurchmessern, wie sie technisch brauchbar sind, recht erhebliche Quecksilbermengen für das Gefäß des Thermometers notwendig sind. Das hat zur Folge, daß das Thermometer ziemlich träge wird, jedenfalls merklich träger als andere Thermometer, und dementsprechend längere Zeit zur Einstellung bedarf. Weiter sei darauf hingewiesen, daß es recht erhebliche Schwierigkeiten bereitet, festzustellen, ob der Gradwert eines solchen Thermometers wirklich richtig ist. Mit Hilfe der üblichen Thermometer ist das praktisch kaum durchführbar, da diese an Genauigkeit hinter den *Beckmann*-Thermometern bekanntlich um mindestens das Zehnfache zurückstehen. Man kann es also nur durch eine Häufung von Versuchen machen, was recht mühsam ist. Endlich ist zu beachten, daß von dem Hauptquecksilber des Thermometers ein Teil abgetrennt wird. Auch wenn es sich dabei um geringe Mengen handelt, so ist das doch nicht ganz ohne Einfluß, denn die Gradlänge der Hauptteilung kann nur für eine bestimmte Quecksilbermasse im Hauptgefäß bemessen sein. Ist diese Quecksilbermasse verändert, so ist es unmöglich, daß die Gradlänge noch stimmt. Insbesondere gilt das, wenn man das *Beckmann*-Thermometer in recht hohen Temperaturen gebraucht, wenn also die abgetrennte Quecksilbermasse verhältnismäßig groß ist. Wieweit das im einzelnen praktisch zutrifft, kann nicht ohne weiteres gesagt werden, da es von Fall zu Fall verschieden ist. Das gleiche gilt übrigens selbstverständlich für alle Thermometer, wenn man bei diesen, wie es auch bis-

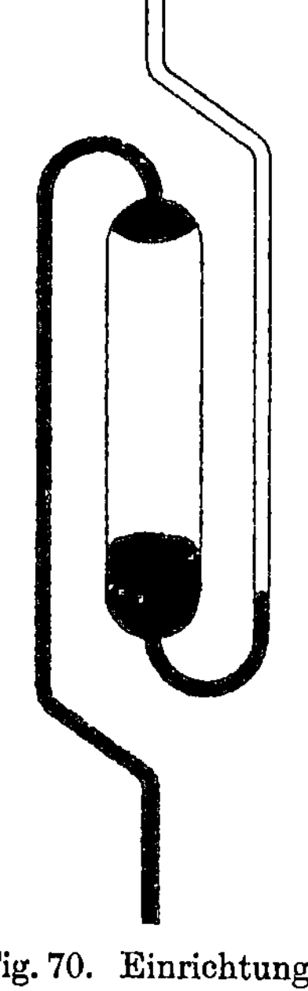

Fig. 70. Einrichtung zur Abtrennung von Quecksilber von dem Faden von *Beckmann*-Thermometern.

weilen geschieht, einen Teil des Quecksilbers abtrennt, um sie für andere Temperaturbereiche zu benutzen.

Was die sonstige Form der Thermometer anlangt, so dürfte über sie weiter nichts zu sagen sein; insbesondere die Form des Gefäßes wird zweckmäßig so gewählt, daß eine möglichst große Oberfläche entsteht, weil dann der Wärmeaustausch mit der Umgebung am schnellsten erfolgt. Hochgradige Thermometer werden meistens im Gegensatz zu den gewöhnlichen, die oberhalb des Quecksilberfadens ein Vakuum enthalten, mit einem chemisch neutralen Gas, insbesondere Stickstoff, gefüllt, um dadurch die Siedetemperatur des Quecksilbers heraufzusetzen. Das hat aber insbesondere mit Rücksicht darauf, daß das Zuschmelzen dieser Thermometer unter Druck erfolgt, in höherem Maße als bei andern Thermometern zur Folge, daß im Innern dieser ein sehr erheblicher Überdruck herrscht, der bei unvorsichtiger Behandlung sogar eine Explosion des Thermometers hervorrufen kann, insbesondere aber besteht die Gefahr, daß das Thermometergefäß vorübergehend bei nicht sorgfältigem Arbeiten übermäßig erhitzt wird, und daß dann der Druck im Innern des Thermometers dieses Gefäß mehr oder weniger aufweitet, wodurch naturgemäß ein vollständiges Falschgehen des Thermometers bedingt ist.

Auch ein anderer Umstand muß bei Messung höherer Temperaturen beachtet werden. Es passiert leicht, daß etwas Quecksilber von der Capillare nach oben abdestilliert und sich dort wieder verdichtet, so daß die zur Messung benutzte Quecksilbermasse ein wenig verringert wird. Auch dadurch wird eine Minderangabe des Thermometers bewirkt. Es ist hierbei natürlich stets möglich, wenn man das Quecksilber in die Birne einlaufen läßt, beide Massen wieder zur Vereinigung zu bringen und das Thermometer damit richtig zu machen.

Bei Temperaturen unter der Gefriertemperatur des Quecksilbers verwendet man ebenfalls Flüssigkeitsthermometer mit Alkohol, Toluol oder Pentan. Das Arbeiten mit derartigen Thermometern ist nicht ganz einfach, wenn man gute Ergebnisse haben will, da alle diese Flüssigkeiten nur schlecht wärmeleitend sind. Es dauert daher recht lange, bis der endgültige Temperaturausgleich stattgefunden hat, viel länger als bei denen mit gut metallisch leitendem Quecksilber. Überdies haften diese Flüssigkeiten, wenn sie abgekühlt werden, insbesondere mit Rücksicht darauf, daß sie dann recht zäh werden, stark an der Capillarenwand und fließen sehr langsam an ihr ab. Man vermeidet diesen Übelstand dadurch, daß man nach Möglichkeit nur das Gefäß zunächst der tiefen Temperatur aussetzt, so daß die Flüssigkeit in der Capillare eine Zeitlang noch merklich wärmer bleibt, und erst dann, wenn das Thermometer angenähert seinen richtigen Stand eingenommen hat, läßt man auch die Capillarenflüssigkeit entsprechend sich abkühlen. Wegen der Ungleichheit der Ausdehnung dieser Flüssigkeiten hat die Skala eine merklich andere Teilung, als man sie bei Quecksilberthermometern gewohnt ist.

Die Ablesung von Thermometern bei genaueren Messungen nimmt man nach Möglichkeit nicht mit bloßem Auge vor. Bei genauen Thermometern ist es zunächst einmal nicht gleichgültig, in welcher Lage sie gebraucht werden.

Die vertikale ist wohl die gegebene, indessen ist die horizontale Lage in vielen Fällen notwendig. Wegen der elastischen Eigenschaften des Glases ist zu berücksichtigen, daß in diesen beiden Stellungen der Druck im Innern des Thermometers ganz verschieden ist, und zwar muß ein vertikal stehendes Thermometer bei gleicher Temperatur weniger anzeigen, als wenn man ohne Veränderung der Temperatur das Thermometer in die horizontale Lage überführt, weil dann der Druck der Quecksilbersäule wegfällt, der eine geringfügige Erweiterung der Kugel zur Folge hat. Das gleiche gilt selbstverständlich auch, wenn das Thermometer in ein Gefäß eingetaucht und z. B. fest in ihm verschraubt wird, während im Gefäß ein Überdruck herrscht. Dieser hat zur Folge, daß das Thermometergefäß etwas zusammengedrückt wird und damit das Thermometer zuviel anzeigt. Wieviel das ausmacht, muß in jedem Fall experimentell bestimmt werden, was sich recht leicht durchführen läßt. Die Ablesung des Einschlußthermometers ist verhältnismäßig einfacher, weil hier Quecksilberkuppe und Skala dicht aneinander liegen. Wenn man mit bloßem Auge oder mit Hilfe einer Lupe einigermaßen senkrecht auf das Thermometer heraufblickt, kann man bereits keine nennenswerten Ablesefehler begehen. Bei Stabthermometern ist dagegen die Ablesung etwas schwieriger, weil hierbei Kuppe und Skala immerhin in einigen Millimetern Abstand sich befinden. Man muß hierbei also wesentlich sorgfältiger darauf achten, daß man senkrecht zur Thermometerachse abliest. Am einfachsten geschieht das natürlich, wenn man mit Fernrohr abliest, das von vornherein senkrecht zum Thermometer aufgestellt ist. Macht diese senkrechte Aufstellung Schwierigkeiten, hilft man sich ganz leicht so, daß man nach der Ablesung des Thermometers dieses um seine Achse um $180°$ dreht und nochmals abliest, mit anderen Worten, man liest bei Skala vorne und Skala hinten ab. Der Mittelwert beider Ablesungen muß dann unbedingt richtig sein. Man darf dabei allerdings das Thermometer nicht in Richtung seiner Achse verschieben. In vielen Fällen genügt es, wenn man hinter dem Thermometer ein Stück Spiegelglas anbringt und das Auge so hält, daß es im Spiegel in Höhe der Kuppe erscheint.

Wenn das Thermometer heute mit zu den am besten durchgebildeten Meßinstrumenten gehört, so hat es diesen Erfolg im wesentlichen dem Umstand zu verdanken, daß die Eigenschaften der Thermometergläser ganz außergewöhnlich sorgfältig erprobt sind. Die üblichen Glassorten, die zur Herstellung sonstiger gläserner Geräte dienen, sind als Thermometergläser für bessere Thermometer völlig unbrauchbar, vielmehr werden für solche nur bestimmte Sorten von Gläsern gebraucht, insbesondere seien zwei Sorten des Glaswerks Schott & Gen. in Jena genannt, die Thermometergläser 16^{III} und 59^{III}, die beide in ihren Eigenschaften merklich verschieden, aber thermometrisch als etwa gleichwertig zu betrachten sind. Neben diesen spielen noch einige andere Glassorten eine gewisse Rolle. In den letzten Jahren sind insbesondere für hochgradige Thermometer noch Spezialgläser von Bedeutung geworden, z. B. 1565^{III}.

Wenn man nunmehr in die Lage versetzt ist, ein Thermometer zu untersuchen, um sich eine Gewähr über seine Richtigkeit zu verschaffen, so ist zunächst Voraussetzung, daß das Thermometer überhaupt zur Ruhe gekommen ist. Jedes Thermometer ist unmittelbar nach seiner Herstellung für bessere Messungen unbrauchbar, denn Glas ist in seinen elastischen Eigenschaften ein für thermometrische Zwecke im Grunde genommen recht ungünstiger Körper, da er elastische Nachwirkungen aufweist. Das hat zur Folge, daß das Thermometergefäß, das ja beim Blasen einer immerhin recht hohen Temperatur ausgesetzt ist, nämlich mindestens der Erweichungstemperatur des Glases, allmählich seinen Raumgehalt ändert und damit die Angaben des Thermometers verfälscht. Infolgedessen wird in allen guten Fabriken ein Thermometer erst gealtert, d. h. es wird einer bestimmten Wärmebehandlung ausgesetzt, bevor es endgültig fertiggemacht wird, um diese Nachwirkungserscheinungen nach Möglichkeit zu beseitigen. Indessen ist es unmöglich, diese vollkommen auszuschalten, man kann daher bei guten Thermometern immer noch beobachten, daß ihre Fixpunkte allmählich ansteigen, mit andern Worten, daß ein solches Thermometer in schmelzendem Eis nicht null Grad, sondern eine etwas höhere Temperatur angibt. Dieser Vorgang kommt praktisch überhaupt nicht zur Ruhe, sondern setzt sich jahrzehntelang fort. Die Alterung hat nur den Zweck, dieses Ansteigen auf ein gewisses Minimum herabzudrücken.

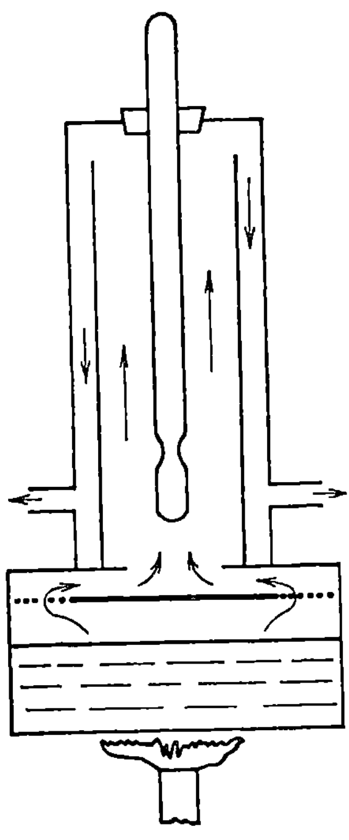

Fig. 71.
Apparat zur Bestimmung des Siedepunktes bei Thermometern.

Über die Bestimmung des Eispunktes braucht nichts weiter gesagt zu werden, insbesondere ist schon erwähnt worden, wie die Mischung herzustellen ist, in der der Eispunkt gemessen wird. Zu beachten ist dabei nur, daß die ganze Quecksilbersäule auf null Grad abgekühlt wird. Es ist daher günstig, das Thermometer verhältnismäßig tief ins Eis einzupacken und vorsichtig zur Ablesung herauszuziehen. Das gleiche gilt für die Beobachtung des Siedepunktes, wofür ein geeigneter Apparat schematisch in der Abbildung 71 dargestellt wird. Die Tabelle für die Abhängigkeit des Siedepunktes des Wassers vom Barometerstand (b) ist auch bereits mitgeteilt (vgl. S. 237), es sei hier nur noch erwähnt, daß man allgemein diese durch eine Formel

$$t = 100° + 0{,}0375\,(b - 760\ \text{mm})$$

darstellen kann. Sonst gilt das gleiche wie oben.

Oben ist auch bereits erwähnt worden, wie die Stellung des Thermometers seine Angaben beeinflußt, und wie auch äußerer Druck seine Angaben verfälschen kann. Um wenigstens ohne besondere Versuche einen ungefähren Anhalt zu haben, wieweit diese Fehlerquelle gehen kann, sei der sogenannte

Druckkoeffizient mitgeteilt. Einer Druckzunahme von 1 mm Quecksilbersäule entspricht erfahrungsgemäß im Durchschnitt, selbstverständlich nur in ganz roher Annäherung, etwa $1/_{8000}°$. Wenn man daher feststellt, welcher Druck in Quecksilbersäule gemessen auf das Thermometer wirkt, selbstverständlich von außen bzw. von innen (das gilt auch für den Unterschied zwischen vertikaler und horizontaler Stellung des Thermometers), so kann man damit mit einer gewissen Annäherung bemessen, welche Fehler man wahrscheinlich begehen wird. Es wird also z. B. ein 300 mm langes Thermometer maximal einen Unterschied von 0,04° zwischen vertikaler und horizontaler Lage aufweisen.

Es ist schon darauf hingewiesen, daß Glas thermometrisch recht ungünstig ist. Das tritt auch beim dauernden Gebrauch der Thermometer nicht unbedeutend in Erscheinung. Wenn ein Thermometer erwärmt wird, so nimmt sein Gefäß sein neues endgültiges Volumen nach immerhin erst gewisser Zeit an, es bleibt also im Volumen zurück, d. h. bei Erwärmung zeigt das Thermometer zuviel an. Wird dann das Thermometer wieder abgekühlt, so langt es bei der tieferen Temperatur mit einem zu großen Gefäßvolumen an, es tritt also eine Depression des Nullpunktes ein. Aus diesem Grunde ist es auch notwendig, den stabilen Eispunkt eines Thermometers nicht unmittelbar nach einer Erwärmung zu bestimmen, sondern vor einer solchen. Für genaue Temperaturmessungen muß man daher auf diesen Umstand achten und ihn entsprechend berücksichtigen. Um zu einem Urteil über die Güte des Thermometers und über seine Unveränderlichkeit zu kommen, kann man daher in folgender Weise vorgehen: Die Bestimmung des stabilen Eispunktes, insbesondere nach zufälligen stärkeren Erwärmungen, erfordert recht viel Zeit, da man gegebenenfalls mehrere Stunden lang warten muß. Man kann diese Kontrolle der Unveränderlichkeit des Thermometers aber auch so ausüben, daß man dauernd immer nur den maximal deprimierten Eispunkt beobachtet, d. h. das Thermometer vielleicht eine halbe Stunde lang auf 100° erwärmt und dann unmittelbar in Eis bringt und diesen Punkt so festlegt. Man muß überhaupt von allen guten Thermometern verlangen, daß sie die Lage des Eispunktes zu bestimmen gestatten, weil dieses derjenige Punkt ist, der allein ohne besondere Mühe es zuläßt, das allmähliche Aufrücken der Angaben des Thermometers zu kontrollieren. Jedes Thermometer, das keinen Eispunkt hat, ist aus diesem Grunde als ein zweitklassiges Thermometer anzusehen.

Wenn man nun in der Nähe der üblichen Zimmertemperatur arbeitet, so sind die Eispunktdepressionen mit Rücksicht auf die Erwärmung immerhin recht bedeutungslos und können außer Ansatz bleiben. Anders ist es aber, wenn man in einem größeren Temperaturbereich arbeitet. Man arbeitet auch hierbei mit einem deprimierten Eispunkt, d. h. wenn das Thermometer einer bestimmten höheren Temperatur ausgesetzt ist, die man messen will, bringt man es sofort danach in Eis und bestimmt den für diese höhere Temperatur deprimierten Eispunkt und rechnet die Lesung bei der höheren Temperatur von diesem so bestimmten Eispunkt an. Z. B. wenn man eine beliebige höhere Temperatur abgelesen hat, und man findet unmittelbar danach einen Eispunkt von —0,11°, so ist die Ablesetemperatur tatsächlich um 0,11° zu erhöhen. Liegt dagegen der deprimierte Eispunkt auf +0,04°, so ist die Ablesetemperatur um 0,04° zu erniedrigen. Dieses immerhin umständlich erscheinende Verfahren kann man indessen für genauere Messungen völlig ausreichend etwas vereinfachen. Zunächst einmal bestimmt man fortlaufend für ein solches Thermometer den stabilen Eispunkt, d. h. vielleicht alle Jahre einmal bestimmt man den Eispunkt, wenn das Thermometer viele Stunden lang in der Nähe von 20° gestanden hat. An jeder Thermometerlesung ist dann zunächst diese Eispunktskorrektion anzubringen in genau der gleichen Weise, wie oben beschrieben, und dann bestimmt man ein für allemal die vorübergehende Depression bei Erwärmung des Thermometers, d. h. nach Bestimung des stabilen Eispunktes erwärmt man das Thermometer eine Zeitlang z. B. auf 100°, bestimmt sofort den deprimierten Eispunkt und hat somit ohne weiteres den Unterschied des Eispunktes für 20° gegen den für 100°. Wenn man dann eine andere Temperatur mißt, so kann man aus diesen beiden Zahlen ohne weiteres die zu erwartende Depression mit einer ganz einfachen Rechnung ableiten und diese Korrektion am Thermometer anbringen. Dies ist vielleicht das einfachste Verfahren, das wohl nicht ganz streng ist, aber in der Praxis auch für weitgehende Genauigkeitsansprüche genügen wird. Ein Beispiel soll es praktisch erläutern.

Stabiler Eispunkt des Thermometers (nach tagelanger Aufbewahrung
  bei rund 20°)   +0,02°
Eispunkt nach $^1/_2$ stündiger Erwärmung auf 100°   —0,03°

$$\text{Depression also } 0,05° \text{ für Erwärmung von } 20° \text{ auf } 100°$$

Abgelesene Temperatur	80,15
Eispunkt (stabil)	+0,02

$$\text{Depression } 0,05 \cdot \frac{60,15}{80} = 0,04$$

Deprimierter Eispunkt also	—0,02
Verbesserte Lesung	80,17

Eine der unangenehmsten Fehlerquellen bei feineren thermometrischen Arbeiten wird dadurch verursacht, daß es in vielen Fällen Schwierigkeiten macht, das ganze Thermometer der zu messenden Temperatur auszusetzen. Man bezeichnet diese Fehlerursache als den Fehler des herausragenden Fadens. Alle Thermometer sind ausnahmslos für den Fall hergestellt, daß sie vollständig der zu messenden Temperatur ausgesetzt werden. Eine andere Art der Herstellung wäre auch gar nicht möglich. Wenn nun aber ein mehr oder weniger langes Stück des Fadens sich auf einer anderen Temperatur befindet, so bedeutet das, daß nicht die ganze Quecksilbermasse die zu messende Temperatur hat, d. h., daß im allgemeinen das Thermometer zu wenig anzeigt unter der Voraussetzung, daß die zu messende Temperatur höher als die Raumtemperatur ist. Es bereitet nunmehr recht erhebliche Schwierigkeiten, mit ausreichender Sicherheit diejenige Temperatur zu ermitteln, welche der herausragende Faden durchschnittlich hat.

Wenn man die Größe der notwendigen Korrektionen ermitteln will, so muß man berücksichtigen, daß die scheinbare Ausdehnung des Quecksilbers im Thermometerglas folgende Werte hat:

Glas 16^{III}	0,000158
59^{III}	164
1565^{III}	172
Quarzglas	180

Man hat der thermometrischen Ablesung von t Graden demgemäß folgende Verbesserung hinzuzufügen:

$$d \cdot a \cdot (t - t_0),$$

worin d den oben angegebenen Proportionalitätsfaktor, a die in Graden ausgedrückte Länge des herausragenden Fadens, t die abgelesene Temperatur und t_0 die Mitteltemperatur des herausragenden Fadens bedeutet. Man kann aus dieser Formel daher überschläglich berechnen, wie groß die Korrektion ist, wenn man ein Urteil hat, welches die Temperatur t_0 tatsächlich ist. Am besten ist naturgemäß, wenn man a so klein wie möglich hält oder zu 0 macht, d. h. das Thermometer vollständig der Temperatur aussetzt, oder es nur vorübergehend zur Ablesung ein wenig heraushebt. Zu einem verhältnismäßig guten Mittelwert der Fadentemperatur kommt man auf eine von *Mahlke*[1] vorgeschlagene Weise, wenn man nämlich ein Hilfsthermometer verwendet, dessen Gefäß in Fadenform ausgebildet ist, und zwar in einer solchen Länge, daß es etwa der Länge des herausragenden Fadens gleichkommt. Dieser Fall wird sich praktisch nur dann verwirklichen lassen, wenn man mit angenähert konstanten Fadenlängen rechnen kann. Sonst wird man sich damit begnügen müssen, ein gewöhnliches Thermometer etwa so anzubringen, daß sein Gefäß sich in mittlerer Höhe des Fadens befindet. Jedenfalls ist aus Vorstehendem zu ersehen, daß die Korrektion in vielen Fällen recht erhebliche Beträge erreichen kann, und daß es recht viel Schwierigkeiten macht, sie mit ausreichender Sicherheit zu ermitteln. Man wird daher unter allen Umständen Wert darauf legen, sie so klein wie möglich zu halten.

Im nachfolgenden sei in aller Kürze darauf eingegangen, in welcher Weise man sich ein Urteil über die Richtigkeit eines Thermometers verschaffen kann. Das Normale wird sein, daß man sich entweder auf den Hersteller vollkommen verläßt oder, was keine sonderlichen Schwierigkeiten bereitet, den Eispunkt und Siedepunkt des Thermometers nachprüft. Die Anordnungen dazu sind bereits oben auf Seite 245 mitgeteilt. Wenn man nunmehr die Zwischenpunkte auf ihre Richtigkeit nachprüfen will, so braucht man dazu entweder amtlich geprüfte Normalthermometer, oder man kann sich durch ein Kalibrieren des Thermometers helfen. Zu diesem Zweck ist es erforderlich, einige Fäden von der Hauptmasse des Quecksilbers abzuteilen und diese innerhalb der Capillare zu verschieben und so zu prüfen, wie sich das Kaliber in der Capillare im Verlauf der Skala gestaltet, denn es ist selbstverständlich, daß diese nur mit einer

---

[1] *Mahlke*, Zeitschr. f. Instrumentenk. 1893, S. 58; 1894, S. 34. — *Buckingham*, Bull. Bur. of Standards, Washington, Bd. 8, S. 239. 1912.

gewissen Annäherung streng zylindrisch sein wird, vielmehr ist es nach der Art ihrer Herstellung zu erwarten, daß sie in gewissem Ausmaß konisch verlaufen wird.

Bei der Kalibrierung muß vorausgesetzt werden, daß das Thermometer luftleer ist. Wenn man das Thermometer vertikal nach unten hängt, kann man einen Teil der Quecksilbermasse in der Capillare abreißen. Vielfach wird dabei die gesamte Quecksilbermasse aus der Kugel nach unten fließen, ohne daß ein Faden abreißt. Bei einiger Geduld wird man durch geeignetes Aufrichten bewirken können, daß die Vakuumblase im Gefäß an den Capillarenansatz steigt und hier Veranlassung gibt, daß ein Faden in der Capillare abreißt. Diese Rißstelle bewirkt fast regelmäßig, daß es verhältnismäßig leicht ist, das Quecksilber an ihr wiederum zum Reißen zu bringen. Anscheinend setzt sich hier ein mikroskopisch kleines Luftbläschen fest, das sich nur schwer von dieser Stelle fortbewegt. Wenn nun der abgerissene Faden länger als gewünscht ist, so läßt man entweder den überschüssigen Teil von ihm über diese Stelle zurücklaufen und sich mit dem andern Quecksilber vereinigen und trennt wieder an der Stelle. Besser ist, daß man sich die Rißstelle merkt, das ganze Quecksilber zusammenlaufen läßt und es langsam erwärmt, so daß gemeinsam mit ihm diese Rißstelle entsprechend höher gelegt wird, wobei anscheinend dieses Luftbläschen mitbewegt wird. Dann gelingt es meistens an der gewünschten Stelle, das Quecksilber erneut zum Reißen zu bringen. Durch geeignetes Erwärmen bzw. Abkühlen kann man daher die Rißstelle so legen, daß man Fäden von beliebiger Länge abtrennen kann. Es gehört in vielen Fällen allerdings dazu eine erhebliche Geduld, und bei manchen Thermometern gelingt es überhaupt nicht. Wenn man solche Fäden abgetrennt hat, legt man das Thermometer horizontal und bringt diese Fäden in bestimmte Anfangsstellungen und liest Anfang und Ende des Fadens an der Skala ab, und zwar so genau wie möglich und überdies im Vorwärts- und Rückwärtsgang. An einem Beispiel soll gezeigt werden, wie man dieses Verfahren durchführt. Man wird z. B. auf einem Thermometer von 0 bis 100° die Kalibrierung mit Fäden von 20° Länge, bei längeren Skalen mit solchen von 50° usw. vornehmen. Die Beobachtung und nachfolgende Rechnung verläuft dann etwa in folgender Weise:

Thermometer 0−100°, kalibriert mit einem Faden von rund 20° Länge.

$$\text{Lage des Eispunktes} \qquad + 0{,}4° = p_0$$
$$\text{Lage des Siedepunktes} \qquad 99{,}7° = - 0{,}3° = p_1 \,.$$

Mittlere Fadenlage	Korrektion
0,0— 20,7	$+0{,}7 = \delta_1$
20,0— 40,1	$+0{,}1 = \delta_2$
40,0— 59,8	$-0{,}2 = \delta_3$
60,0— 80,1	$+0{,}1 = \delta_4$
80,0—100,2	$+0{,}2 = \delta_5$

$\dfrac{p_0 - p_1}{100}$ bezeichnet man als Gradwertskorrektion. Man setzt nun

$$s = \frac{1}{5}\,(p_0 - p_1 + \delta_1 + \delta_2 + \delta_3 + \delta_4 + \delta_5)$$

so werden die Korrektionen für den Strich

$$s = \frac{1}{5}(+ 0{,}4 + 0{,}3 + 0{,}7 + 0{,}1 - 0{,}2 + 0{,}1 + 0{,}2)$$

$$= \frac{1}{5}\,1{,}6 = + 0{,}32$$

0	$- p_0$	$-0{,}4$
20	$s - p_0 - \delta_1$	$+0{,}3 - 0{,}4 - 0{,}7 = - 0{,}8$
40	$2\,s - p_0 - \delta_1 - \delta_2$	$+0{,}6 - 0{,}4 - 0{,}7 - 0{,}1 = - 1{,}0$
60	$3\,s - p_0 - \delta_1 - \delta_2 - \delta_3$	$+1{,}0 - 0{,}4 - 0{,}7 - 0{,}1 + 0{,}2 = 0{,}0$
80	$4\,s - p_0 - \delta_1 - \delta_2 - \delta_3 - \delta_4$	$+1{,}3 - 0{,}4 - 0{,}7 - 0{,}1 + 0{,}2 - 0{,}1 = + 0{,}2$
100	p_1	$+0{,}3$

Kontrolle: $p_1 = - 5\,s - p_0 - \delta_1 - \delta_2 - \delta_3 - \delta_4 - \delta_5$
$= + 1{,}6 - 0{,}4 - 0{,}7 - 0{,}1 + 0{,}2 - 0{,}1 - 0{,}2 = + 0{,}3$ wie vor.

Auf die Mitteilung des ganz leicht zu führenden Beweises sei verzichtet. Die Übertragung auf eine andere Fadenlänge, die stets in 100° teilbar sein muß, ist selbstverständlich.

Diese Rechnung ist aber noch nicht vollständig, da sie eine reine Raummessung ist und keine Rücksicht auf die Temperatur- und Ausdehnungsverhältisse von Glas und Hg nimmt, die sie hier als ganz gleichförmig voraussetzt. Es ist also an obigen Werten noch eine Korrektion erforderlich, die ganz allgemein nur noch von der Glassorte des Thermometers und des Hg abhängt, und für die z. B. *Scheel* (Deutsch. Mech. Ztg, 1916, S. 115) eine Zusammenstellung gibt[1]. Es seien wenigstens einige Zahlen hier mitgeteilt, damit der Leser eine Vorstellung über ihre Größe erhält. Wenn ein Thermometer richtigen Eis- und Siedepunkt hat und überdies völlig kalibrisch ist, sind noch folgende Korrektionen zur Reduktion auf das Gasthermometer notwendig:

Glas 59^{III}				Glas 16^{III}				Glas 1565^{III}	
$- 30°$	$-0{,}13°$	$+200°$	$+ 0{,}84°$	$- 30°$	$-0{,}28°$	$+200°$	$+0{,}29°$	$0°$	$+ 0{,}00°$
$- 20$	$-0{,}07$	$+250$	$+ 2{,}2$	$- 20$	$-0{,}16$	$+250$	$+1{,}1$	$+ 50$	$+ 0{,}05$
$- 10$	$-0{,}03$	$+300$	$+ 4{,}4$	$- 10$	$-0{,}07$	$+300$	$+2{,}7$	$+100$	$0{,}00$
0	0	$+350$	$+ 8{,}0$	0	0			$+150$	$+ 0{,}04$
$+ 20$	$+0{,}04$	$+400$	$+12{,}6$	$+ 20$	$+0{,}09$			$+200$	$+ 0{,}90$
$+ 40$	$+0{,}03$	$+500$	$+26{,}9$	$+ 40$	$+0{,}12$			$+300$	$+ 3{,}9$
$+ 60$	$+0{,}02$			$+ 60$	$+0{,}10$			$+400$	$+10{,}5$
$+ 80$	$\pm0{,}00$			$+ 80$	$+0{,}06$			$+500$	$+23{,}1$
$+100$	$\pm0{,}00$			$+100$	0			$+600$	$+44$
$+150$	$+0{,}23$			$+150$	$-0{,}01$			$+700$	$+75$

Einige Worte seien noch über Sonderausführungen der üblichen Flüssigkeitsthermometer mitgeteilt. Die sog. M a x i m u m t h e r m o m e t e r sind ja bekannt als Fieberthermometer, wobei die Eigenschaft, daß sie in der höchsten erreichten Temperatur stehenbleiben, einfach dadurch erzielt wird, daß die Capillare an einer Stelle stark verengt ist. Wenn die Temperatur ansteigt, wird wohl das Quecksilber durch diese Verengerung hindurchgepreßt, weil es ja unter Druck steht. Wenn die Temperatur dann aber wiederum abfällt, so ist die Kohäsionskraft nicht so stark, und das Quecksilber reißt an dieser Stelle. Die vielfach für meteorologische Zwecke verwendeten Maximum- und Minimumthermometer arbeiten dagegen anders. Bei den Maximumthermometern schiebt das Quecksilber einen Eisenstift vor sich her, was bekanntlich

---

[1] Vgl. auch Wärmetabellen der Phys. Techn. Reichsanstalt. Hrsg. v. *Holborn, Henning* u. *Scheel* 1919.

ohne weiteres möglich ist, da Quecksilber Eisen nicht benetzt. Dieser bleibt an der Stelle höchster Temperatur liegen und kann durch Stoß bzw. durch einen Magneten bewegt werden. Bei den Minimumthermometern dagegen verwendet man Alkohol als Thermometerflüssigkeit mit einem Glasstäbchen, das sich im Alkohol selbst befindet, bei der Bewegung des Alkohols mitgenommen wird und durch die Oberflächenspannung in ihm gehalten wird. Beim Zurückgehen der Alkoholsäule wird es also mitgenommen, während es beim Ansteigen an dieser Stelle liegen bleibt. Auch dieses Stäbchen kann mit Hilfe eines eingeschmolzenen Eisenkerns durch einen Magneten bewegt werden.

3. Dampfdruckthermometer.

Eine besondere Art von Thermometern, die neuerdings gerade für chemische Zwecke hervorragende Bedeutung gewonnen haben, sind die von *Stock* und *Nielsen* vorgeschlagenen und von ihnen gemeinsam mit *Henning*[1] und anderen durchgebildeten Dampfdruckthermometer, die indessen insofern in ihrer Anwendung beschränkt sind, als sie nicht ohne weiteres oberhalb der Raumtemperatur verwendet werden können. Sie machen davon Gebrauch, daß man die Sättigungsdrucke von Dämpfen reiner Flüssigkeiten thermometrisch ausnutzt. Es handelt sich dabei um Thermometer, die sehr sicher reproduziert werden können und teilweise eine ganz erhebliche Empfindlichkeit besitzen. Man beachte z. B., daß der Sättigungsdruck von Sauerstoff in der Nähe seines normalen Siedepunktes sich um etwa 80 mm Quecksilbersäule für einen Grad ändert, während ein Gasthermometer, das diesem naturgemäß nahe verwandt ist, in der üblichen Form nur eine Empfindlichkeit von 4 mm Quecksilber für den Grad besitzt. Es ist daher die für die Dampfdruckthermometer erforderliche Druckmessung mit den einfachsten Hilfsmitteln vielfach

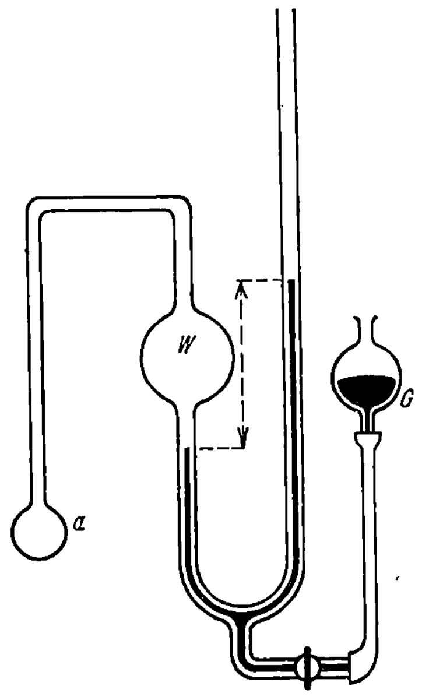

Fig. 72 Schema des Dampfdruckthermometers.

bereits ausreichend genau. Eine bewährte Form eines solchen Thermometers zeigt rein schematisch die beigegebene Abbildung 72. Bei ihr wird das kleine Glaskörperchen *a* durch ein enges Rohr mit einem Quecksilbermanometer von etwa 1 qcm Querschnitt und einem Meter Länge verbunden. In dem einen Schenkel ist eine Erweiterung *W* von 40 bis 50 ccm Inhalt eingeschmolzen, und die Quecksilberhöhe läßt sich durch ein Hilfsgefäß mit Gummischlauch *G* einregulieren. Als Füllsubstanz kann man nur solche

---

[1] *Stock* u. *Nielsen*, Chem. Ber. 39, S. 2066. 1906. — *Henning* u. *Stock*, Zeitschr. f. Phys. 4, S. 226. 1921. — *Stock*, Zeitschr. f. Elektrochem. 29, S. 354. 1923. — *Henning* u. *Heuse*, Zeitschr. f. Phys. 23, S. 105. 1924.

Stoffe nehmen, die sich bei Zimmertemperatur in gasförmigem Zustand befinden, und die sich, wenn man den Raum a der zu messenden Temperatur aussetzt, hier kondensieren. Es stellt sich dann bei Temperaturkonstanz ein Gleichgewicht zwischen der Flüssigkeit hier und ihrem gesättigten Dampfe ein, dessen Druck auf die Quecksilbersäule übertragen wird. Da bekanntlich jede Flüssigkeit stets zu den Stellen niedrigsten Dampfdrucks destilliert, so zeigt das Dampfdruckthermometer stets nur die Temperatur seiner kältesten Stelle an, womit man den Vorteil erreicht, daß Korrekturen wegen herausragenden Fadens oder ähnliche von vornherein fortfallen. Aus dem gleichen Grunde sind auch diese Thermometer oberhalb der Raumtemperatur nicht verwendbar, solange man nicht besondere Heizvorrichtungen anwendet. Die Erweiterung W ist dazu vorgesehen, um die Gasfüllung des Thermometers auf die Anwesenheit schwerer kondensierbarer Beimischungen zu prüfen. Es mag hier davon Abstand genommen werden, auf die Theorie dieses Thermometers einzugehen, es mag vielmehr genügen, in einer Tabelle für einige Sonderfälle die Sättigungsdrucke zusammenzustellen. Man sieht daraus ohne weiteres, wie in gewissen Fällen diese Thermometer eine vorzügliche Anwendung bei Messungen niedriger Temperaturen oder auch bei Füllung mit Schwefelkohlenstoff bei mäßigen mittleren Temperaturen finden können.

Sättigungsdruck dampfthermometrischer Substanzen in mm Hg.

CS_2		SO_2		NH_3		C_2H_4		O_2	
t °C	p mm	t °C	p mm	t °C	p mm	t °C	p mm	t °C	p mm
— 9	82,8	—45	119,6	—75	56,2	—150	14,9	—210	11,5
— 5	100,7	40	162,3	70	82,7	145	26,7	205	33,0
0	127,3	35	217,1	65	117,5	140	45,5	200	80,7
+ 5	159,5	30	285,8	60	164,7	135	74,3	195	174,4
+10	198,1	25	371,3	55	226,8	130	117,0	190	340,7
+15	243,8	20	476,7	50	307,1	125	177,6	185	611,6
+20	297,5	15	605,3	45	409,7	120	260,3	—180	1023
+25	359,8	—10	759,8	40	538,7	115	371,6		
				—35	699,6	110	518,4		
						—105	704,7		

4. Widerstandsthermometer.

Wie schon oben gesagt, sind Flüssigkeitsthermometer nur in verhältnismäßig engen Bereichen verwendbar. Es lassen sich wohl in Quarzglas Thermometer nur mittlerer Güte für Temperaturen bis etwa 750° herstellen, für Glasthermometer liegen diese Grenzen bei etwa 500 bis 550°, bei dem Sonderglas 1565^{III} bei 660°. Die andern Flüssigkeitsthermometer gestatten wohl insbesondere nach unten weitere Grenzen, stehen aber hinter dem Quecksilberthermometer an Genauigkeit weit zurück, da sie Glas benetzen. Für alle anderen Temperaturen, die nicht mit einem Quecksilberthermometer ohne Mühe gemessen werden können, sind daher Meßeinrichtungen unbedingt notwendig, die nunmehr genauer besprochen werden sollen.

Eine sehr einfache, insbesondere für Laboratoriumsmessungen vorzüglich verwendbare Form ist das sog. Widerstandsthermometer, das in seinen

Grundsätzen darauf beruht, daß der elektrische Widerstand von Metalldrähten verhältnismäßig stark von der Temperatur abhängt. Wenn man daher einen geeigneten Metalldraht auf seinen Widerstand bei einigen Normaltemperaturen untersucht, kann man durch eine einfache Widerstandsmessung, die ja bekanntlich verhältnismäßig leicht ausführbar ist, und über deren Ausführung später berichtet werden wird, leicht auf seine Temperatur schließen.

Das normale Material dafür ist Platin, in gewissen Fällen reines Nickel. Platin ist besonders gut untersucht. Es kann bis zu den tiefsten Temperaturen herunter und bis zu etwa 650° herauf benutzt werden. Für allertiefste Temperaturen unter −200° versagt es. Ein solches Widerstandsthermometer stellt man sich her, indem man einen feinen Platindraht von etwa 0,1 mm Dicke auf eine geeignet isolierende Unterlage, z. B. ein Glimmerkreuz oder ein Glasrohr, aufwickelt. Dieses sog. Widerstandselement, das natürlich durch ein Schutzrohr od. dgl. nach außen isoliert wird, wird als Widerstand in eine *Wheatstone*sche Brückenanordnung geschaltet, die mit recht einfachen Hilfsmitteln genaue Widerstandsmessungen gestattet. Von Bedeutung ist bei der Messung nur, daß der Strom, der durch dieses Widerstandselement hindurchfließt, unter einer gewissen Größe bleibt, damit er nicht die Temperatur des Drahtes von sich aus erhöht. Man kann annehmen, daß in den üblichen Ausführungsformen 0,01 Ampere eine gewisse obere Grenze für die Stromstärke darstellen. Wenn man Zweifel über die Richtigkeit der angewandten Stromstärke hat, so kann man praktisch diese Messung bei zwei Stromstärken ausführen, die im Verhältnis 1 : 2 zueinander stehen. Bezeichnet R den Widerstand bei dem Meßstrom 0 und $R_1 = R + x$ den Widerstand beim Meßstrom i_1, so erhält man beim Meßstrom i_2 den Widerstand $R_2 = R + 4 x$, und der gesuchte Widerstand R ergibt sich daraus ohne weiteres zu

$$R = R_1 - \tfrac{1}{3}(R_2 - R_1).$$

Von Wichtigkeit für die Anwendung des Widerstandsthermometers ist die Kenntnis der Abhängigkeit des Platinwiderstandes von der Temperatur. Erfahrungsmäßig kann man ihn durch eine verhältnismäßig komplizierte Formel

$$R_t = R_0 (1 + a t + b t^2) \qquad \text{für Temperaturen über Null Grad}$$
$$R_t = R_0 (1 + a_1 t + b_1 t^2 + c_1 t^4) \quad \text{,,} \qquad \text{,,} \qquad \text{unter ,,} \qquad \text{,,}$$

darstellen, die naturgemäß für die praktische Anwendung immerhin schwierig ist. Die Konstanten müssen natürlich experimentell bestimmt werden. Praktisch verfährt man meistenteils so, falls man nicht auf höchste Genauigkeit Wert legt, daß man den Widerstand seines Elementes bei 0° und 100° mißt. Erfahrungsgemäß kann man dann die Formel

$$t = \frac{(R_t - R_0)\,100}{R_{100} - R_0} + \delta \left[\left(\frac{t}{100} \right)^2 - \frac{t}{100} \right]$$

anwenden. Den in der Formel enthaltenen konstanten Faktor δ bestimmt man am einfachsten durch Beobachtung einer bekannten höheren Temperatur, wofür man meistenteils den Siedepunkt des Schwefels wählt.

Diesen Siedepunkt des Schwefels, der für viele thermometrische Arbeiten von besonderer Wichtigkeit ist, bestimmt man in einer Anordnung, wie sie in der Fig. 73 schematisch skizziert ist. Man läßt den Schwefel in einer etwa 4 cm weiten Glasröhre von etwa 50 cm Länge über einem Bunsenbrenner sieden. Das Rohr ist gegen Wärmeverlust seitlich durch eine Packung aus Asbestwolle geschützt und gegen übermäßige Erhitzung durch die Gase des Brenners durch einen Blechschirm. Man kann so mit Hilfe der oben angegebenen Formel für jedes Widerstandselement sich eine Tabelle entwerfen, die die Abhängigkeit seines Widerstandes von der Temperatur ein für allemal anzeigt. Bedingung ist allerdings, daß der Platindraht geeignet ge-

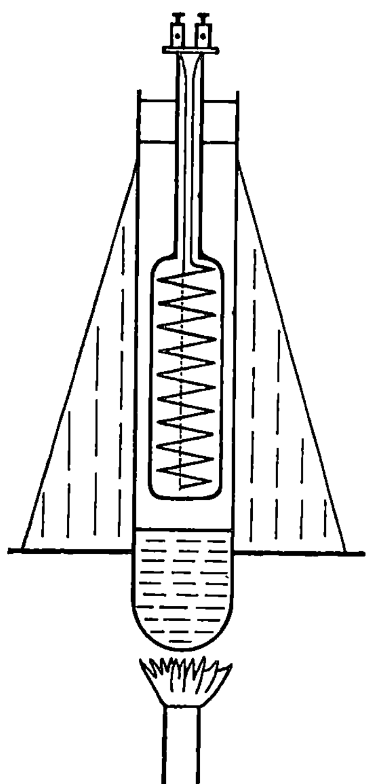

Fig. 73.
Widerstandsthermometer im
Heizapparat zur Festlegung des
Siedepunktes von Schwefel.

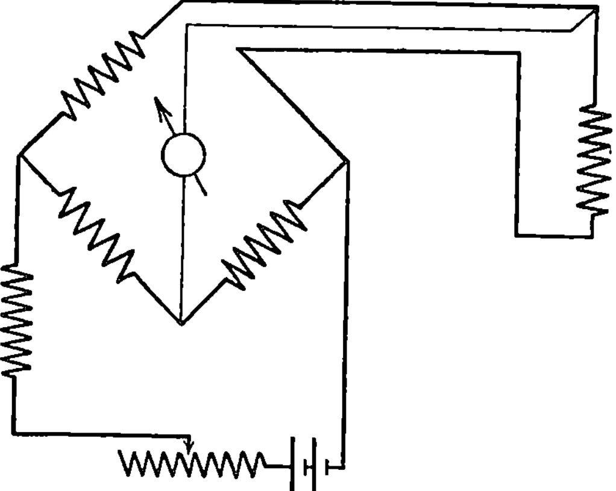

Fig. 74. Schaltung eines Widerstandsthermometers in der Wheatstoneschen Brücke mit Leitungsführung zum Ausgleich der Widerstandsänderungen der Zuleitung.

altert ist. Am besten wird man jedenfalls fahren, wenn man sich Widerstandsthermometer in fertiger Form von bewährten Firmen verschafft. Wegen der eigentlichen Widerstandsmessung muß auf ein späteres Kapitel verwiesen werden.

Nur auf einen Umstand sei hierbei eingegangen, nämlich auf den Einfluß der Zuleitungen, deren Widerstand man gegebenenfalls durch eine besondere Messung ausschalten muß. Man kann ihn z. B. auf die Weise eliminieren, daß man drei Zuleitungen legt in der Weise, wie es in der Fig. 74 dargestellt ist. Diese Leitungsanordnung bewirkt, daß sich der mit der Temperatur selbstverständlich veränderliche Zuleitungswiderstand automatisch ausschaltet.

5. Thermoelemente.

Die zweite Methode zur Messung hoher und tiefer Temperaturen ist das Thermoelement, das noch den weiteren Vorteil hat, daß es mit verhältnismäßig einfachen Mitteln eine punktförmige Messung von Temperaturen erlaubt. Es macht von der bekannten physikalischen Tatsache Gebrauch, daß zwei Metalldrähte, die an einer Stelle zusammengelötet sind und hier einer von der Umgebungstemperatur abweichenden ausgesetzt werden, an ihrem freien Ende eine Spannungsdifferenz aufweisen. Praktisch geht man daher so vor, daß man zwei Metalldrähte aus geeigneten Stoffen an ihren Enden miteinander verlötet oder verschweißt und diese Lötstellen der zu messenden Temperatur aussetzt. Die beiden freien Enden dieser Metalldrähte hält man auf einer geeigneten Normaltemperatur, entweder der Raumtemperatur selbst oder z. B. in schmelzendes Eis getaucht, und verbindet sie gleichzeitig mit einem geeigneten Spannungsmesser bzw. einer Spannungsmeßeinrichtung. Dann ist die hier gemessene Spannung ohne weiteres ein Maß der Temperaturdifferenz zwischen Lötstelle und den freien Enden. Über die zu Thermoelementen

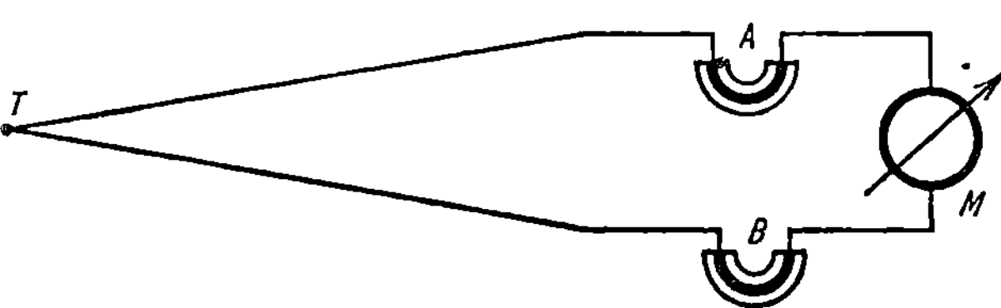

Fig. 75. Schema eines Thermoelements.
(*T* Lötstelle für die zu messende Temperatur,
A B Quecksilbergefäße auf fester Temperatur und zur Verbindung
mit dem Spannungsmesser *M*.)

verwendbaren Metalle und ihre Kombination gibt die nachstehende Tabelle Aufschluß. In ihr sind auch gleichzeitig in Mikrovolt = 1 millionstel Volt pie Spannungen angegeben, die einer Temperaturerhöhung von 1 Grad entsprechen (im Bereich von 0 bis 100°).

Pt—Ir	6,5	Mikrovolt	Ni—Wo	24,3	Mikrovolt
Pt—Rh	6,4	,,	Ni—C	18	,,
Pt—90 Pt, 10 Rh	6,4	,,	Ni—66 Ni, 34 Fe	22	,,
Pt—Ag	7,2	,,	Konstantan—Ag	41,2	,,
Ni—Pt	15,0	,,	Konstantan—Cu	41,0	,,
Ni—Fe	3,1	,,	Konstantan—Fe	52,0	,,

Es sei indessen darauf hingewiesen, daß diese Zahlen nur gewisse Näherungswerte darstellen, da sie nicht unbedeutend von der Reinheit der betreffenden Metalle abhängen. Es wird daher immer notwendig sein, an geeigneten Festpunkten die Thermoelemente zu eichen und die dort ermittelten Werte seinen Beobachtungen zugrunde zu legen. Das gebräuchlichste Thermoelement, das auch am weitgehendsten im Temperaturbereich ist, ist dasjenige aus reinem Platin gegenüber einer Legierung von Platin mit 90 Proz. Rhodium, das ohne jede Schwierigkeit bis zu 1000° herauf verwendbar ist. Über dieser Temperatur ist es unter Vorsichtsmaßregeln auch verwendbar, wobei zu berücksichtigen ist, daß fast alle Körper bei diesen Temperaturen bereits leitend werden, und daß das Platin durch Metalldämpfe hierbei sehr stark angegriffen wird. Eine bekannte Formel gibt für ein solches Element die Spannung in folgender Weise an:

$$e = 2290 + 0{,}89042\,(t - 300°)$$
$$+ 0{,}00026875\,(t - 300°)^2$$
$$+ 0{,}00000008073\,(t - 300°)^3\ \text{Mikrovolt}.$$

Diese Formel beginnt allerdings erst bei etwa $+250°$. Für technische Zwecke wird vielfach ein anderes Element aus Nickel und Kohle verwendet, wobei sich der isolierte Nickeldraht im Innern eines Kohlerohrs befindet. Sonst sind noch besonders gebräuchlich die Kombination Nickel—Eisen und Nickel—Chromnickel (37 Mikrovolt). Für mittlere Temperaturen ist die Kombination Kupfer—Konstantan oder Eisen—Konstantan gebräuchlich, wobei allerdings die Anwendung des Eisens etwas bedenklich ist. Recht praktisch ist es auch, in gewissen Fällen mehrere Elemente hintereinander zu schalten. Wegen der Spannungsmessung sei ebenfalls auf den Abschnitt über elektrische Messungen verwiesen. Man verwendet am besten den Kompensationsapparat, der dort beschrieben ist, wobei im übrigen betont sein mag, daß besondere Kompensationsapparate für die thermoelektrische Messung gebaut sind. Sonst liefert die Industrie im übrigen Spezialgalvanometer gemeinsam mit geeigneten Thermoelementen, die ohne weiteres Temperaturen abzulesen gestatten, da ihre Skala unmittelbar in Grade geteilt ist. Diese Anordnung hat den Vorteil, daß man hierbei keine Nebenarbeiten auszuführen hat, sondern unmittelbar Temperaturen ablesen kann. Wie indessen schon erwähnt, geben alle diese Thermoelemente stets nur den Temperaturunterschied der Lötstellen selbst, man muß also zu der abgelesenen Temperatur stets noch die Temperatur der Lötstelle hinzufügen, was im allgemeinen keinerlei Schwierigkeiten machen wird.

6. Strahlungspyrometer.

Bei höheren Temperaturen bereitet es aber gewisse Schwierigkeiten, die zum Teil sehr wertvollen Thermoelemente aus Platin und Platinlegierungen vor den Einwirkungen der heißen Gase zu schützen und überhaupt die Schutzrohre, die unbedingt erforderlich sind, sicher auszugestalten. Infolgedessen wird man nach Möglichkeit bei den höchsten Glühtemperaturen in vielen Fällen Thermoelemente bereits vermeiden und muß sie vermeiden, sowie die zu messende Temperatur wesentlich über etwa 1200° hinausgeht. Es treten dann an Stelle der bisherigen Verfahren die Meßverfahren durch reine S t r a h - l u n g s m e s s u n g. Es kann hier nicht der Ort sein, allgemein die Strahlungsgesetze zu behandeln, es muß dafür im wesentlichen auf die Lehrbücher der Physik hingewiesen werden. Alle diese Strahlungsmeßverfahren beruhen darauf, daß man photometrisch arbeitet, d. h. die Helligkeit der Oberfläche, die man messen will, auf irgendeine Weise mit einer Normallichtquelle vergleicht oder auf eine ähnliche Weise vorgeht. Man kann daraus indessen schon ersehen, daß man hierbei selbstverständlich nur Oberflächentemperatur messen kann, und noch eine einschränkende Bedingung steht der Anwendung der Strahlungs-

messung entgegen, nämlich, daß dabei vorausgesetzt wird, daß der strahlende
Körper sich im Innern eines vollkommen abgeschlossenen Hohlraumes befindet,
daß er, wie man physikalisch sagt, als schwarzer Körper strahlt. Diese Bedingung
ist, da es sich fast regelmäßig um die Messung von Ofentemperaturen in seinem
Innern handelt, praktisch wohl immer erfüllt. Andere Fälle, die dieser Bedingung nicht genügen, wenn man z. B. die Temperatur einer Glühlampe messen will, können hier ausscheiden; so wichtig sie für die Physiker sind, so bedeutungslos sind sie für den Chemiker, der ja im allgemeinen nur Temperaturen von Schmelzen, die in einem Ofen vorgenommen werden, ermitteln will.
Selbstverständlich, wenn man keinen Wert auf genaue absolute Temperatur
legt, kann man relative Temperaturen sehr gut messen. Es macht z. B. keine
Schwierigkeit, in einem Gießkessel die Temperatur des in ihm transportierten
flüssigen Metalls zu ermitteln, um die geeignete Gießtemperatur abzupassen.

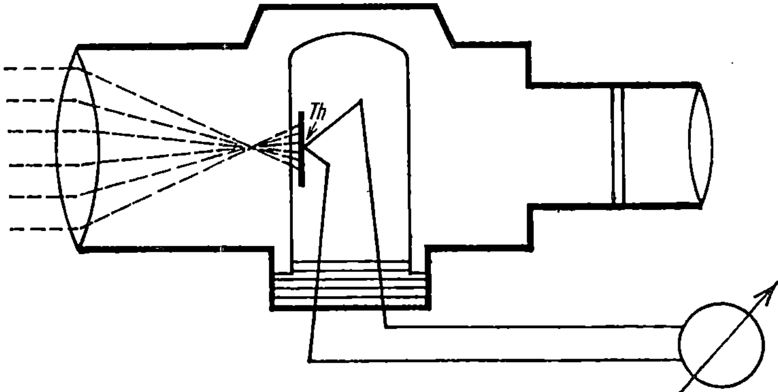

Fig. 76. Schema des Ardometers nach Siemens & Halske.

Im nachstehenden sei daher in Kürze auf die wichtigsten vorliegenden
Konstruktionen hingewiesen, die für Chemiker von Bedeutung sind. Man kann
hierbei zwei grundsätzlich verschiedene Ausführungsformen unterscheiden,
einmal diejenige Form, bei der die Gesamtstrahlung eines Körpers ermittelt, und solche, bei denen nur eine Teilstrahlung benutzt wird.

Der Typus eines Instruments der ersten Art, das die Gesamtstrahlung
verwendet, ist das sog. Pyrometer von *Féry*, an das sich die neuere Konstruktion
des Ardometers von Siemens & Halske anschließt. Jene erste Form findet praktisch wenig Verwendung. Bei dieser neueren Form (Fig. 76) sammelt eine Linse
die gesamte Strahlung auf der Lötstelle eines Thermoelementes *Th*, das im
Innern eines fernrohrartigen Rohres untergebracht ist, und das so eingerichtet
ist, daß man die zu messende Stelle anvisieren und die Aufstellung so einrichten
kann, daß die Strahlung einwandfrei die Lötstelle voll überdeckt. Das Thermoelement selbst ist ein sog. Vakuum-Thermoelement aus zwei 0,03 mm starken
Drähten aus Nickelchrom und Konstantan, die an ihrer Verbindungsstelle ein
kleines Platinplättchen überdeckt, um einwandfreie Meßergebnisse zu erzielen.
Dieses Vakuum-Thermoelement liefert bei einer Temperatur von 1400°

eine Thermokraft von rund 0,015 Volt, also eine Spannung, die meßtechnisch bereits recht günstig ist, und gestattet, ein Zeigergalvanometer anzuschließen, das ohne weiteres die Temperatur ohne jede Rechnung angibt. Die Übertragung der theoretischen Verhältnisse auf dieses Instrument ist wegen der Absorption in Linse und Glas nicht ganz einfach, es muß infolgedessen in der Fabrik eine Eichung mit Hilfe des schwarzen Körpers durchgeführt werden. Zu beachten ist bei diesem Instrument, daß seine Aufstellung, insbesondere der Abstand von der Meßstelle, gleichgültig ist unter der Voraussetzung, daß das Auffangplättchen des Thermoelementes voll von der Strahlung überdeckt wird. Man muß sich dazu klarmachen: wenn man das Instrument in der doppelten Entfernung aufstellt, erhält das Plättchen nur ein Viertel der Strahlung, tatsächlich wird dann aber die Strahlung einer viermal so großen Fläche

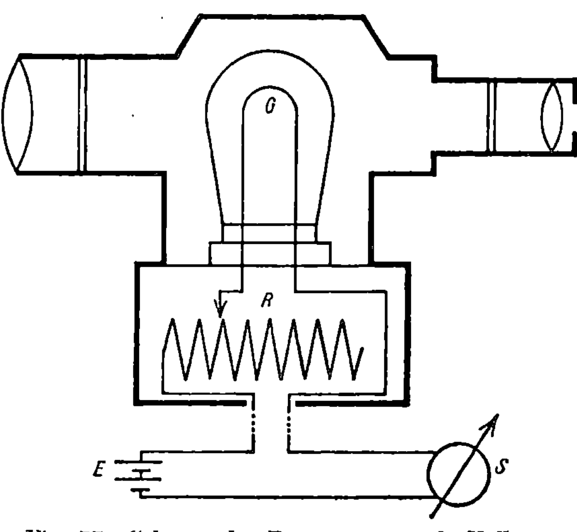

Fig. 77. Schema des Pyrometers nach *Holborn* und *Kurlbaum*.

auf ihm konzentriert, d. h. die gesamte Energie, die dem Plättchen zugeführt wird, bleibt unverändert. Die Angaben des Geräts sind also von der Entfernung von der Strahlungsquelle unabhängig, was natürlich in gleichem Maße auch für die andern Pyrometer gilt und bei der Messung der höchsten Temperaturen nicht unwichtig ist.

Als Beispiel der andern Art der Strahlungspyrometrie sei das Pyrometer von *Wanner* und das von *Holborn* und *Kurlbaum* genannt. Bei den ersten wird in den Strahlengang ein Farbenglas eingesetzt, das nur eine bestimmte Wellenlänge roten Lichtes hindurchläßt. Weiter wird eine konstante Lichtquelle benutzt, aus einer Glühlampe bestehend, die eine Normalbeleuchtung eines Photometerwürfels gibt (vgl. S. 276). In dem Gesichtsfeld des Pyrometers sieht man die eine Hälfte von der Glühlampe beleuchtet, die andere Hälfte von der Strahlungsquelle. Ihr Licht wird dann durch ein Polarisationsprisma derart geschwächt, daß beide Hälften gleich hell erscheinen, der Drehwinkel der Polarisationseinrichtung ist demgemäß ein Maß der Temperatur.

Vielleicht etwas gebräuchlicher ist die zweite der genannten Pyrometerformen, bei der die Lichtquelle in ihrer Stärke unmittelbar verändert wird (Fig. 77). In einer fernrohrähnlichen Ausführung wird die zu messende Fläche anvisiert und man sieht im Gesichtsfeld gleichzeitig den Glühfaden einer kleinen Glühlampe G. Diese Glühlampe ist über einen Regulierwiderstand R und einen empfindlichen Stromzeiger S mit einer Stromquelle E verbunden, und man reguliert nun die Stromstärke in der Glühlampe so ein, daß der Glühfaden scheinbar in der glühenden Fläche der Strahlungsquelle verschwindet, d. h. also mit ihr den gleichen Glühzustand, d. h. die gleiche Temperatur hat. Dann ist die hierfür in der Glühlampe erforderliche Stromstärke ein Maß der Temperatur, was selbstverständlich am Stromzeiger ohne Umrechnung abgelesen werden kann. Bei dieser Ausführungsform bereitet es auch keine erheblichen Schwierigkeiten, das Instrument so zu bauen, daß man auch ganz kleine glühende Stellen ausreichend beobachten kann.

Auf weitere Einzelheiten dieser Temperaturmeßverfahren einzugehen, ist hier nicht der Ort, insbesondere die theoretischen Grundlagen für sie sind in Kürze ungemein schwierig darzustellen, während die praktische Handhabung der Geräte recht einfach ist. Denn alle diese haben den Vorteil, daß sie in beliebiger Entfernung von der Strahlungsquelle benutzt werden können, ohne daß Fehler durch ihre Anwendung entstehen, und, was sehr wichtig ist, kein Teil der Geräte wird unmittelbar der nahen Einwirkung der Strahlung ausgesetzt. Bei den Typen, die zuletzt genannt sind, ist eine Registrierung der Angaben aus naheliegenden Gründen nicht möglich, wohl aber bei der ersten.

7. Einbau der Temperaturmeßgeräte.

Zum Schluß dieses Abschnittes sei noch einiges allgemeinere über Temperaturmessungen gesagt, insbesondere sei darauf hingewiesen, daß zur Erzielung verläßlicher Werte der Einbau der Meßhilfsmittel, wie Thermometer, Widerstandsthermometer, Thermoelemente, von ausschlaggebender Wichtigkeit ist, insbesondere in dem wissenschaftlich wie technisch ganz besonders schwierigen Fall, wenn es sich darum handelt, Gastemperaturen, insbesondere solche strömender Gase oder Dämpfe, zu ermitteln. Es kann hierbei dem Einbau der Meßhilfsmittel gar nicht genug Sorgfalt zugewandt werden, denn erfahrungsmäßig können die Fehler, die durch schlechten Einbau entstehen, derart groß werden, daß jede Temperaturmessung illusorisch wird. Es ist insbesondere darauf zu achten, daß die Meßgeräte soweit wie nötig der zu messenden Temperatur ausgesetzt werden. Weiter muß berücksichtigt werden, daß alle Meßgeräte eine gewisse Trägheit besitzen, also in ihren Angaben der tatsächlichen Temperatur stets nachfolgen. Endlich — und das ist gerade bei Temperaturmessung von Gasen sehr wichtig — darf die Temperaturableitung nicht die Messung verfälschen. Man muß in Rohrleitungen stets damit rechnen, daß ein Temperaturabfall von der Mittelachse des Rohres nach der Außenwand eintritt, und wenn das Thermometer z. B. nicht in nächster Nähe der Rohrmitte sitzt, wird es zunächst einmal vielleicht überhaupt noch nicht die Durchschnittstemperatur des Gases anzeigen, sodann aber wird auch, wenn zu seiner Einbringung vielleicht die Rohrisolation entfernt ist und das Schutzrohr für das Thermometer recht stark ist, das Gas in der Nähe des Thermometers durch Ableitung nach außen stark abgekühlt werden, so daß ganz erhebliche Fehler entstehen; bei Dämpfen kann sogar eine Kondensation die Folge sein. Endlich ist zu berücksichtigen, daß in sehr vielen Fällen auch der Schutz der Thermometer angemessen sein muß, damit diese durch die Gase bzw.

17*

Flüssigkeiten nicht zerstört werden, dagegen aber auch darf dieser Schutz nicht übermäßig stark sein, weil jede Verstärkung eines Schutzes, insbesondere aus Porzellan bei Thermoelementen zu Isolierzwecken, die Trägheit der Anordnung ganz erheblich vergrößert. In allen diesen Fällen lassen sich allgemeine Regeln nicht geben, es mag genügen, auf diese hauptsächlichsten Punkte hinzuweisen und zu betonen, daß man hierbei ganz besonders vorsichtig sein muß. Auf den Einfluß des herausragenden Fadens bei Thermometern ist schon früher hingewiesen worden. Wegen der Einzelheiten aller dieser Fragen sei nur darauf verwiesen, daß das Laboratorium für technische Physik der Technischen Hochschule in München und die Wärmestelle in Düsseldorf ungemein wertvolles Material gerade hinsichtlich des Einbaues von Temperaturmessungen geliefert hat, wo man in zweifelhaften Fällen viel Belehrung finden wird.

8. Siede-, Schmelz- und Gefrierpunkte, Siedepunkts- und Gefrierpunktsänderung.

Während die eigentliche Temperaturmessung in der überwiegenden Zahl der Fälle in gewisser Weise mehr eine Hilfsmessung ist, als Hilfsmittel zur Durchführung anderer Versuche, ist in einzelnen Fällen diese Messung für die Charakterisierung von Stoffen selbst wichtig, wenn es sich nämlich um die Feststellung ihres Siedepunktes oder ihres Gefrierpunktes handelt, und für die Ermittlung ihrer Konstitution durch die Bestimmung ihrer Siedepunktserhöhung bzw. Gefrierpunktserniedrigung in Lösungen. Über die Verfahren, nach denen man Siedepunkte bzw. Gefrierpunkte bestimmt, ist weiter nichts zu sagen, da sie in gewisser Weise selbstverständlich sind. Das Verfahren macht für die Chemiker nur dann größere Schwierigkeiten und kann naturgemäß auf Genauigkeit keinen Anspruch erheben, wenn, wie bei einer ganzen Reihe von organischen Körpern, z. B. kein fester Erstarrungspunkt vorhanden ist. Sonst im allgemeinen wird man den zu untersuchenden Körper gemeinsam mit einem Thermometer genügender Empfindlichkeit in ein geeignetes Bad eintauchen und den betreffenden Punkt durch Beobachtung des Ganges des Thermometers ermitteln. Charakteristisch bei allen Stoffen, die einen festen Schmelz- bzw. Siedepunkt haben, ist, daß die Umwandlung in die neue Phase eine gewisse Wärmemenge verbraucht, was zur Folge hat, daß das Thermometer eine Zeit lang fest stehen bleibt. Der Übergang vom festen in den flüssigen Zustand bzw. vom flüssigen in den gasförmigen ist also dadurch charakterisiert, daß das Thermometer, beim Eintauchen in ein genügend warmes Bad gemeinsam mit dem zu untersuchenden Körper, in seinem gleichmäßigen Gang eine Zeitlang aufhört. Wichtig ist nur, daß die Badtemperatur so eingestellt ist, daß der Thermometergang ausreichend langsam erfolgt, da sonst die Trägheit des Thermometers merkliche Fehler verursachen kann.

Erhebliche Schwierigkeiten macht die Bestimmung des Schmelzpunktes, wenn es sich um Substanzen handelt, die einen verhältnismäßig hohen Schmelzpunkt haben. Zunächst einmal wird es dann in fast allen Fällen notwendig sein, mit Hilfe eines Thermoelementes zu arbeiten, was auch den Vorteil hat, daß dieses unverhältnismäßig viel weniger träge ist als ein Glasthermometer. Wenn man den Körper z. B. in einem Tiegel zum Schmelzen bringt, erkennt man auch hier den Augenblick des Schmelzens daran, daß das Thermoelement unverändert bleibt. Praktisch wird man gleichzeitig mit einem zweiten Element den Gang der Ofentemperatur verfolgen. Noch etwas günstiger wird vielleicht das Verfahren, wenn man das zu untersuchende Metall z. B. in Gestalt eines kurzen Drahtstückchens durch einen elektrischen Strom erhitzt und unmittelbar auf ihm die Lötstelle des Thermoelementes befestigt. Man reguliert den Strom ganz langsam so ein, daß das Drahtstückchen immer heißer wird, und den Moment des Schmelzens erkennt man unschwer an der Unterbrechung des Heizstromes, wobei man im gleichen Augenblick die Thermokraft abliest. Zu beachten ist, daß viele Metalle bei Erhitzung oxydieren und dabei ihren Schmelzpunkt verändern. Wenn es sich darum handelt, ganz hochschmelzende Körper zu messen, so kommt dafür nur die Methode mittels des Strahlungspyrometers in Frage, wobei die Verfahren mit Rücksicht darauf, daß die betreffenden Körper nicht streng als schwarze Körper strahlen, ungemein schwierig durchzuführen sind. Es mag daher genügen, dieses Verfahren hier zu erwähnen, im übrigen sei auf die physikalische Literatur verwiesen.

Bevor auf die Messung von Gefrierpunkten eingegangen wird, seien zunächst einige Worte über die Verfahren gesagt, nach denen man im Laboratorium niedrigere Temperaturen herstellt. Bekanntlich kann man Temperaturen bis zu etwa 20° unter Null durch eine Mischung von 4 Teilen zerkleinertem Eis mit einem Teil Kochsalz herstellen. Tiefer herunter kommt man, wenn man feste Kohlensäure verwendet, die man im Überschuß mit Alkohol mischt. Für noch weitere niedrigere Temperaturen ist man auf die verflüssigten Gase angewiesen, die man ja in den meisten größeren Städten verhältnismäßig leicht erhält. Verflüssigte Luft gibt —193°, wenn sie frisch ist, allmählich destilliert Stickstoff ab, wobei ihr Siedepunkt bis auf etwa —186° ansteigt.

Gleichzeitig sei auch hierbei eine Zusammenstellung von geeigneten Flüssigkeiten für Heizbäder gegeben, als erstes natürlich Wasser bis etwa 100°, das man praktisch durch eine Vaselin- oder Paraffinölschicht gegen Verdunsten schützt. Für höhere Temperaturen nimmt man die verschiedensten Öle, wie die beiden eben genannten, oder konzentrierte Lösungen von Chlorzink oder Chlorcalcium bis zu etwa 140°. Viel benutzt wird geschmolzenes Palmin bis 230° etwa. Geschmolzenes Paraffin ist bis etwa 300° verwendbar. Für noch höhere Temperaturen nimmt man praktisch eine Mischung aus gleichen Teilen Kalium- und Natriumhydrat, das bis etwa 600° brauchbar ist.

Die Bestimmung des Molekulargewichts von Substanzen mit Hilfe der Änderung der charakteristischen Punkte ihrer Lösung beruht darauf, daß der Gefrierpunkt eines Lösungsmittels sich durch Auflösung eines Stoffes proportional der Molekularkonzentrationen der Lösung erniedrigt, solange diese Konzentration nicht zu hoch wird. Wenn daher p Substanz in 1000 g des Lösungsmittels gelöst werden und M das Molekulargewicht des gelösten Stoffes ist, so bezeichnet man mit dem Quotienten

$$\frac{p}{M} = \mu$$

die in 1000 g gelöste Anzahl von Grammolekülen oder Molen. Die **Gefrierpunktserniedrigung** ist dann durch die Gleichung bestimmt:

$$\tau = G\mu = G\,\frac{p}{M}.$$

Der unbekannte Faktor G ist von der Art des aufgelösten Stoffes unabhängig und hängt nur von der Art des Lösungsmittels ab. Man kann diesen Faktor aus theoretischen Erwägungen ableiten bzw. ihn experimentell bestimmen. Er sei für die wichtigsten Stoffe gleichzeitig mit ihrem Gefrierpunkt t in nachstehender Tabelle mitgeteilt:

	t	G		t	G
Äthylenbromid	9,95	11,80	Eisessig	11,5	3,90
Ameisensäure	8,6	2,77	Nitrobenzol	5,7	7,07
Benzol	5,6	5,10	Phenol	43	7,20
Bromoform	9	14,40	Wasser	0,0	1,86

Das Molekulargewicht ergibt sich dann einfach aus nachstehender Formel:

$$M = G \cdot \frac{p}{\tau}.$$

Es muß indessen darauf aufmerksam gemacht werden, daß dieses Verfahren für Elektrolyte keine Geltung hat, also für Salze, Alkalien und Säuren, weil diese Substanzen bei wässriger Lösung elektrolytisch zerfallen und daher eine abnorme Gefrierpunktserniedrigung geben. Man ist also in der Wahl des Lösungsmittel nicht unbedeutend beschränkt.

Die Aufgabe ist aber hierbei, nicht den Gefrierpunkt allein zu bestimmen, sondern nur eine Gefrierpunktsdifferenz, nämlich die des Lösungsmittels gegen die Lösung. Man ermittelt also beide Punkte mit dem gleichen Thermometer unmittelbar hintereinander und verwendet daher zweckmäßig, da es sich nur um wenige Grade handelt, ein *Beckmann*-Thermometer, das bei beiden Versuchen in unveränderter Stellung bleibt. Noch zweckmäßiger ist naturgemäß ein Differential-Thermoelement, d. h. also ein solches mit zwei Schenkeln aus dem gleichen Metall und einem verbindenden dritten aus einem andern, das naturgemäß, wenn die beiden Lötstellen auf gleicher Temperatur sich befinden, keine Spannung gibt, und bei Unterschieden dieser Temperatur eine Spannung unmittelbar proportional dem Temperaturunterschied. Bei den üblichen Verfahren mit *Beckmann*-Thermometern bestimmt man den Gefrierpunkt des Lösungsmittels allein, indem man es ganz langsam unter stetem Umrühren und Klopfen des Thermometers abkühlt, bis die Temperatur ein wenig unterhalb des tatsächlichen Gefrierpunktes gefallen, das Lösungsmittel also unterkühlt ist. Wenn dann das Gefrieren einsetzt, steigt das Thermometer ein wenig an, bleibt an dieser Stelle stehen, um dann langsam weiter zu sinken. Diese Maßnahmen sind notwendig, weil die hochempfindlichen *Beckmann*-Thermometer beim Fallen des Quecksilberfadens leicht Unregelmäßigkeiten in der Angabe zeigen. Man kann diesen Vorgang verhältnismäßig leicht hervorrufen, wenn man das Lösungsmittel ohne Rühren langsam sich unterkühlen läßt und dann eine Spur gefrorenes Lösungsmittel in das Gefriergefäß einbringt. Die in der Fig. 78 skizzierte bekannte Anordnung von *Beckmann* bedarf wohl weiter keiner Erläuterung, es sei nur darauf hingewiesen, das daß eigentliche Gefriergefäß mit einem Luftmantel umgeben ist, der dafür sorgt, das daß Gefrieren genügend langsam und bei genügendem Temperaturausgleich erfolgt. Die Kältemischung soll nur wenige Grade unter dem Gefrierpunkte liegen, da sonst sehr leicht Unterkühlung eintritt. In den Zylinder bringt man eine abgewogene Menge des Lösungsmittels ein und bestimmt zunächst einmal dessen Gefrierpunkt mehrfach hintereinander. Sodann bringt man durch den seitlichen Ansatz die abgewogene Menge der Substanz ein, löst sie auf und bestimmt unmittelbar danach die Gefrierpunktserniedrigung. Sie soll in keinem Falle mehr als ein bis allerhöchstens zwei Grad betragen. Besser nimmt man mehrere Substanzmengen, die jedesmal abgewogen sind, und die nur einige Zehntel Grad Gefrierpunktserniedrigung hervorrufen, und bringt sie nacheinander ein. Zu beachten ist, daß bei Wiederholung der Versuche nicht ein Teil des Lösungsmittels bereits ausgefroren ist, und daß nicht das Kältebad zu weit in seiner Temperatur unterhalb des Gefrierpunktes der Lösung bleibt, so daß eine merkliche Unterkühlung eintritt; denn man muß berücksichtigen, daß die große Masse des *Beckmann*-Thermometers immerhin recht träge der wahren Temperatur folgt.

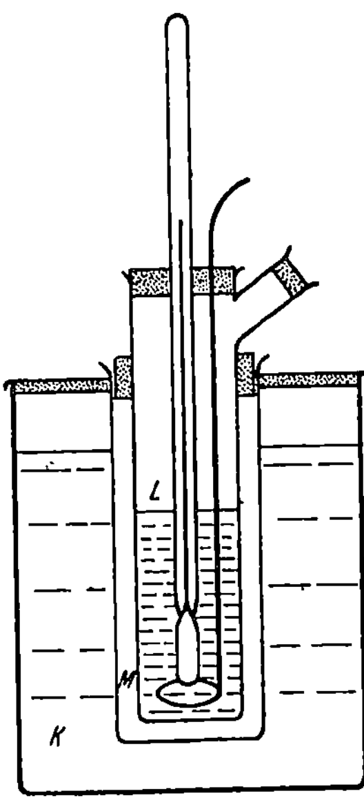

Fig. 78.
Apparat zur Messung der Gefrierpunktserniedrigung nach *Beckmann*.
(*K* Kältemischung bzw. Bad, *M* Luftmantel, *L* Lösung.)

Für die **Siedepunktserhöhung** gilt ungefähr das gleiche, wie für die Gefrierpunktserniedrigung. Für sie gilt genau wie oben die Gleichung

$$\tau = S \cdot \frac{p}{M},$$

und die Konstante S kann der nachfolgenden Tabelle entnommen werden.

	t	S		t	S
Aceton	56,1	1,80	Eisessig	118	3,07
Äther	34,6	2,11	Methylalkohol	64,7	0,93
Alkohol	78,4	1,20	Naphthalin	218	5,80
Anilin	184,3	3,69	Phenol	182	3,60
Benzol	80,2	2,57	Schwefelkohlenstoff	46,2	2,35
Chloroform	61,2	3,88	Wasser	100	0,52
Diphenyl	255	7,06	(*t* Siedepunkt)		

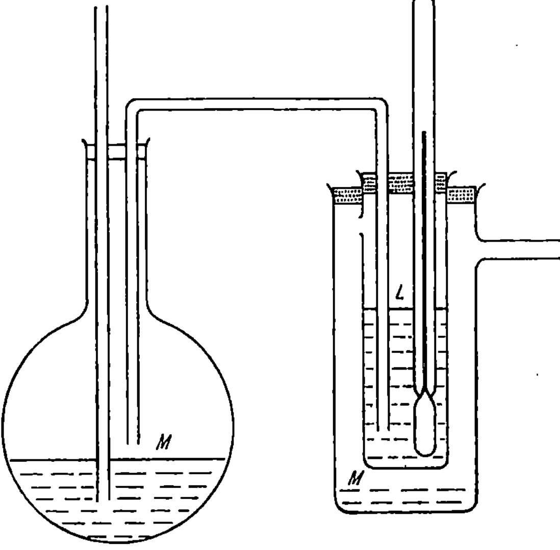

Fig. 79. Siedeapparat nach *Landsberger.*
(*M* Lösungsmittel, *L* Lösung.)

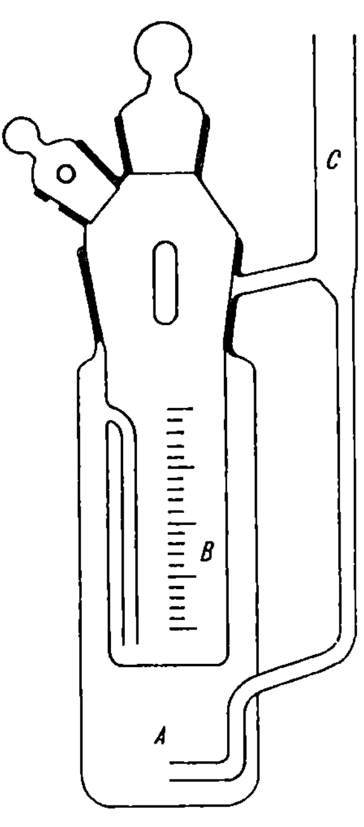

Fig. 80. Apparat für
Messung der Siedepunkts-
erhöhung nach *Rupp.*
(*A* Raum für Lösungsmittel,
B Kalibrierter Raum für Lösung,
C Kühler.)

Im übrigen kann man diese Konstante wie bei der Gefrierpunktserniedrigung auch so bestimmen, daß man dem Lösungsmittel Substanzen bekannten Molekulargewichtes in abgewogener Menge zusetzt und die Gefrierpunktserniedrigung beobachtet. Aus dem bekannten Molekulargewicht und der gemessenen Gefrierpunktserniedrigung berechnet man dann rückwärts die Konstante des Lösungsmittels.

Das Verfahren der Siedepunktserhöhung ist insofern schwieriger, als der Siedepunkt ja bekanntlich in nicht unbeträchtlichem Maße von den äußeren Druckverhältnissen abhängt und überdies die Siedepunktserhöhungen meistens kleiner sind als die Gefrierpunktserniedrigungen. Die Anordnung zur Messung der Siedepunktserhöhung, die naturgemäß dadurch gegeben ist, daß man das Lösungsmittel in einem Heizbad unmittelbar erwärmt, ist nicht empfehlenswert, da hierbei zu leicht Überhitzungen eintreten können. Man arbeitet daher praktisch fast stets so, daß man eine Heizung durch den strömenden Dampf des Lösungsmittels vornimmt, wobei der Dampf auch gleichzeitig das Umrühren besorgt. Eine Überhitzung ist hierbei selbstverständlich ausgeschlossen. Das Meßgefäß selbst wird durch ein Mantelgefäß, in das der Dampf wieder eintritt, und durch den kondensierten Dampf genügend geschützt. Wenn man in eine Lösung, z. B. in Wasser, Wasserdampf von atmosphärischem Druck einleitet, so tritt das Gleichgewicht erst dann ein, wenn auch der aus dem Lösungsmittel entstehende Dampf selbst Atmosphärendruck hat, d. h., wenn die Temperatur der Lösung durch den Wasserdampf mit seiner Temperatur von 100° auf über 100° gebracht ist. Dazu ist naturgemäß eine bestimmte Energie notwendig, die durch die Kondensationswärme des

Dampfes geliefert wird. Ein Teil des Dampfes wird also kondensiert und damit die Lösung verdünnt. Das hat zur Folge, daß man den Versuch anders leiten muß. Er muß unmittelbar nach dem Eintritt dieses regelmäßigen Siedens der Lösung abgebrochen werden, und entgegen den Regeln bei der Gefrierpunktserniedrigung muß die Konzentration der Lösung nachträglich ermittelt werden, indem man durch eine Wägung die Menge des Lösungsmittels bestimmt, nachdem die Substanzmenge bereits vor dem Einbringen selbst gewogen ist. Die übliche Anordnung für einen derartigen Versuch nach *Landsberger*[1] zeigt die nebenstehende Fig. 79. Eine andere Form ist die Anordnung nach *Rupp*[2], die wohl weiter keiner Erläuterung bedarf (Fig. 80).

----

[1] *Landsberger*, Ber. d. D. Chem. Ges. **31**, S. 458. 1898.
[2] *Rupp*, Zeitschr. f. phys. Chem. **53**, S. 693. 1905. — *Beckmann*, a. a. O. S. 137.

XIV. Messung von Wärmemengen.

Calorimetrische Messungen sind für den Chemiker in einem großen Umfang verhältnismäßig bedeutungslos, soweit sie nämlich die Messung der spezifischen Wärmen von Substanzen zum Gegenstand haben. Sie seien deswegen hier übergangen und vielmehr nur der Abschnitt der Calorimetrie behandelt, der für den Chemiker von größerer Wichtigkeit ist, nämlich die Ermittlung des Heizwertes. Zuvor sei noch einiges über die Wärmemengeneinheit wiederholt. Bekanntlich bezeichnet man die Wärmemengeneinheit als Calorie und definiert sie als diejenige Wärmemenge, die notwendig ist, um ein Kilogramm bzw. ein Gramm Wasser in der Temperatur um einen Grad zu erhöhen. Es ist selbstverständlich, daß nach beiden Definitionen die entsprechenden Einheiten im Verhältnis von 1000 : 1 stehen müssen. Man bezeichnet sie daher auch vielfach als Kilocalorie und Grammcalorie. Eine genauere Definition setzt, da nach ausführlichen experimentellen Versuchen der Wert einer Calorie von der Temperatur des Wassers etwas abhängt, sie so fest, daß es diejenige Wärmemenge ist, die das Wasser bei 15° um einen Grad in der Temperatur erhöht, d. h. also von 14,5 auf 15,5°. Wegen des weiteren sei auf Seite 72—74 verwiesen, ebenso auf den Zusammenhang der Wärmemengeneinheiten mit dem mechanischen Wärmeäquivalent.

Das Hauptgerät, das der Chemiker zur Ermittlung von Wärmemengen, also im Grunde genommen des Heizwertes von Substanzen braucht, ist das sog. Calorimeter (Fig. 81), oder auch als calorimetrische Bombe bezeichnet. Grundsätzlich ist diese so eingerichtet, daß die Substanz in abgewogener Menge in ein fest verschlossenes Gefäß gebracht wird, das mit verdichtetem Sauerstoff gefüllt wird. Sodann wird von außen her auf verschiedene Weise, fast regelmäßig durch elektrische Zündung, die Substanz im Innern der Bombe, ohne daß Gase entweichen können, zur Verbrennung gebracht, wozu eben der Überschuß an Sauerstoff dient, und die dabei freiwerdende Verbrennungswärme erwärmt das Calorimeter. Die Temperaturerhöhung des Calori-

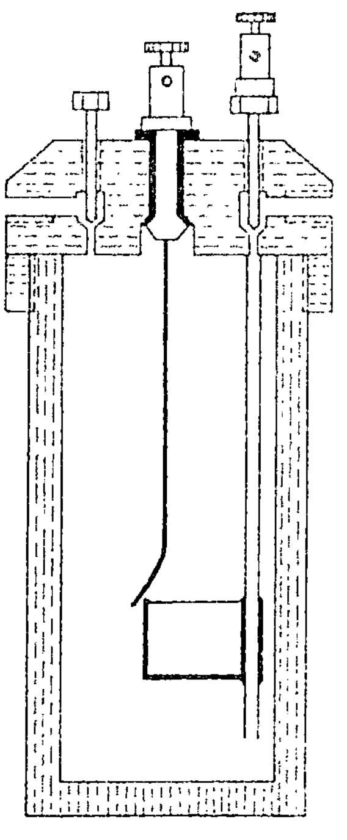

Fig. 81. Schnitt durch eine calorimetrische Bombe.

meters wird gemessen, und daraus läßt sich der Heizwert der eingebrachten
Substanzmenge ermitteln. Um diese Berechnung durchführen zu können,
braucht man daher eine Konstante des Calorimeters, die experimentell ungemein schwierig zu bestimmen ist, nämlich den sog. Wasserwert des Calorimeters bzw. die spezifische Wärme des gesamten Calorimetermaterials; wenn
man die bei der Verbrennung entwickelten Wärmemengen vollständig auf
Wasser übertragen ließe, wäre es aus der Menge des Wassers und der gemessenen Temperaturerhöhung ohne weiteres möglich, die entwickelten Calorien
zu berechnen. Tatsächlich wird aber ein verhältnismäßig schweres Metall-
gefäß mit erwärmt, das man zum besseren Temperaturausgleich in ein größeres
Wasserbad einsetzt. Man bedarf also zur Berechnung der entwickelten Wärme
der Massen und der spezifischen Wärmen aller einzelnen Teile der Bombe, was
ungemein schwer zu ermitteln ist, bzw. des sog. Wasserwertes, womit
man die Zahl bezeichnet, die angibt, welche Wassermenge der gesamten
Masse des Calorimeters gleichwertig wäre. Nehmen wir als Beispiel an, Messing
hat eine spezifische Wärme von 0,093. Wenn wir also ein Kilogramm Messing
haben, so würde dieses eine Wärmezufuhr von 0,093 Calorien brauchen, um
$1°$ in der Temperatur erhöht zu werden, d. h. 1 kg Messing ist damit für eine
Temperaturerhöhung gleichwertig mit der Menge von 0,093 kg Wasser, d. h.
der Wasserwert von 1 kg Messing ist 13 g. Man müßte also von der Calorimetersubstanz für alle Einzelheiten die spezifische Wärme ermitteln, ebenso
alle einzelnen Massen, um dann den gesamten Wasserwert ableiten zu können.
Das ist eine derart schwierige Aufgabe, daß sie praktisch fast niemals ausgeführt wird. Man geht daher so vor, daß man das Calorimeter stets mit
Normalsubstanzen eicht, d. h. Substanzen wohl definierter Art mit genau
bekanntem Verbrennungswert in das Calorimeter einbringt, sie hier verbrennt,
die ganze Beobachtung durchführt und dann den Wasserwert der Bombe
und des Wasserbades errechnet.

Auf die Konstruktion der sog. calorimetrischen Bomben sei hier nicht weiter
eingegangen, da sie alle grundsätzlich nicht verschieden sind, sondern sich
nur in Einzelheiten hinsichtlich ihrer praktischen Verwendung unterscheiden.
Es sind im allgemeinen zylindrische Gefäße von genügender Festigkeit mit
aufschraubbarem Deckel, in die in einem Schälchen oder sonstwie die abgewogene Menge der Substanz eingebracht wird, und wobei man die Möglichkeit hat, die Bombe mit komprimiertem Sauerstoff zu füllen. Eine größere
Schwierigkeit bereitet es, die Substanz zu zünden. Das wird praktisch so
vorgenommen, daß man entweder einen elektrischen Funken in die Substanz
hineinschlagen läßt und sie damit zum Entflammen bringt, oder indem man
einen feinen Eisendraht, den man in die Substanz einbettet, elektrisch ins
Glühen bringt und so die Verbrennung einleitet. Die älteste Form der Bombe
ist die sog. *Berthelot*-Bombe, die indessen insofern wenig Verwendung findet,
als sie mit Platin ausgefüttert und dementsprechend teuer ist. Sie hat allerdings den Vorteil einer großen Widerstandsfähigkeit und Unveränderlichkeit. Einige andere bekannte Konstruktionen sind die nach *Mahler*, die von
Kroeker und von *Langbein*. Neuere Bomben erhalten regelmäßig Anschluß-

stücke für Leitungen, welche gestatten, die bei der Verbrennung entstehenden Gase, insbesondere das entstandene Wasser, aus der Bombe abzuleiten und zu analysieren.

Eine solche Bombe wird in ein Wasserbad gesetzt, am besten ein solches mit doppelten, auf Hochglanz polierten Wänden, das gleichzeitig gerührt werden kann. Im Wasserbad befindet sich weiter ein empfindliches Thermometer, am besten *Beckmann*-Thermometer, und um Strahlungseinflüsse möglichst zu verhüten, wird das ganze Calorimetergefäß noch in ein weiteres Gefäß eingeschlossen und damit mit einem isolierenden Luftmantel umgeben. Man beobachtet dann den Anstieg der Temperatur. Wenn man Schwierigkeiten in der Verbrennung gewisser Substanzen hat, so tut man gut, diesen sauerstoffreiche andere beizumischen, ein Fall, für den das Calorimeter nach *Parr* oder die Form nach *Lunge* besonders eingerichtet ist. Der Verlauf eines Versuches ist nun derart, daß man die Substanzmenge etwa so abpaßt, daß eine Temperaturerhöhung von wenigen Graden zu erwarten ist. Man leitet den Versuch derart ein, daß man zunächst einmal, am besten nach den Angaben einer Uhr, einige Minuten lang die Temperatur des Calorimeterwassers beobachtet und damit den Gang der Temperatur feststellt. Dann bringt man in einem bestimmten Augenblick die Zündung in Gang und beobachtet ebenfalls weiter den Temperaturanstieg, der dann naturgemäß wesentlich schneller erfolgt. Man beobachtet auch hierbei ganz regelmäßig nach der Uhr, bis die Temperatur ihren Höhepunkt erreicht hat, und bis das Calorimeter durch Ausstrahlung allmählich sich wieder abkühlt, bis man mit Sicherheit einen langsamen Temperaturabfall erreicht hat, den man eine Zeit lang weiter verfolgt. Um dann zutreffend die tatsächliche Temperaturerhöhung unabhängig von den äußeren Einflüssen und von dem anfänglichen Gang der Temperatur zu ermitteln, zeichnet man am besten den Temperaturverlauf graphisch auf. In der Fig. 82 ist angedeutet, wie der Verlauf eines solchen Versuches sich ungefähr gestaltet, zu welchen Zeiten man die Temperaturen abgelesen hat, und wie man aus diesen Zeiten den Temperaturgang und den wahren Anstieg erhält. Das ist in der Weise gemacht, daß man die anfängliche Temperaturkurve, die nahezu horizontal geradlinig verläuft, auch geradlinig verlängert, und ebenso die Schlußkurve in der Richtung, wie sie allmählich geradlinig abfällt. Sodann zeichnet man sich eine Senkrechte zu der Zeitenachse derart, daß die beiden Flächenstücke zwischen ihr und der Kurve des Anstieges der Temperatur etwa gleich groß werden. Es bedarf weiter keines Beweises, daß nach dieser Art der Zeichnung die Ausstrahlungsverluste und die Einstrahlungsfehler sich aufheben müssen. Die Berechnung des Versuches geschieht dann in folgender Weise. Wenn man eine Kohlenprobe verbrennt, die ein Gewicht von 1,306 g hatte, wobei man in diese Kohlenprobe zur Zündung einen Zünddraht von 0,024 g eingebettet hatte, so hat man also ein Nettoprobengewicht von 1,282 g zur Verwendung gebracht. Beobachtet ist nunmehr eine Temperatursteigerung, in der angegebenen Weise berechnet, von 3,15°. Das Calorimeter bestand aus der Bombe und dem Wasser mit einem anderweitig ermittelten Wasserwert von 2,360 kg. Das ergibt also eine gesamte erzeugte Wärmemenge von 2,360 · 3,15 = 7434 Cal. Man kann nun aus Tabellen entnehmen, daß Eisen eine Verbrennungswärme von 1600 Cal. für 1 g hat. Demnach sind durch die Verbrennung des Eisens 1600 · 0,024 = 38 Cal. freigeworden. Von der verbrennenden Kohle entstanden daher 7396 Cal., d. h. der Heizwert der Kohle war demgemäß $\dfrac{7396}{1,282} = 5760$ Cal.

Bei der Leitung des Versuches ist nunmehr noch ein Punkt zu berücksichtigen, der nicht ganz unwesentlich ist. Man kann die Zuverlässigkeit der immerhin etwa schwierigen Temperaturbestimmung sehr gut so erhöhen,

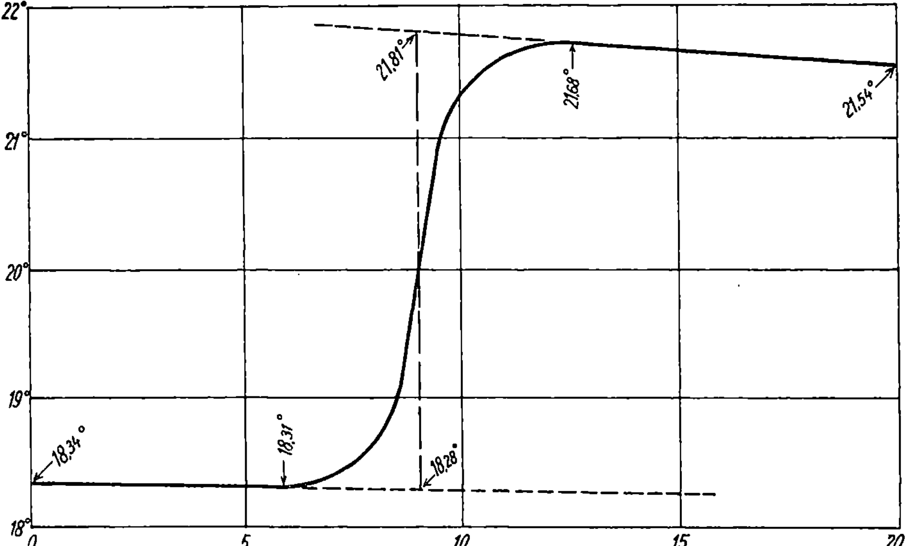

Fig. 82. Berechnung des Temperaturanstiegs bei Heizwertsermittelungen in der calorimetrischen Bombe (Ordinaten Temperaturgrade, Abscissen Minuten).

daß man die Anfangstemperatur des Calorimeters unter der Raumtemperatur hält und zwar um etwa ebenso viel unterhalb der Raumtemperatur, wie die Endtemperatur über ihr liegt. Es ist das ein Umstand, der nicht unwesentlich zur Verbesserung der Ergebnisse beiträgt.

Zu diesem einfachen Verbrennungsvorgang muß indessen noch eins bemerkt werden, insbesondere bei der ungemein viel vorkommenden Heizwertbestimmung von Kohle und ähnlichen Brennstoffen. Bei der Verbrennung entsteht ja hier Kohlensäure und Wasser durch die Verbrennung des Kohlenstoffes bzw. des Wasserstoffes, Wasser auch dann, wenn der Körper nicht absolut trocken in das Calorimeter eingebracht ist. Nun werden im allgemeinen ja die Verbrennungsgase soweit abgekühlt, daß das vorhandene Wasser sich zu flüssigem Wasser kondensiert. Bei dieser Kondensation wird selbstverständlich eine bestimmte Wärmemenge frei, die für jedes Kilogramm entstehenden Wassers zu 600 Cal. erfahrungsgemäß anzusetzen ist, d. h., man erhält im Calorimeter 2 Heizwerte, je nachdem, ob man die durch die Verbrennung entstehende Wassermenge und die durch ihre Kondensation freiwerdende Wärmemenge in Rechnung stellt oder nicht. Den auf Wasserdampf als Verbrennungsprodukt bezogenen Heizwert pflegt man als u n t e r e n Heizwert zu bezeichnen, den anderen als o b e r e n H e i z w e r t. Sie unterscheiden sich also naturgemäß nach dem vorgenannten um den mit 600 multiplizierten W a s s e r - g e h a l t d e r V e r b r e n n u n g s p r o d u k t e. Diesen Wassergehalt kann man verhältnismäßig leicht bestimmen, wenn man eine geeignete Bombe benutzt, wie es oben bereits angedeutet ist, die gestattet, durch Hindurchleiten getrockneter Luft das Wasser aus der Bombe zu entfernen und auf irgendeine Weise zur Messung zu bringen. Auf die Frage, welcher Heizwert praktisch wichtiger ist, sei hier nicht eingegangen, da das mit der Messung selbst nichts zu tun hat.

Ungemein schwierig und tatsächlich für die erreichte Genauigkeit eine Grenze setzend ist noch die A r t d e r P r o b e n e n t n a h m e. Wenn es sich dabei um Flüssigkeiten wie Brennöle handelt, die ohne Mühe gemischt werden können, so ist es verhältnismäßig leicht, eine Durchschnittsprobe zu erhalten, anders aber ist es mit Kohle. Bei ihr wird man zunächst eine verhältnismäßig große Menge entnehmen, wofür übrigens bereits vereinbarungsgemäß Vorschriften für deren Entnahme bestehen, diese ausbreiten und aus verschiedenen Stellen der ausgebreiteten Proben Einzelproben entnehmen. Diese wird man dann zu einer wesentlich verkleinerten neuen Probe zusammenmischen, möglichst zerkleinern und hieraus wiederum durch verschiedene Einzelproben eine endgültige Probe herstellen, die dann gemahlen, gewogen und in die Bombe eingebracht wird.

Es handelt sich nun noch um die Aufgabe, den W a s s e r w e r t d e s C a l o r i - m e t e r s selbst zu bestimmen. Wie schon oben gesagt, ist der eigentliche rechnerische oder experimetelle Arbeitsgang praktisch ungemein schwierig. Man verfährt deswegen so, daß man mit Hilfe von Normalsubstanzen die Bombe eicht. Als solche kann man folgende benutzen:

$$\text{Rohrzucker mit } 3957{,}0 \text{ Cal.}$$
$$\text{Benzoesäure } \text{„} \ 6333{,}0 \ \text{„}$$
$$\text{Naphthalin } \text{„} \ 9667{,}8 \ \text{„}$$

Man verbrennt von einer dieser Substanzen eine geeignete Probe und ermittelt den Temperaturanstieg auf genau die gleiche Weise und rechnet dann rückwärts den Wasserwert aus, indem man den Heizwert als bekannt voraussetzt.

Auf diese Weise lassen sich feste und flüssige Substanzen ohne besondere Mühe untersuchen. Anders verläuft indessen die Untersuchung, sobald man Gase untersuchen will. Diese muß man in einem geeigneten Brenner zur Verbrennung bringen und die dann entstehende Wärmemenge vollständig auffangen und messen. Wenn dieses auch durch eine geeignete Apparatur in besonderen Fällen improvisiert werden kann, so wird man doch, wenn es sich um häufigere Messungen dieser Art handelt, sich an einen der gebräuchlichen

Apparate für diesen Zweck halten, nämlich das sog. *Junkers*-Calorimeter für gasförmige Brennstoffe. Das zu untersuchende Gas wird in einem geeigneten Brenner verbrannt, der sich im Innern eines zylindrischen Ofens befindet, in dem durch ein Spiralrohr Wasser hindurch strömt. Am Eingang und Ausgang des Ofens ist in den Wasserweg je ein Thermometer eingebaut. Nun geht man z. B. so vor, daß man die Einströmungs- und Ausströmungstemperatur des Wassers so reguliert, daß zwischen beiden Thermometern beim Brennen des Gases eine Temperaturdifferenz von genau 10° entsteht. Die Anordnung der Schlangenrohre im Ofen ist so getroffen, daß die vom Brenner erzeugte Wärme möglichst restlos ausgenutzt wird. Wenn dann eine Gleichförmigkeit der Verhältnisse eingetreten ist, so ermittelt man die Wassermenge, die durch den Ofen geflossen ist, wenn z. B. der Brenner gerade 100 l Gas verbraucht hat. Zu diesem Zweck schaltet man in die Gaszuführung zum Brenner einen der früher beschriebenen Gasmesser ein. Die durchgeflossene Wassermenge ist dann unmittelbar ein Maß des Heizwertes, da man dann sofort weiß, daß 100 l des Gases eine bestimmte Anzahl Calorien erzeugt haben, da sie die abgemessene Wassermenge um gerade 10° in der Temperatur erhöht haben. Die Berechnung ist demgemäß selbstverständlich.

Da diese Versuchsanordnung etwas zeitraubend und immerhin recht schwierig ist, ist diese Konstruktion des *Junkers*-Calorimeterss derart weitergeführt, daß sie zu einer mechanischen ausgestaltet ist, die auch selbsttätig registriert, was dann wichtig ist, wenn die Zusammensetzung des Gases, z. B. von Hüttengasen, merklich schwankt. Diese registrierende Form stimmt grundsätzlich mit der oben beschriebenen überein und unterscheidet sich von ihr nur so, daß die beiden Thermometer durch zwei Thermoelemente ersetzt sind, die unmittelbar die Temperaturdifferenz angeben. Es bedarf weiter keines Beweises, daß die Registrierung der Temperatur von Quecksilberthermometern kaum möglich ist, während die Temperaturregistrierung bei Thermoelementen verhältnismäßig einfach ist. Es wird deswegen auf S. 255 verwiesen. Diese Temperaturdifferenz wird auf dem Registrierpapierstreifen registriert, und charakteristisch für die ganze Konstruktion ist, daß man die Bewegung des Gasmessers mit der Regulierung des Wasserdurchflusses derart kuppelt, daß die Strömungsgeschwindigkeit des Gases und des Wassers stets die gleiche ist, d. h. also, daß ein hochwertiges Gas, von dem eine normale Menge hindurchgeströmt ist, die Wassertemperatur mehr erhöht als ein geringerwertiges Gas, mit anderen Worten, daß die vom Thermoelement angezeigte Temperaturdifferenz unmittelbar ein Maß des Heizwertes des Gases ist. Wenn dann der Apparat in der Fabrik derart einjustiert ist, daß der Registrierapparat unmittelbar Heizwerte angibt, so ist eine Berechnung der Versuche überhaupt nicht mehr erforderlich.

Die gleiche Anordnung läßt sich im übrigen auch für die Untersuchung flüssiger Brennstoffe verwenden, indem nämlich in der ursprünglichen, nicht registrierenden Form statt des Gasbrenners ein geeigneter anderer Brenner verwendet wird, in dem die zu untersuchende Flüssigkeit verbrannt wird. Man verfährt hierbei so, daß man in der gleichen Weise die Wassermenge ermittelt, die in einer bestimmten Zeit mit einem bekannten Temperaturunterschied durch den Apparat geflossen ist, und man ermittelt auf der Waage gleichzeitig, wieviel Gramm Brennstoff in dieser Zeit verbraucht sind. Auf weitere Einzelheiten sei hier nicht eingegangen. Es sei natürlich bemerkt, daß bei der Untersuchung von Gasen selbstverständlich ebenso wie dort zwischen dem oberen und unteren Heizwert unterschieden werden muß. Man geht dabei in der Weise vor, und dafür ist das Calorimeter auch eingerichtet, daß man das in ihm entstehende Kondenswasser auffangen kann, und die von diesem durch die Kondensation erzeugte Wärmemenge muß man naturgemäß in Abzug bringen.

Auch ein anderer Umstand ist noch zu berücksichtigen, nämlich die richtige Berechnung der verbrannten Gasmenge. Wenn z. B. durch den Gasmesser 100 Liter Gas gegangen sind mit einer Temperatur von 23° Celsius unter einem Überdruck von 42 Millimeter Wassersäule bei einem Barometerstand von 741 Millimeter, dann stand das Gas tatsächlich unter einem Druck von

$$741 + \frac{42}{13,5} = 744 \text{ Millimeter, sein reduziertes Volumen war also demgemäß}$$

$$100\frac{273}{273+23}\cdot\frac{744}{760} = 100\cdot\frac{273}{296}\cdot\frac{744}{760} = 90,4 \text{ l},$$

und mit diesem Volumen ist der tatsächliche Heizwert zu berechnen. Wenn man nunmehr festgestellt hat, daß man an Kondenswasser 81 Gramm aufgefangen hat, so bedeutet das aus dem Vorstehenden, daß man aus einem Kubikmeter Gas $\frac{1000}{90,4}\cdot 81 = 897$ Gramm Wasser erhalten hatte. Aus diesem sind demgemäß $897 \cdot 0,600 = 538$ Cal. freigeworden, und diese hat man von dem ermittelten Heizwert in Abzug zu bringen, um den unteren Heizwert zu erhalten.

XV. Messung von Lichtstärken.

Die Lichtstärkeneinheit ist diejenige Einheit, deren Zusammenhang mit dem üblichen Maßsystem der Physik ungemein locker ist. Es wäre naturgemäß möglich, eine Lichtquelle, die eine bestimmte Energiemenge aussendet, als Einheit zu definieren, indessen eine andere Lichtquelle, die genau die gleiche Energiemenge aussendet, könnte als Lichtstärke ganz anders wirken, weil die physiologischen Eigenschaften des menschlichen Auges vollkommen ausschlaggebend sind. Das menschliche Auge reagiert eben nicht nur auf Energiezufuhr in Form von Lichtschwingungen, sondern verlangt überdies, daß die Energieverteilung auf die einzelnen Wellenlängen einem bestimmten Gesetz folgt. Zwei Strahler, die, wenn man lediglich ihre Energieausstrahlung mißt, als gleich angesetzt werden können, können optisch-physiologisch vollkommen ungleich sein, z. B. wenn der eine im wesentlichen optisch wirksames Licht aussendet und der andere statt dessen ultraviolettes oder ultrarotes Licht, das für das menschliche Auge überhaupt nicht sichtbar ist. Aus diesem Grunde ist also eine Vergleichung zweier Lichtquellen ohne Benutzung des menschlichen Auges als Meßhilfsmittel photometrisch nur mit gewissen Vorsichtsmaßregeln durchzuführen, da sie mit den praktischen Verhältnissen, wie sie das Auge verlangt, durchaus nicht immer übereinzustimmen braucht, sondern zu gänzlich unvergleichbaren Ergebnissen führen kann.

Aus diesem Grunde hat man tatsächlich eine Lichteinheit aufgestellt, deren Zusammenhang mit den üblichen Maßeinheiten praktisch recht gleichgültig ist. Die in Deutschland geltende Lichteinheit ist die sog. Hefnerkerze, die durch die horizontale Lichtsärke der sog. Hefnerlampe bei einer Flammenhöhe von 40 mm dargestellt wird. Die Hefnerlampe verbrennt als Brennstoff chemisch reines Amylacetat aus einem runden Docht mit bestimmten vorgeschriebenen Abmessungen. Die Einheit dieser Lichtstärke läßt sich überhaupt nur so aufrecht erhalten, daß über die Ausführung der Lampe mit allen Einzelheiten recht eingehende Vorschriften vorhanden sind. Die Lampen werden amtlich von der Physikalisch-Technischen Reichsanstalt geprüft, die auch die Vorschriften über die Herstellung erlassen hat. Von Wichtigkeit ist bei der Lampe insbesondere die Herstellung der richtigen Flammenhöhe, für die eine Reihe Visiereinrichtungen zulässig sind, z. B. solche in Diopterform, bei denen man durch Visieren die richtige Flammenhöhe einstellt, oder mit Hilfe einer kleinen Linse, die auf einer Mattscheibe ein Bild der Flammenspitze entwirft, wobei dann diese Spitze so einreguliert wird, daß sie mit einer Marke auf ihr zusammenfällt (Fig. 83).

Die Hefnerlampe gibt die Lichtstärke 1, die man als 1 Hefnerkerze bezeichnet, wohlgemerkt nur in der horizontalen Richtung. Bedingung für ihr richtiges Brennen, abgesehen von der schon genannten Flammenhöhe, ist, daß sie in reiner Luft brennt, die nicht anormal mit Kohlensäure und Wasserdampf belastet ist. Beides vermindert die Lichtstärke. Als normal wird eine Luft angesehen, die 760 mm Druck hat, einen Kohlensäuregehalt von 0,7 l im Kubikmeter und 6,6 g Wasserdampf im gleichen Raum. Wenn man den Barometerstand mit b bezeichnet und den Wassergehalt mit f, so gilt für die Lichtstärke die Formel

$$J = [1,049 - 0,0074\,f + 0,0004\,(b - 760)]\,\text{HK}.$$

In England, Frankreich und Amerika wird eine andere Lichteinheit zugrunde gelegt, auch als „internationale" Kerze bezeichnet, die definitionsmäßig zu $^{10}/_9$ Hefnerkerzen festgelegt ist und auch „bougie décimale" benannt wird.

Praktisch wird vielfach die Hefnerkerze zu Messungen selbst nicht benutzt, sondern es werden Zwischennormale eingeführt, schon aus dem Grunde, weil die Lichtfarbe der Hefnerlampe verhältnismäßig ungünstig wegen ihrer rötlichen Färbung ist

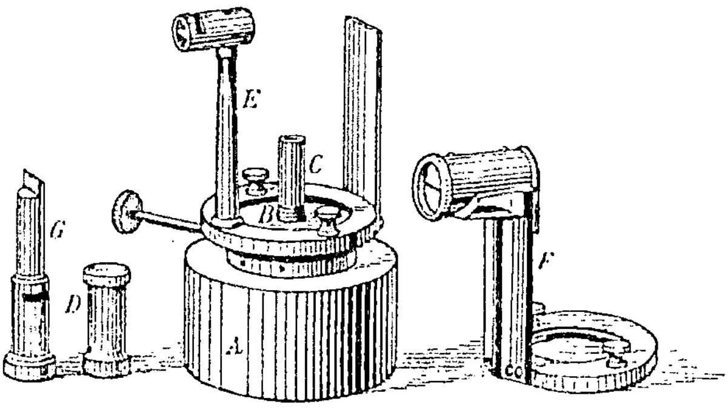

Fig. 83. Hefner-Normal-Lampe. (Aus: Natur und Geisteswelt Nr. 385, Block, Maße und Messen, Verlag von B. G. Teubner in Leipzig und Berlin.)

und daher photometrische Messungen etwas schwierig macht. Man verwendet vielmehr Glühlampen geeigneter Form und Art als Zwischennormale, die genügend gealtert sind, so daß man annehmen kann, daß sie längere Zeit in der Lichtstärke unveränderlich sind. Sie werden auf eine bestimmte Stromstärke einreguliert und dann mit der Hefnerlampe verglichen.

Im Zusammenhang seien noch einige Bezeichnungen erläutert, die photometrisch von Bedeutung sind. Man bezeichnet bei einer Lampe die Lichtstärke, wie schon oben definiert, nach Hefnerkerzen. Man unterscheidet bei den verschiedensten Lichtquellen noch verschiedene Lichtstärken je nach der Meßrichtung, so z. B. die mittlere horizontale Lichtstärke, die z. B. bei Glühlampen mit bügelförmigem Faden in den verschiedensten Richtungen naturgemäß verschieden ist, weiter z. B. die mittlere sphärische Lichtstärke, maßgebend vielfach für elektrische Glühlampen, oder auch entsprechend die mittlere hemisphärische Lichtstärke. Als Lichtstrom bezeichnet man das von einem Punkt mit der Lichtstärke J in den Raumwinkel ω gestrahlte Licht. Als Einheit rechnet man das Lumen. Als

Raumwinkel bezeichnet man den Teil einer Kugeloberfläche, um die Lichtquelle als Mittelpunkt, der vom Licht getroffen wird, dividiert durch das
Quadrat des Kugelradius. Daher hat die Vollkugel einen Raumwinkel von
$\dfrac{4\,r^2\,\pi}{r^2} = 4\,\pi = 12{,}57$, die Halbkugel einen Raumwinkel von $2\,\pi = 6{,}285$.

Es ist also

Lichtstrom $\Phi = J\,\omega$ (Lumen, Lm),

$\qquad\qquad = \dfrac{J\,S}{r^2}$ (S Teil der bestrahlten Kugelfläche des Radius r).

Als Flächenhelle bezeichnet man die Kerzenzahl der Lichtquelle (Lichtstärke), dividiert durch die Fläche, von welcher das Licht ausgeht. Je größer
die Flächenhelle oder der Glanz einer Lichtquelle ist, desto größer ist die
Blendung der Auges. Man rechnet im allgemeinen die Flächenhelle von $^3/_4$ Hefnerkerze auf ein Quadratzentimeter als nicht mehr blendend. Alle modernen
Lichtquellen verursachen nackt eine Blendung. Als Beleuchtung bezeichnet
man weiter die Lichtstärke, dividiert durch das Quadrat des Abstandes der
betreffenden Fläche von der Lichtquelle, wobei die Lichtquelle selbst als
punktförmig angesehen wird. Die Maßeinheit dafür bezeichnet man als Lux,
d. h. dieses ist die Beleuchtung, die eine Hefnerkerze auf einer Fläche in
1 m Abstand erzeugt.

Bei allen photometrischen Messungen geht man praktisch so vor, daß das
menschliche Auge beurteilt, daß 2 Flächen, die unmittelbar nebeneinander
liegen, gleich hell beleuchtet sind. Die eine dieser Flächen wird von der Normallichtquelle beleuchtet, die andere von der zu messenden. Eingestellt
wird also auf gleiche Flächenhelle dieser Stelle. Etwas günstiger wird diese
immer etwas schwierige Einstellung, wenn man die Flächen anders anordnet,
so z. B., daß man 2 Flächenstücke vorsieht, die beide beleuchtet werden,
und die sich in gleicher Weise von einer dritten, anders beleuchteten Umgebung abheben. Man bezeichnet dieses als Einstellung auf gleichen Kontrast. Alle photometrischen Messungen erfordern eine nicht unbeträchtliche
Übung, um dabei einige Genauigkeit zu erhalten.

Die üblichen photometrischen Messungen werden auf der sog. Photometer-
bank vorgenommen, d. h. einer Einrichtung, auf der die Normallampe,
das Photometer und die zu messende Lichtquelle bequem aufgestellt und verschoben werden können. An der Bank ist eine Skala angebracht, die unmittelbar die Abstände bzw. Verschiebungen zu messen gestattet. Sämtliches
falsche Licht muß natürlich abgeblendet sein. Außerdem ist unbedingt erforderlich, daß das Auge des Beobachters vollkommen ausgeruht ist, er muß
also in dem dunkeln Photometerraum vor Beginn der Messungen einige Zeit sich
aufhalten. Wenn man z. B. das eigentliche Photometer mit der Normallampe
so verbindet, daß beide dauernd in einem Abstand von genau 1 m stehen
und in dieser Weise verschoben werden, bzw. daß nur die zu messende Lichtquelle verschoben wird, bis Photometergleichheit erreicht ist, so ist die Berechnung der Lichtstärke der zu messenden Lichtquelle sehr einfach, denn

es ist ohne weiteres klar, daß die Lichtstärke dieser Lampe dann gleich dem Quadrat des Abstandes in Metern ist. Denn hat man zwei Lichtstärken J_1 und J_2, die in den Abständen l_1 und l_2 gleiche Beleuchtung geben, so ist doch

$$\frac{J_1}{J_2} = \frac{l_1^2}{l_2^2}, \qquad J_1 l_2^2 = J_2 l_1^2.$$

In dem geschilderten Fall ist nun

$$J_1 = 1\,\text{HK}, \quad l_1 = 1\,\text{m}, \qquad \text{also} \qquad J_2 = l_2^2.$$

Praktisch liegt ja die Sache so, daß für die üblichen Lichtquellen, die wir zur Raumbeleuchtung brauchen, die Hefnerlampe eine viel zu kleine Einheit ist, infolgedessen wird man vielleicht so vorgehen, daß man diesen Abstand nicht auf 1 m bemißt, sondern auf 0,5 m; dann gestaltet sich die Berechnung folgendermaßen, wenn man z. B. gefunden hat, daß gleiche Flächenhelle im Photometer erreicht ist, wenn die zu messende Lichtquelle in einem Abstand von 1,60 m sich befindet:

Es ist

$$\frac{J_1}{J_2} = \frac{0,5^2}{1,60^2}, \qquad J_1 = 1\,\text{HK}, \qquad J_2 = \frac{2,56}{0,25} = 4 \cdot 2,56 = 10,2\,\text{HK}.$$

Es sei noch in Kürze auf die üblichen Photometerkonstruktionen eingegangen, von denen als erstes das älteste *Rumford*sche Stabphotometer erwähnt sei, d. h. ein undurchsichtiger Stab wird vor einer weißen Fläche aufgestellt und von der Normallichtquelle und der zu messenden so beleuchtet, daß seine beiden Schattenbilder auf dieser Fläche nahe aneinanderfallen. Die Lichtquellen werden dann so verschoben, daß der Schatten von beiden gleichmäßig dunkel ist, und aus den Entfernungen der Lichtquellen von ihren Schatten kann dann einfach die Lichtstärke berechnet werden. Das Verfahren erscheint recht primitiv, gibt indessen ganz erträgliche Ergebnisse. Etwas günstiger und ebenfalls leicht zu improvisieren ist das sog. Photometer von *Ritchie*, ein Prisma aus Gips oder weißem Papier mit dem Querschnitt eines gleichschenkligen rechtwinkligen Dreiecks. Es wird in die Verbindungslinie der beiden Lichtquellen gelegt und so verschoben, bis die beiden Seitenflächen gleichmäßig beleuchtet erscheinen. Die Anwendung ist wohl selbstverständlich.

Die Grundlage für alle neueren Photometerkonstruktionen ist das alte *Bunsen*sche Fettfleckphotometer, aus einem Papierblatt bestehend, das an einer Stelle durch Fett oder dgl. ein wenig durchscheinend gemacht ist. Man stellt es auf die Verbindungslinie der beiden Lichtquellen senkrecht zu ihr, und verschiebt es solange, bis bei Betrachtung von einer Seite der Fettfleck in seiner Umgebung scheinbar verschwindet. Dann ist eben auch dieser Schirm von beiden Seiten gleich stark beleuchtet, und es kann aus den beiden Abständen, wie oben angegeben, die Lichtstärke berechnet werden.

Die konstruktive Weiterbildung dieses Gedankens führt dann zu dem wichtigsten Photometer, das heute für die normalen Zwecke fast überall benutzt wird, zu der Konstruktion des Photometerwürfels von *Lummer* und *Brodhun*. Er ist gewissermaßen eine technisch vervollkommnete Ausführung des *Bunsen*schen Photometers. Man bezeichnet es auch als *Lummer-Brodhun-*

schen Würfel. Es verbindet zwei rechtwinklige Glasprismen, die durch Zusammenlegen ihrer Hypotenusenflächen zu einem Würfel vereinigt sind. Bei den berührenden Flächen ist an einzelnen Stellen von dem einen Prisma ein wenig Glas weggenommen, so daß an diesen Stellen ein gewisser Luftraum vorhanden ist. Die Stellen, an denen die beiden Glasflächen sich berühren, entsprechen gewissermaßen dem oben genannten Fettfleck, da hier das Licht infolge fehlender Reflexion die Trennfläche leichter durchsetzen kann, als an den Stellen, wo ein Luftraum mit zwei Reflexionsmöglichkeiten vorhanden ist. Die Anordnung des Prismas für die Messung zeigt schematisch die beigegebene Fig. 84. Ein Gipsschirm G wird von beiden Seiten von den Lichtquellen beleuchtet, der zu messenden und der Normallampe, und durch 2 Spiegel S werden die Flächenhelligkeiten dieser beiden Flächen in den Photometerwürfel W geworfen und dort durch die Lupe L beobachtet. Durch Verschiebung des Würfels wird dann auf gleiche Helligkeit bzw. gleichen Kontrast eingestellt.

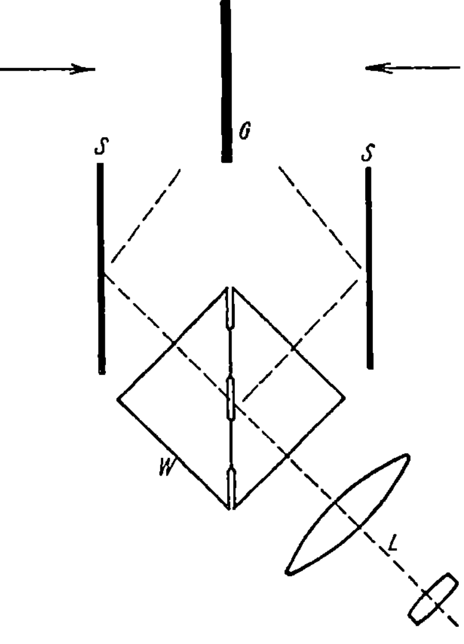

Fig. 84. Schema des Photometers von *Lummer-Brodhun*.

Die technische Ausführung weicht bei den einzelnen Firmen insofern etwas voneinander ab, als die Form der beleuchteten Fläche im Würfel mehrfach verschieden gewählt wird, um eine möglichst genaue und bequeme Einstellung zu ermöglichen. Wichtig ist noch, daß man unbedingt das Photometer umlegen muß, um etwaige Unsymmetrien in ihm selbst, die nicht ganz vermeidbar sind, auszuschalten. Eine abgeänderte Form, die viel gebraucht wird, die aber grundsätzlich nicht wesentlich anders ist, ist das *Bechstein*sche Photometer (Fig. 85), wobei nicht der obige Würfel benutzt wird, sondern eine entsprechend eingerichtete Kombination von einer

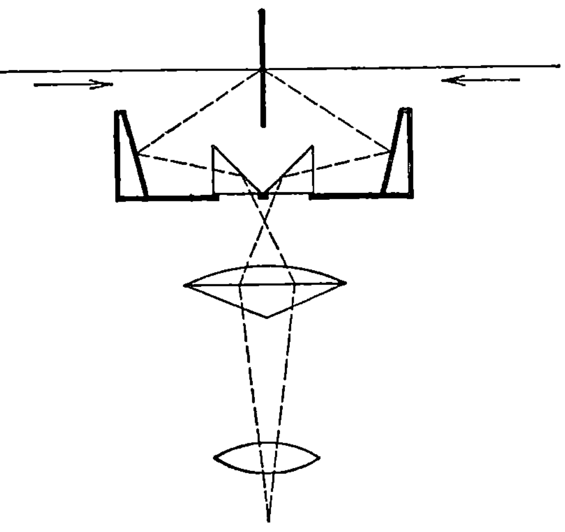

Fig. 85. Schema des Photometers nach *Bechstein*.

Linse und einem aufgelegten Doppelprisma, wie es schematisch in der Abbildung skizziert ist.

XVI. Optische Messungen.

1. Allgemeines.

Die Spektrometrie und Spektralanalyse ist für eigentliche Meßzwecke bisher für die Chemiker kaum von Bedeutung gewesen. Sie ist in gewisser Weise aber für ihn jetzt in manchen Fällen für analytische Zwecke außergewöhnlich wichtig geworden, weil bekanntlich viele Elemente auch bereits in geringster Konzentration und in kleinsten Mengen gestatten, spektrometrisch ihre Anwesenheit nachzuweisen. Es geschieht dies entweder durch Beobachtung im Spektralapparat oder durch photographische Aufnahme. Für eigentliche Meßzwecke indessen, also insbesondere für die quantitative Ermittlung von Stoffen, scheidet die Spektrometrie bis auf einen besonderen Fall vollständig aus, und dieser mag hier als zu fernliegend ebenfalls nicht weiter behandelt werden. Es ist dies ein ganz neues Verfahren der Spektroskopie, nämlich die Systematik der praktischen Emissionsspektroskopie für Chemiker. Es handelt sich dabei um die Grundlage einer quantitativen Spektralanalyse mit Hilfe von Emissionsspektren, im Anschluß an die Arbeiten von *Hartley, Leonard, Pollok* und *De Gramont,* über die beständigen Linien *Hartleys* und die letzten Linien *de Gramonts*; da dieses ganze Sondergebiet sich in rascher Entwicklung befindet und trotz seiner hervorragenden Wichtigkeit nur eine gewisse Sonderbedeutung für Spezialuntersuchungen hat, mag es genügen, hier auf die maßgebende Literatur zu verweisen, insbesondere auf die grundlegende zusammenfassende Arbeit von *F. Löwe*[1].

2. Refraktometrie.

Eine allgemeinere Wichtigkeit hat ein besonderes Kapitel der optischen Messungen, nämlich die R e f r a k t o m e t r i e, d. h. die Bestimmung des Lichtbrechungsverhältnisses von Substanzen und die Ableitung ihrer Eigenschaften aus diesen Konstanten. Insbesondere bezeichnet man mit dem technisch ungemein viel gebrauchten Refraktometer alle die Apparate, welche die Bestimmung des Brechungsverhältnisses von Substanzen mit Hilfe der Ermittelung des Grenzwinkels der totalen Reflexion zulassen.

Es sei zunächst in aller Kürze auf die theoretischen Grundlagen eingegangen.

Als Brechungsverhältnis eines Stoffes gegenüber einem zweiten bezeichnet man bekanntlich das Verhältnis der Sinus der Winkel des einfallenden und

---

[1] *F. Löwe,* Optische Messungen des Chemikers und Mediziners. Dresden und Leipzig 1925.

ausfallenden Strahls, wobei die Winkel so gerechnet sind, daß man sie zwischen dem Einfallslot und dem betreffenden Strahl gemäß nebenstehender Skizze ansetzt (Fig. 86).

Es ist also

$$n = \frac{\sin \alpha}{\sin \beta}.$$

Es ist bekannt, daß die Lichtbrechung der Stoffe für die einzelnen Lichtwellenlängen verschieden ist und demgemäß die Fortpflanzungsgeschwindigkeit des Lichts ebenfalls von Stoff und Wellenlänge abhängt. Im Vakuum ist die Fortpflanzungsgeschwindigkeit für alle Lichtwellen gleich. Man bezeichnet dementsprechend die Lichtbrechung eines Stoffes gegenüber dem Vakuum als seine absolute Lichtbrechung. Hat eine Substanz eine absolute Brechkraft von n_1 (wie z. B. Luft gegen Vakuum) und ein zweiter Stoff von n_2 (z. B. Glas gegen Vakuum), so ist die Brechkraft des Stoffes 2 gegen 1 (also Glas gegen Luft) bestimmt durch

$$\frac{n_2}{n_1}.$$

Luft hat bei 760 mm und 20° C für Natriumlicht die Lichtbrechung 1,0002724. Durch Division mit dieser Zahl wird also eine Lichtbrechung eines Körpers gegen Luft auf eine absolute Lichtbrechung gebracht.

Der größte Brechungswinkel, den ein Strahl erfahren kann, ist der, wenn der einfallende Strahl streifend auffällt, d. h. den Einfallswinkel 90° hat. Es ist dann

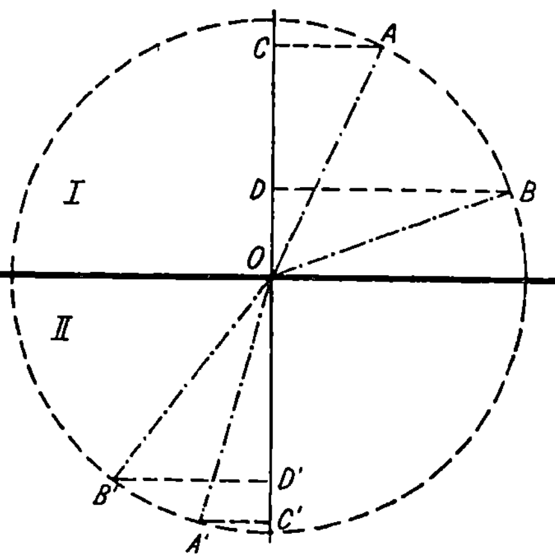

Fig. 86. Lichtbrechung.

($A\,O$, $B\,O$ einfallende, $O\,A'$, $O\,B'$ gebrochene Strahlen.)

(Es ist $\dfrac{A\,C}{A'\,C'} = \dfrac{D\,B}{D'\,B'}$ oder

$\dfrac{\sin\ C\,O\,A}{\sin\ C'\,O\,A'} = \dfrac{\sin\ D\,O\,B}{\sin\ D'\,O\,B'} = n.$)

$$\sin \beta = \frac{1}{n}.$$

Umgekehrt, wenn der Strahlengang entgegengesetzt verläuft, d. h. aus dem stärker brechenden Medium in das schwächere übergehen will, so ist für diesen Fall ein Grenzwert dadurch gegeben, daß der austretende Strahl in dem schwächer brechenden Medium streifend austritt. Dieses bezeichnet man als den Grenzwinkel der totalen Reflexion, denn in dem Fall, daß der Einfallswinkel vergrößert wird, ist es offensichtlich, daß kein Licht in das zweite Medium mehr austreten kann, sondern der Strahl nach den elementaren Spiegelungsgesetzen in das gleiche Medium zurückgeworfen wird (Fig. 87). Wenn man daher den Grenzwinkel der totalen Reflexion ermittelt, kann man, sowie der Brechungsquotient des einen Mediums bekannt ist, den des anderen hieraus berechnen. Wohlgemerkt ist dieses Verfahren nur dann möglich, wenn man das Licht aus einem stärker brechenden Stoff in einen schwächer brechenden übertreten lassen will. Man kann daher bei Beobachtung der Grenzen der Totalreflexion nach 2 Verfahren arbeiten, einmal bei streifendem Eintritt des Lichtes und dann bei der Totalreflexion selbst. Wenn man daher mit einer ausgedehnten Lichtquelle die Grenzfläche zweier Substanzen beleuchtet, so wird man bei einem gewissen Winkel bei homogenem Licht im ersten Falle eine scharfe Grenzlinie zwischen hell und dunkel sehen, im zweiten eine Grenzlinie zwischen einem hellen und weniger hellen Gebiet. Diese Methode ist von besonderem Wert für die Untersuchung des Brechungsquotienten von Flüssigkeiten und von solchen festen Körpern, die man mit einer ebenen Fläche versehen kann, da man nur eine ganz geringe Menge von Flüssigkeiten bzw. eine ganz kleine ebene Fläche braucht, um die Messung durchführen zu können; das Verfahren ist selbstverständlich bei undurchsichtigen Körpern voll anwendbar. Man bringt eben die zu untersuchende Substanz in unmittelbare Berührung mit einem geeigneten Körper von bekanntem, aber höherem Brechungsverhältnis, d. h. man bringt von Flüssigkeiten nur einen Tropfen auf den Probekörper herauf bzw. bei festen Körpern bringt man sie zur Berührung mit Hilfe einer geeigneten flüssigen Zwischenschicht, die natürlich, wie aus dem Vorstehenden selbstverständlich ist, einen höheren Brechungsquotienten haben muß. Als solche Flüssigkeiten kommen die von vielen mikroskopischen Arbeiten her bekannten in Frage.

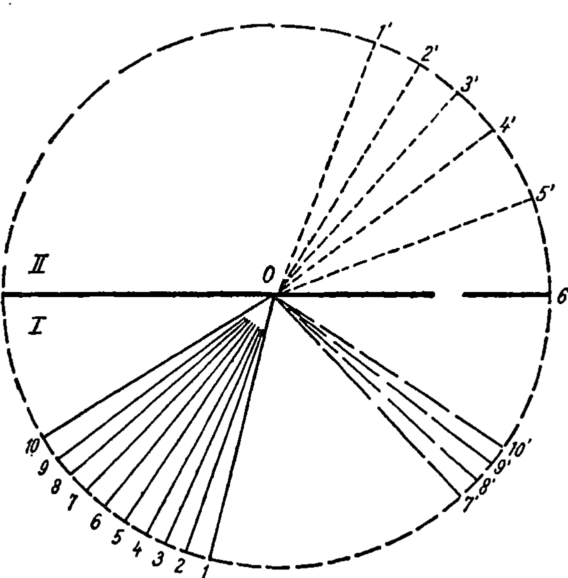

Fig. 87. Brechung und Totalreflexion.

(I optisch dichter als II) 1 O, 2 O usw. einfallende Strahlen 1′ O, 2′ O usw. die entsprechenden abgelenkten Strahlen. Die Strahlen 1 bis 5 werden normal gebrochen. Strahl 6 fällt unter dem Grenzwinkel der Totalreflexion auf, wird daher nach 6′ abgelenkt, d. h. verschwindet. 7 bis 10 fallen außerhalb des Grenzwinkels auf und werden daher normal reflektiert und gelangen daher nicht in die Substanz II.

Cassiaöl 1,61
Zimmtaldehyd 1,62
Monobromnaphthalin 1,65
Arsenbromür 1,78
Kalium- Quecksilberjodidlösung 1,72
Barium- Quecksilberjodidlösung 1,78
Schwefelkohlenstoff 1,63

Das übliche Instrument, mit dem refraktrometrisch fast ausnahmslos Brechungsverhältnisse bestimmt werden, ist grundsätzlich das sog. *Abbe*sche

Refraktometer, bei dem ein Doppelprisma aus stark brechendem Glas,
das in seinem Brechungsquotienten naturgemäß die obere Grenze für das
der Messung noch zugängliche Brechungsverhältnis überhaupt darstellt,
meßbar gegen einen Teilkreis gedreht werden kann, der mit einem Fernrohr fest verbunden ist. Die schematische Anordnung des Instruments gibt
die Figur 88. Praktisch sind eine Unzahl von Konstruktionen im Handel,
auf die hier nicht eingegangen sei, da sie grundsätzlich nichts wesentlich
Neues bringen, aber in vielen Einzelheiten sehr wichtige Abänderungen enthalten, um die Anwendung des Gerätes möglichst einfach und bequem auch
für ungeübte Beobachter zu machen. Insbesondere ist ein Umstand sehr wichtig, nämlich die Möglichkeit, das Gerät heizbar zu machen, um auch bei höheren Temperaturen arbeiten zu können. Wegen der Einzelheiten dieser Ausführung sei insbesondere auf die Druckschriften der maßgebenden Firmen,
insbesondere *Zeiß* und *Goerz*, verwiesen. Grundsätzlich mag es hier genügen, an

dieser einfachen
Anordnung die
Verhältnisse klar-
zustellen.

Wenn man eine
durchsichtige Flüs-
sigkeit untersu-
chen will, bringt
man auf das maß-
gebende Prisma *P*
in der Zeichnung,
das man durch Um-

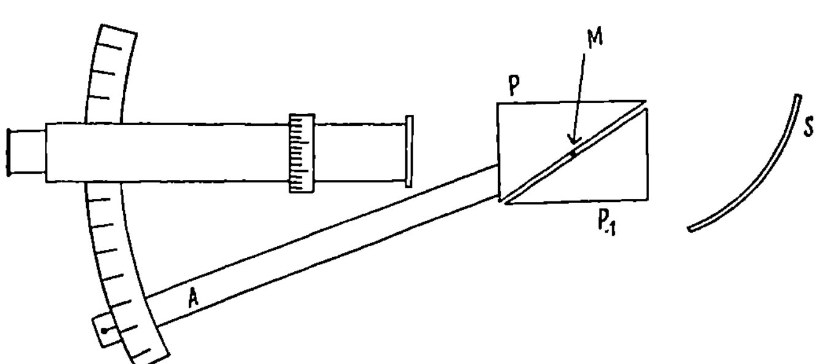

Fig. 88. Schema des Refraktometers nach *Abbe*.

legen des Apparates so stellt, daß seine Hypotenusenfläche horizontal liegt,
einige Tropfen der zu untersuchenden Flüssigkeit und schiebt das zweite Prisma
so auf, daß der Tropfen zwischen beiden sich in einer dünnen Schicht ausbreitet.
Durch den Spiegel *S* wird auf die Prismenordnung weißes oder einfarbiges Licht
geworfen, so daß man im durchgehenden Lichte in das obere Prisma streifend
eintretendes Licht beobachtet. Im Fernrohr befindet sich ein Fadenkreuz, auf
das man das Okular scharf einstellt, und man dreht dann den Prismaarm um
den Drehpunkt *M* solange, bis die scharfe Grenzlinie der totalen Reflexion erscheint. Man beleuchtet praktisch das Ganze mit einfarbigem Licht.

Dieses einfarbige Licht kann man sich auf verhältnismäßig einfache
Weise sehr leicht herstellen, indem man in einer Platinschlinge oder auf einem
kleinen Asbestteller ein wenig Kochsalz zusammenschmelzen läßt und dieses
in die nichtleuchtende Bunsenflamme bringt. Dann entstehen Natriumdämpfe,
färben die Flamme gelb und geben die beiden Emissionslinien des Natriums
mit den Wellenlängen

$$5682{,}97 \cdot 10^{-7} \text{ mm,}$$
$$5688{,}61 \cdot 10^{-7} \text{ mm,}$$

die also beide derart nahe aneinanderliegen, daß sie praktisch als eine Linie
und das von dieser Flamme erzeugte Licht als homogen angesehen werden

kann. Auf dem Kreisbogen, der bereits von den herstellenden Firmen empirisch geteilt ist, kann man dann einfach das Brechungsverhältnis auf etwa ein bis zwei Einheiten der vierten Dezimale ablesen, und zwar maßgebend für Beleuchtung mit Natriumlicht. Tatsächlich kann man in den meisten Fällen mit weißem Licht beobachten, d. h. also einfach bei Tageslicht. Das hat zur Folge, daß die Farbenzerstreuung in dem Prisma tatsächlich die Grenze in ein schmales farbiges Band in den Spektralfarben auflöst, was die Einstellung naturgemäß unsicherer macht. Diese Spektralzerlegung des Lichtes kann aber durch den in das Fernrohr eingebauten Kompensator rückgängig gemacht werden. Er besteht aus zwei sog. Amiciprismen, die für Natriumlicht als geradsichtig wirken, durch die also Natriumlicht wie durch eine einfache Glasscheibe geradlinig unabgelenkt hindurchgeht. Sie sind gegeneinander um die Fernrohrachse drehbar und wirken daher wie ein einziges Prisma, das eine veränderliche Farbenzerstreuung besitzt. Die Farbenzerstreuung, die daher durch das maßgebende Prisma der Totalreflektion herbeigeführt ist, kann daher durch Einstellung des Kompensators wieder rückgängig gemacht werden, d. h. das zerlegte Licht wird wieder in weißes Licht zurückgebracht. Daß man mit diesem Kompensator auch die Farbenzerstreuung des betreffenden Körpers in gewisser Weise messen kann, sei nebenher erwähnt.

Wenn man statt der Flüssigkeit einen festen Körper untersuchen will, so muß dieser eine ebene Fläche haben, die man mit einer der obengenannten Flüssigkeiten an das Prisma anklebt, unter der Bedingung, daß er noch eine Fläche hat, durch die das Licht in ihn eintreten kann. Er ist dann ein Ersatz für das untere Prisma, das in dem früher betrachteten Fall zur Hinleitung des Lichtes nach dem eigentlichen Meßprisma gebraucht wird. Denn es ist klar, daß jenes Beleuchtungsprisma jetzt entbehrlich ist und zur Durchführung des Versuches entfernt werden muß. Diese Eintrittsfläche für die Beleuchtung muß angenähert senkrecht zu der zu untersuchenden Fläche stehen und eine scharfe Kante mit ihr haben. Man kann dann wieder im durchgehenden Licht wie bisher beobachten, man muß nur Sorge dafür tragen, daß die Lichtquelle, wofür man eine Glühlampe mit Mattierung oder einen hell beleuchteten Papierschirm verwenden kann, das Licht etwa in Richtung der Hypotenusenfläche auf das Meßprisma sendet. Wenn der betreffende Körper keine geeignete Eintrittsfläche hat oder wenig durchsichtig oder undurchsichtig ist, was für Flüssigkeiten vielfach zutrifft, so muß man im reflektierten Licht beobachten, d. h. das zur Beobachtung nötige Licht muß dann durch die längere Kathetenseite des Prismas auf die Hypotenusenfläche gerichtet werden.

Es ist notwendig, dieses Gerät gelegentlich auf Richtigkeit seiner Justierung zu prüfen, insbesondere, wie man ohne weiteres einsehen wird, festzustellen, ob der Index sich gegen das Prisma nicht verschoben hat. Man kann das einfach so machen, daß man Flüssigkeiten mit bekanntem Brechungsquotienten untersucht, z. B. Wasser, wofür die Werte in nachstehender Tafel auch noch für andere geeignete Flüssigkeiten mitgeteilt sind, oder daß man eine Prüfplatte benutzt, die von den Fabrikanten meistenteils dem Instrument zu diesem Zweck beigegeben wird, ein kleines Glasplättchen oder eine Quarz-

Brechungsverhältnisse einiger Stoffe bei 18°, bezogen auf Luft
Na-Linien.

Wasser	1,332	Kalkspat, ord.	1,6585
Alkohol.	1,3625	extraord.	1,4864
Schwefelkohlenstoff	1,6219	Quarz, ord. . .	1,5442
		extraord.	1,5533

platte, deren Brechungsquotient für Natriumlicht bekannt ist. Wegen der sonstigen Einzelheiten der Ausführung und der praktischen Bedeutung der Refraktometrie für sehr viele Gebiete der praktischen Chemie sei auf die Literatur, insbesondere die obengenannte Arbeit von *Löwe*, verwiesen, der praktisch alles in bemerkenswerter Vollständigkeit bringt.

3. Interferenzmessungen.

Ein in den letzten Jahren ganz besonders wichtig gewordenes Kapitel der optischen Messungen für den Chemiker sind die Messungen mit Hilfe von Lichtinterferenzen, ein Gebiet, das erst in den letzten 15 Jahren etwa zur Bedeutung gelangt ist, trotzdem bereits einige ungemein wichtige Arbeiten früher zurückliegen, deren Überführung in die Praxis allerdings ganz erhebliche Schwierigkeiten machte. Es handelt sich hierbei im wesentlichen um Verfahren zur Analyse von Gasen und Flüssigkeiten, ebenfalls in ähnlicher Weise, wie bei der Refraktometrie von Flüssigkeiten durch Bestimmung des Brechungsquotienten, was aber für Gase insofern seine Schwierigkeiten hatte, als die Brechungsquotienten bei ihnen sich nur wenig von der Einheit unterscheiden. Es mag genügen, darauf gemäß nachstehender Tabelle hinzuweisen, wie diese für Luft und einige wichtige Gase tatsächlich liegen.

Wasserstoff .	1,000139	Stickstoff . .	1,000298
Luft	1,000293	Sauerstoff . .	1,000271
Kohlensäure .	1,000450	Methan . . .	1,000444

Das Verfahren beruht auf folgendem:

Aus den Elementen der Physik werden die sog. *Fraunhofer*schen Beugungserscheinungen bekannt sein. Nehmen wir von diesen den einfachsten Fall: Von einem leuchtenden Punkt fällt homogenes, also einfarbiges Licht auf einen schmalen Spalt und dringt durch ihn hindurch. In einem auf den Spalt gerichteten Fernrohr, das auf unendlich eingestellt wird, tritt dann das *Fraunhofer*sche Beugungsbild auf, das für den vorliegenden Fall eines Spaltes schematisch so aussieht, wie es in der Fig. 89 dargestellt ist. Das den Spalt unmittelbar durchsetzende Licht erzeugt einen hellen Streifen, an den sich rechts und links symmetrisch dunkle Streifen, dann wieder helle usw. anschließen. Wenn man statt des homogenen weißes Licht nimmt, wird die Erscheinung ganz ähnlich, man erhält in der Mitte ein weißes Feld und rechts und links von ihm statt der dunklen Minima Streifen in den bekannten Spektralfarben.

Wenn man nun statt eines Spaltes zwei gleiche parallele nimmt, so tritt eine Überlagerung der Erscheinungen auf, die im wesentlichen, soweit es hier interessiert, darin besteht, daß das ursprüngliche helle Mittelfeld des einen Spalts wiederum von dunklen Streifen durchzogen ist. Wenn wir nur die

Mitte des Beugungsbildes betrachten, haben wir also bei zwei Spalten eine Folge von parallelen hellen und dunklen Streifen, die statt dessen bei weißem Licht farbig in den Spektralfarben erscheinen.

Die Theorie dieser Erscheinungen zu behandeln ist hier nicht der Ort. Es mag genügen, darauf hinzuweisen, daß in dem Spalt eine Beugung des Lichts stattfindet, so daß der Spalt nicht nur Lichtstrahlen in der Richtung aussendet, wie er beleuchtet wird, sondern daß er gewissermaßen als selbstleuchtender Körper wirkt, der in-

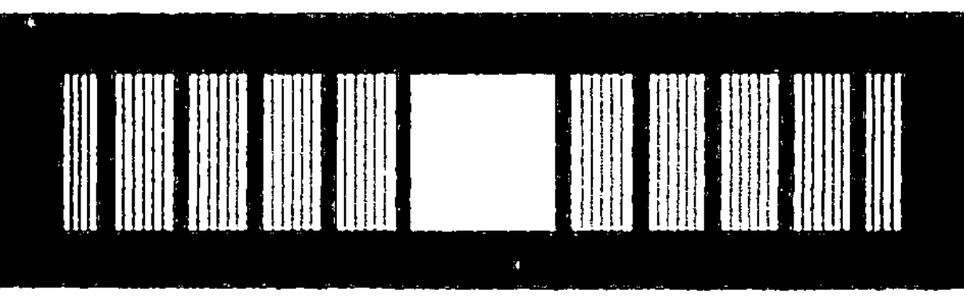

Fig. 89. Beugungsbild eines rechteckigen Spalts.

dessen, was für die Theorie sehr wichtig ist, Licht nur so enthält, daß ihn eine ebene Lichtwelle trifft, d. h. daß der Schwingungszustand des Lichtes in der Spaltebene überall gleichartig ist. Die von der Spaltebene ausgehenden Lichtstrahlen haben also alle den gleichen Schwingungszustand. Betrachten wir zwei Lichtstrahlen, die z. B. von den beiden Spalträndern ausgehen, beide parallel zueinander, unter einem gewissen Winkel α gegen die Richtung des einfallenden Lichtes. Diese beiden Lichtstrahlen werden nun durch das Objektiv des Fernrohres vereinigt und interferieren miteinander. Je nach ihrem Schwingungszustand werden sie sich also verstärken oder schwächen (Fig. 90). In der Spaltebene haben sie gleichen Schwingungszustand. Wenn nun z. B.

$$\sin \alpha = \frac{\lambda}{A\,B}$$

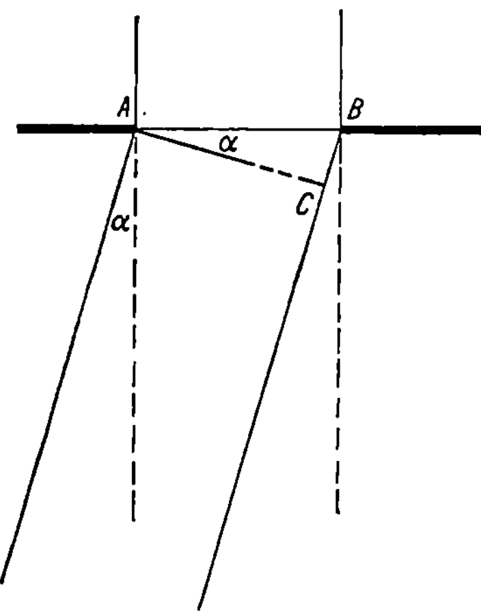

Fig. 90. Zur Entstehung von Interferenzstreifen.

(Ist bei dem Spalt $A\,B$ die Länge $B\,C$ gleich einer halben Lichtwellenlänge $\dfrac{\lambda}{2}$ bzw. $\dfrac{3}{2}\lambda$, $\dfrac{5}{2}\lambda$ usw., so liegt in diesen Richtungen ein Minimum an Helligkeit.)

ist, worin λ die Wellenlänge des betreffenden Lichtes und $A\,B$ die Spaltbreite bedeutet, so sind die Schwingungszustände beider Strahlen wiederum genau gleichartig, sie verstärken sich also, d. h. in dieser Richtung sieht man im Fernrohr eine helle Stelle. Ist dagegen

$$\sin \alpha = \frac{\frac{\lambda}{2}}{A\,B},$$

so bedeutet das, daß der Schwingungszustand beider Strahlen gerade entgegengesetzt ist, sie löschen sich aus, im Fernrohr entsteht in dieser Richtung ein dunkler Streifen.

Dieser Hinweis mag zur Erläuterung des Nachstehenden genügen, insbesondere wie auf ganz einfache Weise Interferenzstreifen entstehen können, für die in allen Fällen charakteristisch ist, daß der Abstand zweier aufeinanderfolgender Streifen gleichbedeutend ist mit einer Änderung der Länge des Weges des erzeugenden Lichtes, oder richtiger der Anzahl der Lichtschwingungen von der Lichtquelle aus, um eine Wellenlänge.

Das *Zeiss*sche Interferometer ist nun grundsätzlich folgendermaßen gebaut (Fig. 91): Von einer Lichtquelle werden zwei parallele Spalte beleuchtet und senden ihr Licht durch zwei parallele gleich lange Tröge, die mit Gasen oder Flüssigkeiten beschickt sind. Nachdem sie diese durchsetzt haben, gelangen die Strahlen in das Objektiv eines Fernrohres und werden dort zu dem oben beschriebenen *Fraunhofer*schen Beugungsbild durch Interferenz vereinigt, so daß man also im Gesichtsfeld eine Reihe paralleler farbiger Streifen sieht. Wenn die ganze Anordnung völlig symmetrisch ist und beide Tröge mit ganz gleichartigen Substanzen gefüllt sind, muß auch das beobachtete Bild symmetrisch sein. Wenn aber nun der eine Trog in seiner Füllung geändert wird, dann

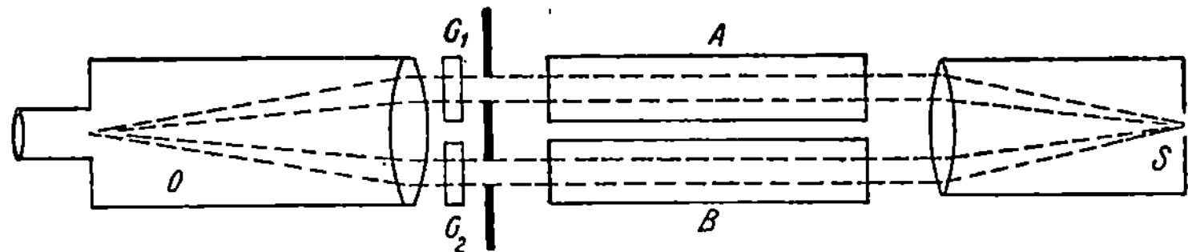

Fig. 91. Schema des *Zeiss*'schen Interferometers.
(*S* Spalt, *A*, *B* Tröge für Flüssigkeit bzw. Gaskammern, G_1, G_2 Glasplatten zur Ausgleichung der Unterschiede der optischen Weglängen des Lichtes, eine von ihnen mikrometrisch drehbar, *O* Beobachtungsfernrohr).

trifft das von der Lichtquelle ausgehende Licht nicht mehr im gleichen Schwingungszustand auf die beiden Spalten. Denn wenn in beiden Trögen der Länge l Substanzen der Brechungsquotienten n_1 und n_2 sind, sind die Lichtwege in ihnen $l\,n_1$ bzw. $l\,n_2$. Die Folge davon ist, daß das Beugungsbild unsymmetrisch oder, richtiger gesagt, seitlich verschoben wird. Dieses wird nun auf folgende Weise meßtechnisch ausgenützt. In beide Lichtwege wird eine gleiche Glasplatte eingeschaltet, wodurch also die Längen der Lichtwege gleich verändert werden. Die eine ist aber drehbar angeordnet, so daß dieser Lichtstrahl sie nicht senkrecht, sondern je nach der Stellung unter verschiedenen Winkeln durchsetzt. Wenn das Beugungsbild also verschoben ist, dreht man diese Glasplatte wiederum durch eine Meßschraube bis zu einem solchen Winkel, daß das Bild seine Ausgangsstellung erhält, und der Drehwinkel ist ein Maß der Änderung des Brechungsquotienten.

Praktisch wird die Anordnung nun etwas anders ausgeführt, da es gewisse Schwierigkeiten bereitet, die Symmetrielage des Beugungsbildes mit völliger Sicherheit zu erkennen. Die beiden Tröge für die zu vergleichenden Substanzen sind so angeordnet, daß das Licht von den oberen beiden Hälften der zwei Spalte an ihnen vorbeigeht und ein dauernd unveränderliches Bild im Fernrohr gibt. Die unteren Hälften senden dagegen ihr Licht durch die beiden Tröge und geben dann das entsprechend verschobene Bild. Dieses wird dann durch die Meßschraube so bewegt, daß es mit dem unmittelbar über ihm liegenden oberen identisch wird, was sich völlig sicher feststellen läßt, und das ist die maßgebende Einstellung.

Man hat es nun in der Hand, durch geeignete Wahl der Troglänge die Meßgenauigkeit beliebig zu ändern. Es ist dies insofern von ausschlaggebender Wichtigkeit, als für die Analyse von Gasen zu beachten ist, daß die Brechungsquotienten von allen Gasen sehr nahe an 1 liegen. Flüssigkeiten sind in dieser Beziehung viel günstiger. Es wird daher das Interferometer mit Troglängen von 2 m bis zu Bruchteilen eines Millimeters hergestellt, je nach der besonderen Art der Messung, die man ausführen will, und es bedarf keiner Erläuterung, daß man gegebenenfalls mit sehr kleinen Substanzmengen auskommt. Man mißt natürlich in allen Fällen nur die Differenz des Brechungsquotienten einer Normalsubstanz gegen die zu untersuchende, also z. B. in der Form des Grubengas-Analysators die Differenz des Brechungsquotienten von reiner Luft gegen eine mit Methan verunreinigte. Durch einen kleinen Kunstgriff kann man für eine hochempfindliche Gasanalyse die teilweise unbequeme Länge des Gerätes auf die Hälfte vermindern. Man läßt das Licht wie vorher beschrieben die Kammern durchlaufen und dann auf einen senkrecht zu ihrer Richtung stehenden Spiegel fallen. Von ihm werden diese Strahlen zurückgeworfen, durchsetzen nochmals die Kammern und fallen dann in die eigentliche Beobachtungs- und Meßeinrichtung. Es liegen jetzt also die Lichtquelle und die beiden Spalte neben dem Okular. Eine solche Anordnung, die wohl konstruktiv etwas schwieriger ist, leistet also das gleiche wie die oben beschriebene Anordnung mit doppelter Troglänge.

Wir wollen uns nun noch in aller Kürze klarmachen, welche Meßgenauigkeit man mit einer solchen Anordnung erreichen kann. Zwischen zwei schwarzen Streifen des Beugungsbildes besteht naturgemäß ein Gangunterschied des Lichtes von genau einer Wellenlänge. Dies folgt ohne weiteres aus der Theorie der Erscheinungen. Nun ist es weiter einleuchtend, daß man bei einiger Übung das untere bewegliche Streifensystem so einstellen kann, daß man auf 0,05 Streifenbreite etwa es zur genauen Deckung mit dem oberen bringen kann, d. h. also auf 0,05 λ, wenn λ die Wellenlänge des benutzten Lichtes ist. Bezeichnen wir die optische Weglänge des Lichtes in einer Kammer mit L und die übliche Länge der Kammer mit l, bei einem Brechungsquotienten der Füllung von n, so ist ja

$$L = l\,n,$$

z. B. also für $l = 1000$ mm

$$L = 1000 \cdot n.$$

Ändert sich nun n um δn, so wird

$$\delta L = l \cdot \delta n,$$

oder mit Rücksicht darauf, daß wir 0,05 λ noch ablesen können, was auf das gleiche herauskommt, daß wir noch 0,05 L ablesen können, so erhalten wir

$$0{,}05\,\lambda = l\,\delta n.$$

Das übliche weiße Licht kann man nun mit einer durchschnittlichen Wellenlänge von

$$\lambda = 0{,}0006 \text{ mm}$$

ersetzen (Na-Licht hat 0,000568 mm, und gelb ist die Stelle im Spektrum, die physiologisch am hellsten wirkt). Man hat dann also

$$0{,}05 \cdot 0{,}0006 = l\,\delta n$$

$$\delta n = \frac{30 \cdot 10^{-6}}{l}\,,$$

also für eine 1000 mm-Kammer kann man n auf $\pm 3 \cdot 10^{-8}$ bestimmen. Prüfen wir dieses nun noch an einzelnen Beispielen durch: Für Luft und Kohlensäure ist

$$n_1 = 1{,}000293\,,$$

$$n_2 = 1{,}000450 \qquad n_2 - n_1 = 157 \cdot 10^{-6}\,.$$

Enthält ein Gemisch beider p Proz. CO_2, so ist der Brechungsquotient:

$$n = n_1 + 0{,}01\,p\,(n_2 - n_1)$$

oder

$$\delta n = \frac{p}{100}\,(n_2 - n_1)\,.$$

Nun ist für eine 1000 mm-Kammer $\delta n = 3 \cdot 10^{-8}$. Daraus folgt also

$$p = \frac{100\,\delta n}{n_2 - n_1} = \frac{100 \cdot 3 \cdot 10^{-8}}{157 \cdot 10^{-6}}$$

$$= \text{rd. } 2 \cdot 10^{-2} = \text{rd. } 0{,}02 \text{ Proz.}$$

Es kann also die Analyse dieses Gemisches auf 0,02 Proz. genau ausgeführt werden, bei kürzeren Kammern mit entsprechend geringerer Genauigkeit. Mit einer 10 cm-Kammer und doppelter Durchstrahlung, d. h. 20 cm Lichtweg, was ein tragbares Gerät gibt, kommt man also auf 0,1 Proz.

Nehmen wir den Fall einer Kochsalzlösung (z. B. Seewasser), die ganz rund für 1 Proz. Konzentrationsänderung ihren Brechungsquotienten um 0,0013 ändert. Für die Ozeanographie wird es z. B. als erstrebenswert bezeichnet, eine Genauigkeit der Gehaltsbestimmung von Meereswasser an NaCl auf 0,005 Proz. zu erhalten, d. h. also im Brechungsquotienten von $0{,}005 \cdot 0{,}0013$ $= 65 \cdot 10^{-7}$. Aus der obigen Formel folgt dann also

$$l = \frac{30 \cdot 10^{-6}}{\delta n} = \frac{30 \cdot 10^{-6}}{65 \cdot 10^{-7}} = \text{rd. } 5 \text{ mm}\,.$$

Also mit einer Kammer von 5 mm Länge kann man durch eine Ablesung den Salzgehalt des Wassers mit jener Genauigkeit bestimmen.

Arbeitet man statt dessen pyknometrisch, und will man auf die gleiche Meßgenauigkeit kommen, so muß man, da 1 Proz. Gehaltsänderung rd. 0,0072 in Dichte bedeutet, diese auf $0{,}005 \cdot 0{,}0072 = 0{,}0000360$, d. h. rd. 4 Einheiten in der 5. Dezimale der Dichte bestimmen, was bereits eine recht schwierige und zeitraubende Aufgabe ist, die zum mindesten auf einem Schiffe sich kaum erledigen läßt.

Für die Verwendung des Interferometers ist zu beachten, daß jedes für den betreffenden Sonderfall erst geeicht werden muß, da keine einfache Beziehung zwischen der Einstellung der Mikrometerschraube und der Änderung des Brechungsquotienten besteht. Diese Eichung muß man also mit geeigneten Normalsubstanzen vornehmen. Weiter ist zu berücksichtigen, daß alle Brechungsquotienten recht stark von der Temperatur abhängen, was insbesondere auch für Gase gilt. Hierbei ist das Gerät besonders günstig, da seine ganze Anordnung darauf hinführt, daß Normalsubstanz und zu untersuchende in der Temperatur sich sehr leicht ausgleichen können; bei geeigneter Anordnung der Messung lassen sich Temperaturfehler ohne lange Temperierung praktisch sehr leicht vermeiden.

4. Polarimetrie.

Über die für den Zuckerchemiker und allgemein den organischen Chemiker sehr wichtige Polarimetrie sei hier wenigstens etwas beigebracht.

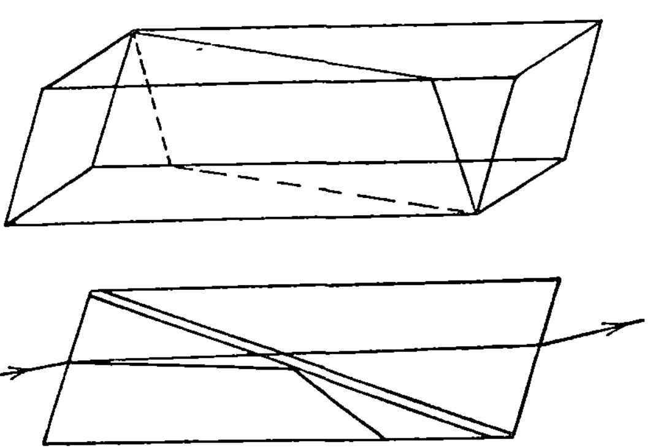

Fig. 92. Ansicht und Schnitt eines *Nicol*-Prismas.

Als polarisiertes Licht bezeichnet man solches, bei dem die Schwingungen der Ätherteilchen, die das Licht übermitteln, und die, nach unseren Vorstellungen über das Licht, senkrecht zur Strahlrichtung in allen Ebenen durch die Strahllinie schwingen, gezwungen sind, nur in einer Ebene durch den Strahl zu schwingen. Diese Ebene bezeichnet man als Polarisationsebene. Man erzeugt polarisiertes Licht am einfachsten, aber am unvollkommensten, durch Reflexion unter bestimmtem Winkel, praktisch fast immer mit dem in Fig. 92 dargestellten *Nicol*schen Prisma, das aus Kalkspat besteht. Das in Kalkspat in gewissen Richtungen eintretende Licht wird doppelt gebrochen, d. h. der eintretende Lichtstrahl in zwei zerlegt. Diese haben die Eigenschaft, daß sie beide polarisiert sind, und zwar, was aber weiter bedeutungslos ist, senkrecht zueinander. Das Prisma ist durch einen schief hindurchgehenden Schnitt geteilt und an dieser Schnittstelle durch Canadabalsam wieder verkittet. Das hat zur Folge, daß der eine Lichtstrahl diese Fläche ungehindert passieren kann, der andere sie bereits außerhalb des Grenzwinkels der totalen Reflexion trifft und daher seitlich abgelenkt wird. Demgemäß ist die Richtung dieses Schnittes berechnet. Es tritt also nur ein Strahl polarisierten Lichtes aus.

Chemisch verwendet wird nun zu Meßzwecken die Eigenschaft vieler Substanzen, die Polarisationsebene zu drehen. Wenn man also z. B. durch ein Nicol Licht fallen läßt, so tritt es aus ihm polarisiert aus. Trifft es dann auf einen zweiten, gleichartig stehenden Nicol, so durchsetzt es diesen ungehindert, wird dieser aber um 90° gedreht, so trifft das Licht auf ihn entsprechend der Polarisationsebene des abgelenkten Strahles und kann den Nicol also nicht durchdringen. Parallele Nicols lassen Licht hindurch, gekreuzte lassen keins hindurch, bei Zwischenstellung wird das Licht mehr oder weniger stark geschwächt. Bringt man nun zwischen zwei Nicols eine Schicht einer optisch aktiven Substanz, so kann man auf diese einfache Weise durch Drehen des einen Nicols den optischen Drehwinkel messen, wenn man denselben auf größte Helligkeit bzw. größte Dunkelheit einstellt. Als Nullstellung dient natürlich die Stellung des Nicols ohne die Zwischenschicht.

Die allgemeinen Gesetze über die Drehung der Polarisationsebene dürften wohl bekannt sein. Kurz zusammengefaßt sind sie: 1. Die Größe der Drehung ist proportional der Schichtdicke. 2. Die Drehung von zwei hintereinander geschalteten Schichten ist gleich der Summe der beiden einzelnen. 3. Die Drehung wächst mit dem Brechungsindex des Lichtes. 4. Die spezifische Drehung einer Flüssigkeit ist die Drehung für 1 dm Schichtdicke, dividiert durch die Zahl der Gramme aktiver Substanz in 1 ccm Flüssigkeit.

Ein praktisch verwendbarer Polarisationsapparat besteht demnach aus einer Lichtquelle, die ihr Licht in ein polarisierendes Nicol sendet, dem Polarisator, einem Glasgefäß zur Aufnahme der zu untersuchenden Substanz mit bestimmter Schichtdicke für diese, und endlich hinter ihr einem zweiten Polarisationsprisma, dem Analysator in einem Teilkreis, durch dessen Drehung der Drehwinkel gemessen wird.

Über die Lichtquelle ist nichts besonderes zu sagen; entweder, je nach der Art des Apparates, ist es weißes Licht, Tageslicht bzw. Licht einer Lampe, oder sonst einfarbiges, fast immer Natriumlicht, durch Verdampfen von Spuren von Natrium (meistens NaCl in Asbest eingeschmolzen) in einer nichtleuchtenden Bunsenflamme erzeugt. Falls es notwendig ist, Na-Licht zu reinigen, leitet man es durch eine etwa 1,5 cm starke Schicht von einer 6proz. Lösung von Kaliumbichromat in Wasser. Das Gefäß ist meistens röhrenförmig in verschiedener Art, je nach dem Zweck. Seine Länge muß genau gemessen sein. In der Blickrichtung wird es durch zwei in Schraubenfassung befestigte hochwertige Glasplatten abgeschlossen, die auf den Rohrenden aufliegen.

Der oben geschilderte einfachste Fall eines Polarisationsapparates ist nun der, der in der Praxis keine Verwendung findet, weil er zu ungenau ist; denn der Punkt, bei dem im Gesichtsfeld größte Helligkeit bzw. volle Dunkelheit herrscht, ist zu wenig bestimmt. Aufgabe des Konstrukteurs ist es vielmehr, eine Form zu finden, bei der dieser Punkt sehr sicher, d. h. auf Bruchteile eines Grades, festgestellt werden kann.

Eine dieser Lösungen ist der Doppelquarz von *Soleil*. Es ist das eine kreisförmige Quarzplatte von 3,75 mm Dicke, die in einem Durchmesser auseinander geschnitten ist; die eine dieser Hälften besteht aus optisch rechts-, die andere aus linksdrehendem Quarz. Eine Quarzplatte dieser Dicke dreht die Polarisationsebene von gelbem Na-Licht um gerade 90°. Wenn man nun den

Polarisator und Analysator eines einfachen Polarisationsapparates mit ihren Polarisationsebenen parallel stellt (größte Helligkeit!) und diese Quarzplatte zwischen sie schaltet, so ist es offensichtlich, daß gerade das gelbe Licht vernichtet wird. Bei Beleuchtung mit weißem Licht bleibt also eine Mischfarbe, etwa als grau-violett zu bezeichnen, übrig, die durch Mischung der Restfarben des Spektrums ohne Gelb entsteht. Man bezeichnet sie als empfindliche Farbe. Eine ganz geringfügige Drehung des Analysators verändert diese Farbe auf der einen Seite nach rot zu, auf der anderen nach blau, und so ist eine sichere Einstellung möglich. Der Vorteil der besseren Einstellmöglichkeit wird aber teilweise durch den Umstand aufgehoben, daß sie nur für weißes Licht verwendbar ist, und daß daher die Dispersion der Substanzen stört. Man kann aber auch mit geringerer Genauigkeit bei einfarbigem Licht arbeiten.

Günstiger sind die sog. Halbschatten-Apparate. Zunächst sei der von *Laurent* erwähnt. Er deckt die Hälfte des Gesichtsfeldes zwischen Polarisator und Analysator durch eine Quarzplatte ab, die parallel zu seiner optischen Achse geschnitten ist. Das hat infolge der Eigenschaft der Doppelbrechung im Quarz zur Folge, daß der durch den Quarz hindurchfallende Lichtstrahl in zwei senkrecht zueinander polarisierte Strahlen zerlegt wird. Die Dicke dieser Platte ist so gewählt, daß infolge der verschiedenen Fortpflanzungsgeschwindigkeiten des Lichtes in diesen beiden Richtungen, bzw., was ja auf das gleiche herauskommt, der verschiedenen Brechkraft des Quarzes für beide Strahlen, diese beiden Strahlen gerade einen Gangunterschied von einer halben oder einem ganzen Vielfachen einer halben Wellenlänge haben. Wenn diese beiden Strahlen nach dem Austritte aus dem Quarz sich wieder zu dem linear polarisierten Strahl, wie er ursprünglich vorhanden war, vereinigen, so hat das wieder zur Folge, daß dessen Polarisationsebene gegen die anfängliche um einen gewissen Winkel gedreht ist. Da dieser Vorgang nur in der einen Hälfte des Gesichtsfeldes eintritt, haben wir also zwei linear polarisierte Strahlen mit diesem Winkel, den man als Halbschatten bezeichnet, zwischen ihren Polarisationsebenen. Wenn die Polarisationsebene diese Winkel halbiert, sind beide Hälften gleich hell beleuchtet; eine sehr geringe Drehung bewirkt ungleiche Helligkeit der Flächen. Praktische Erfahrung zeigt, daß dieser Halbschattenwinkel zu etwa 3° zu wählen ist. Je kleiner dieser Winkel ist, desto größer ist die Empfindlichkeit, aber auch desto geringer ist die Lichtstärke des Gesichtsfelds. Man kann naturgemäß den Halbschatten leicht ändern, wenn man die Quarzplatte in ihrer Ebene um die Achse des Apparates ein wenig dreht. Aus dem Vorstehenden folgt, daß dieser Apparat nur für Licht bestimmter Farbe verwendbar ist, was praktisch ziemlich bedeutungslos bleibt[1].

Die vollkommenste Form ist wohl die nach *Lippich*[2]. Bei ihr besteht, wie schematisch gezeichnet (Fig. 93), der Polarisator aus einem großen Nicol und zwei kleinen. Die Polarisationsebenen von diesen sind gegen die des Hauptprismas um einen kleinen Winkel gedreht. Maßgebend für die Einstellung ist

---

[1] Vgl. z. B. *Schoenrock*, Zeitschr. f. Instrumentenk. 1901, S. 90.
[2] *Landolt*, Ber. d. D. Chem. Ges. 1895, S. 3102.

hier, daß das Gesichtsfeld gleichförmig beleuchtet ist. Diese Anordnung, die übrigens verstellbar, also mit veränderlichem Halbschatten eingerichtet werden kann, ist naturgemäß für alle Wellenlängen verwendbar und damit wohl die vollkommenste Anordnung. Der veränderliche Halbschatten ist insofern sehr wichtig, als man bei klaren, gut durchlässigen Lösungen einen kleinen Halbschatten einstellen

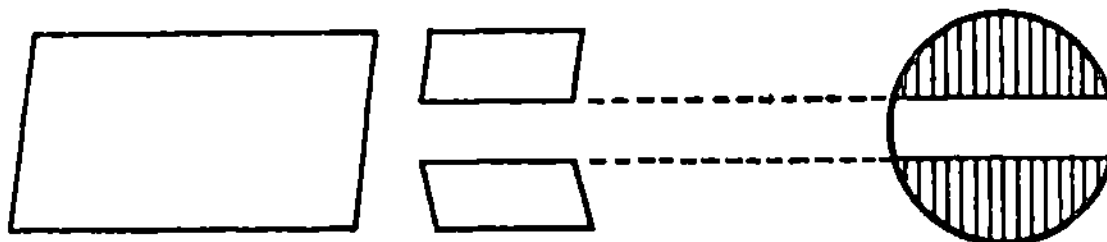

Fig. 93. Schema des Polarisators beim Halbschatten-Polarisationsapparat nach *Lippich*.

kann und damit eine sehr genaue Ablesung erhält, bei absorbierenden Lösungen dagegen auf einen größeren gehen kann. Je größer der Halbschattenwinkel, desto größer ist auch die Helligkeit.

Der Analysator ist bei allen Apparaten mit einer kleinen Ableselupe ausgerüstet, mit Teilkreis und Nonius auf beiden Seiten, zur Ausschaltung der Exzentrizität. Für die letzte Einstellung des Analysators ist eine Feinbewegung vorgesehen.

Die Länge der Röhren für die Aufnahme der Flüssigkeiten muß entsprechend genau bekannt sein, im allgemeinen garantieren die Fabriken einige hundertstel Millimeter.

Eine amtliche Prüfung von Polarisationsapparaten durch die Physikalisch-Technische Reichsanstalt ist ohne weiteres möglich.

XVII. Elektrische Messungen.

1. Allgemeines und Normales.

Die grundlegenden Größen, deren Bestimmung bei elektrischen Messungen in Frage kommen, sind Stromstärke, Spannung und Widerstand, die in jedem Stromkreis durch das bekannte O h m s c h e G e s e t z miteinander verbunden sind. Man braucht daher in jedem geschlossenen Stromkreis nur zwei dieser Größen zu kennen, um daraus ohne weiteres die dritte ableiten zu können. Die bekannten Grundeinheiten für die Messungen dieser drei Größen sind für die Stromstärkeneinheit das Ampere, für die Spannungseinheit das Volt und für die Widerstandseinheit das Ohm. Abgeleitete Einheiten sind die Einheit der Stromleistung, das Watt, in Gleichstromkreisen ohne weiteres zu berechnen durch das Produkt aus Stromstärke und Spannung oder allgemein für Gleichstromkreise geltend durch die einfachen Grundformeln (Stromstärke J, Spannung E, Widerstand R, Leistung W):

$$E = \frac{W}{J} = J \cdot R = \sqrt{W \cdot R}, \qquad R = \frac{E}{J} = \frac{W}{J^2} = \frac{E^2}{W},$$

$$J = \frac{W}{E} = \sqrt{\frac{W}{R}} = \frac{E}{R}, \qquad W = E J = J^2 R = \frac{E^2}{R}.$$

Hiervon ist die weitere gebräuchlichere Einheit abgeleitet, das Kilowatt, das tausendfache dieser Einheit. Aus dem Watt wird endlich die Einheit der Stromarbeit abgeleitet, die Wattsekunde, d. h. die Arbeit, welche die elektrische Energie von 1 Watt in einer Sekunde leistet, als Joule bezeichnet, die gleich 10 Millionen Erg ist.

Ehe auf die eigentlichen Meßverfahren und Meßgeräte eingegangen wird, seien noch einige allgemeine Dinge vorausgeschickt.

Das Ohmsche Gesetz ist oben schon genannt worden. Es sei noch ein zweites Ohmsches Gesetz, das im allgemeinen nicht so genannt wird, über den elektrischen Widerstand eines Körpers erwähnt. Wenn ein Draht oder ein anderer Körper gleichförmigen Querschnitts die Länge l hat, den Querschnitt q, so ist sein W i d e r s t a n d R anzusetzen zu $R = k\frac{l}{q}$, worin k eine Konstante bedeutet, die nur vom Material des Körpers abhängt, und die man als seinen spezifischen Widerstand oder die Größe $\frac{1}{k}$ als seine Leitfähigkeit bezeichnet. Für praktische Zwecke gibt man für die üblichen metallischen Stoffe und ähnliche im allgemeinen den spezifischen Widerstand an, der für einige wichtige Stoffe in der nachstehenden Tabelle zusammengestellt ist. Die Werte sind hier berechnet für einen Querschnitt von 1 qmm und eine Länge von 1 m. Es folgt daraus, daß der spezifische Widerstand des betreffenden Stoffes für 1 ccm-Würfel berechnet den $\dfrac{1}{100 \cdot 100} = 10^{-4}$-fachen Wert hat.

Spezifische Widerstände einiger wichtiger Stoffe
(Widerstand in Ω für 1 m Länge und 1 qmm Querschnitt).

Leitungsmetalle.

Aluminium	0,03	Platin	0,11
Blei	0,21	Bronze	0,13
Eisen	0,11	Quecksilber	0,960
Kupfer	0,017	Silber	0,016
Messing	0,08	Zink	0,06
Nickel	0,10		

Metalle für Widerstände.

Konstantan	0,48	Rheotan	0,45
Manganin	0,41	Graphit	4—12
Neusilber	0,30	Gaskohle	50
Nickelin	0,39	Bogenlichtkohle	40

Isolierstoffe
(Angabe in Megohm $= 10^6 \, \Omega$ für 1 ccm-Würfel).

Paraffin	$5 \cdot 10^{12}$	Jenaer Glas	$5 \cdot 10^7$
Quarz, geschmolzen	$5 \cdot 10^{12}$	Preßspan	$1 \cdot 10^5$
Hartgummi	$1 \cdot 10^{12}$	Schiefer	$1 \cdot 10^2$
Glimmer	$2 \cdot 10^{11}$	Holzteer	$17 \cdot 10^8$
Bernstein	$5 \cdot 10^{10}$	Stearinsäure	$35 \cdot 10^7$
Schellack	$1 \cdot 10^{10}$	Benzin	$14 \cdot 10^6$
Siegellack	$8 \cdot 10^9$	Paraffinöl	$8 \cdot 10^6$
Porzellan, unglasiert	$3 \cdot 10^8$	Benzol	$13 \cdot 10^2$

Bei den vielen angestellten Messungen des Leitvermögens von Elektrolyten gibt man im allgemeinen nicht den spezifischen Widerstand an, sondern das **Leitvermögen**, d. h. 1 dividiert durch den spezifischen Widerstand, und zwar bezogen auf 1 ccm-Würfel als Einheit. Weiter ist zu beachten, wenn wir mehrere Leiter der Widerstände a, b, c usw. haben, und diese werden in einer Reihe hintereinander geschaltet, so ist der Gesamtwiderstand der hintereinander geschalteten Leiter gleich der Summe ihrer Einzelwiderstände, also gleich $a + b + c \ldots$ Werden dagegen alle Leiter parallel geschaltet, d. h. verbinden sie gleichzeitig zwei Punkte miteinander, so ist der Widerstand eines Systems von Leitern etwas schwieriger zu berechnen. Es addieren sich hierbei nicht die Widerstände, sondern die Leitfähigkeiten der Leiter, d. h. die Leitfähigkeit des Systems ist gleich der Summe der Werte

$$\frac{1}{R} = \frac{1}{a} + \frac{1}{b} + \frac{1}{c} + \cdots,$$

woraus sich ohne weiteres dann der Widerstand des Systems ergibt.

Wenn in einem Stromkreis eine elektrische Spannungsquelle vorhanden ist, z. B. ein Element oder ein Akkumulator, so bezeichnet man als **elek-**

tromotorische Kraft die Spannung des Elements im offenen Zustand, im idealen Fall also, wenn man sie mit dem später zu erwähnenden Elektrometer mißt, d. h. also, wenn man aus der Stromquelle keinen Strom, praktisch, wenn man aus ihr nur einen unendlich kleinen Strom entnimmt. Die Stromstärke in dem Kreis berechnet sich aus der elektromotorischen Kraft der Stromquelle selbst und den Widerständen, die der Strom durchfließt, die gleich den äußeren Widerständen in der Strombahn sind, vermehrt um den inneren Widerstand der Stromquelle selbst.

Das übliche Messungshilfsmittel für Spannungsmessungen, d. h. das Element, das eine bekannte, zahlenmäßig ohne weiteres angebbare elektromotorische Kraft erzeugt, ist das sog. Weston-Normalelement, das chemisch in folgender Weise zusammengesetzt ist:

$$-\mathrm{Hg},\ \mathrm{Hg_2SO_4},\ \mathrm{CdSO_4} + \frac{8}{3}\mathrm{H_2O}\ \text{(ge-}$$

sättigte Lösung mit ungelösten Krystallen) Cd + Hg (Amalgam mit 10 bis 13 Proz. Hg) + .

Ein derartiges Element wird gewöhnlich in H-Form und fest verschlossenen Glasgefäßen hergestellt, die Stromentnahme aus ihm erfolgt mit Hilfe zweier eingeschlossener Platindrähte (Fig. 94). Auf die Einzelheiten der Herstellung sei hier nicht eingegangen. Seine elektromotorische Kraft kann aus der nachstehenden Tabelle entnommen werden.

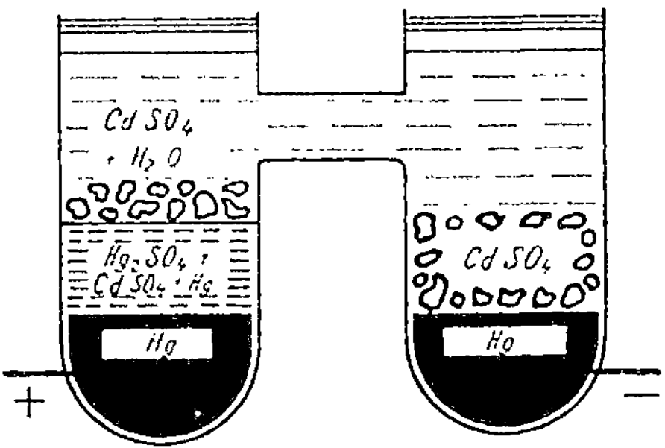

Fig. 94. Weston-Normalelement.
(+Hg, Hg₂SO₄+CdSO₄+Hg, CdSO₄+H₂O [gesättigt], Hg– .)

Weston-Normalelement

$$E = 1{,}01830\ \mathrm{V} - 0{,}0000406\ (t-20)^0 - 0{,}00000095\ (t-20)^2 + 0{,}00000001\ (t-20)^3\ \mathrm{V}$$

Temperatur	EMK.
10°	1,01863
15	1848
16	1845
17	1841
18	1838
19	1834
20	1830
25	1807

Sie ist, wie aus dieser Tabelle hervorgeht, nur in geringem Maße von der Temperatur abhängig, so daß man sie bei Messungen mittlerer Genauigkeit praktisch als von der Temperatur unabhängig ansehen kann. Als Grundregel bei der Benutzung dieser Elemente ist unter allen Umständen zu beachten, daß man aus ihnen niemals Strom in nennenswerter Menge entnehmen darf, auch nicht vorübergehend. Sie dürfen also in keinem Fall durch kleinere Widerstände als etwa 10 000 Ohm geschlossen werden. Erwähnt sei noch, daß es für bestimmte Fälle unter Beachtung der wichtigeren Vorschriften für die Herstellung solcher Elemente ohne besondere Schwierigkeiten möglich ist, sie selbst zu bauen, ohne daß man zu befürchten hat, daß die von ihnen gelieferte Spannung nennenswert von dem oben angegebenen Wert abweicht.

Dieser Elementtyp ist der einzige, der für Normalelemente für Lieferung bestimmter Spannungen in Frage kommt, alle sonstigen Elemente können dafür nur mit Ansprüchen geringster Genauigkeit benutzt werden. Man kann im allgemeinen annehmen, daß ein Akkumulator der üblichen Form mit Blei als Elektroden nach kurzer Stromentnahme eine Spannung von 1,85 Volt hat, und daß diese verhältnismäßig langsam bis 1,70 heruntergeht. Diese Zahl kann indessen selbstverständlich nur sehr angenähert sein. Die bekannten Elemente können nur als Stromquellen dienen, ohne Anspruch darauf zu erheben, bestimmte Spannungen zu geben. Es wird vielmehr notwendig sein, diese in jedem einzelnen Fall gesondert zu bestimmen.

Eins der wichtigsten Messungshilfsmittel für alle elektrischen Größen sind Widerstände. Zu Meßzwecken werden diese fast ausnahmslos aus Manganin hergestellt, einer Legierung aus 84 Proz. Kupfer, 12 Proz. Mangan, 4 Proz. Nickel mit einem verhältnismäßig hohen spezifischen Widerstand und, was für Meßzwecke sehr vorteilhaft ist, einem sehr geringen Temperaturkoeffizienten des Widerstandes, der nur rund 0,00002 beträgt. Man kann daher, wenn die Widerstände, wie üblich, für durchschnittliche Raumtemperatur justiert sind, im allgemeinen den Widerstand als temperaturunabhängig ansehen, muß allerdings darauf achten, daß der hindurchfließende Strom nicht die Temperatur des Manganin übermäßig erhöht. Alle Widerstände sind entweder aus Manganinblech oder Draht geeigneter Stärke hergestellt, wobei dieses Material zum Schutz mit geeignetem Überzug versehen ist.

Man unterscheidet zwei Formen von Widerständen, zunächst Einzelwiderstände, die fast regelmäßig mit höchster Genauigkeit hergestellt, als Normalwiderstände verwendbar sind. Sie dienen nicht nur als Vergleichswiderstände für Widerstandsmessungen, sondern auch zur Verwendung bei Stromstärkemessungen, indem man hierbei nicht die Stromstärke selbst mißt, sondern die im allgemeinen einfacher und leichter auszuführende Spannungsmessung vornimmt, indem man die Spannungsdifferenz zwischen den Enden des Widerstandes mißt, den man in dem Stromkreis eingeschaltet hat. Näheres darüber folgt später. Die üblichen Widerstände für Laboratoriumszwecke sind sogenannte Widerstandskästen oder Widerstandssätze, bei der eine Reihe meistenteils dekadisch abgestufter Widerstände in einem Gehäuse vereinigt sind, die durch Einsetzen bzw. Ziehen von Stöpseln ein- und ausgeschaltet werden können. Man muß sich hierbei in jedem Fall klar sein, in welcher Weise die Anordnung der Widerstände eingerichtet ist. Im allgemeinen sind die Widerstände sämtlich hintereinander geschaltet und die Enden der Drähte zweier Nachbarwiderstände zu einem gemeinsamen Anschlußstück geführt. Wenn man zwischen zwei solcher Anschlußstücke einen Stöpsel einsetzt, so ist der diese Trennstelle überbrückende Widerstand kurz geschlossen und damit ausgeschaltet. Das Ziehen des Stöpsels bedeutet also, daß man den Widerstand einschaltet. Da derartige Widerstandskästen fast regelmäßig dekadisch angeordnet sind, kann man ganz genau wie bei einem Gewichtssatz die Summe der Widerstände leicht zusammenrechnen.

Für viele Fälle ist es zweckmäßiger, statt der Stöpsel, die bei hochwertigen Widerständen immer eine sehr sorgfältige Behandlung erfordern, um nicht Schaden zu nehmen und einen sicheren Sitz zu erzielen, die Widerstände anders anzuordnen, eine Anordnung, die man als K u r b e l w i d e r s t a n d bezeichnet. Diese ist z. B. so, daß zwischen 11 im Bogen angeordneten Kontaktstücken 10 gleiche Widerstände von 1 oder 10 oder 100 usw. Ohm zwischengeschaltet sind. Die Stromabnahme erfolgt durch eine Kurbel mit Schleifkontakt, welche über die Anschlußstücke herüberstreift. Der Strom tritt am ersten Kontaktstück ein und verläßt die Widerstände über das Kontaktstück, das die Kurbel gerade berührt, durch den Drehpunkt der Kurbel. Wenn die Kontakte sauber gehalten werden und genügend Druck ausüben, leisten diese Widerstände praktisch wohl dasselbe wie Stöpselwiderstände. Die Ablesung der eingeschalteten Widerstandsgröße ist selbstverständlich, und meistenteils sind mehrere solcher dekadisch abgestuften Widerstandssätze in einem Kasten zusammengebaut.

Sehr große Widerstände lassen sich aus Draht nur recht schwer herstellen, und es sind wohl Vorschläge gemacht worden, solche durch andere Hilfsmittel zu erzielen. Erwähnt seien Versuche, feine Metallniederschläge herzustellen, die genügend große Widerstände bieten, z. B. auf dem nicht leitenden Porzellan oder Graphitstriche auf ungebranntem Porzellan oder Papier. Es sind das immerhin nur Notbehelfe, wie sie gelegentlich in Frage kommen werden. Für Zwecke des Chemikers sind sie bedeutungslos.

Kleine Widerstände sind mit genügender Genauigkeit aus Draht ebenfalls schwer herzustellen. Falls in besonderen Fällen einmal solche gebraucht werden, kann man sie am besten durch geeignete Parallelschaltung größerer erhalten. Viel günstiger ist hierbei Blech als Widerstandsmaterial.

Die obengenannten Stöpselwiderstände haben fast immer besondere Einrichtungen, die sie geeignet machen, als sogenannte Spannungsteiler zu dienen, indem die Kontaktstücke Klemmschrauben haben oder Bohrungen tragen, in die besondere Stöpsel mit Klemmschrauben eingesetzt werden können, um von ihnen Spannungen abzunehmen; denn wenn man an die Enden eines solchen Widerstandes irgendeine Spannung anlegt, so ist die im Kreise fließende Stromstärke gleich der Spannung dividiert durch den eingeschalteten Widerstand, und der Spannungsunterschied zwischen diesen beiden Stöpseln oder Klemmschrauben ist gleich dem Widerstand zwischen diesen beiden Stellen dividiert durch den Gesamtwiderstand, multipliziert mit der ganzen anliegenden Spannung, oder mathematisch ausgedrückt:

$$J = \frac{E}{R + r}, \qquad E' = r J = \frac{r E}{R + r}.$$

Ist r klein gegenüber R, so kann man setzen

$$E' = \frac{r}{R} E.$$

Schließt sich an E' ein Stromkreis des Widerstandes r' an, so ist die Stromstärke J' in ihm $J' = \dfrac{E'}{r+r'} = \dfrac{r\,E}{(R+r)\,(r+r')}$, und ist r auch klein gegen r', so ist $J' = \dfrac{E}{R \cdot r'}$ (Fig. 95).

Neben diesen Formen der Widerstände, die überwiegend zu Meßzwecken benutzt werden, und die mit mehr oder weniger großer Genauigkeit auf bestimmte Widerstandswerte abgeglichen werden, werden noch vielfach ebenfalls zu Meßzwecken sogenannte Regulierwiderstände gebraucht, im allgemeinen als Kurbelwiderstände oder als Schiebewiderstände ausgebildet, die nur sehr roh justiert sind, und die überwiegend dazu dienen, die Stromstärke in einem Stromkreis auf geeignete Größe einzuregulieren, und deren etwa angegebenen Widerstandswerte nur dazu dienen sollen, ganz überschlägig die Widerstandsverhältnisse im Kreis übersehen zu können.

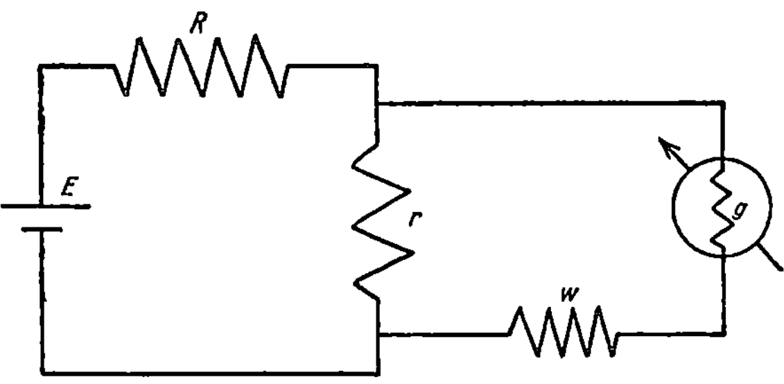

Fig. 95. Spannungsteilung und Schaltung zur Messung der Empfindlichkeit eines Galvanometers.

Bei der Anwendung von Widerständen aller Art ist zu beachten, daß sie durch den hindurchgehenden Strom erwärmt werden. Wie hoch diese Erwärmung steigt, ist im allgemeinen nicht angebbar, da sie von der Form der Widerstände und den Abkühlungsmöglichkeiten abhängt.

Auf Stromverbindungen für Meßzwecke muß man einen besonderen Wert legen, falls man nicht unnötige Fehlerquellen herbeiführen will. Die gewöhnlichen Drähte, einfach durch Schrauben angeklemmt, geben meistenteils keinen guten Stromschluß, wenn man nicht vorher die Kontaktstellen blank geputzt hat. In vielen Fällen wird es zweckmäßig sein, diese durch Amalgamieren zu verbessern. Alle Schrauben müssen stets fest angezogen sein. Nicht genügend fest angezogene Schrauben geben leicht einen Wackelkontakt, dessen Auffindung vielfach Mühe verursacht. In manchen Fällen wird man Stromverbindungen auch so herstellen, daß man die beiden in Verbindung zu bringenden Leiterteile durch Quecksilbernäpfchen miteinander verbindet; auch federnde Kontakte oder Schleifringe und Schleifbürsten werden gelegentlich gute Dienste tun.

2. Die typischen Meßgeräte.

Es sei zunächst auf die allerwichtigsten Typen der elektrischen Meßinstrumente eingegangen, soweit sie allgemeine Anwendung finden. Wir müssen hierbei zwei Typen unterscheiden, die man als technische Instrumente und als Laboratoriumsinstrumente charakterisieren kann, die aber beide gleichartig, je nach den Ansprüchen, die man stellt, zu verwenden sind. Es sei im übrigen von vornherein betont, daß im nachstehenden ganz überwiegend nur auf Messungen mit Gleichstrom eingegangen ist, da die vielfach ganz wesentlich schwierigeren Messungen mit Wechselstrom für einen Chemiker viel geringere Bedeutung haben, insbesondere laboratoriumsmäßig nur in Ausnahmefällen ausgeführt werden. Die hauptsächlichsten Typen der technischen Meßgeräte sind folgende:

Die erste Type geht davon aus, daß ein durch einen Draht fließender Strom in seiner Umgebung ein magnetisches Feld erzeugt und daher auf Weicheisenkörper anziehende Kräfte ausüben wird. Meßgeräte, die hiervon Gebrauch machen, bezeichnet man als Weicheiseninstrumente. In ihrer Grundform bestehen sie daher aus einer Spule mit einer entsprechenden Anzahl Windungen, in die ein geeignet geformtes Stück weichen Eisens eintaucht. Dieses ist an einer Achse befestigt, die gleichzeitig den Zeiger trägt, und die durch Gegenfedern oder durch Gegengewichtchen im stromlosen Zustand in einer bestimmten Ruhestellung gehalten wird. Fließt dann durch die Spule ein Strom einer bestimmten Stärke, so wird das Weicheisenstück mehr oder weniger stark in die Spule hineingezogen, dadurch bewegt sich der Zeiger über eine Skala hinweg und gestattet damit ohne weiteres, bei geeigneter Justierung des Instrumentes an ihr die hindurchfließende Stromstärke abzulesen. Die Form des Eisenkörpers und der Spule muß empirisch festgelegt werden, um eine günstige Skalenform zu erzielen. Die Bewegung des Eisenkörpers geht vor sich, bis die Gegenkraft der Feder oder der Gegengewichte die Bewegung hemmt, also die anziehende Kraft der stromdurchflossenen Spule aufhebt. Diese Type von Meßgeräten wird fabrikmäßig in ungeheuren Mengen mit den verschiedensten Meßbereichen hergestellt, und zwar als Amperemeter und als Voltmeter, sowohl für Gleichstrommessungen, als auch für Wechselstrom, wobei erwähnt sei, daß ein Gleichstrominstrument auch sofort als Wechselstrominstrument dienen kann, ohne daß die Skalenangaben sich nennenswert ändern.

Auf eins sei hier gleichzeitig hingewiesen, was von allgemeiner Bedeutung ist. Wenn man einen solchen Stromzeiger in einen Stromkreis einschaltet, so zeigt er naturgemäß durch seinen Ausschlag die Stromstärke im Kreise an. Man muß ihn daher, um nicht eine unnötige Belastung des Kreises mit Widerstand herbeizuführen, mit möglichst geringem eigenen Widerstand bauen, d. h. jeder Stromzeiger darf nur einen möglichst geringen eigenen Widerstand haben. Der Energieverbrauch für den Endausschlag eines solchen Instrumentes ist daher gleich seinem eigenen Widerstand, multipliziert mit dem Quadrat der Stromstärke, die notwendig ist, um ihn zum Endausschlag zu bringen, praktisch pflegt man also nicht seinen eigenen Widerstand anzugeben, sondern den Spannungsabfall zwischen seinen beiden Anschlußklemmen bei der größten hindurchgehenden Stromstärke (Abb. 96).

Wenn man ein entsprechendes Instrument parallel zu einer Spannungsquelle schaltet, so hat dieses Instrument doch einen festen Widerstand und wird daher einen Ausschlag geben, der von der Spannung der Stromquelle abhängt. Ein solches Instrument kann daher ohne weiteres die Spannung

zu messen gestatten, und wie oben gesagt ist, darf aus keiner Stromquelle
für die Spannungsmessung unnötig viel Strom entnommen werden. Es ist
also notwendig, daß man ein solches Gerät mit möglichst hohem inneren
Widerstand baut. Jeder Spannungszeiger ist um so ungünstiger, je geringer
sein innerer Widerstand ist. Auch hier ist genau wie beim Stromzeiger die
Spannung charakteristisch, die seinen Endausschlag hervorruft, und der
Energieverbrauch in seinem Innern, um den Endausschlag zu bewirken.

Die oben geschilderte Weicheisentype der elektrischen Meßinstrumente
ist einer Durchbildung als genaueres Präzisionsmeßgerät nicht fähig, sondern
erreicht nur mittlere Meßgenauigkeit, wie sie insbesondere für Schalttafeln
und ähnliche Zwecke verlangt wird. Wesentlich genauer ist die zweite
wichtige Grundtype aller elektrischen Meßgeräte, nämlich das sogenannte
Drehspulsystem, das indessen nur für Gleichstrom anwendbar ist. Sein
messender Teil ist eine kleine Spule meistens rechteckiger Form, die um eine

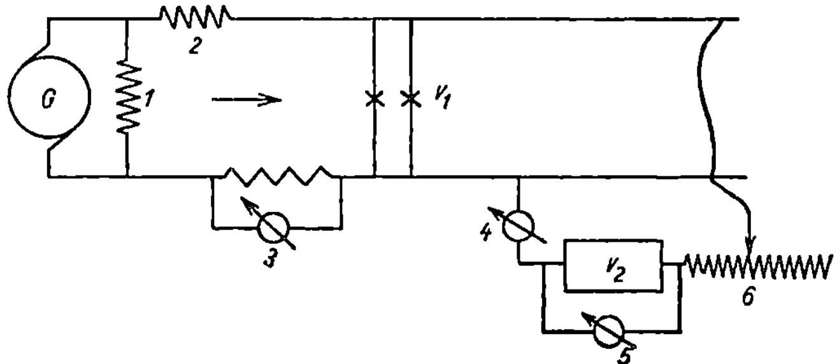

Fig. 96.· Schaltung von Strom- und Spannungszeigern im Leitungsnetz.

(G Generator, V_1, V_2 Verbrauchsstellen, 1, 2 Regulierwiderstände für die Stromstärke bzw. Spannung im Netz,
1 gleichzeitig Aufschluß eines Spannungszeigers für die Maschinenspannung, 2 eines Stromzeigers für den
Maschinenstrom, 3 Stromzeiger mit Nebenschlußwiderstand, 4 Stromzeiger für den Stromverbrauch einer
Verbrauchsstelle mit Regulierwiderstand 6, 5 Spannungszeiger für die am Verbraucher liegende Spannung.)

Achse drehbar ist, die durch die Mitten zweier gegenüberliegender Spulen-
seiten geht. Die Spule ist aus feinem Draht entweder frei, meistens aber auf
einen dünnen Metallrahmen gewickelt. Die Achsspitzen sind in Steinlager, ähnlich wie die Lager einer Taschenuhr, gelagert. Dieser Rahmen erhält eine feste
Ruhelage durch zwei Spiralfedern, die an ihrem äußeren Ende festgelegt sind
und mit ihren Endstücken in der Mitte an der Achse elektrisch isoliert befestigt
sind. Diese beiden Enden sind gleichzeitig mit den beiden Drahtenden der Spule
verbunden, und durch die beiden Spiralfedern wird der Spule der Strom zugeführt. Dieses ganze System befindet sich zwischen den Polen eines Hufeisenmagneten, und zwar so, daß diese die Spule möglichst eng umgeben, und um das
magnetische Feld gut auszunutzen, ist das Innere der Spule noch mit einem
Eisenkern versehen, so daß für ihre Bewegung nur ein schmaler ringförmiger
Schlitz übrig bleibt. Durch die Spiralfedern, die meistens aus Phosphorbronze
hergestellt sind, wird der Spule eine bestimmte Ruhelage erteilt, die an einem an
ihr befestigten Zeiger an einer Skala abgelesen werden kann. Wird dann durch
die Spule ein Strom geleitet, so wird sie gewissermaßen ein Magnet, der sich

in Richtung des Feldes der Hufeisenmagneten einzustellen versucht. Bei geeigneter Anfangslage wird also die Spule gedreht, bis ihr Drehmoment in Abhängigkeit von der Stromstärke, die durch sie hindurchfließt, gleich dem Gegendrehmoment der Spiralfedern ist, und so erreicht sie eine zweite Ruhelage, und ihre Drehung ist ein Maß der hindurchfließenden Stromstärke. Der gesamte Ausschlag, den die Spule machen kann, beträgt etwa 90° und wird an einer geteilten Skala abgelesen, die bei guter Ausführung des Instruments praktisch vollkommen gleichförmig verläuft (Fig. 97).

Diese Type von Meßinstrumenten in verschiedenartigsten Formen ist die maßgebende Type für bessere und feinste Laboratoriumsmeßinstrumente für Gleichstrom, und zwar in der Ausführung als Amperemeter und Voltmeter, je nach der Art der Wickelung der Spule und der Schaltung der Zusatzwiderstände. Wird die Spule z. B. mit verhältnismäßig hohem Widerstand

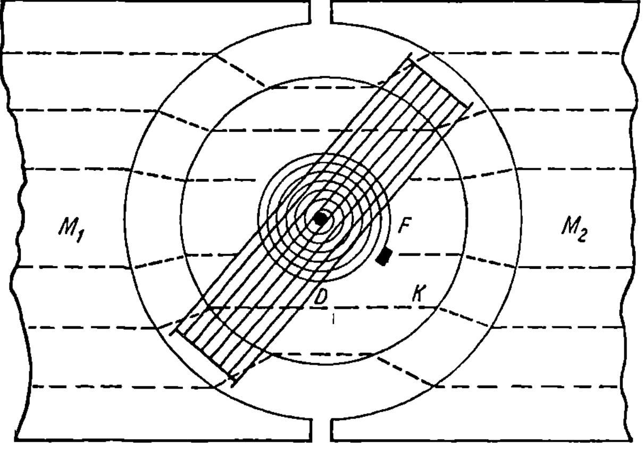

Fig. 97. Schema eines Drehspulmeßgeräts.

(M_1 M_2 Pole eines Hufeisenmagnets, D Drehspule, F Feder als Stromzuführung und für die Richtkraft, K feststehender Eisenkern.)

ausgeführt und vor die Spule ein weiterer hoher Widerstand gelegt, so wirkt dieses Gerät, wenn man es an eine Spannung anlegt, als Voltmeter. Eine bestimmte verhältnismäßig kleine Stromstärke bringt das Gerät zum Endausschlag, und durch geeignete Justierung der Widerstände kann man erreichen, daß z. B. bei einer Stromstärke von 0,01 Ampere der Endausschlag gerade erreicht wird, bei einem gesamten Instrumentwiderstand von 3000 Ohm. Das bedeutet, daß das Instrument seinen Endausschlag gerade bei 30 Volt erreicht, also eine Skala für 30 Volt erhalten kann. Schaltet man dann vor das Instrument einen zweiten Widerstand von genau 3000 Ohm und legt jetzt an die beiden Enden eine beliebige Spannung an, so wird das Instrument seinen Endausschlag erreichen, wenn die Spannung gerade 60 Volt beträgt. Alle ursprünglichen Skalenablesungen brauchen also nur mit dem Faktor 2 bei diesem veränderten Meßbereich multipliziert werden. Schaltet man vor das Instrument 12 000 Ohm, so erhält in genau gleicher Weise das Instrument ein Meßbereich bis 150 Volt usw. Es macht keine Schwierigkeiten, alle diese Widerstände in dem Meßinstrument selbst unterzubringen und die so möglichen verschiedenen Meßbereiche durch Stöpsel nacheinander einschalten zu können. Man hat so die Möglichkeit, schnell von einem Meßbereich zum anderen überzugehen und damit dieses so zu wählen, wie es für die jeweiligen Zwecke am besten ist. Am günstigsten ist selbstverständlich die Meßgenauigkeit dann, wenn der Zeiger sich möglichst am Ende der Skala befindet, was wohl weiter keines Beweises bedarf.

Wenn man ein gleichartiges Instrument mit einer Wickelung ausführt, die verhältnismäßig geringen Widerstand hat in einer Weise, daß sie vielleicht bei einer angelegten Spannung von 60 Millivolt zum Endausschlag führt, so kann man ein derartiges Gerät als Stromzeiger ausbilden, wenn man es an die Enden eines Widerstandes anschließt, der z. B. eine Größe von 0,015 Ohm hat und aus einem geeigneten Manganinband hergestellt ist; es wird eine Stromstärke von gerade 4 Ampere bewirken, daß zwischen den Enden dieses Widerstandes eine Spannungsdifferenz von 60 Millivolt herrscht. Mit anderen Worten, wenn man diesen sogenannten Nebenschlußwiderstand in einen Stromkreis einschaltet, so verändert er infolge seiner geringen Größe die Verhältnisse des Stromkreises praktisch überhaupt nicht. Das Instrument ist gewissermaßen als Spannungsmesser an die Enden dieses Widerstandes angelegt und zeigt die Spannungsdifferenz zwischen seinen Enden, die naturgemäß ein Maß der durch ihn hindurchfließenden Stromstärke ist; oder die Schaltung dieses Instruments im Nebenschluß gestattet, es als Stromzeiger zu verwenden, und wenn man, genau wie oben geschildert, die Nebenschlußwiderstände dieses Geräts, durch Stöpsel oder Kurbel auswechselbar macht, bereitet es keine Schwierigkeiten, in genau gleicher Weise wie vorher das Instrument als Strommesser für verschiedene Meßbereiche herzustellen.

Endlich, wenn man ein System so herstellt, daß es sowohl für Stromstärken als für Spannungen eingerichtet ist, kann man ein solches Universalinstrument für alle beliebigen Strom- und Spannungsmessungen verwenden, wobei man sich die einzelnen Meßbereiche durch einfache Stöpselung herstellen kann. Derartige Geräte, im übrigen noch weiter ausbaufähig durch außen hinzuzuschaltende Vorschalt- bzw. Nebenschlußwiderstände, werden von allen Meßgerätefirmen für Elektrotechnik gebaut. Derartige Instrumente in guter Ausführung für Laboratoriumszwecke werden im allgemeinen so hergestellt, daß sie mit einer 150 teiligen Skala versehen sind, die eine sehr genaue Ablesung durch Messerzeiger und Spiegel geben, und gestatten dann ohne besondere Mühe Messungen auf wenige Zehntel Prozent. Die Geräte haben noch den Vorteil, daß sie je nach der Art ihrer Ausführung, was bei den einzelnen Firmen etwas verschiedenartig ist, nahezu vollkommen oder mit einiger Annäherung keine Temperaturfehler haben. Sie haben nur einen geringfügigen Nachteil, den man gegebenenfalls berücksichtigen muß: man darf sie nicht in der Nähe von Leitungen aufstellen, die starke Gleichströme führen.

Die gleichartigen Typen von Instrumenten, die im vorstehenden in der laboratoriumsmäßigen Ausführung geschildert sind, mit Lagerung der Achse durch Spitzen und Steine, werden auch in erheblich verfeinerter Ausführung geliefert, indem nämlich das Rähmchen nicht mehr in dieser Lagerung verwendet wird, wobei die Reibungskräfte immerhin ziemlich bedeutend sind und eine Messung kleinerer Ströme nicht mehr gestatten, sondern bei der das Rähmchen aufgehängt wird, und zwar fast regelmäßig an einem mehr oder weniger langen Metallband. Die Stromzuführung erfolgt dann naturgemäß auch nicht mehr durch Federn, sondern durch feine Metallstreifen, die so angeordnet sind, daß sie praktisch keine Gegenkraft geben oder die Bewegung der Spule hindern, oder auch durch das Aufhängeband selbst und durch einen ganz leichten Spiraldraht, der von unten in Richtung der Achse eingreift. Die einzige Gegenkraft, die vorhanden ist, ist dann die von dem Aufhängeband herrührende. Damit gelangt man zu einer ganz wesentlich höheren Empfindlichkeit des messenden Systems und zu der Möglichkeit der Messung kleinerer Ströme bzw. Spannungen, insbesondere z. B., was allerdings auch schon in der oben geschilderten Form möglich ist, zu einer Messung von sehr geringen Thermokräften. Man hat hier die Möglichkeit, durch entsprechende Wickelung der Spule und durch Form und Länge des Aufhängebandes die Empfindlichkeit ganz gewaltig zu steigern, und man kommt auf diesem Wege zu einem Typus von Geräten, die tatsächlich historisch älter sind als die bisher geschilderten, nämlich zu dem Drehspulgalvanometer.

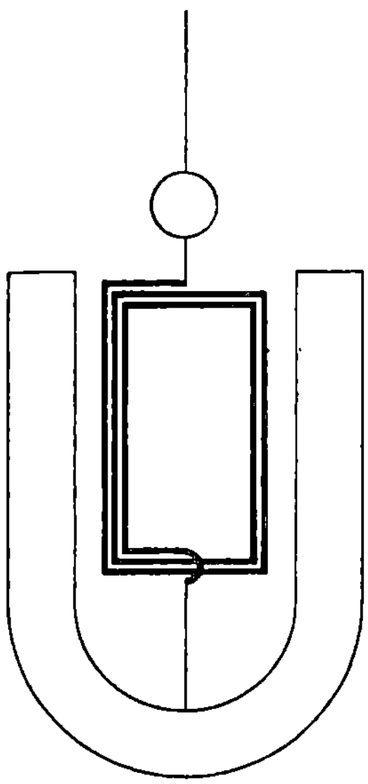

Fig. 98. Schema eines Drehspul-Galvanometers mit Spiegelablesung.

Ein solches Galvanometer ist grundsätzlich nichts anderes als das übliche Drehspulensystem in entsprechend sorgfältiger Ausführung mit Bandaufhängung und mit entsprechend starkem Magneten zur Erhöhung der Empfindlichkeit. Die Ablesung der Drehung des beweglichen Systems erfolgt dann hierbei nicht mehr durch Zeiger, sondern in der auf S. 88 geschilderten Art durch Spiegel und Skala nach der *Gauss-Poggendorf*schen Methode, und es bereitet hierbei keinerlei Schwierigkeiten, zu den höchsten Empfindlichkeiten zu kommen (Fig. 98).

Bevor hierauf genauer eingegangen werden soll, sei gleichzeitig eine zweite Type von Galvanometern besprochen, die allmählich etwas an Bedeutung verloren hat, allerdings mit Unrecht. Es sind das die vielleicht einfacheren und für manche Zwecke tatsächlich empfindlicheren Nadelgalvanometer, die nur den einen Nachteil haben, daß sie leichter Störungen von außen ausgesetzt sind. Man muß berücksichtigen, daß der Meßvorgang bei den Galvanometern ein elektromagnetischer ist, also von der Stärke magnetischer Felder abhängt. Bei dem Drehspulgalvanometer wird das stark konzentrierte Feld des festen Magneten benutzt, demgegenüber das verhältnismäßig schwache magnetische Feld der Erde mit seinen lang- bzw. kurzperiodischen

Änderungen praktisch vollkommen verschwindet. Demgemäß ist das Drehspulgalvanometer von äußeren magnetischen Einflüssen in weitestem Maße unabhängig.

Anders ist es mit dem zweiten obengenannten System, dem Nadelgalvanometer. Bei ihm benutzt man eine feste Spule, aus Draht gewickelt, in deren Innern eine Magnetnadel schwebt. Diese Magnetnadel erhält eine geeignete Form, um die nötige Empfindlichkeit hervorzurufen. Meistens verwendet man ein sogenanntes astatisches System, d. h. zwei Magnetnadeln, die übereinander in einer Ebene angeordnet sind, und deren Pole gegeneinander gestellt sind, so daß tatsächlich nur die Differenz ihrer Magnetstärke eine Rolle spielt. Dieses Magnetsystem stellt sich naturgemäß in die Nordsüdrichtung ein, und wenn durch die Spule ein Strom hindurchfließt, wird es aus dieser Ruhelage abgelenkt. Auch hier wird diese Ablenkung mit Spiegel und Skala beobachtet. Da in dem beweglichen System kein Strom fließt, kann es an beliebigen Fäden und Bändern, z. B. Kokonfäden oder Quarzfäden, aufgehängt werden, und die Richtkraft der Fäden kann infolgedessen wesentlich kleiner sein als bei den Drehspulinstrumenten.

Diese Instrumente bedingen nun zunächst einmal, daß das Nadelsystem und damit auch das Spulensystem in der Nordsüdebene einsteht, was aber praktisch keine Schwierigkeiten macht, da fast regelmäßig der Spiegel des Instruments gegen das System verdreht werden kann. Aber die Magnetstärke des Magnetsystems ist nur klein und das Magnetfeld der Spule desgleichen, so daß die Stärke des Erdfeldes eine maßgebende Rolle spielt, und Änderungen in seiner Stärke und Richtung bewirken infolgedessen Änderungen der Ruhelage und der Empfindlichkeit des Instruments. Infolgedessen sind bei besseren Geräten dieser Art Vorkehrungen getroffen, sie dem Erdfeld so weit wie möglich zu entziehen und sie gegebenenfalls nur einem künstlichen Magnetfeld, dessen Stärke man beliebig regulieren kann, auszusetzen.

Man geht dabei auf die verschiedenste Weise vor, z. B. panzert man das ganze Instrument durch Umgeben mit Eisenpanzern, die das Erdfeld in ihrem Innern zum Verschwinden bringen, oder durch eiserne Schutzringe, was vielfach auch genügt. Im Innern des Eisenpanzers bringt man dann gesonderte Astasierungsmagnete an, die ein künstliches Magnetfeld mit geeigneter Richtung und Stärke herstellen. In anderen Fällen sind besondere Magnete außer dem eigentlichen magnetischen Schutz vorgesehen, um das Erdfeld in seiner Wirkung möglichst abzuschwächen und damit eine größere Empfindlichkeit zu erreichen.

Was nun die Empfindlichkeit derartiger Galvanometer anlangt, so sei im folgenden der Widerstand des Galvanometers mit R bezeichnet. Als Normalfall pflegt man, um verschiedenartige Angaben miteinander vergleichen zu können, anzunehmen, daß man mit Spiegel und Skala beobachtet, und zwar in einem Abstand von 1 m mit einer Skala, die in Millimeter geteilt ist. Man bezeichnet dann als Empfindlichkeit des Galvanometers diejenige Stromstärke, die bei dieser Anordnung ein Millimeter Ausschlag hervorruft. Wie kann man nun eine solche Empfindlichkeit bestimmen? Setzen wir den

Fall, wir benutzen ein Weston-Normalelement mit 1,018 Volt Spannung, das wir durch einen Widerstand von 100 000 Ohm schließen, was praktisch ganz ungefährlich ist. Wir haben dann eine Stromstärke in diesem Widerstand von $1{,}018 \cdot 10^{-5}$ Ampere, d. h. an den Enden eines Widerstandes von 1 Ohm, den wir in den Kreis mit einschalten (ob 100 000 oder 10 0001 Ohm ist natürlich gleichgültig), eine Spannung von $1{,}018 \cdot 10^{-5}$ Volt. An diese Spannung legen wir das Galvanometer an, das einen Ausschlag von z. B. 50 Skalenteilen geben würde, wenn wir vor das Galvanometer noch einen Widerstand von 200 Ohm schalten, während das Galvanometer selbst einen eigenen Widerstand von 100 Ohm habe. Dann fließen also durch das Galvanometer $\dfrac{1{,}018 \cdot 10^{-5}}{300}$ Amp. $= 0{,}339 \cdot 10^{-7}$ Amp., die gemäß obigem einen Ausschlag von 50 Skalenteilen hervorrufen, d. h. das Galvanometer hat eine Empfindlichkeit von $0{,}68 \cdot 10^{-9}$ Ampere, gehört also zu der Type der höchstempfindlichen Instrumente. Wir können mit ihm also Stromstärkenänderungen dieser Größe messen, und da das Instrument einen eigenen Widerstand von 100 Ohm hat, bedeutet das, daß man an seine Klemmen eine Spannung von $0{,}68 \cdot 10^{-7}$ Volt legen muß, um ein Millimeter Ausschlag zu bekommen. Diese Zahl bezeichnet man, entsprechend wie man das obige als Stromempfindlichkeit bezeichnet, als Spannungsempfindlichkeit, die also auf eine einfache und selbstverständliche Weise zusammenhängen. Aus diesem Verfahren kann man sich in einfachster Weise ein Urteil über die Empfindlichkeit eines Galvanometers machen.

Für den praktischen Gebrauch, was im übrigen für beide Typen von Galvanometern in ähnlicher Weise gilt, insbesondere aber für Drehspulgalvanometer von Bedeutung ist, wird man nicht in allen Fällen die Empfindlichkeit des Geräts voll ausnutzen. Änderungen der Empfindlichkeit sind im allgemeinen schon dadurch möglich, daß die Nadelgalvanometer mit auswechselbaren Spulen versehen sind, die je nach ihrer Wicklungsart verschiedene Empfindlichkeiten bewirken. Auch die Drehspulgalvanometer sind meistens mit auswechselbarem System versehen, so daß man auch bei ihnen die Empfindlichkeit in größeren Stufen ändern kann. Zwischenwerte muß man sich indessen auf andere Weise herstellen. Man kann das selbstverständlich so machen, daß man vor das Galvanometer geeignete Widerstände schaltet. Dieses Verfahren ist indessen insbesondere bei Drehspulgalvanometern nicht immer günstig, denn es besteht kein Zweifel, daß man auf diese Weise die Empfindlichkeit beliebig verändern kann, aber das Arbeiten mit dem Gerät wird häufig recht schwierig, weil die Dämpfung von ihm ungünstig wird. Man kann mit einem Galvanometer je nach der Art der Versuche, die man macht, nur dann vorteilhaft arbeiten, wenn es genügend schnell sich einstellt bzw. genügend schnell und gleichförmig schwingt. Was das wichtigere ist, ist von Fall zu Fall verschieden. Im allgemeinen legt man Wert darauf, daß das Galvanometer verhältnismäßig schnell seine Ruhelage erreicht und bei ihr schnell zur Ruhe kommt. Es darf sie nicht kriechend erreichen, soll aber auch um die Ruhelage nicht mehrere Schwingungen ausführen, bis es einsteht. Der Idealfall ist der Fall der aperiodischen Dämpfung, der erreicht ist, wenn das Galvanometer praktisch frei schwingt und nahezu momentan in seiner Einspielstellung stehenbleibt. Diesem Fall wird man sich nach Möglichkeit zu nähern versuchen. Es würde zu weit führen, wenn wir im einzelnen darauf eingehen wollten, wie dieser Fall rechnerisch ermittelt werden kann. Im allgemeinen geben die liefernden Firmen für ihre Geräte die notwendigen Angaben. Bedingung ist jedenfalls für sein Zustandekommen, daß der äußere Widerstand im Galvanometerkreis in geeigneter Beziehung zu dem inneren Widerstand des Galvanometers stehen muß. Bei der Herstellung dieser Instrumente kann man schon in gewisser Weise darauf achten, indem man folgendes berücksichtigt: Infolge der Schwingungen der Drehspule zwischen den Magneten entstehen in dem Rähmchen, auf das sie gewickelt ist, Wirbelströme, die ihrerseits bereits wieder eine dämpfende Wirkung auf die Bewegung der Drehspule ausüben. Durch geeignete Formgebung des Rähmchens bzw. Schlitzen, um die Wirbelströme nicht voll zur Geltung kommen zu lassen, bzw. Einschalten von Widerständen in einen Schlitz des Rähmchens, oder auch indem man die Spule vollkommen frei wickelt, kann man die Schwingungsweise des Systems weitgehend beeinflussen. Daneben kann man das noch so machen, daß man die Empfindlichkeit des Galvanometers nicht mehr durch vorgeschaltete Widerstände ändert, sondern durch nebengeschaltete, d. h. also, indem man die Anschlußklemmen des Galvanometers durch geeignete Widerstände unmittelbar verbindet. Wenn man z. B. in dem oben ausgeführten Fall die beiden Klemmen des Galvanometers durch einen Widerstand von 10 Ohm verbindet, errechnet sich die Empfindlichkeit des Galvanometers in folgender Weise: Wenn durch die 100 Ohm des Galvanometers $0,68 \cdot 10^{-9}$ Amp. fließen, so fließen durch die 10 Ohm des Nebenwiderstandes $0,68 \cdot 10^{-8}$ Amp. Die Empfindlichkeit der Anordnung beträgt also $(0,68 \cdot 10^{-9} + 0,68 \cdot 10^{-8}) = 0,75 \cdot 10^{-8}$ Amp., also den 11. Teil von früher.

In Ergänzung des Vorstehenden sei noch auf eine andere Form der Angabe der Empfindlichkeit von Galvanometern eingegangen, die man neuerdings recht häufig auch in Firmenpreislisten findet. Diese Methode der Empfindlichkeitsangabe ist insofern von Wichtigkeit, als sie gestattet, Vergleiche zwischen verschiedenen Instrumenten anzustellen, bei denen eine einfache Angabe der üblichen Empfindlichkeit für die Charakterisierung nicht vollkommen genügen würde. Man geht bei dieser Angabe so vor, daß man als normale Eigenschaften eines Galvanometers ansieht: einen Spulenwiderstand von 1 Ohm; ein magnetisches Feld, welches der gegebenen Nadel eine Schwingungsdauer von 10 Sekunden für eine volle Schwingung, also Hin- und Rückgang, erteilen würde, endlich einen Skalenabstand von 1000 mm; einen Ausschlag e mm, den in diesem Fall ein Strom von 10^{-6} Amp. erzeugen würde, nennt man die **Normalempfindlichkeit** dieser Konstruktion. Hat nun ein bestimmtes Instrument einen Widerstand von R Ohm, eine Schwingungsdauer von t Sekunden und einen Skalenabstand von A mm

und die Empfindlichkeit von $\dfrac{e'\,\mathrm{mm}}{10^{-6}\,\mathrm{Amp.}}$, so ist die Normalempfindlichkeit eines solchen Instruments durch die Formel

$$e = \frac{e'}{\sqrt{R}} \cdot \frac{\left(\dfrac{10}{2}\right)^2}{t^2} \cdot \frac{1000}{A}$$

angegeben, was für gelegentliche Umrechnungen nicht unwichtig ist.

3. Meßverfahren für Widerstandsmessungen.

Im nachstehenden sei jetzt auf die üblichen, am meisten angewendeten und bequemsten Methoden zur Messung der einzelnen elektrischen Größen eingegangen.

Es sei zunächst mit der Widerstandsmessung begonnen. Abgesehen von dem Fall, daß man einen Widerstand ohne weiteres aus der Messung der Stromstärke in dem Widerstand und dem Spannungsabfall an seinen Enden berechnen kann, was immer nur in Ausnahmefällen gemacht werden wird, ist das übliche Verfahren zur Widerstandsmessung ein Vergleichsverfahren, indem man den zu untersuchenden Widerstand mit einem Normalwiderstand vergleicht. Für solche Normalwiderstände können entweder die früher genannten Einzelwiderstände oder fast immer ein Widerstandskasten mit seinen verschiedensten Stufen treten, was im allgemeinen viel praktischer sein wird. Die übliche Schaltung, die man für solche Messungen verwendet, ist die sogenannte Brücken-schaltung nach *Wheatstone*. Sie ist schematisch in der nebenstehenden Figur 99 dargestellt und ist wohl damit ohne weiteres verständlich. Prinzipiell besteht sie darin, daß eine beliebige Spannung, deren Größe nicht bekannt zu sein braucht, an einen Schleifdraht gelegt ist, der mit einer Längenteilung versehen ist. Ob dieser geradlinig ausgespannt oder z. B. auf eine Walze gewickelt ist, ist natürlich vollkommen gleichgültig. Auf diesen Schleifdraht wird sich dann entsprechend seiner Länge ein vollkommen gleichförmiges Spannungsgefälle einstellen, entsprechend der angelegten Spannung. Man kann also durch einfache Einstellung eines Gleitschiebers auf beliebige Punkte seiner Länge zwischen diesem Punkt und einem

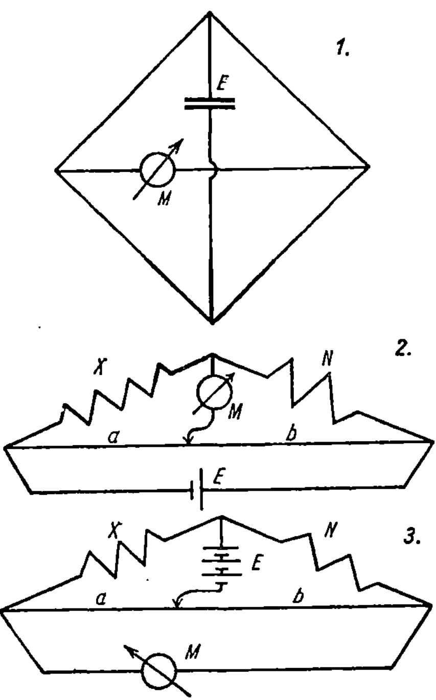

Fig. 99.
Wheatstonesche Brückenanordnung.
1. Allgemeines Schema, 2. und 3. praktische Schaltungsanordnung.

seiner Anfangspunkte eine beliebige Spannung abnehmen, die in einem bestimmten Verhältnis je nach der Einstellung zu der ganzen angelegten Spannung steht. Den zu messenden Widerstand und einen Normalwiderstand geeigneter Größe schaltet man hintereinander, und die Enden der zusammengeschalteten Widerstände legt man an die Enden des Schleifdrahtes. Die angelegte Spannung wird also über diese beiden Widerstände auch in bestimmter Weise gemäß ihrer Größe abfallen. Nun verbindet man den Verbindungspunkt der beiden Widerstände über ein Galvanometer geeigneter Empfindlichkeit mit dem verschiebbaren Schleifkontakt auf dem Meßdraht und stellt diesen Schleifkontakt so, daß das Galvanometer stromlos wird. Es bedarf dann weiter keines Beweises, daß dann für die Widerstandsverteilung folgende ganz einfache Beziehung gilt:

$$\frac{X}{W} = \frac{a}{b}.$$

Nämlich, wenn das Verhältnis des zu messenden Widerstandes zu dem Normalwiderstand gleich dem Verhältnis der beiden Brückenabschnitte ist, muß die Spannungsdifferenz zwischen dem Verbindungspunkt der beiden Widerstände und dem einen Endpunkt der Brücke genau die gleiche sein wie die zwischen dem Schleifkontakt und dem gleichen Ende der Brücke, was zur Folge hat, daß die Spannungsdifferenz an den beiden Klemmen des Galvanometers Null wird. Durch das Galvanometer kann dann also kein Strom hindurchfließen.

Wie eine einfache Überlegung zeigt, ist diese ganze Schaltung vollkommen symmetrisch aufgebaut, so daß man ohne weiteres auch Galvanometer und Stromquelle in der Schaltung miteinander vertauschen kann. Das sieht man auf den ersten Blick, wenn man die Anordnung zeichnerisch darstellt.

Diese Meßanordnung ist, abgesehen von Sonderfällen, eine der stets üblichen für Widerstandsmessungen aller Art. Man bedarf dazu, abgesehen vom Normalwiderstand, nur des Meßdrahtes, mit andern Worten eines Drahtes, der in seinen Abmessungen möglichst gleichförmig ist, und der unmittelbar neben einer Teilung ruht, so daß man die Stellung des Schleifkontaktes zu seinen Enden leicht ablesen kann. Die Meßgenauigkeit der Methode hängt naturgemäß vollkommen von der Empfindlichkeit des Galvanometers ab und kann demgemäß ganz nach Belieben gesteigert werden. Sodann ist sie naturgemäß von der Länge des Meßdrahtes abhängig und wird selbstverständlich um so genauer, je länger dieser ist. Man geht daher in vielen Fällen, wenn man sehr genaue Messungen ausführen will, so vor, daß man entweder einen sehr langen Meßdraht wählt, was praktisch gewisse Schwierigkeiten hat, oder statt dessen den Widerstand des Meßdrahtes durch Zusatzwiderstände vergrößert. Gewissermaßen ersetzt man die fehlende Drahtlänge durch Widerstände. Man braucht dann allerdings die ganz genaue Kenntnis des Widerstandes des Meßdrahtes, was eine erhebliche Erschwerung des Verfahrens zur Folge hat.

Eine einfache Überlegung zeigt, daß, wenn man einen Meßdraht von, sagen wir 1000 mm Länge hat, man stets zur Berechnung des Widerstandes Ausdrücke von der Form

$$\frac{a}{1000 - a}$$

bilden muß. Man sieht daher ohne weiteres, daß jede Einstellung des Schleifkontaktes ein ganz bestimmtes Widerstandsverhältnis in der Meßanordnung bedeutet. Es macht daher keine Schwierigkeiten, Sonderausführungen von solchen Meßdrähten in der Weise herzustellen, daß man keine Längenteilung an dem Meßdraht anbringt, sondern gleich das Widerstandsverhältnis angibt, so daß man diese Umrechnung, für die es übrigens eine Reihe von Tafeln gibt[1], entbehrlich macht. Wenn man also z. B. einen Meßdraht von 1000 mm Länge hat, so erhält dessen Mitte naturgemäß die Bezeichnung 1. Der Punkt 400 mm stellt ein Widerstandsverhältnis von 4/6 = 0,6667 dar usw. An der Teilung werden also unmittelbar diese Zahlen vermerkt. Wenn man nunmehr noch so vorgeht, daß man als Normalwiderstände nur dekadische verwendet, also Widerstände in der Größe 1, 10, 100 usw. Ohm, so ist eine Umrechnung ganz einfach und bedarf praktisch keinerlei Rechenarbeit. Nehmen wir den Fall, daß wir 100 Ohm als Vergleichswiderstand haben und der Schieber an der Stelle 400 mm steht, also auf der Zahl 6667, so würde der wahre Widerstandswert demgemäß 66,67 Ohm sein.

Diese Methode versagt aber etwas, sobald es sich darum handelt, ganz kleine Widerstände zu messen, und ebenso, sobald nur große Widerstände vorliegen, beides Fälle, die für einen Chemiker immerhin recht bedeutungslos sind.

Im Anschluß hieran seien noch einige Worte über andere Widerstandsmessungen gesagt. Wenn man einen Drahtwiderstand in irgendeiner Form messen will, so kann man so vorgehen, daß man ein geeignetes Galvanometer mit diesem Widerstand in Reihe schaltet und durch diese Anordnung einen geeigneten Strom hindurchschickt, der im Galvanometer einen Ausschlag verursacht. Ob es sich hierbei um ein Zeigergalvanometer oder Spiegelgalvanometer handelt, ist gleichgültig, Bedingung ist nur, daß die Stromstärke dementsprechend abgemessen wird, und unbedingt notwendig, um überhaupt zu einer erträglichen Genauigkeit zu kommen, ist, daß sich in dem Stromkreis weiter keine nennenswerte Widerstände befinden. Man darf also die Stromstärke nicht durch einen Vorschaltwiderstand verringern, muß vielmehr durch Abzweigwiderstände die tatsächlich in dem Kreis vorhandene Spannung verringern, so daß man also gewissermaßen durch Regulieren der Spannung die Stromstärke abgleicht, oder man muß durch Nebenwiderstände, nicht etwa durch Vorwiderstände, die Empfindlichkeit des Galvanometers auf einen genügend geringen Betrag herunterdrücken.

Eine sehr wichtige Methode zur Widerstandsmessung ist die, daß man sowohl die Stromstärke bestimmt, als auch gleichzeitig die Spannungsdifferenz

---

[1] Z. B. *Küster*, Rechentafeln für Chemiker. 30. Aufl. S. 70/71.

zwischen den Enden des Widerstandes in einem Kreise. Das ist insbesondere dann ein geeignetes Verfahren, wenn der Widerstand recht klein ist, so daß etwaige Übergangswiderstände eine merkliche Rolle spielen. Man schickt dann also von einer Stromquelle aus einen Strom durch diesen Widerstand und gleichzeitig durch einen Stromzeiger hindurch, so daß man die momentane Stromstärke ablesen kann, und zwischen die Enden des Widerstandes legt man einen geeigneten Spannungsmesser. Zu berücksichtigen ist dabei, daß der Spannungsmesser ebenfalls infolge seines Widerstandes einen Teil des Stromes selbst aufnimmt, was man entsprechend berücksichtigen muß. Es erfolgt das in folgender Weise: Gemessener Gesamtstrom J, zu messender Widerstand x, Widerstand des Spannungszeigers r. Es ist $x = \dfrac{E}{J - \dfrac{E}{r}}$, was ohne jede Rechnung sofort ersichtlich ist.

Einfacher kann man vielleicht in folgender Weise vorgehen, wenn man nämlich zwei Widerstände etwa gleicher Größenordnung miteinander vergleicht. Man schaltet diese beiden in Reihe und schickt durch beide den gleichen Strom hindurch. Mit Hilfe eines genügend empfindlichen Galvanometers mißt man abwechselnd die Spannungsdifferenz zwischen ihren beiden Enden, wobei dann das Verhältnis der Widerstände gleich dem Verhältnis der Ausschläge des Galvanometers ist. Man bedarf keiner Kenntnis der absoluten Spannung, sondern nur der Spannungsverhältnisse, was weiter keines Beweises bedarf.

4. Spannungsmessungen und Kompensationsapparate.

Alle Spannungsmessungen kommen im Grunde genommen auf Vergleichung von Spannungen mit Hilfe eines Normalelementes hinaus. Über die Normalelemente selbst ist bereits auf S. 294 das Notwendige gesagt. Das übliche Verfahren, nach dem man Spannungen mißt, ist das sogenannte Kompensationsverfahren, das schematisch durch die beigegebene Fig. 100 erläutert wird. Man verwendet einen Schleifdraht S, durch den man mit Hilfe eines geeigneten Regulierwiderstandes R Gleichstrom aus einer Stromquelle E hindurchschickt. An das eine Ende des Schleifdrahtes oder besser, wie in der Abbildung gezeichnet, an einen Schleifkontakt B legt man den einen

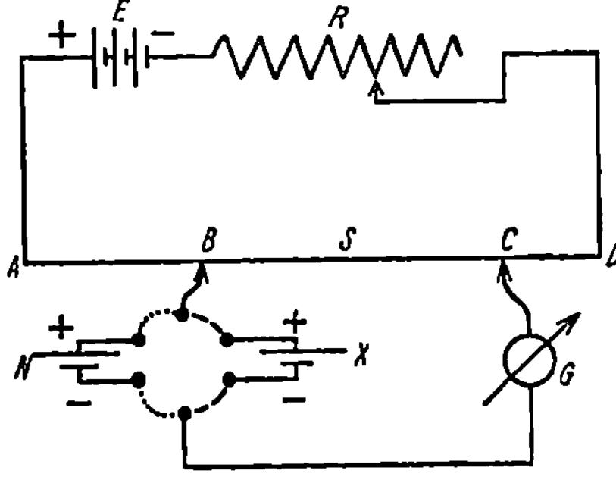

Fig. 100. Kompensationsschaltung.

Pol der zu messenden Spannung an, und zwar so, daß die gleichnamigen Pole gegeneinander geschaltet sind. Den andern Pol verbindet man über einen geeigneten Stromzeiger G mit einem zweiten Schleifkontakt C, den man so einstellt, daß der Stromzeiger keinen Ausschlag gibt, daß also in der Leitung zwischen zu messender Spannung und Schleifkontakt kein Strom fließt.

Das wird in dem Moment erreicht, wo der Spannungsabfall auf dem Schleifdraht gleich der Spannung der zu messenden Stromquelle ist, denn in diesem Fall sind diese beiden Spannungen genau gegeneinander geschaltet, und in ihren Verbindungsleitungen darf daher kein Strom fließen. Bedingung dafür, daß eine solche Einstellung des Schleifkontaktes überhaupt möglich ist, ist daher, daß die Spannung an den Enden des Schleifdrahtes unter allen Umständen höher ist als die Spannung der zu messenden Stromquelle. Wenn man daher z. B. einen Akkumulator als Hilfsstromquelle anwendet, den man ohne jeden Vorschaltwiderstand durch den Schleifdraht hindurchschickt, so kann man Spannungen über 1,8 Volt unter keinen Umständen messen. Schaltet man dagegen, um den Meßdraht nicht übermäßig zu belasten, vor den Akkumulator noch einen Regulierwiderstand, so geht demgemäß das Meßbereich der Methode ganz wesentlich herunter. Man wird daher gegebenenfalls den Hilfsstrom nur momentan einschalten, damit der Meßdraht sich nicht unnötig erhitzt. In dieser Form ist eine absolute Spannungsmessung zunächst noch nicht möglich, falls man nicht die Spannung der Hilfsstromquelle zufällig kennen sollte. In diesem Fall ist natürlich die Spannung der zu messenden Stromquelle gleich dem Verhältnis der Meßdrahtlänge zwischen den Schleifkontakten zur gesamten Meßdrahtlänge, also

$$X = \frac{BC}{AD} \cdot E \quad \text{(vorausgesetzt, daß } R = 0 \text{ ist).}$$

Praktisch wird man allerdings so nicht vorgehen, da bei den üblichen Meßdrähten ein immerhin nicht unerheblicher Spannungsabfall der elektromotorischen Kraft der Hilfsstromquelle eintritt. Man wird vielmehr dann die zu messende Spannung durch die Spannung eines Normalelementes ersetzen. In diesem Fall ergibt sich dann die zu messende Spannung zu

$$X = \frac{BC}{B'C'} N,$$

wobei B' und C' die Schleifkontakteinstellungen bei Einschaltung der Spannung N sind.

Man wird sich so einrichten, daß man die beiden Spannungen leicht gegeneinander auswechseln kann, und ist damit von der Konstanz der Hilfsspannungen vollkommen unabhängig. Eine Abart dieser Methode, die in vielen Fällen sehr nützlich ist, ist die, daß man keinen Schleifdraht verwendet, sondern einen Widerstandskasten, bei dem man von einem geeigneten Punkte abzweigt und zwischen diese Abzweigstelle und ein Ende des Kastens die zu messende Spannung bzw. Normalspannung mit Galvanometer legt und beim Stöpseln grundsätzlich so arbeitet, daß die Gesamtsumme aller Widerstände unverändert bleibt. Nach dem Vorstehenden ist das Verfahren wohl selbstverständlich, es wird eben der Meßdraht durch einen Widerstandskasten ersetzt, und da der Widerstand des Meßdrahtes unverändert bleibt, unabhängig von der Stellung des Schleifkontaktes, muß man hierbei dafür sorgen, daß der Gesamtwiderstand im Kasten ebenfalls unverändert bleibt; was man also auf der einen Seite vom Meßdraht an

Widerständen hinzufügt, muß man auf der andern Seite fortnehmen und gegebenenfalls die Anschlußstellen dementsprechend wechseln.

Diese Methode führt dann in ihrer Weiterbildung zu einem der wichtigsten Meßapparate für sämtliche elektrische Messungen, ein Apparat, der allgemein als Kompensationsapparat bezeichnet wird, und der im Grunde genommen nichts ist als ein großer Widerstandssatz mit Kurbelkontakten, bei dem man zwei Schleifkontakte beliebig verstellen kann, so daß die Gesamtsumme aller Widerstände tatsächlich unverändert bleibt. Es sind hierbei zwei Ausführungsformen in Gebrauch, die einfache Form, auch nach *Feussner* bezeichnet, die genau dem oben Geschilderten entspricht, und die sogenannte Form nach *Raps*, gebaut von der Firma *Siemens & Halske*.

Die erste Form sei an Hand der schematischen Skizze Fig. 101 verständlich gemacht. Sie ist mit zwei Doppelkurbeln gezeichnet, die zwischen je zwei Kontakten etwa je 0,1 Ohm Widerstand tragen bzw. 1 Ohm und zwei

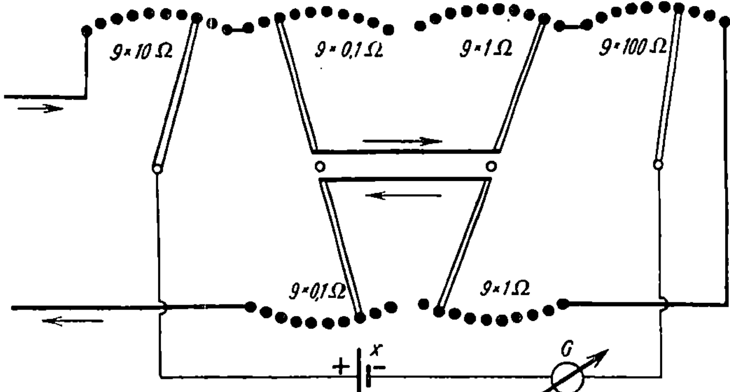

Fig. 101. Kompensationsapparat nach *Feussner*.

einfache Kurbeln mit je 10 bzw. 100 Ohm zwischen den einzelnen Kontakten. Der Hilfsstrom ist dann so gelegt, daß er diese beiden Einzelwiderstände vollständig und von den Kurbelwiderständen zwei Teile durchläuft, d. h. der gesamte eingeschaltete Widerstand ist daher 9 · 100 Ohm + 9 · 10 Ohm + 9 · 1 Ohm + 9 · 0,1 Ohm, d. h. rund 1000 Ohm. Der Nebenstromkreis, in dem die zu messende Spannung und das Galvanometer liegt, ist an die beiden Einzelkurbeln angeschlossen. Man sucht sich nun durch Einstellung dieser beiden zunächst einmal die Stellen aus, an denen das Galvanometer angenähert stromlos ist, und wenn man diese Stelle erreicht hat, bewegt man die beiden Doppelkurbeln so, bis man eine vollkommene Stromlosigkeit erreicht hat. Nun ist aber folgende Schaltung getroffen: Diese beiden Doppelkurbeln sind in der Weise, wie in der Zeichnung angedeutet ist, miteinander verbunden, und der Hilfsstrom wird auch über die beiden bisher nicht berücksichtigten Hälften der Doppelkurbelwiderstände geleitet. Nehmen wir einmal an, diese beiden Kurbeln stehen auf dem Nullkontakt, so wird der Strom im Spannungskreise diese beiden nicht durchfließen. Auch bei den unteren beiden Widerstandsreihen wird der Widerstand vollkommen ausgeschaltet sein. Wenn man aber diese Kurbeln auf andere Kontakte stellt, also einen Teil der Widerstände einschaltet, wird oben genau soviel eingeschaltet, wie unten ausgeschaltet wird, d. h. es ist damit die Bedingung erreicht, daß der Gesamtwiderstand im Hilfsstromkreis stets unverändert bleibt, während man den Widerstand zwischen den beiden Kontakten beliebig verändert. Wie auch oben beschrieben, ist die Methode so angeordnet, daß man nicht einen Schleifkontakt hat, sondern zwei, deren Stellung man beliebig wählen kann. Man kann daher durch einfaches Drehen der Kontaktkurbeln den Galvanometerausschlag zum Verschwinden bringen und, wenn man die zu messende Spannung durch die Spannung eines Normalelementes ersetzt, durch eine erneute Einstellung einen zweiten Wert erhalten, der das Verhältnis der Spannungen gibt. Praktisch geht man natürlicherweise so vor, daß man vor die Hilfsstromquelle von geeigneter Größe einen Regulierwiderstand schaltet, den man so abgleicht, daß man für die Normalspannung sofort zahlenmäßig deren Größe erhält, d. h. bei Anwendung eines Weston-Elementes reguliert man die Hilfsstromstärke derart, daß man im Kompensationsapparat die Einstellung 1018 erhält. Sodann bekommt man ohne jede Rechnung bei einer anderen Einstellung ohne weiteres die zu ermittelnde Spannung.

Ergänzend sei dazu noch folgendes bemerkt: Im allgemeinen wird ein solcher Kompensationsapparat noch mit einer fünften Einstellkurbel versehen, die eine weitere Dezimalstelle liefert, und die so angeordnet ist, daß sie tatsächlich den Hilfsstrom ändert, aber in einer Weise, die praktisch nicht mehr von Bedeutung ist. Vielfach werden daher zu diesem Zweck, was naturgemäß ganz gleichgültig ist, die Widerstände nicht in der oben angegebenen Weise justiert, sondern mit dem zehnfachen Betrage. Tatsächlich sind ja die absoluten Werte der Widerstände vollkommen gleichgültig, es ist nur notwendig, daß die Widerstände der Kurbelreihen sehr genau gleich sind, und daß die Widerstände der Kurbelsätze in genauem dezimalen Verhältnis zueinander stehen, denn dann hat man eben den unbestreitbaren Vorteil, daß man ohne jede Rechnung die Spannung ablesen kann, wenn man einmal den Hilfsstrom für die Spannung des Normalelementes einreguliert hat. Es bedarf wohl weiter keines Beweises, daß, falls diese Regulierung zutrifft, die Hilfsstromstärke genau einen runden dezimalen Wert haben muß. Bei manchen Apparaten ist auch ein Hilfswiderstand bereits eingebaut, der ohne weiteres für die Spannung des Normalelementes eingerichtet ist, der also in Reihe mit der Summe der Kurbelsätze geschaltet ist. Durch Umlegen eines Umschalters kann man daher einmal die zu messende Spannung an das Galvanometer legen und die Einstellung vornehmen und sodann sofort zur Kontrolle das Normalelement anschalten, und wenn dabei das Galvanometer einen Ausschlag gibt, hat man nur eine geringe Nachregulierung an dem Regulierwiderstand im Hilfsstromkreis vorzunehmen, um die alten Verhältnisse wieder herzustellen.

Neben der oben erwähnten Konstruktion ist noch eine zweite nach *Raps* viel in Gebrauch, die konstruktiv in gewisser Weise vielleicht einfacher und

in ihrer Leistungsfähigkeit mit der oben erwähnten etwa gleichzustellen ist.
Es sind hierbei keine Doppelkurbeln notwendig, sondern einfache, allerdings
zwei mit je zwei Kontaktstücken. Der Hilfsstrom durchfließt hierbei eine
Reihe von 10 Widerständen von 100 Ohm und eine gleiche Reihe von 1 Ohm.
Auf diesen beiden Widerstandsreihen ruhen die Enden von einer Kontakt-
kurbel, die so eingerichtet ist, daß sie aus zwei Teilen besteht, die zwei aufeinanderfolgende Kontakte berührt. An ihren Drehpunkten sind zwei weitere
Reihen von Widerständen von ebenfalls 100 Ohm bzw. 1 Ohm angeschlossen
so, daß diese vollständige Reihe stets einem der ersten 100 bzw. 1 Ohm-
Widerstände parallel geschaltet sind. Auf diesen beiden Widerstandsreihen
ruhen dann wiederum die beiden Kurbeln, die die eigentlichen· Abzweig-
kontakte darstellen. Man kann sich die Wirkungsweise dieser Anordnung
gewissermaßen so vorstellen, daß der Widerstand zwischen zwei 100 Ohm-
Kontakten noch zehnfach unterteilt ist, und desgleichen der Widerstand

eines 1 Ohmstückes, und
von diesen Unterteilungen
erst wird die Abzweig-
spannung abgenommen.
Der Gesamtwiderstand im
Hilfsstromkreis beträgt,
wie man einfach sich klarmachen kann, 900 Ohm
+ 9 Ohm + 90 Ohm +
0,9 Ohm, d. h. insgesamt
1000 Ohm. Es ist klar, daß
die Parallelwiderstände zu
den Hauptwiderständen
der in der Zeichnung links
befindlichen Widerstände

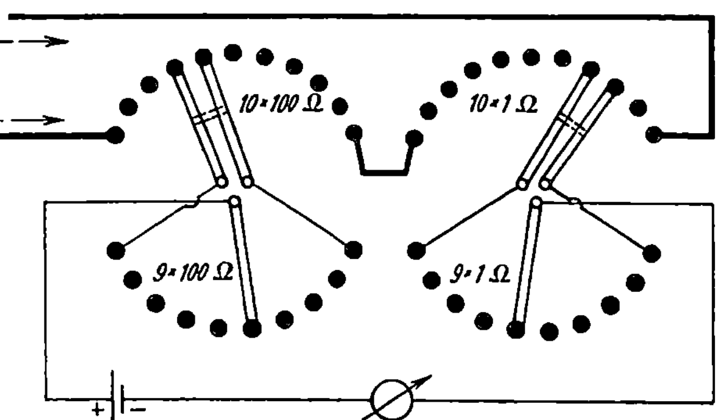

Fig. 102. Kompensationsapparat nach *Raps*
(*Siemens & Halske*).

gerade einem Widerstandswert von 90 Ohm entsprechen, ebenso die rechts
befindlichen einem solchen von 0,9 Ohm (Fig. 102).

Auf weitere Unterschiede in der Konstruktion sei nicht eingegangen, da
sie zu weit führen. Praktisch sind beide Formen derart, daß sie als vollkommen gleichwertig anzusehen sind. Welcher Art das anzuwendende Galvanometer sein muß, läßt sich allgemein nicht sagen, es hängt das naturgemäß von der beabsichtigten Genauigkeit ab. Es macht jedenfalls mit
einem Galvanometer mittlerer Empfindlichkeit, selbstverständlich einem
Spiegelgalvanometer, keine Schwierigkeit, noch millionstel Volt angenähert
zu erhalten. Auf sonstige Konstruktionen von Kompensationsapparaten sei
nicht weiter eingegangen, da zu weitführend. Derartige Ausführungen gehen
im wesentlichen darauf hinaus, daß man Übergangswiderstände auf den
Schleifkontakten möglichst vermeiden will und Vorsorge trifft, daß nicht
Thermokräfte an den Kurbelkontakten auftreten.

Zu elektrischen Messungen aller Art ist nunmehr ein solcher Kompensationsapparat ungemein geeignet. Abgesehen davon, daß man verhältnis-

mäßig leicht die Empfindlichkeit durch geeignete Wahl der Hilfsstrom-stärke ändern kann, ist er zu den meisten Messungen ohne weiteres brauch-bar. Man geht dabei in folgender Weisse vor: Spannungsmessungen sind bekanntlich ohne weiteres ausführbar, da der eigentliche Zweck des Appa-rates ja eine Spannungsmessung ist. Wie bereits früher auseinandergesetzt, ist eine solche Messung indessen nur durchführbar, solange die zu messende Spannung kleiner ist als die Hilfsspannung und überdies noch innerhalb des Meßbereichs des Apparates bleibt. Nehmen wir z. B. an, wir benutzen eine Hilfsspannung von 4 Volt an einem Kompensationsapparat der *Raps*schen Ausführung, und wir regulieren den Vorwiderstand so ein, daß wir eine Strom-stärke von 0,001 Amp. bekommen, so bedeutet das, da der Gesamtwider-stand des Kompensationsapparates 1000 Ohm ist, daß wir bis zu keiner höheren Spannung als 1,0 Volt messen können. Wenn nunmehr tatsächlich eine höhere Spannung für die Messung vorliegt, so kann man sich selbstverständ-lich mit leichter Mühe, wozu auch die Apparate ohne weiteres eingerichtet sind, so helfen, daß man diese zu messende Spannung als Hilfsspannung benutzt; d. h. durch entsprechendes Einschalten, wofür Klemmen meistens vorhanden sind, ersetzt man die bisherige Hilfsspannung durch die neue Spannung und reguliert dann den außerhalb des Apparates liegenden Vor-schaltwiderstand, dessen Größe dann naturgemäß in jedem Fall bekannt sein muß, so, daß man wieder die gleiche Hilfsstromstärke wie vorher bekommt, d. h., daß der Stromkreis mit dem Normalelement stromlos bleibt; dann gibt naturgemäß der Wert des Vorschaltwiderstandes, vermehrt um den eigenen Gesamtwiderstand des Kompensationsapparates, also 1000 Ohm, zahlenmäßig den Wert der zu messenden Spannung an, so daß eine weitere Berechnung auch nicht notwendig ist[1].

Stromstärkemessungen bei Stromstärken verschiedenster Größe kann man in der Weise ausführen, daß man den zu messenden Strom durch einen Normalwiderstand bekannter Größe schickt und den Spannungsunterschied zwischen den Enden dieses Normalwiderstandes mißt. Da derartige Wider-stände doch im allgemeinen 1 Ohm oder einen dezimalen Bruchteil oder ein dezimales Vielfaches davon darstellen, ist auch hier die Berechnung ungemein einfach, da zahlenmäßig die Einstellung des Apparates sofort die Stromstärke angibt, bis auf die Stelle des Kommas, die sich naturgemäß ganz leicht bestimmen läßt. Endlich werden Widerstände auch auf Span-nungsmessungen zurückgeführt, indem man den zu messenden Widerstand ebenfalls mit einem Normalwiderstand in Reihe schaltet und durch beide einen geeignet einregulierten Strom schickt. Dann vergleicht man ebenfalls die Spannungsdifferenzen an den Enden der beiden Widerstände. Auch hier kann man durch geeignete Bemessung der Stromstärke und Wahl der Normal-widerstände genau wie oben es erreichen, daß man zahlenmäßig den Wider-standswert ohne Rechnung ablesen kann.

----

1 In der fabrikmäßigen Ausführung sind die Apparate tatsächlich noch günstiger für die Anwendung, als hier geschildert.

5. Stromstärkemessungen.

Stromstärkemessungen brauchen nach dem Vorstehenden kaum noch besonders besprochen werden, da sie im wesentlichen mit Hilfe der schon früher erwähnten Zeigerinstrumente bzw. Galvanometer oder Kompensationsapparate erledigt werden können. Im allgemeinen, falls man derartige Hilfsmittel nicht zur Verfügung hat, wird man ein geeignetes Galvanometer anwenden und mit Hilfe von Normalwiderständen und Normalelementen in entsprechender Weise verfahren, d. h., man wird den zu messenden Strom durch einen Normalwiderstand senden und die Spannung an den Enden dieses galvanometrisch ermitteln oder mit Hilfe von Normalwiderständen das Galvanometer gleich in Stromstärke eichen.

6. Der Wechsel- und Drehstrom in der Meßtechnik.

Es wird bekannt sein, daß die ganz überwiegende Zahl aller elektrischen Zentralen Wechselstrom erzeugt, d. h. also einen Strom, der periodisch Richtung und Stärke zwischen zwei extremen Werten ändert. Diese Periodenzahl pflegt bis auf immerhin sehr seltene Ausnahmen 50 zu sein, d. h. innerhalb einer Sekunde wechselt der Strom hundertmal seine Richtung, was man auch so ausdrückt, daß 50 Perioden 100 Polwechseln entsprechen. Für laboratoriumsmäßige Messungen wird dieser Wechselstrom im allgemeinen nicht benutzt, wohl aber ist er von besonderer Wichtigkeit für den Maschinenbetrieb, und aus diesem Grunde sei hier wenigstens einiges über Wechselstrommessungen gesagt. Die Meßgeräte, die wir für die technischen Wechselstrommessungen brauchen, und um andere kann es sich im vorliegenden Fall nicht handeln, sind zum Teil schon oben besprochen. Es handelt sich dabei um die Weicheisen-Strom- und Spannungszeiger, die in gleicher Weise auch für Gleichstrom Anwendung finden können. Es sind dieses indessen nicht die einzigen Typen, die für technische Wechselstrommessungen in Frage kommen. Mit Rücksicht auf die geringere Wichtigkeit dieser Instrumente für den laboratoriumsmäßig arbeitenden Chemiker sei indessen das nachfolgende nur in äußerster Kürze dargestellt, und zur Ergänzung sei auf die Handbücher der elektrischen Meßkunde verwiesen.

Wenn man sich vorstellt, daß bei einem Drehspulinstrument für Gleichstrom, wie oben beschrieben, der Stahlmagnet, der das magnetische Feld erzeugt, wegfällt, so kann man durch eine feststehende Wickelung, durch die ein Strom hindurchfließt, ebenfalls ein elektrisches Feld erzeugen, mit andern Worten: man umgibt die Drehspule dieser Konstruktion durch eine feststehende Spule und kommt damit zu dem Typus der sogenannten elektrodynamischen Instrumente. Der zu messende Strom wird selbstverständlich gegebenenfalls durch Abzweig- bzw. Vorwiderstände entsprechend geschwächt, sowohl durch die feste, wie durch die bewegliche Spule geschickt, und in einem solchen Instrument tritt also in gleicher Weise, wie bei dem Strom selbst, eine periodische Schwankung des Feldes auf, aber in beiden Spulen ganz gleichartig, so daß beide in genau gleicher Weise aufeinander wirken, als wenn ein Gleichstrom durch sie hindurchfließen würde. Man kann also mit einem derartigen System genau wie beim Drehspulsystem Stromstärke und Spannung messen.

Wegen der immerhin geringen Stärke des hierbei möglichen magnetischen Feldes sind die Instrumente recht groß, teuer und empfindlich. Man hat deswegen nach Mitteln gesucht, um magnetische Kraftlinien stärker zu konzentrieren, wie es ja durch die Anwendung der Magnete bei dem Drehspulsystem möglich war, und man ist infolgedessen dazu übergegangen, statt einer vollkommen eisenfreien Anwendung zu sogenannten eisengeschlossenen Geräten überzugehen, so daß man also grundsätzlich, praktisch selbstverständlich mit ganz erheblichen Abänderungen, zu dem Typus des Drehspulinstruments vollkommen zurückkehrt, wobei der Stahlmagnet durch einen Elektromagneten ersetzt wird, der durch ein Paket Eisenbleche gebildet wird, um das die Wickelungen der festen Spule gelegt sind. Diese Instrumente können allerdings nicht ganz mit der Genauigkeit hergestellt werden, wie die sogenannten elektrodynamischen Instrumente. Diese lassen sich in geeigneter Ausführungsform mit ähnlicher Genauigkeit herstellen wie die hochwertigen Drehspulinstrumente für Gleichstrom. Sie sind selbstverständlich nicht nur für Wechselstrom, sondern auch für Gleichstrom brauchbar. Die eisengeschlossenen Instrumente bleiben hinter diesen an Genauigkeit zurück und leisten nur das, was die üblichen technischen elektrischen Instrumente ebenfalls leisten.

Eine letzte Form endlich sind die sogenannten Drehfeldinstrumente, die nur für Wechselstrommessungen brauchbar sind, und die als Hauptkonstruktionselemente einen ringförmigen Elektromagneten enthalten, ähnlich wie der feststehende Teil einer Dynamomaschine mit vier Polen nach innen zu. Diese vier Pole sind mit Wickelungen versehen, und zwar die gegenüberliegenden miteinander verbunden, und durch eine besondere Kunstschaltung ist erreicht worden, daß die magnetische Feldstärke im Innern dieses Ringes sozusagen kreist. Das Maximum der Feldstärke liegt einmal auf der Verbindungslinie zweier gegenüberliegenden Pole, sodann tritt entsprechend der Periodenzahl des Wechselstromes eine Verlagerung dieser Richtung und Größe um 90° in einem Sinne ein, sodann bei der Umkehr der Stromrichtung eine weitere Verlagerung um weitere 90° in gleichem Sinne, so daß man ein sogenanntes Drehfeld erhält. Zwischen diesen vier Polen befindet sich, ähnlich wie der Anker einer elektrischen Kraftmaschine, eine kleine Scheibe oder ein Zylinder mit einer Achse senkrecht zur Ebene der vier Pole und Gegenfedern, und das elektrische Drehfeld erzeugt bei seinem Umlauf in diesem Stück Wirbelströme, die die Neigung haben, es im Sinne des Drehfeldes mitrotieren zu lassen. Demgegenüber leisten die Federn die Gegenkraft und lassen nur einen Ausschlag bestimmter Größe zu, den man an der Skala abliest. Es ist offensichtlich, daß derartige Geräte nur für Wechselstrommessungen allein in Frage kommen können.

Im nachstehenden sei dann weiter das Notwendigste über die Eigenschaften von Wechselströmen und deren Messung gesagt. Da Stromstärke und Spannung bei ihnen periodisch zwischen zwei Grenzwerten schwanken, kann man

zwischen den momentanen Werten für beide und den durchschnittlichen Werten unterscheiden. Praktisch wichtig sind selbstverständlich nur
die durchschnittlichen Werte, wobei man allerdings berücksichtigen muß, daß,
wenn man nicht das Vorzeichen berücksichtigt, sowohl der durchschnittliche
Spannungswert als der durchschnittliche Stromwert Null ist. Die größten
Werte von Spannung und Stromstärke bezeichnet man als Scheitelwerte,
während man als effektive Stromstärke bzw. Spannung diejenigen Werte
bezeichnet, die man auf folgende Weise erhält: Man bildet die Quadrate der
Augenblicksstromstärken in einer Periode, summiert diese und zieht daraus
die Wurzel. Praktisch strebt man danach, daß die Strom- bzw. Spannungs-
kurve möglichst genau durch die mathematische Sinuskurve dargestellt wird,
was für die Güte der Maschine und der Instrumente am vorteilhaftesten ist.
In diesem Fall ist, wie ohne Beweis mitgeteilt sei, die effektive Stromstärke
gleich 0,707 der Scheitelstromstärke.

Ein grundlegender Unterschied besteht indessen bei Gleichstrom und
Wechselstrom. Es ist bekannt, daß die Stromarbeit bzw. Stromleistung
proportional dem Produkt von Stromstärke und Spannung ist[1]. Dieses
Gesetz gilt für Wechselstrom nicht, und zwar mit Rücksicht auf die nachfolgenden Betrachtungen: Es ist bekannt, daß jede Änderung einer Stromstärke in einem Leiter Anlaß zur Entstehung von Induktionsströmen gibt,
die bei Gleichstrom in dem Idealfall des völlig konstanten Stromes und
konstanter Spannung bedeutungslos, aber bei Wechselstrom mit Rücksicht
auf die hohe Zahl der Polwechsel in der Sekunde von ausschlaggebender
Wichtigkeit sind. Es ist nicht möglich, einen Leiter herzustellen, durch
den ein Wechselstrom hindurchfließen kann, ohne daß Induktionsströme entstehen. Schon ein gerader Leiter ist dazu nicht imstande, da seine einzelnen
Teile selbst aufeinander induzierend wirken. Infolgedessen ist der Einfluß
des Leiters selbst auf die Stromstärke in ihm maßgebend bedingt durch
seine induzierende Wirkung, d. h. durch seine Form. Die maßgebende Größe
für einen Leiter ist neben seinem Ohmschen Widerstand daher die Größe, die
man als seine Selbstinduktion bezeichnet, und noch eine zweite Eigenschaft des Stromleiters ist für die Stromstärkeberechnung in Wechselstrom-
kreisen maßgebend. Bei Gleichstrom ist es bekanntlich praktisch gleichgültig, ob man, abgesehen vom Widerstand selbstverständlich, einen Strom
z. B. durch einen dünnen oder dicken Draht leitet, oder ob man einen kleinen
oder großen Kondensator zu einer bestimmten Spannung auflädt. Dieses
Gesetz gilt auch für Wechselstrom nicht mehr. Es geht eine zweite Größe
ausschlaggebend in die Berechnung von Leiterkreisen ein, nämlich die
Kapazität dieser Teile.

Beide, Selbstinduktion und Kapazität, sind neben dem Widerstand des
Kreises in ihren Größen notwendig, um die Stromverteilung in ihm einwandfrei berechnen zu können. Nehmen wir den Idealfall eines selbstinduk-
tions- und kapazitätsfreien Kreises, so würden die Gleichstromgesetze für

---

[1] Stromarbeit = Stromstärke × Spannung × Zeit. Stromleistung = Stromarbeit in
der Zeiteinheit.

Wechselstrom vollkommen gelten. Praktisch gibt es solche Kreise nicht. Das Vorhandensein von Selbstinduktion und Kapazität hat zur Folge, daß die Spannung und die Stromstärke in einem Kreise nicht im gleichen Augenblicke ihre maximalen bzw. Nullwerte erreichen, vielmehr eilen die maximalen Werte der Stromstärke der Spannung voraus, bzw. bleiben hinter ihnen zurück, je nach der Art des Kreises[1]. Diesen Unterschied bezeichnet man als Phasenverschiebung und gibt ihn zahlenmäßig durch einen Winkel an. Eine Phasenverschiebung Null bedeutet, daß Strom und Spannung in Phase sind. Man kann diesen Zustand erreichen, da, was hier ohne Beweis mitgeteilt sein mag, Selbstinduktion und Kapazität entgegengesetzte Wirkung auf die Phasenverschiebung ausüben, durch Hinzufügen geeigneter Selbstinduktion oder Kapazität. Man sagt dann, daß in einem solchen Kreis Resonanz herrscht, und in einem solchen Kreis gelten dann die gleichen Gesetze wie in einem Gleichstromkreis. In gewissen Kreisen kann es eintreten (ein solcher Fall wird z. B. künstlich beim Bau der Drehfeldinstrumente herbeigeführt), daß Stromstärke und Spannung in der Phase gerade um 90° verschoben sind, was bedeutet, daß die Stromstärke gerade dann ihren maximalen Wert erreicht, wenn die Spannung den Wert Null hat. Im allgemeinen treten selbstverständlich Zwischenwerte ein. Ohne weitere Begründung sei mitgeteilt, daß die Leistung eines Wechselstromes durch das Produkt der Stromstärke mit der Spannung gebildet wird, multipliziert mit dem sogenannten Leistungsfaktor, mathematisch dargestellt durch

$$W = E \cdot J \cos \varphi \, ,$$

was bedeutet, wenn $\varphi = 0$ ist, d. h. $\cos \varphi = 1$, Stromstärke und Spannung also in Phase sind, wird der Leistungsfaktor 1, im andern Fall, wenn $\varphi = 90°$ wird, ist der Leistungsfaktor Null, d. h. ein derartiger Strom leistet tatsächlich keinerlei Arbeit, trotzdem die Leitungen voll unter Spannung stehen und mit der betreffenden Stromstärke voll belastet sind und demgemäß sich erwärmen. Es ist daher eine der wichtigsten Aufgaben aller Elektrizitätswerke, dafür zu sorgen, daß der Leistungsfaktor dauernd möglichst hoch gehalten wird. Der Anschluß von Beleuchtungskörpern an Elektrizitätswerke verschlechtert den Leistungsfaktor immerhin nur wenig, wohl aber der von gewissen Motorentypen.

Meßtechnisch bedeutet das Vorstehende, daß man die Stromleistung bzw. die Stromarbeit nicht allein aus Stromstärke und Spannungsmessungen ableiten kann, sondern ein drittes Gerät braucht, das den Leistungsfaktor zu messen gestattet. Praktisch arbeitet man tatsächlich anders. Geräte zur Messung des Leistungsfaktors gibt es, sie werden aber immerhin selten angewendet. Tatsächlich benutzt man besondere Leistungsmesser, die sich ohne weiteres bauen lassen. Das normale elektrodynamische System mit einer festen und einer beweglichen Spule läßt sich ohne weiteres als Leistungsmesser oder Wattmeter gestalten, nämlich in der Weise, daß man die beweg-

---

[1] Auch bei dem bekannten Beispiel der Wasserleitung ist ja der Druck in der Leitung und geförderte Wassermenge nicht in Phase.

liche Spule an die in Frage kommende Spannung anlegt, das Instrument sozusagen als Spannungsmesser schaltet, während der in Frage stehende Strom durch die feste Spule geleitet wird. Daß selbstverständlich gegebenenfalls Neben- und Vorwiderstände benutzt werden, bedarf wohl keiner Erwähnung. Ein solches Gerät zeigt dann tatsächlich die effektive Stromleistung an, gibt also ohne jede Rechnung sofort das Produkt

$$E \cdot J \cos \varphi \,,$$

unabhängig von jeder zufälligen Veränderung im Leistungsfaktor. Die nachstehende Anordnung zeigt, wie ein solches Gerät in einen Stromkreis zur Leistungsmessung eingeschaltet wird. In ganz ähnlicher Weise läßt sich auch ein Drehfeldinstrument als Leistungsmesser ausbilden. (Fig. 103.)

Es seien endlich noch einige Worte über Drehstrom gesagt, soweit dieser meßtechnisch in Frage kommt. Drehstrom ist im Grunde genommen weiter nichts als Wechselstrom, den man sich durch drei gleichartige Maschinen erzeugt denken kann, die gleiche Spannungen geben, und die so im Lauf einreguliert sind, daß sie nicht nur gleiche Spannung und gleiche Periodenzahl geben, sondern daß auch die momentanen Spannungen in ihren Phasen um 120° gegeneinander verschoben sind, d. h., wenn die erste Maschine die maximale Spannung erzeugt, so fällt diese maximale Spannung ab, kehrt um und erreicht nach $1/_{50}$ einer Sekunde wieder den Anfangs-

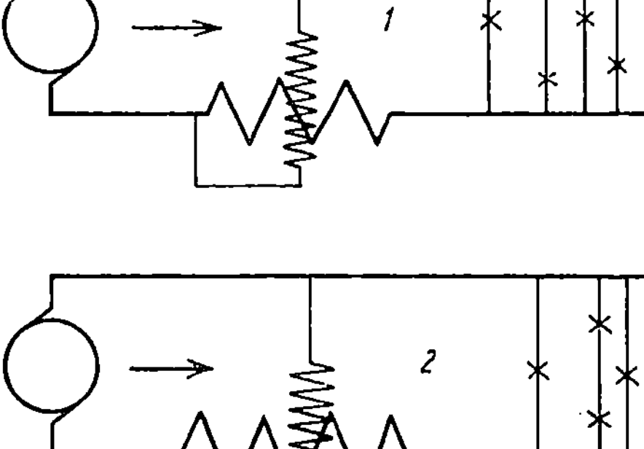

Fig. 103. Schaltung eines Leistungsmessers zwischen Generator und Verbrauchsstelle. Bei 1 wird der Spannungsabfall in der Stromspule mitvermessen, bei 2 der Stromverbrauch der Spannungsspule.

wert. Um $1/_3$ dieser Zeit später erreicht die zweite Maschine die gleiche maximale Spannung, und nach $2/_3$ der Zeit die dritte Maschine. Man würde hierbei sechs Leitungen haben, wobei man sich ohne weiteres klarmachen kann, daß man die Leitungen, in der die Ströme zu den Maschinen zurückfließen, zu einer gemeinsamen Leitung zusammenlegt, und eine einfache Überlegung zeigt, daß die in dieser gemeinsamen Rückleitung fließenden Ströme sich gegenseitig gerade aufheben müssen, diese Leitung bleibt also praktisch stromlos. Mit andern Worten, das Verteilungsnetz besteht tatsächlich nur aus drei Stromleitungen und einer vierten praktisch stromlosen Stromrückleitung. Es ist das ein Drehstromnetz mit Nulleiter, der dann eine gewisse Bedeutung hat, wenn die Strombelastung der drei andern Leitungen nicht ganz gleichartig ist, was ja durch ungleichmäßiges Einschalten von Beleuchtungskörpern ohne weiteres möglich ist. In diesem Fall dient der Nulleiter als Ausgleichsleitung. Man kann ihn trotzdem weglassen und die Ausgleichsströme sich auf die einzelnen Leitungen verteilen lassen. Man kommt so zu dem System des Drehstromnetzes ohne Nulleiter.

Meßtechnisch unterscheidet man bei Drehstrom die Spannung gegen den Nulleiter oder die Spannung zwischen den einzelnen drei Phasen, die in der einfachen Beziehung zueinander stehen:

$$\text{Phasenspannung} = \sqrt{3} \cdot \text{Spannung gegen Nulleiter.}$$

Für den Maschinenbetrieb ist naturgemäß auch für Drehstrom notwendig, die Leistungsmessungen vorzunehmen, z. B. also die Energieaufnahme eines Drehstrommotors zu messen. Hierfür gibt es zunächst besondere Meßgeräte, z. B. nach dem dynamometrischen System oder nach dem Drehfeldsystem. Überdies muß man folgendes unterscheiden: Wenn man an ein Drehstromnetz einen Motor anlegt, so ist die Stromentnahme, wenn ein solcher Motor selbstverständlich vollkommen symmetrisch gebaut ist und auch gebaut sein muß, für alle drei Phasen vollkommen gleichartig. Man braucht daher nur die Stromstärke in einer Phase zu messen mit der dazugehörigen Spannung gegen den Nulleiter, um daraus die Gesamtbelastung des Netzes durch den Motor durch Multiplikation mit 3 ableiten zu können. Wenn man dagegen, wie es üblich ist, den Strom in einer Phase und die Spannungsdifferenz zwischen ihr und einer anderen mißt, wird die Berechnung, die übergangen sei, schwieriger.

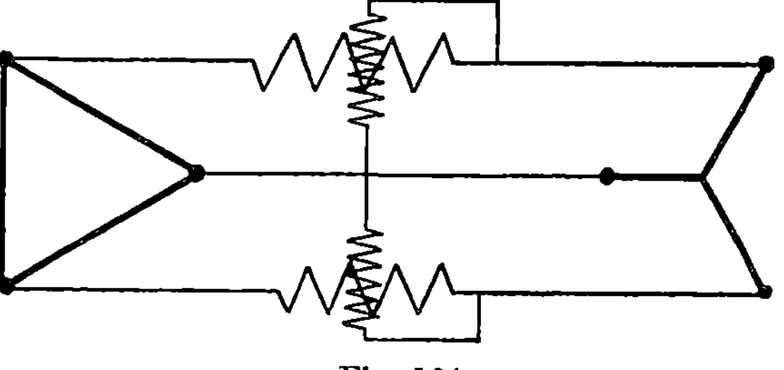

Fig. 104.
Leistungsmessung in einem Drehstromnetz.
(Generator bzw. Motor in Stern- bzw. Dreiecksschaltung.)

Man bezeichnet diesen Zustand als Drehstrom mit gleicher Belastung. Der allgemeinere Fall ist natürlich, daß ein Drehstromnetz nicht in allen drei Phasen gleichmäßig belastet ist, sondern ungleichmäßig, was also im großen bei elektrischen Zentralen vorkommt, wobei neben Motorbetrieb auch Lampen eingeschaltet sind, die naturgemäß niemals gleichmäßig auf die einzelnen Phasen verteilt sind. Hierbei kommt man mit der einfachen Methode nicht aus. Das übliche Verfahren, das dann angewendet wird, ist das sogenannte Verfahren mit zwei Wattmetern, die gemäß der Abbildung 104 in zwei Phasen eingeschaltet werden, und deren Summe der Angaben ohne weitere Rechnung sofort die Gesamtleistung, die durch die Leitungen hindurchgeht, anzeigt. Neuere Instrumentenkonstruktionen vereinigen auch gleichzeitig diese beiden Instrumente in einem einzigen, da es sich indessen hierbei um Sonderausführungen für allgemeine elektrotechnische Zwecke handelt, sei darauf nicht weiter eingegangen.

7. Messung des Widerstandes von Elektrolyten.

Für Meßzwecke ist in einer besonderen Beziehung der Wechselstrom noch wichtig, nämlich dann, wenn es sich um Widerstandsmessung bei Stoffen handelt, die sich unter der Einwirkung eines elektrischen Stromes verändern, insbesondere chemisch zersetzen. Dieser Fall erhält praktisch seine Wichtigkeit bei der Widerstandsbestimmung von Elektrolyten, indem man die bei Gleichstrom notwendig eintretende Zersetzung durch die Anwendung von Wechselstrom verhindert.

Praktisch wird diese Messung genau in der gleichen Weise ausgeführt wie bei Gleichstrom, indem man nur eine beliebige Stromquelle, die Wechselstrom erzeugt, benutzt. Man geht daher so vor, daß man wohl Wechselstrom aus einem Kraftnetz benutzt, den man der Sicherheit wegen durch einen kleinen Transformator auf eine niedrige Spannung herabtransformiert. Derartige Transformatoren, die die Spannung des Licht- und Kraftnetzes auf meistens 4 Volt herabsetzen, sind im Handel zu haben. Statt dessen kann man auch einen kleinen Induktor nehmen, der mit Hilfe des üblichen Unterbrechers den Gleichstrom in Wechselstrom umformt, oder man verwendet einen sogenannten Summer, wie er für Telephoniezwecke verwendet wird, oder sonstige Einrichtungen. Die Anordnung der Schaltung ist genau die gleiche, wie oben bei Besprechung der *Wheatstone*schen Brückenanordnung geschildert. Es ist selbstverständlich, daß in diesem Fall das Galvanometer nicht verwendet werden kann, weil es ja auf Wechselstrom nicht reagiert. Es ist allgemein üblich und auch ganz einfach, das Galvanometer in diesem Fall durch ein Telephon zu ersetzen, das den Wechselstrom, der durch es hindurchgeht, in einen Ton umformt mit einer Schwingungszahl entsprechend der Frequenz des Wechselstroms. Bei Stromlosigkeit verstummt das Telephon, und auf diesen Punkt stellt man den Schleifkontakt ein. Statt des Telephons kann man natürlich auch jedes andere auf Wechselstrom ansprechende Instrument, wie z. B. das Saitengalvanometer, benutzen.

Im Zusammenhang hiermit sei dann gleichzeitig darauf aufmerksam gemacht, in welcher Weise der spezifische Widerstand von Flüssigkeiten, insbesondere Elektrolyten, bestimmt werden kann. Bei festen Körpern ist das Verfahren naturgemäß sehr einfach, wenn man sie in Formen bringt, daß Länge und Querschnitt des Körpers leicht ausgemessen werden können. Man kann dann in selbstverständlicher Weise aus dem tatsächlich gemessenen Widerstand durch Berücksichtigung seiner Länge und seines Querschnittes den spezifischen Widerstand bzw. die Leitfähigkeit ermitteln. Bei Flüssigkeiten ist dieses Verfahren schwieriger, weil man hier den Zusammenhang zwischen spezifischem und wahrem Widerstand nicht ohne weiteres feststellen kann, da hierbei Voraussetzung wäre, daß die Form der Flüssigkeit, die durch das Gefäß bestimmt ist, zwischen den beiden Elektroden feststellbar wäre. Praktisch geht man daher anders vor, indem man die sogenannte Widerstandskapazität bestimmt. Über die Form der Gefäße und der Elektroden, in denen man die Elektrolyte untersucht, gibt die mitgeteilte Fig. 105 Aufschluß. Ihre Auswahl ist mitbedingt durch die tatsächlich vorhandene Leitfähigkeit, so daß man Elektrolyte mit hoher Leitfähigkeit in Gefäßen untersuchen wird, die eine verhältnismäßig kleine Widerstandskapazität haben, und umgekehrt. Man bezeichnet als Widerstandskapazität das Verhältnis des tatsächlichen Widerstandes einer Substanz zwischen den Gefäßelektroden zu dem spezifischen Widerstand der gleichen Substanz, oder den Widerstand bei Füllung mit einer Substanz der Leitfähigkeit 1. Ist K die Leitfähigkeit der Substanz, C die Widerstandskapazität des Gefäßes und R der tatsächlich gemessene Widerstand, so ist

$$K = \frac{C}{R}.$$

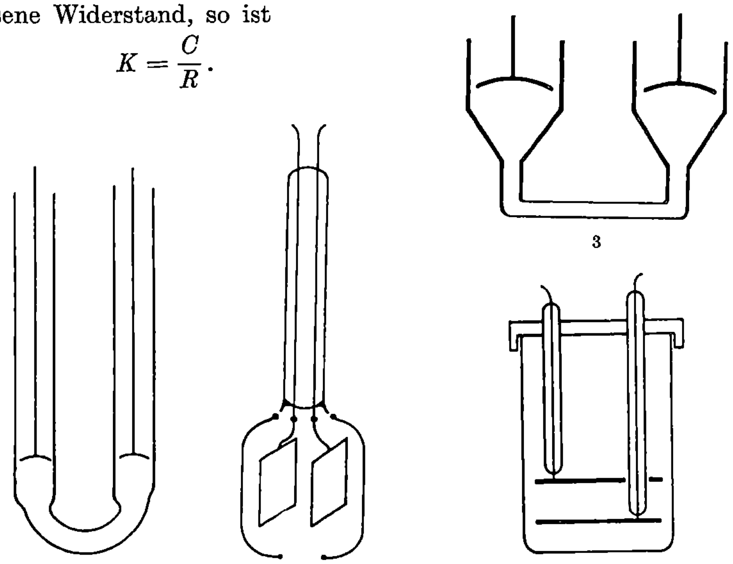

Fig. 105. Formen von Meßgefäßen für Widerstände von Elektrolyten.
1. Verstellbare Elektroden. 2. Zum Eintauchen in Bäder. 3. Für kleine Widerstände. 4. Für große Widerstände.

Am einfachsten wird man so vorgehen, daß man das Gefäß mit einer Normallösung füllt, deren Leitvermögen man aus den bekannten Tabellenwerken entnehmen kann. Als solche können folgende in Frage kommen:

Mischungen von Schwefelsäure und Wasser mit bekannten Mischungsverhältnissen oder statt dessen am besten leitende Schwefelsäurelösungen mit 30 Proz. Schwefelsäure;

gesättigte Kochsalzlösung, durch Auflösen reinen Kochsalzes in destilliertem Wasser hergestellt, mit einem Überschuß an Kochsalz. Die Lösung ist etwa 26 prozentig;

maximal leitende Bittersalzlösung mit 17,4 Proz. Magnesiumsulfat;

einfach-normale Chlorkalilösung mit also 74,60 g Chlorkali im Liter. Bei Gefäßen großer Widerstandskapazität kann man auch $^1/_{10}$, $^1/_{50}$ oder $^1/_{100}$ Normal-Chlorkalilösung nehmen.

Die tatsächlichen Werte der Leitvermögen dieser Substanzen kann man der nachstehenden Tabelle entnehmen.

Bei Lösungen mit hohem Widerstand, also geringer Widerstandskapazität, muß man von dem Leitvermögen noch das Leitvermögen des destillierten Wassers in Abzug bringen, das bei gutem Wasser zu etwa $1-2\cdot10^{-6}$ anzusehen ist.

Temperatur	H₂SO₄ maximal leitend		NaCl gesättigt		MgSO₄ maximal leitend		$\frac{1}{1}$ norm.		KCl $\frac{1}{10}$ norm.		$\frac{1}{100}$ norm.	
15	0,7028	123	0,2015	48	0,04555	121	0,01048	24	0,002243	51	0,001147	26
16	151	124	063	49	4676	123	072	23	294	51	173	26
17	275	123	112	49	4799	123	095	24	345	52	199	26
18	398	124	161	49	4922	124	119	24	397	52	225	26
19	522	124	210	50	5046	125	143	24	449	52	251	27
20	646	124	260	50	5171	126	167	24	501	52	278	27
21	768	124	310	50	5297	127	191	24	553	52	305	27
22	892		360		5424		215		605		332	

Ein anderes Verfahren, das man allerdings wohl nur in seltenen Fällen in Anwendung bringen wird, ist die Vergleichung der Widerstandskapazität eines Gefäßes mit einem Normalgefäß, die beide mit der gleichen Lösung gefüllt sind. Da das Leitvermögen aller Elektrolyte fast immer von der Temperatur sehr stark abhängt, ist in einem solchen Fall die Anwendung einer Normallösung mit sehr geringem Temperaturkoeffizienten zweckmäßig. Als solche verwendet man praktisch eine von *Nernst* angegebene Lösung, die in einem Liter Wasser 121 g Mannit, 41 g Borsäure und 0,04 g Chlorkali enthält. Eine solche Lösung hat einen Temperaturkoeffizienten von nur 0,1 Proz. Ihre wahre Leitfähigkeit muß aber bekannt sein. Es sind auch handelsüblich U-förmige Rohre mit verschiebbaren Elektroden zu erhalten, die ohne weiteres in Widerstandskapazität geteilt sind. Jeder Schenkel hat eine Teilung, und man liest auf ihnen die Stellung der Elektroden ab. Die Summe dieser beiden Ablesungen in beiden Schenkeln ergibt sofort die Widerstandskapazität. Bei ihrer Anwendung kann man daher praktisch so verfahren, daß man mit einem festen runden Normalwiderstand arbeitet und die Elektroden derart verschiebt, bis man in der Brücke Gleichgewicht erhält.

Bei der praktischen Ausführung der Messungen wird man bei Anwendung eines Telephons nun so vorgehen, daß man die Stelle auf dem Schleifdraht aufsucht, wo der Ton im Telephon vollkommen verschwindet. Man wird indessen nur in Ausnahmefällen ein vollständiges Verschwinden erreichen können, und sucht sich dann diejenigen Stellen aus, an denen der Ton unhörbar wird, wenn man von verschiedenen Seiten an sie herangeht. Die Mitte zwischen diesen beiden Stellen ist dann die wahre Brückeneinstellung. Am geeignetsten ist es, wenn man sich so einrichten kann, daß man hierbei Widerstände von etwa 50—1000 Ohm mißt. Es ist selbstverständlich, daß diese Messung am genauesten vor sich geht, wenn man sich einigermaßen in der Mitte des Brückendrahtes bewegt. Aus dem so abgemessenen Widerstand R und der vorstehend ermittelten Widerstandskapazität C ergibt sich dann das Leitvermögen einfach aus der Formel

$$K = \frac{C}{R},$$

wobei gegebenenfalls noch eine Korrektion wegen des Widerstandes der Zuleitungen anzubringen ist, die man am einfachsten so bestimmt, daß man an Stelle des Gefäßes einen etwa gleich großen Drahtwiderstand einschaltet, der in seiner Größe bekannt ist, und den man mit dem gleichen Normalwiderstand vergleicht.

8. Elektrometer.

Zum Schluß dieses Abschnittes muß dann noch ein Messungshilfsmittel mitgeteilt werden, das recht viel auch für chemische Zwecke Verwendung findet, das sich von den andern aber erheblich unterscheidet. Es handelt sich dabei um Messungen mit Hilfe von Elektrometern. Diese Art der Messung hat vor den bisherigen elektrischen Messungen den Vorteil, daß die ganze Messung so verläuft, daß der Meßstelle irgendwelcher Strom nicht entnommen wird. Man arbeitet gewissermaßen mit einem Galvanometer unendlich hohen Widerstandes.

Bevor weiter hierauf eingegangen wird, ist es erforderlich, allgemeine Vorbemerkungen über elektrometrische Arbeiten zu machen, die fast nur dann in Frage kommen, wenn es sich um reine Spannungsmessungen handelt, und zwar um solche Spannungsmessungen, daß die vorhandenen Elektrizitätsmengen derart gering sind oder sich leicht erschöpfen, so daß eine Stromentnahme überhaupt nicht stattfinden darf, auch nicht vorübergehend und ebensowenig in kleinen Mengen. Es ist daher bei elektrometrischen Messungen vielleicht noch mehr als bei andern Gelegenheiten auf sehr sorgfältige Isolation aller Apparatteile gegeneinander und gegen die Erde zu achten. Isolatoren gibt es in großer Menge, indessen sind sie durchaus nicht gleichwertig. Als bestes und verläßlichstes festes Isolationsmittel dürfte wohl Bernstein anzusehen sein. Nicht so hochwertig, aber in der weit überwiegenden Zahl der Fälle durchaus zuverlässig sind Quarz und Schwefel, wobei bei ersterem darauf zu achten ist, daß nicht infolge Feuchtigkeitsaufnahme vielleicht eine Oberflächenleitung stattfindet. Schellack und Porzellan, auch Glas genügt in trockenem Zustand in den meisten Fällen. Hartgummi ist an sich wohl ein sehr gutes Isolationsmittel, es wird indessen in seinen Fähigkeiten durch Licht merklich beeinflußt. Besser sind eine große Zahl der künstlich hergestellten Isolatoren, wie Bakelit, Pertinax und unzählige andere.

Von den Ausführungsformen der Elektrometer können wir folgende wichtigen unterscheiden:

Eine der am meisten gebrauchten Formen ist das sogenannte Quadrantenelektrometer, ein Elektrometer höchster Empfindlichkeit für Ablesung mit Spiegel und Skala. An einem Faden, meistens aus Quarz, der durch eine dünne Feuchtigkeitsschicht schwachleitend gemacht ist, also z. B. durch Anfeuchten mit einer Chlorcalciumlösung oder durch einen metallischen Überzug mit Hilfe von Kathodenzerstäubung, hängt eine ∞-förmige Nadel aus Metallpapier in einer horizontalen Ebene. Diese Nadel schwingt in einem, sie verhältnismäßig eng umschließenden zylindrischen Metallkästchen, das durch einen Kreuzschnitt in vertikaler Richtung in vier Quadranten geteilt ist, die alle isoliert gegeneinander mit sehr engen Spalten aufgestellt sind. Zwei gegenüberliegende Quadranten sind miteinander verbunden. Das ganze befindet sich in einem Metallschutzgehäuse, um den Einfluß außenliegender Ladungen abzuschirmen. Es ist dies die übliche Type von Laboratoriumselektrometern für allgemeine Zwecke (Fig. 106).

Über die Art der Anwendung ist grundsätzlich zu sagen, daß man z. B. die Nadel auf eine Spannung auflädt, z. B. mit dem einen Pol einer geeigneten Akkumulatorenbatterie verbindet, deren anderer Pol an die Erde gelegt ist. Als Erdleitung genügt fast regelmäßig eine Gas- oder Wasserleitung. Die beiden Quadrantenpaare werden mit der zu messenden Spannungsdifferenz verbunden und üben dann elektrostatisch eine bestimmte Anziehung auf die Nadel aus, die sich je nach der Höhe der Spannung verschieden in bezug auf die Quadranten einstellen wird. Es ist selbstverständlich, daß man, um einen festen Nullpunkt des Potentials zu bekommen, auch an einer Stelle wiederum eine Erdverbindung schaffen muß in der Weise, daß man z. B. das eine Quadrantenpaar an Erde legt. Es sind hierbei mehrfache Kombinationen möglich, um Spannungsmessungen durchzuführen. Man unterscheidet drei Meßverfahren: Als erstes sei die sogenannte **Quadrantenschaltung** genannt, die wohl die gebräuchlichste ist. Hierbei wird das eine Quadrantenpaar stets an die Erde gelegt und, wie bereits oben beschrieben, der Nadel eine konstante verhältnismäßig hohe Hilfsspannung zugeführt, die mit ihrem andern Pol ebenfalls an die Erde gelegt ist. Verhältnismäßig hoch ist so zu verstehen, daß sie hoch sein muß gegenüber der zu messenden Spannung. Die Ruhelage erhält man, wenn auch das zweite Quadrantenpaar an die Erde gelegt wird. Bringt man es auf die zu messende Spannung in der oben geschilderten Weise, so erhält man Ausschläge, die ungefähr proportional mit ihr sind. Durch Kommutieren der Quadrantenpaare kann man Ausschläge nach beiden Seiten erhalten und damit die Meßgenauigkeit erhöhen. Man bedarf hierzu also der Anwendung einer Hilfsspannung. Als solche benutzt man entweder eine kleine, besonders für diese Zwecke gebaute Akkumulatorenbatterie, die aus der nötigen Anzahl nur kleiner Zellen besteht, da aus ihr praktisch kein Strom entnommen wird, aber auch die Spannungsbatterien für Radioanlagen sind durchaus geeignet dafür. In vielen Fällen kann man mit Vorteil auch eine sogenannte Zambonische Säule benutzen, d. h. eine Säule, die aus einer sehr großen Zahl übereinander geschichteter Metallpapierblättchen besteht, die durch Kontaktelektrizität infolge der Berührung zweier verschiedener Metallarten Spannungsunterschiede zwischen den Blättchen erzeugen. Bedingung ist aber, daß eine solche Säule unter einem ganz gleichförmigen Druck sich befindet und gegen Einflüsse von außen durch Einkapselung in Glas gut geschützt ist.

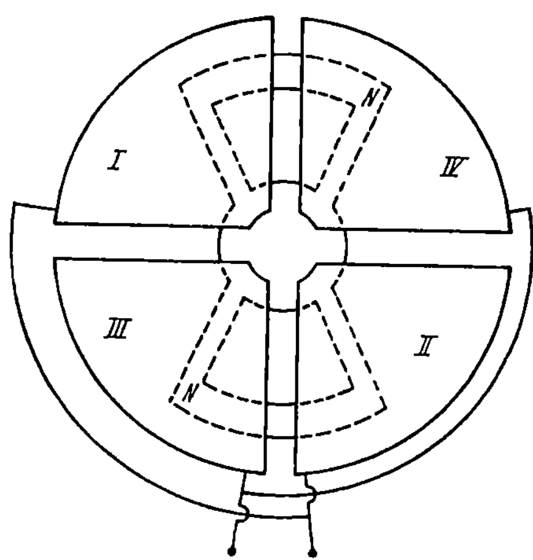

Fig. 106.
Schema des Quadrantelektrometers.
(*I* bis *IV* Quadranten. *N* Nadel.)

Die zweite Schaltungsart ist die sogenannte N a d e l s c h a l t u n g , bei ihr ist ebenfalls die Anwendung einer Hilfsspannung in der Art wie oben notwendig, indessen mit der Abänderung, daß die Mitte dieser Spannung an die Erde gelegt werden muß, so daß also die beiden entgegengesetzt großen Spannungen an den Quadrantenpaaren liegen. Die zu messende Spannung wird an die Nadel bzw. Erde angeschlossen, und man erhält hierbei ebenfalls einen Ausschlag angenähert proportional der Spannung. Man kann auch hier durch Umschalten der Hilfsspannung doppelseitige Ausschläge erreichen. Die Empfindlichkeit kann man bei diesen beiden Verfahren durch Änderung der Größe der Hilfsspannung entsprechend beeinflussen.

Bei der dritten Methode endlich ist die Empfindlichkeit nur von der Art des Aufhängefadens, d. h. im wesentlichen von dessen Richtkraft abhängig, also um so größer, je kleiner die Richtkraft ist. Das Verfahren hat wohl nicht für die Chemiker, aber für die Physiker den bemerkenswerten Vorteil, daß die Ausschlagsrichtung unabhängig vom Vorzeichen der angelegten Spannung ist, also daher für Wchselstrom-Messungen vollkommen unentbehrlich ist. Es ist dieses die geeignetste Anordnung für Messungen höherer Spannungen. Man leitet hierbei ein Quadrantenpaar und die Nadel an die Erde ab, während die zu messende Spannung an das zweite Quadrantenpaar bzw. an die Erde angeschlossen ist. Man erhält dann hier einen Ausschlag, der angenähert dem Quadrat der zu messenden Spannung proportional ist, und zwar von dem Vorzeichen der Spannung unabhängig. (D o p p e l s c h a l t u n g oder idiostatische.)

Ergänzend sei noch bemerkt, daß für die verschiedenen Umschaltungen an den Quadrantenelektrometern besondere Umschalter konstruiert sind, auf die indessen nicht näher eingegangen sei. Es sei vielmehr auf die physikalischen Handbücher der Meßtechnik verwiesen. Auch auf die Einzelheiten der Behandlung des Elektrometers sei nicht weiter eingegangen, da zu weitführend. Da man ja im allgemeinen mit Ausschlägen arbeitet, tritt hier der gleiche Fall ein wie bei dem Arbeiten mit Galvanometern mit Ausschlag, d. h. die rein technischen Eigenschaften des Instrumentes, insbesondere des Aufhängefadens machen sich hierbei gewissermaßen störend bemerkbar. Es wird daher immer notwendig sein, das Galvanometer bzw. Elektrometer ausführlicher mit bekannten Spannungen zu eichen. Wie man sich diese herstellt, wird von Fall zu Fall verschieden sein, im allgemeinen wird man so vorgehen, daß man eine Spannung mittlerer Größe, die man auf andere Weise bequem messen kann, verwendet und diese durch einen Widerstand hindurchschickt und von diesem Widerstand durch Abzweigen geeignete Spannungen abnimmt. Es dürfte noch zweckmäßig sein, zu erwähnen, welche Empfindlichkeiten man bei dieser Methode erwarten kann. Wenn es auch selbstverständlich ist, daß diese sehr stark von der Ausführungsform und der Stärke des Aufhängefadens abhängt, so wird man im Durchschnitt bei den üblichen Formen wohl annehmen können, daß man bei einer Hilfsspannung von etwa 100 Volt und dem üblichen Skalenabstand von etwa 2—3 m Ausschläge von einigen hundert Millimetern für ein Volt erhalten wird, so daß man also Spannungsdifferenzen von einigen tausendstel

Volt wohl bequem messen kann. Indessen ist eine elektrometrische Messung auch nicht angenähert so bequem wie eine galvanometrische, da man hier viel weniger Einfluß auf die Dämpfung des Instrumentes hat, da man andere als rein mechanische Dämpfungsmittel nicht zur Verfügung hat. Ein Verfahren zur Änderung der Empfindlichkeit, das bisweilen von praktischer Wichtigkeit ist, sei noch erwähnt, nämlich die Veränderung der Höhenstellung der Nadel, die normalerweise etwa in der Mitte des Quadrantengehäuses hängen soll, und die bei Höher- oder Tieferstellung die Empfindlichkeit zu ändern gestattet. In der Mitte der Quadrantenschachtel besteht ein Minimum der Empfindlichkeit.

Neben dieser Form des Quadrantenelektrometers wird noch häufig eine ähnliche Form angewendet, die des sogenannten Binantenelektrometers, die sich grundsätzlich von jener nur so unterscheidet, daß die oben geschilderte Quadrantenschachtel nur durch einen einfachen Schnitt in zwei halbkreisförmige Teile geteilt ist.

Neben diesen Elektrometerformen sind dann noch in sehr erheblicher Zahl für die verschiedensten Zwecke andere Formen in Gebrauch, die man vielfach unter dem allgemeinen Namen Blatt- oder Fadenelektrometer zusammenfaßt, die an Genauigkeit wesentlich hinter jenen zurückstehen, aber an Bequemlichkeit ihnen vielfach überlegen sind. Sie können etwa so charakterisiert werden, daß sie sich zu dem Quadrantenelektrometer mit seiner hohen Empfindlichkeit verhalten wie etwa die elektrischen Meßinstrumente mit Zeigerablesung zu den Spiegelgalvanometern. Sie haben den Vorteil, daß man eine ziemlich momentane Ablesung erhält, ohne nennenswerten Zeitverlust, daß man indessen vielfach zur Erreichung einer ausreichen-

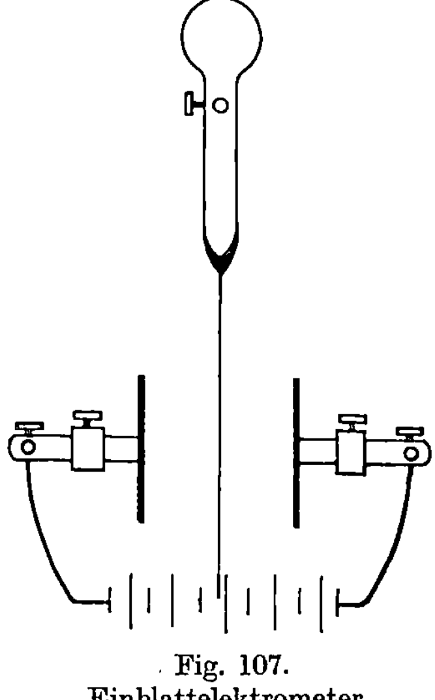

. Fig. 107.
Einblattelektrometer.

den Genauigkeit Ablesemikroskope zu Hilfe nehmen muß. Störend ist bei ihnen, daß die Metallblättchen bisweilen eine gewisse Trägheit zeigen, insbesondere bei Aluminium, was durch die immer noch vorhandene Steifheit trotz der sehr geringen Dicke bewirkt wird.

Als einfachste Form dient das sogenannte Blattelektrometer in den verschiedensten Ausführungsformen, das in der Zeichnung 107 schematisch dargestellt wird, wobei sich ein Blatt zwischen zwei verstellbaren Platten freihängend befindet, die durch eine Hilfsspannung aufgeladen sind. Man verwendet hierbei etwa 100 bis 200 Volt bei Erdung der Mitte. An dieses Blättchen wird mit dem einen Pol die zu messende Spannung gelegt, während der andere Pol an der Erde liegt. Dann erleidet das Blättchen einen Ausschlag, den man an der Skala abliest. Andere Blattelektrometer haben zwei dicht nebeneinander hängende Blättchen, die bei Aufladung ohne Hilfsspannung sich auseinanderspreizen, wie es die beigefügte Skizze 108 etwa zeigt. Insbesondere für radioaktive Messungen verwendet man eine Form der in der Figur skizzierten Art mit nur einem beweglichen Blättchen, während das zweite gewissermaßen durch eine metallische Wand ersetzt wird.

Eine weitere Form ist das sog. Einfadenelektrometer nach *Lutze*, bei dem ein mehrere Zentimeter langer dünner Faden von wenigen tausendstel Millimeter Stärke zwischen zwei parallelen Schneiden ausgespannt ist, die auf eine geeignete Spannungsdifferenz geladen sind. Wird der Faden selbst auf eine Spannung aufgeladen, so biegt er sich entsprechend durch, und diese Ausbiegung wird mikroskopisch gemessen. Durch Änderung des Schneidenabstandes und der Hilfsspannung kann man hierbei die Empfindlichkeit des Instruments sehr erheblich beeinflussen, und es hat überdies den weiteren

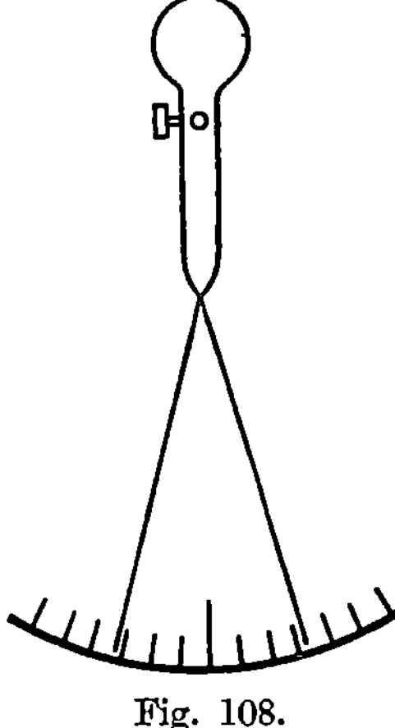

Fig. 108.
Zweiblattelektrometer.

Vorteil, recht unabhängig von Erschütterungen zu sein. Ein etwas ähnliches Instrument ist das sog. *Wulff*sche Zweifadenelektrometer, wobei zwei Fäden nebeneinander ausgespannt sind, allerdings unten nicht fest, sondern dort miteinander verbunden und durch ein ganz leichtes Gewichtchen beschwert. Wird ein derartiges System aufgeladen, wobei Hilfsladung selbstverständlich nicht erforderlich ist, so spreizen sich beide Fäden auseinander, was ebenfalls mikroskopisch gemessen wird.

Neben den obengenannten Formen sind noch eine große Anzahl anderer in Gebrauch, die mehr oder weniger Abarten der genannten Typen sind, ohne sich grundsätzlich von ihnen zu unterscheiden. Es sei auf sie nicht weiter eingegangen, da für einen Chemiker das Elektrometer immerhin geringere Bedeutung hat.

Indessen einer Form sei noch gedacht, die sich grundsätzlich von anderen unterscheidet, und die im chemischen Laboratorium zu verschiedenen Versuchen Verwendung findet. Das ist das sog. Capillarelektrometer, das indessen nur für Messungen von etwa 1 Volt bis zu 0,01 Volt verwendbar ist. Es beruht darauf, daß eine Quecksilberkuppe mit verdünnter Schwefelsäure überschichtet wird, und an diese beiden Teile, die Schwefelsäure wie das Quecksilber, wird die zu messende Spannungsdifferenz angelegt. Die capillare Spannung an der Grenzfläche zwischen Quecksilber und Schwefelsäure wird dann durch die Polarisation infolge der angelegten Spannung vergrößert, und zwar um Beträge, welche der Polarisation sehr nahe proportional sind. Praktisch geht man für die Konstruktion z. B. so vor, daß man zwei Quecksilbermassen nimmt, in die Platindrähte zur Stromzuführung eintauchen, und die z. B. in der gezeigten Form durch Schwefelsäure miteinander verbunden sind. In der Capillare, die die beiden Quecksilbermassen verbindet, liegt eine Quecksilberkuppe. Wenn nun Spannung angelegt wird, entsteht hier eine Polarisation, die die Oberflächenspannung an der Grenze ändert und veranlaßt, daß die Kuppe sich anders einstellt. Man beobachtet entweder mit

Hilfe eines Mikroskops die Größe dieser Verschiebung oder mißt die Druckänderung, die man auf der einen Seite herbeiführen muß, z. B. durch Heben
und Senken eines Vorratsbehälters mit
Quecksilber und Beobachten der Höhen-
lage der Quecksilberkuppe in den beiden
Schenkeln auf einer Seite, bis man die Kon-
taktstelle wieder in die Ruhelage gebracht
hat. Diese wird naturgemäß dadurch gefunden, daß man die beiden Stromzu-
führungen kurzschließt. Bei geeigneter
Konstruktion kann man bis zu Empfindlichkeiten von mindestens 0,0001 Volt
und mehr gelangen. Zu beachten ist, daß
stets der negative Pol der Spannung an
das Quecksilber gelegt werden muß, das
die Kuppe bildet. Das Anlegen einer
verkehrten oder einer zu großen Spannung
hat eine Zerstörung der Kuppe zur Folge, so daß die Capillare mit frischem
Quecksilber gefüllt werden muß (Fig. 109).

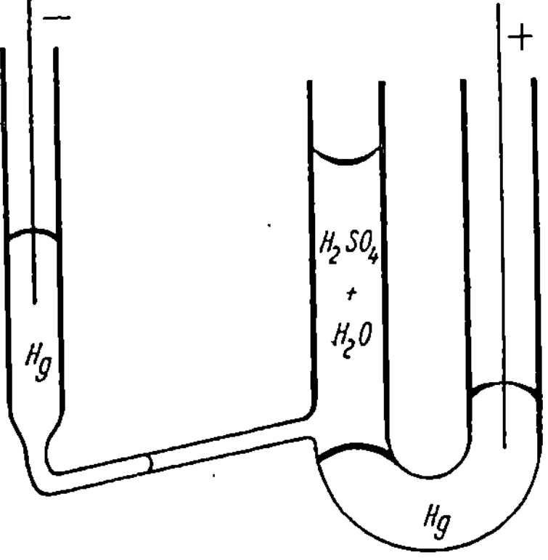

Fig. 109.
Schema des Capillarelektometers.

Literatur.

I. Allgemeines.

Abderhalden, Handbuch der biologischen Arbeitsmethoden. (Nur einzelne Bände!)

Auerbach und *Hort*, Handbuch der Mechanik I. 1926.

Bahrdt, Physikalische Messungsmethoden. 1921.

Berndt, Meßtechnik und Volkswirtschaft. Zeitschr. f. Feinmechanik **33**, 183. 1925.

Block, Maße und Messen. 1913.

—, Handbuch der technischen Meßgeräte. 1923.

Brandt, Technische Untersuchungsmethoden zur Betriebsüberwachung. 5. Aufl. Hrsg. von *Seufert*. 1926.

Bulle, Meßtechnik in Eisenhüttenwerken. Meßtechnik **2**, 26. 1926.

Chemiker-Kalender 1927.

Chwolson, Lehrbuch der Physik Bd. I, 1, Mechanik und Meßmethoden. 3. Aufl. 1926.

Davidsohn, Untersuchung der Öle, Fette und Seifen. 1926.

Drewitz, Das Maß- und Gewichtswesen Deutschlands. 1918.

—, Genauigkeitsanforderungen im Eichwesen. 1925.

Eichordnung für das Deutsche Reich.

Enzyklopädie der technischen Chemie. Hrsg. v. *Ullmann*. 12. Bd. 1914/23.

Fritsche, Untersuchung der festen Brennstoffe. 1926.

Gehlhoff, Lehrbuch der technischen Physik. Bd. I. 1924.

Geiger und *Scheel*, Handbuch der Physik, Bd. 2: Elementare Einheiten und ihre Messung. 1925.

Gerdien, Forschungslaboratorium der Siemens & Halske A.-G. und der Siemens-Schuckert-Werke, G. m. b. H., Siemens-Zeitschr. **6**, 289. 1926.

Gramberg, Technische Messungen bei Maschinenuntersuchungen. 5. Aufl. 1923.

Grosse, Graphische Papiere und ihre Anwendung. 1919.

Grünbaum-Lindt, Das physikalische Praktikum des Nicht-Physikers. 3. Aufl. 1921.

Guillaume, La convention du mètre et le Bureau International des poids et mesures. 1902.

Herzberg, Papierprüfung. 3. Aufl. 1921.

Holde, Untersuchung der Kohlenwasserstoffe und Fette. 6. Aufl. 1926.

Jacob, Zum 25jährigen Bestehen des Laboratoriums für technische Physik der technischen Hochschule München. Zeitschr. f. techn. Physik 1927, S. 89.

Kölner Meßgerätetagung 1925.

Kohlrausch, Lehrbuch der praktischen Physik. 15. Aufl. 1927.

—, Kleiner Leitfaden der praktischen Physik. 4. Aufl. 1921.

Landolt-Börnstein, Physikalisch-chemische Tabellen. 5. Aufl. 1923.

Langer und *Thomé*, Anleitung zu maschinentechnischen Messungen und Untersuchungen. 1926.

Marcusson, Untersuchung der Öle und Fette. 1924.

Materialprüfungswesen. Hrsg. v. *Memmler*. 1924.

Memmler, Das Materialprüfungswesen. 3. Aufl. 1923.

Michaelis, Praktikum der physikalischen Chemie. 2. Aufl. 1922.

Müller, Materialprüfung und Baustoffkunde für den Maschinenbau. 1924.

The *National Physical Laboratory* of England. Engineering **121**, 264. 1926.

Nernst und *Schoenfließ*, Einführung in die mathematische Behandlung der Naturwissenschaften. 10. Aufl. 1925.

Ostwald-Luther, Hand- und Hilfsbuch zur Ausführung physiko-chemischer Messungen. 4. Aufl. 1925.

Plato, Maß- und Gewichtsordnung. 1912.
Reindl, Organisation des Meßwesens in einer Maschinenfabrik. Maschinenbau 8, 247, 1926.
Sachs und *Fieck*, Der Zugversuch. 1926.
Scheel, Metronomie. 1910.
Schulze, Versuche im physikalischen, maschinenbau- und elektrotechnischen Laboratorium. 1924.
Schwarz, Allgemeine Gesichtspunkte für Messungen in industriellen Betrieben. Meßtechnik **1**, 53. 1925.
Stähler, Handbuch der Arbeitsmethoden in der anorganischen Chemie. 1910/1924.
Thiel, Physiko-chemisches Praktikum für Chemiker. 1926.
Tuttle und *Satterly*, Theory of measurements. London 1925.
Weinstein, Handbuch der physikalischen Maßbestimmungen 1, 2. 1886/1888.
Wiedemann und *Ebert*, Physikalisches Praktikum. 6. Aufl. 1924.
Wien und *Harms*, Handbuch der Experimentalphysik Bd. I; darin *Holborn*, Meßmethoden und Meßtechnik. 1926.

II. Zeitschriften und fortlaufende Publikationen, die besonders die Meßtechnik pflegen.

Archiv für Wärmewirtschaft.
Glas und Apparat.
Journal of scientific instruments.
Meßtechnik.
Mitteilungen der Wärmestelle Düsseldorf.
Scientific Papers of the Bureau of Standards, Washington.
Technological Papers of the Bureau of Standards, Washington.
Zeitschrift für Feinmechanik und Präzision.
Zeitschrift für Instrumentenkunde.

III. Messungshilfsmittel, mathematische und mechanische Hilfsmittel, Fehlerrechnung usw.

Berndt, Fehlerrechnung bei technischen Messungen. Feinmech u. Präz. **33**, S. 139. 1925.
Block, Zahlenrechnen in der Technik. Meßtechn. 2, S. 61. 1926.
Boyko, Rechenvorteile. 2. Aufl. 1926.
Deegener, Chemisch-technische Rechnungen. 2. Aufl. 1921.
Fischer, Chemisch-technologisches Rechnen. 3. Aufl. 1920.
Galle, Mathematische Instrumente. 1911.
Hammer, Der logarithmische Rechenschieber und sein Gebrauch. 6. Aufl. 1923.
Helmert, Ausgleichungsrechnung nach der Methode der kleinsten Quadrate. 2. Aufl. 1907.
Küster, Logarithmische Rechentafeln für Chemiker. 30—34. Aufl. 1925.
Lacmann, Herstellung gezeichneter Rechentafeln. 1923.
Lenz, Rechenmaschinen und Maschinenrechnen. 2. Aufl. 1924.
Luckey, Einführung in die Nomographie 1, 2. 1920/1925.
Martin, Die Rechenmaschinen und ihre Entwicklung. 1925.
Mehmke, Leitfaden zum graphischen Rechnen. 1924.
Neuendorff, Praktische Mathematik. 1, 2. 1919/21.
Rohrberg, Theorie und Praxis des logarithmischen Rechenstabes. 3. Aufl. 1925.
Runge, Graphische Methoden. 2. Aufl. 1919.
— und *Koenig*, Numerisches Rechnen. 1924.
Schrutka, Zahlenrechnen. 1923.
Schwerdt, Lehrbuch der Nomographie. 1924.
Willers, Mathematische Instrumente. 1926.
Winkel, Selbstanfertigung von Rechentafeln (*Beuth*-Hefte 2, 3, 4). 1924.
Zabel, Mathematische Instrumente 1, 2. 1922.

IV. Messung von Längen, Flächen, Räumen, Winkeln und Zeiten.

Becker, Registrierende Zeitmessung in industriellen Betrieben. Siemens Zeitschr. **25**, 6, 376. 1926.

Berndt und *Schulz*, Grundlagen und Geräte technischer Längenmessungen. 1921.

Biermann, Messung von Gasen nach der Mischungsregel. Meßtechnik **2**, 122. 1922.

—, Messung von Gasvolumen mit Hilfe der Staurandmethode. Meßtechnik, **3**, 97. 1924.

Block und *Dziobek*, Prüfung von Kubizierapparaten. Gas- u. Wasserfach 1924, H. 28.

Bock, Die Uhr. 2. Aufl. 1926.

—, Theorie der freien Riefler-Hemmung. 1911.

Brown, Messung von Flüssigkeiten und die dabei benutzten Meßeinrichtungen. Industr. Chem. 1927, S. 128.

Closterhalften, Druckluftmesser für den Wettbewerb des Reichskohlenrates. Zeitschr. d. V. deutsch. Ing. **70**, 1159. 1926.

Engelmann, Zeitmessung und Uhren im Spiegel der Geschichte. Halle 1925.

Engstfeld, Neuerungen in der Gasmessertechnik. Zeitschr. d. österr. Ver. d. Gas- u. Wasserfachmänner **66**, 65. 1926.

Grunwald, Heißwassermessung mit dem Venturi- und Scheibenmesser. Meßtechn. **2**, 218. 1926.

Jordan, Mengenmessung von Gasen, Dampf und Flüssigkeiten auf Hüttenwerken. Mitt. Wärmestelle Düsseldorf Nr. 76.

Köhl, Betriebserfahrungen mit Gasmessern, Gas- u. Wasserfach **68**, 539. 1925.

Lehr, Rechnungsgrundlagen und Prüfmethoden bei der Konstruktion des Ascania-Preßluftmessers, Meßtechn. **2**, 252. 1926.

Litinsky, Messung großer Gasmengen. 1922.

Mahr, Grenzlehre. 1925.

Ott, Wassermessungen bei Wasserkraftanlagen. 1924.

—, Theorie und Konstantenbestimmung des hydrometrischen Flügels. 1925.

Robinson, Porositätsmessung bei keramischem Material. Journ. soc. chem. Ind. **45**, 39. 1926.

Schneider, Gasmessung am Gebrauchsort. 1915.

Thiem, Hydrologische Methoden. 1926.

Voßkämper, Kesselspeisewassermesser. Braunkohle **24**, 1105. 1926.

—, Auswahl von Gasmessern nach dem Differenzdruckprinzip. Siemens-Zeitschr. **6**, 145. 1926.

V. Messung von Massen, Gewichten, Dichten; Dampfmessung.

Block, Neuerungen im Bau von Laboratoriumswagen. Zeitschr. f. Instrumentenk. **45**, 165. 1925.

—, Anwendung des Aräometers im Laboratorium. Zeitschr. f. techn. Phys. 1920, S. 125.

—, Unveränderlichkeit gläserner Hohlkörper für Dichtebestimmungen. Zeitschr. f. Instrumentenk. **38**, 40. 1918.

Brauer, Waagen. 1893.

Burgess, Relation between the temperatures, pressures and densities of Gases. 1926.

Domke und *Reimerdes*, Handbuch der Aräometrie. 1912.

·*Dinse*, Fortschritte im Waagenbau. 1924.

Emich, Einrichtung und Gebrauch der zu chemischen Zwecken verwendbaren Mikrowaage. (S.-A. aus *Abderhalden*, Handbuch der biochemischen Arbeitsmethoden. 1919.)

Felgentraeger, ·Theorie, Konstruktion und Gebrauch der feineren Hebelwaage. 1907.·

—, Welche Gewähr bietet die Eichung einer Waage? Meßtechn. **1**, 80. 1925.

Gerhard, Bedeutung der Dampfmessung im Betriebshaushalt. Siemens-Zeitschr. **6**, 42. 1926.

—, Betriebskontrolle und Dampfmessung. Wärme **48**, 305. 1925.

Herbst, Apparat zur Bestimmung des scheinbaren spezifischen Gewichts und der Porosität. Chem.-Ztg. **50**, 49. 1926.

Kuhn, Fortschritte im Dampfmesserbau. Wärme **49**, 463. 1926.

Petterson, Mikrowaage. Diss. Göteborg 1914.

Prentiss, Verwendung von Wiegeeinrichtungen zum Zählen großer Mengen. Iron age **117**, 1635. 1926.

Seufert, Dampfmessung. 1920.

Standard Density and Volumetric Tables. Circ. Bur. of Stand. Washington No. 19.

Steele und *Grant*, Mikrowaage. Proc. roy. soc. London (A) **82**, 580. 1909.

Stock und *Ritter*, Schwebewaage. Zeitschr. f. phys. Chem. **119**, 333. 1926.

Warburg und *Ihmori*, Mikrowaage. Ann. d. Phys. **27**, 481. 1886; und **31**, 1008. 1887.

Wedemeyer, Neuerungen an den Präzisionswaagen der Sortoriuswerke. 1924.

VI. Messung von Geschwindigkeiten und Drucken; Reduktionsverfahren für Gasräume.

Becker, Neue Anemometer. Meßtechn. **2**, 325. 1926.

Block, Mikromanometer. Zeitschr. f. Instrumentenk. **45**, 220. 1925.

Chapas, Graphische Reduktion von Gasvolumen auf Normalbedingungen. Chim. Ind. **14**. 530. 1925.

Estermann, Meßinstrumente für Hochvakuum. Meßtechn. **2**, 215. 1926.

Ewald, Neues Mikromanometer (Wassersäulen-Minimeter). Zeitschr. f. Instrumentenk. **47**, 97. 1927.

Forster, Messung von Flüssigkeitsströmungen. Mech. World **79**, 10. 1926.

Gohmann und *Koenig*, Tafeln der vierstelligen Umwertungszahlen für vollkommene Gase. 1923.

d'Huart, Windmessung im Hochofenbetrieb. Meßtechn. **2**, 222. 1926.

—, Hydrostatischer Druckunterschiedsmesser. Meßtechn. **3**, 103. 1927.

Kalman, Beiträge zur Theorie des Differential-Mamonmeters. Siemens-Zeitschr. **6**, 289. 1926.

Kaye, Erzeugung und Messung von Hochvakuum. Engineer. **121**, 341. 1926.

Klopfer, Druckmessung von Gasen. Meßtechn. **2**, 120. 1926.

Levy, Verfahren zur Eichung an Mikromanometern. Zeitschr. f. Instrumentenk. **45**, 515. 1925.

Owen, Messung von Luftströmen. Mech. World **78**, 509. 1925.

Rosenmüller, Meßgeräte zur Untersuchung von Luftströmungen. Meßtechn. **2**, 343. 1926.

Wohlfarth, Was muß der Verbraucher von den verschiedenen Eigenschaften der Manometer wissen? Chem. App. **13**, 173. 1926.

VII. Messung von Temperaturen und Wärmemengen, Feuchtigkeitsmessungen.

Ahnert, Bedeutung des Hygrometers für den Betrieb. Siemens-Zeitschr. **6**, 369. 1926.

Bongards, Feuchtigkeitsmessung. München 1926.

Boys, Gascalorimetrie. Gas-Journ. **170**, 933. 1925.

Burgess und *le Chatelier*, Messung hoher Temperaturen; deutsch von *Leithäuser*. 1913.

Davis, *Place* und *Edeburn*, Calorimeterapparaturen für hohe Temperaturen. Meßtechn. **2**, 260. 1926.

Erk, Normung von Einschraubthermometern. Glas u. App. **6**, 57. 1925.

Estermann, Messung tiefer Temperaturen. Meßtechn. **2**, 89. 1926.

Fry, Optische Temperaturmessung in der Praxis. Stahl u. Eisen **11**, 1399. 1924.

Gehlhoff und *Thomas*, Temperaturmessungen von Glasöfen. Glastechn. Bericht. **4**, 210. 1926.

Griffith, Pyrometrie. 1926.

Henning, Grundlagen, Methoden und Ergebnisse der Temperaturmessung. 1915.

Holborn und *Otto*, Alterung von Thermometergläsern. Zeitschr. f. Instrumentenk. **46**, 415. 1926.

—, *Scheel* und *Henning*, Wärmetabellen der physikalisch-technischen Reichsanstalt. 1919.

Jaeckel, Neuzeitliche Ausführungsformen elektrischer Temperaturmeßgeräte. Meßtechn. **2**, 51. 1926.
Keinath, Elektrische Temperatur-Meßgeräte. 1923.
Knoblauch und *Henky*, Anleitung zu genauen technischen Temperaturmessungen. 2. Aufl. 1926.
Koch, Meßgenauigkeit armierter Thermometer für Flüssigkeiten und gesättigte Dämpfe. Arch. f. Wärmewirtsch. **7**, 349. 1926.
Kohen, Calorimeterformen aus verschiedenem Material. Chem.-Ztg. **49**, 935. 1926.
Kühn, Praktische Winke zum Gebrauch der *Beckmann*-Thermometer und sonstiges Wissenswerte. Chem.-Ztg. 1926, S. 437.
Lang, Konstruktion von Platin-Thermometern. Journ. scientif. instr. **2**, 228. 1925.
Lummer, Grundlagen, Ziele und Grenzen der Leuchttechnik. 1918.
Maschlanka, Messung von Oberflächentemperaturen. Wärme **50**, 87. 1927.
Mason, Elektrisch geheizter Schmelzpunktapparat. Chem. and. industr. **44**, 512. 1922.
Moeller, Einbau elektrischer Temperaturmeßgeräte. Siemens-Zeitschr. **25**, 65. 1922.
Padra und *Forest*, Neue Bestimmungen mit der Mikroverbrennungsbombe. Ber. d. Deutsch. Chem. Ges. **58**, 1339. 1925.
Pirani und *Wangenheim*, Thermoelemente für höchste Temperaturen Zeitschr. f. techn. Phys. **6**, 358. 1926.
Redenbacher, Über den Gebrauch von Thermoelementen. Arch. f. Wärmewirtsch. **5**, 209. 1921.
Reiher und *Cleve*, Temperaturmeßfehler in Gasen und überhitzten Dämpfen durch Wärmeableitung von der Meßstelle. Arch. f. Wärmewirtsch. **7**, 273. 1926.
Schaak, Dampfmessung. Siemens-Zeitschr. **5**, 9. 1925.
—, Geräte und Verfahren zur Temperaturmessung. Mitt. Wärmestelle Düsseldorf Nr. 96/97.
Scheel, Grundlagen der Temperaturmessung. Meßtechn. **1**, 3. 1925.
— und *Ebert*, Fernthermometer. 2. Aufl. 1927.
Schmick, Temperaturmessung mit Ardometer und Glührohr. Arch. f. Wärmewirtsch. **6**, 331. 1925.
Schmidt, Verfahren zur Messung von Gastemperaturen. Zeitschr. f. techn. Phys. **7**, 518. 1926.
—, Eichung optischer Betriebspyrometer. Stahl u. Eisen **46**, 1258. 1926.
Steuer, Zur calorimetrischen Heizwertbestimmung von Brennstoffen, Brennstoffchem. **7**, 357. 1926.
Geschichte des Thermometers. Meßtechn. **2**, 180. 1926.
Wartenberg und *Husen*, Neues Calorimeter für Heizwertbestimmungen. Zeitschr. f. ang. Chem. **38**, 184. 1925.

VIII. Optische Messungen.

Abbe, Czapski und *Eppenstein*, Grundzüge der Theorie der optischen Instrumente. 1924.
Bauer, Spektroskopie und Colorimetrie. 1902.
Bloch, Lichttechnik. 1921.
Bruce, Messung der Deckkraft von Farben. Technol. Pap. Bur. of Stand. Wash. No. 306.
Dold, Colorimeter (Trübungs- und Tönungsmesser). Chem.-Ztg. 1925, S. 119.
Gehrcke, Anwendung der Lichtinterferenzen in Metronomie und Spektroskopie. 1910.
—, Handbuch der physikalischen Optik. 1926.
Gleichen, Theorie der modernen optischen Instrumente. 2. Aufl. 1923.
Landolt, Optisches Drehvermögen. 1898.
Lifschitz, Spektroskopie und Colorimetrie. 1922.
Löwe, Optische Messungen des Chemikers und Mediziners. 1925.
Lummer, Grundlagen, Ziele und Grenzen der Leuchttechnik. 1918.
Ostwald, Farbkunde. 1923.
—, Die Farbschule. 1924.
—, Grundlagen der messenden Farbenlehre. 1921.

Prideaux, Theorie und Instrumente der spektrophotometrischen Prüfung von Farben. Chem. and. industr. **45**, 264. 1921.

Pulfrich, Die Stereoskopie im Dienste der Photometrie und Pyrometrie. 1923.

Ring, Optische Werkstattmessungen. Betriebstechn. 1926. S. 119.

Rösch, Methoden der Farbenmessung. Sprechsaal 59, S. 609. 1926.

Saunders, Polarimeter. 1927.

Wolf, Farbtonmessungen von Farbglasuren. Ber. d. Keram. Ges. **7**, 130. 1926.

IX. Elektrische Messungen.

Bercowitz, Mikroohmmeter. Elektrotechn. Zeitschr. Bd. 46, H. 13. 1925.

Berndt, Elektrometer. 1921.

Brückmann, Elektrizitätszähler und Wandler, Theorie, Beschreibung und Eichung. 1926.

Cramer, Elektrische Meßkunde. 1924.

Geyger, Neue elekrische Meßzähler von *Hartmann* und *Braun*. Elektr. Betrieb H. 2, S. 27.

Gruhn, Elektrische Meßinstrumente. 2. Aufl. 1924.

Hermann, Elektrische Meßinstrumente. 2. Aufl. 1921.

—, Elektrische Meßtechnik. 1924.

Hoppe, Elektrotechnische Meßinstrumente und Meßmethoden. 1922.

Housley, Auswahl, Anwendung und Instandhaltung von elektrischen Meßinstrumenten. Power **61**, 690. 1925.

—, Schalttafelmeßgeräte für Kraftwerke. Power **62**, 362. 1926.

Imhoff, Neuere elektrostatische Hochspannungsmeßgeräte. Schweiz. techn. Zeitschr. **23**. 492. 1926.

Jaeger, Elektrische Meßtechnik. 2. Aufl. 1926.

Keinath, Technik der elektrischen Meßgeräte. 2. Aufl. 1922.

—, Genauigkeit von Präzisions-Meßgeräten. Elektrotechn. u. Maschinenbau **44**, 474. 1926.

—, Verhalten elektrischer Meßinstrumente bei Überstrom. Meßtechn. **2**, 249. 1926.

—, Über die bei elektrischen Meßgeräten erreichbare Genauigkeit. Elektrizitätswirtschaft **25**, 85. 1926.

—, Betriebssicherheit elektrischer Meßgeräte. Zeitschr. d. Ver. deutsch. Ing. **70**, 187. 1926.

Kesselsdorfer, Motorelektrizitätszähler. Meßtechn. **2**, 1. 1926.

Kohlhörster, Ein neues Fadenelektrometer. Zeitschr. f. Instrumentenk. **44**, 494. 1925.

Linker, Elektrische Meßkunde. 3. Aufl. 1923.

Matignon und *Marshall*, Radioaktivitätsmessungen. Chim. Ind. **14**, 503. 1925.

Mark, Verwendung der Röntgenstrahlen in Chemie und Technik. 1926.

Schmidt, Elektrizitätszähler, Zählerprüfung und Zählereicheinrichtungen. 2. Aufl. 1925.

Thies, Das amtliche elektrische Meßwesen in Deutschland. Der elektrische Betrieb, Jg. 1924, S. 23.

X. Verschiedenes, Gasanalyse, Viscosität, Staubmessung.

Allner, Methoden zur Bestimmung von Staub und anderen Bestandteilen in Luft und Industriegasen. Meßtechn. **2**, 154. 1926.

Baylis, Trübungsmesser. Ind. Eng. Chem. **18**, 311. 1926.

Dallwitz-Wegner, Neues Skalen-Schnellviscosimeter für Schmieröle. Meßtechn. **3**, 44. 1922.

Grüß, Analyseverfahren für Röstgasuntersuchung. Zeitschr. f. angew. Chem. 1925, S. 448.

Kapnograph, Meßtechn. **2**, 132. 1926.

Pinsl, Automatische Gasuntersuchung. Meßtechn. **2**, 283. 1926.

Rauchgasprüfer *Orsat*. Glas u. Apparat **6**, 116. 1926.

Skalenviscosimeter von *Jung*, Meßtechn. **2**, 21. 1926.

Stauf, Methoden der Viscosimetrie. Koll. Zeitschr. **37**, 392. 1925.

Winkelmann, Rauchgasprüfung mit Fernregistrierung. Kali 1926, S. 206.

Register.

Chemische Technologie
in Einzeldarstellungen

Begründer:
Prof. Dr. Ferd. Fischer

Herausgeber:
Prof. Dr. Arthur Binz

Bisher erschienen folgende Bände:

Allgemeine chemische Technologie:

Kolloidchemie. Von Prof. Dr. Dr.-Ing. h. c. Richard Zsigmondy. Fünfte Auflage. I: Allgemeiner Teil. Mit 7 Tafeln und 34 Figuren im Text. Geh. RM 11.—, geb. RM 13.50. II: Spezieller Teil. Mit 1 Tafel und 16 Figuren im Text. Geh. RM 14.—, geb. RM 16.—.

Sicherheitseinrichtungen in chemischen Betrieben. Von Geh. Reg.-Rat Prof. Dr.-Ing. Konrad Hartmann, Berlin. Mit 254 Abbildungen. Geb. RM 17.—.

Zerkleinerungsvorrichtungen und Mahlanlagen. Von Ing. Carl Naske, Berlin. Vierte Auflage. Mit 471 Abbildungen. Geh. RM 33.—, geb. RM 36.—.

Mischen, Rühren, Kneten. Von Prof. Dr.-Ing. H. Fischer, Hannover. Zweite Auflage. Durchgesehen von Prof. Dr.-Ing. Alwin Nachtweh, Hannover. Mit 125 Figuren im Text. Geh. RM 5.—, geb. RM 7.—.

Sulfurieren, Alkalischmelze der Sulfosäuren, Esterifizieren. Von Geh. Reg.-Rat Prof. Dr. Wichelhaus, Berlin. Mit 32 Abbildungen und 1 Tafel. Vergriffen.

Verdampfen und Verkochen. Mit besonderer Berücksichtigung der Zuckerfabrikation. Von Ing. W. Greiner, Braunschweig. Zweite Auflage. Mit 28 Figuren im Text. Geh. RM 6.—, geb. RM 8.—.

Filtern und Pressen zum Trennen von Flüssigkeiten und festen Stoffen. Von Ingenieur F. A. Bühler. Zweite Auflage. Bearbeitet von Prof. Dr. Ernst Jänecke. Mit 339 Figuren im Text. Geh. RM 7.—, geb. RM 9.—.

Die Materialbewegung in chemisch-technischen Betrieben. Von Dipl.-Ing. C. Michenfelder. Mit 261 Abbildungen. Geb. RM 15.—.

Heizungs- und Lüftungsanlagen in Fabriken. Mit besonderer Berücksichtigung der Abwärmeverwertung bei Wärmekraftmaschinen. Von Obering. V. Hüttig, Professor an der Technischen Hochschule Dresden. Zweite, erweiterte Auflage. Mit 157 Figuren und 22 Zahlentafeln im Text und auf 6 Tafelbeilagen. Geh. RM 20.—, geb. RM 23.—.

Reduktion und Hydrierung organischer Verbindungen. Von Dr. Rudolf Bauer (†), München. Zum Druck fertiggestellt von Prof. Dr. H. Wieland, München. Mit 4 Abbildungen. Geb. RM 18.—.

Messung großer Gasmengen. Von Ob.-Ing. L. Litinsky, Leipzig. Mit 138 Abbildungen, 37 Rechenbeispielen, 8 Tabellen im Text und auf 1 Tafel, sowie 13 Schaubildern und Rechentafeln. Geh. RM 16.—, geb. RM 18.—.

Physikalisch-chemische Grundlagen der chemischen Technologie. Von Dr. Georg-Maria Schwab, Würzburg. Mit 32 Abbildungen im Text. Geh. RM 10.—, geb. RM 12 50.

Destillieren und Rektifizieren. Von Dr.-Ing. Kurt Thormann. Mit 65 Abbildungen im Text und auf 4 Tafeln. Geh. RM 12.—, geb. RM 14.—

MESSUNG GROSSER GASMENGEN

Anleitung zur praktischen Ermittlung großer Mengen von Gas- und
Luftströmen in technischen Betrieben

Von Ingenieur L. Litinsky

Mit 138 Abbildungen, 37 Rechenbeispielen, 8 Tabellen im Text
und auf einer Tafel, sowie 13 Schaubildern und Rechentafeln im Anhang
Geheftet RM 16.—; gebunden RM 18.—

Glückauf: Eine zusammenfassende Darstellung des Standes auf diesem Sondergebiete des Meßwesens und der gewonnenen Erfahrungen wird vielen Betriebsleitern sehr willkommen sein. Der Verfasser des vorliegenden Buches versucht mit großer Gründlichkeit diese Übersicht zu geben. Seine Arbeit erstreckt sich auf das Gesamtgebiet der Gasmessungen und auf eine vergleichende Abschätzung der Meßarten. Theoretische Erörterungen finden nur insoweit Platz, als sie zum Verständnis der Meßverfahren nötig sind. Überall sind die praktischen Dinge in den Vordergrund gerückt. Ein genaueres Unterrichten über Einzelheiten ist durch entsprechende Hinweise auf Arbeiten in dem Schrifttum erleichtert. Durchgerechnete Zahlenbeispiele fördern die Beurteilung der Meßgeräte und die richtige Auswertung der Meßergebnisse. — Das Buch ist ein wertvoller Berater des Wärmetechnikers und Betriebsleiters in allen Fragen der Gas- und Luftmessungen. Einwände gegen den sachlichen Inhalt sind nicht zu erheben.

Journal of the Society of Chemical Industry: The present volume can be heartily recommended. It should appeal especially to the chemical technologist, as throughout the practical aspect is kept well in the foreground. — Each chapter concludes with a most valuable comparison of the relative merits and demerits of the various types of instruments described.

DER INDIKATOR
UND DAS INDIKATOR-DIAGRAMM

Ein Lehr- und Handbuch für den praktischen Gebrauch

Von Oberingenieur Dipl.-Ing. W. Wilke
Dozent an der Technischen Hochschule in Hannover

Mit 203 Figuren im Text. Geheftet RM 4.50; gebunden RM 6.—

Zeitschrift des Vereins deutscher Ingenieure: Das Bedürfnis nach einem Werk über den Indikator, und zwar geschrieben von einem Sachverständigen, der außerhalb der ausführenden Industrie steht, war längst vorhanden, da die jetzt im Handel befindlichen Werke fast ausschließlich von Firmen oder in deren Auftrag geschrieben sind, die sich mit der Herstellung von Indikatoren befassen. Das Werk von Wilke enthält Geschichtliches über die Entwicklung des Indikators, kritische Betrachtungen der Vor- und Nachteile sämtlicher gebräuchlicher Sonderausführungen von Indikatoren, Anweisungen über Gebrauch und Pflege des Indikators, Betrachtungen über das indizierte und das wahre Druckdiagramm und über die Ermittlung der indizierten Leistung, eingehende Eröterungen über den Verlauf der einzelnen Phasen von Diagrammen der verschiedensten Maschinen und eine Reihe anderer Abhandlungen. Das Buch kann jedem empfohlen werden, der im Laufe seiner Tätigkeit mit dem Indikator arbeiten muß oder sich mit dessen Arbeiten vertraut machen will.

CHEMISCH-TECHNOLOGISCHES
RECHNEN

Von Professor Dr. Ferdinand Fischer

Dritte Auflage. Bearbeitet von Fr. Hartner, Fabrikdirektor

Geheftet RM 2.50; kartoniert RM 3.—

Chemische Industrie: In bescheidenem Gewande tritt uns hier ein kleines Buch entgegen, dessen weite Verbreitung sehr zu wünschen wäre . . . Es wäre mit großer Freude zu begrüßen, wenn vorgerückte Studierende an Hand der zahlreichen und höchst mannigfaltigen in diesem Buche gegebenen Beispiele sich im chemisch-technischen Rechnen üben wollten; derartige Tätigkeit würde ihnen später bei ihrer Lebensarbeit sehr zustatten kommen. — Aber nicht nur als Leitfaden beim akademischen Unterricht, sondern auch in den Betrieben der chemischen Fabriken könnte das angezeigte Werkchen eine nützliche Verwendung finden.